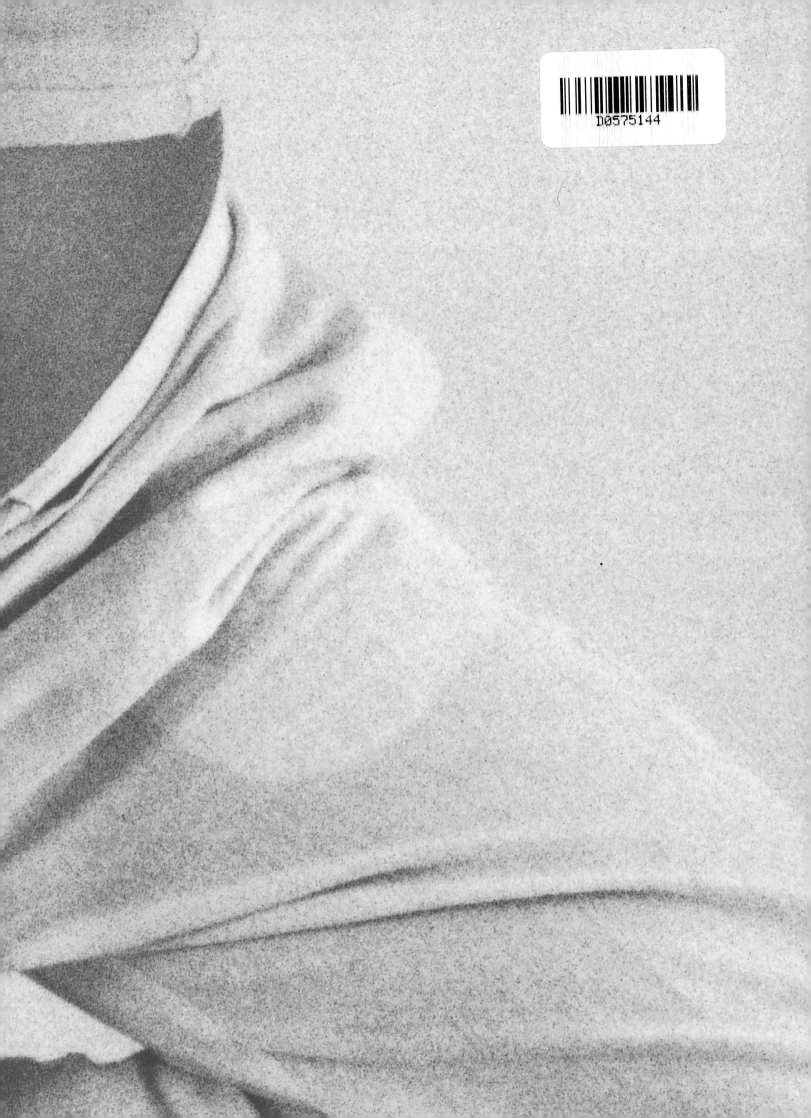

concepción natural y
EMBARAZO

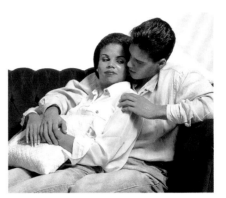

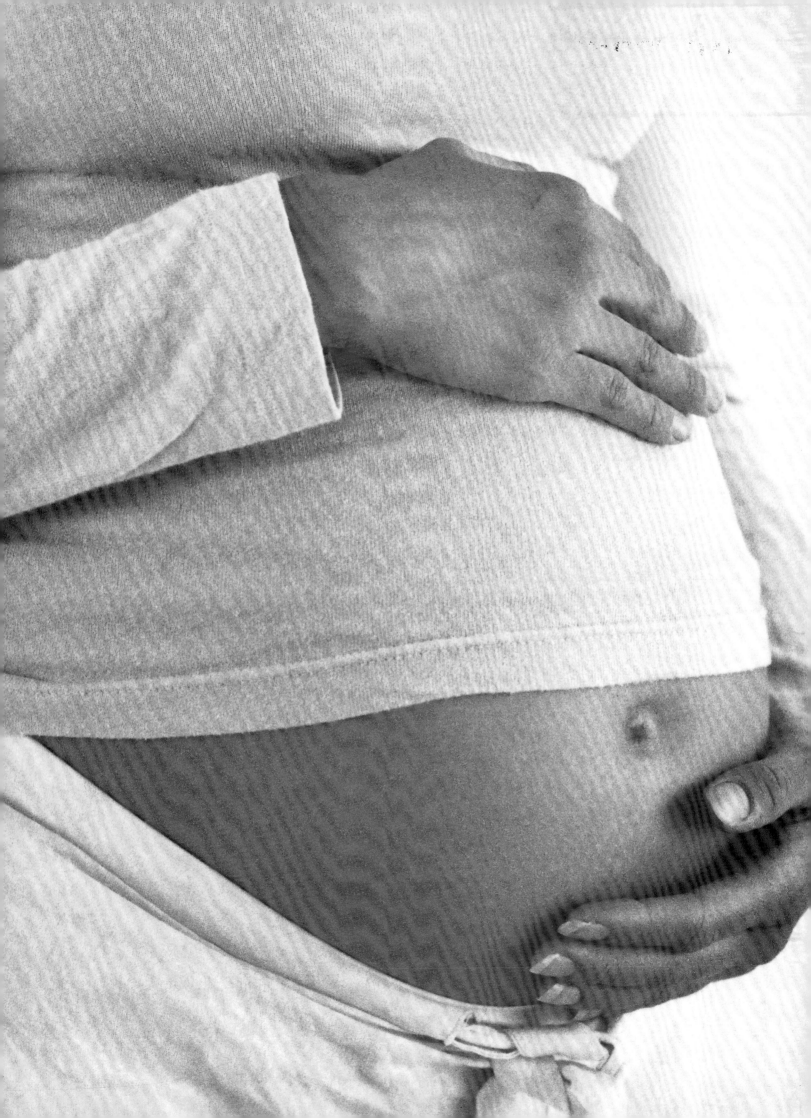

concepción natural y
EMBARAZO

guía completa para **futuros padres**

anne charlish
y **kim davies**

EDIMAT
LIBROS

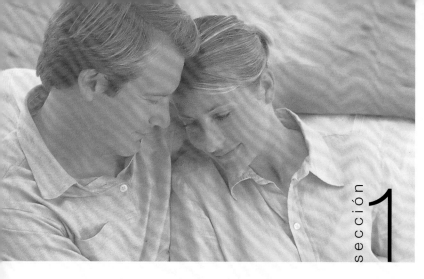
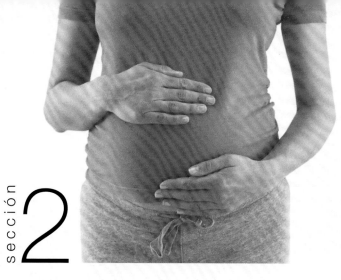

contenido

Introducción   6

sección uno
Fertilidad y concepción   8

Preparándose para el embarazo   10

Tomar la decisión de tener un bebé   12
Cómo tiene lugar la concepción   14
Ayudas para concebir   16
Cuidados previos a la concepción   18
Pasar tiempo con la pareja   20
Evitar los peligros y riesgos   22
Preguntas y respuestas frecuentes   24

Comer de forma saludable   26

Comer de manera sensata   28
Una dieta equilibrada   30
¿Pueden los alimentos aumentar la
   fertilidad?   32
¿Es necesario tomar suplementos?   34
Alimentos que es mejor evitar y
   seguridad alimentaria   36
Un día saludable   38
Preguntas y respuestas frecuentes   40

Principales factores para la fertilidad   42

Quedarse embarazada   44
Factores de riesgo   46
¿Cuál es la mejor edad?   48
El peso   50
Peligros y riesgos de la fertilidad   52
El papel que desempeñan los genes   54
Relajación y fertilidad   56
Estiramientos de yoga previos a la
   concepción   58
Preguntas y respuestas frecuentes   60

Retrasos en la concepción   62

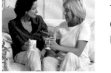

Problemas para concebir   64
Tratamientos de fertilidad   70
Cómo funcionan las terapias naturales   74
Preguntas y respuestas frecuentes   76

sección dos
El embarazo natural   78

El primer trimestre   80

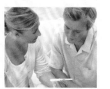

¿Está realmente embarazada?   82
Primer desarrollo   84
Desarrollo a las seis semanas   86
Los cambios que experimenta el cuerpo   88
Cambios en el estado de ánimo   90
El embarazo y la comida   92
Lista de control del estilo de vida   94
El modo correcto para practicar
   ejercicio   96
Mantener activas las articulaciones   98
Yoga para el primer trimestre   100
Crear un estilo de vida equilibrado   102
Crear vínculos con la pareja   104
Cuidados prenatales rutinarios   106
Pruebas y cuidados del especialista   108
Control de problemas frecuentes   110
Preguntas y respuestas frecuentes   112

El segundo trimestre   114

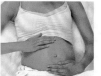

Desarrollo a las doce semanas   116
Los cambios que experimenta el
   cuerpo   120
Cambios en el estado de ánimo   122
La aromaterapia para el embarazo   124
Alivio mediante masajes   126
Cómo masajearse uno mismo   128
Tratar las molestias en casa   130
Yoga para el segundo trimestre   132
El embarazo y la vida sexual   134
Cuidados prenatales rutinarios   136
Pruebas y procedimientos   138
Tener en perspectiva la amniocentesis   140
Cuando algo va mal   142
Control de problemas frecuentes   144
Preguntas y respuestas frecuentes   146

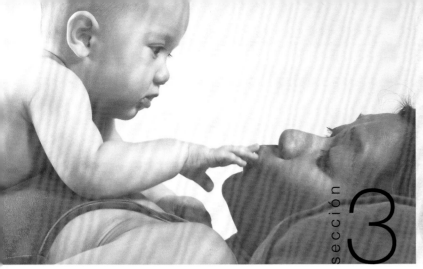
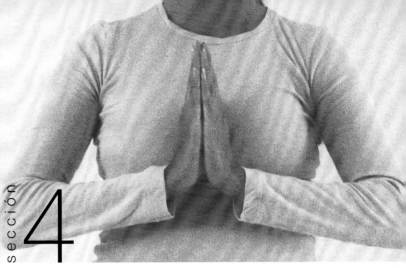

El tercer trimestre 148

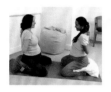

Cómo se está desarrollando el bebé 150
Qué es lo que el bebé puede oír y sentir 152
Los cambios que experimenta el cuerpo 154
Cambios en el estado de ánimo 156
Reposo, reposo y más reposo 158
Premios y terapias para sentirse bien 160
Masaje para la zona perianal
  y los pechos 162
Yoga para el tercer trimestre 164
Ejercicios para las caderas en el agua 166
Cuidados prenatales 168
Clases de preparto 170
Control de problemas frecuentes 172
Preguntas y respuestas frecuentes 174

La cuenta atrás hacia el parto 176

El plan para el parto 178
Dónde tener al bebé 180
Dar a luz en el agua 182
Prepararse para el parto 184
La habitación del bebé 186
Lo que el bebé va a necesitar 188
Antes del parto 190
Ponerse de parto 192
Alivio y monitorización del dolor 194
La primera etapa del parto 196
La segunda y tercera etapas 198
Intervenciones médicas 200
Control de problemas frecuentes 202
Preguntas y respuestas frecuentes 204

sección cuatro
Terapias naturales 226

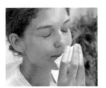

Herbalismo 228
Homeopatía 229
Aromaterapia 230
Masajes 232
Shiatsu 233
Acupuntura 234
Reflexología 235
Osteopatía 236
Quiroprácticos 237
La técnica Alexander 238
Pilates 239
Yoga 240
T'ai Chi 242
Meditación 243
Hipnoterapia 244
Reiki 245
Feng Shui 246
La cromoterapia y el uso terapéutico
  de los cristales 247
Cómo elegir la terapia adecuada 248

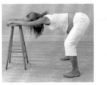

sección tres
La madre y el recién nacido 206

Cuidar del recién nacido 208

El primer encuentro con el bebé 210
Alimentar al bebé 212
Cambiar y bañar al bebé 216
Conocer al bebé 218
Superar los primeros días 220
Control de problemas frecuentes 222
Preguntas y respuestas frecuentes 224

Glosario 249
Otros títulos recomendados 251
Agradecimientos 253
Índice 254

Introducción

“ Este libro le ofrecerá todo lo que necesita para convertir el embarazo en la experiencia maravillosa, natural y personal que puede llegar a ser. ”

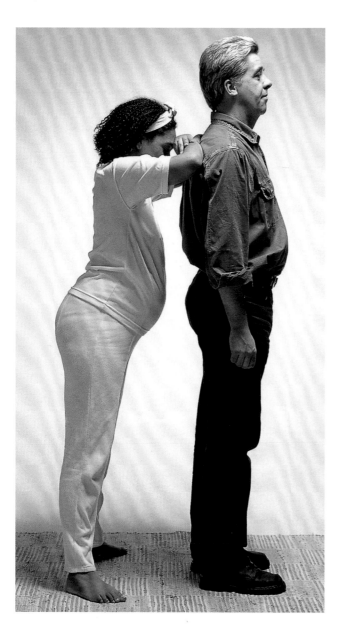

Hay dos aspectos principales del embarazo que debemos tratar. Por una parte, existen los temas de tipo médico. Los conocimientos científicos han logrado que el embarazo y el parto sean extremadamente seguros, y que la futura madre pueda confiar su salud sin miedo a los médicos. Por otra parte, el embarazo es una de las experiencias más importantes de la vida en la que la personalidad, las ideas sobre la paternidad y lo que se siente en relación con el propio cuerpo tienen una gran importancia.

Este libro pretende ofrecerle lo mejor de los dos enfoques integrales, el médico y el natural. Además, le informa sobre todo aquello que necesita saber: los procedimientos obstétricos más comunes, la importancia de la nutrición y el ejercicio, las terapias complementarias de apoyo –desde el yoga hasta la homeopatía y desde la meditación al herbalismo.

Es fundamental prepararse para el embarazo. La primera sección del libro se centra en cómo se puede hacer esto para lograr el mejor resultado, lo que se consigue a base de mejorar la dieta y el bienestar general. También explora los factores que afectan a la concepción, como la edad y los problemas médicos específicos, y explica lo que se puede hacer en cada caso.

La pareja, los amigos con los que se tenga más relación y los familiares juegan un papel fundamental a la hora de servir de apoyo. Aquí vemos cómo una mujer practica para el futuro parto utilizando a su pareja como apoyo.

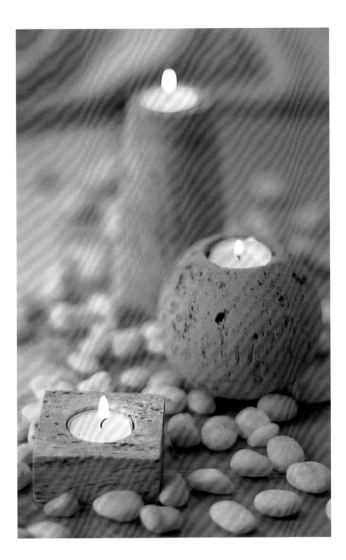

PRECAUCIÓN

Este libro ha sido elaborado con el objetivo de ayudar a las mujeres que quieren concebir o que ya están embarazadas. Sin embargo, es importante recordar que ningún libro puede sustituir la necesidad de acudir al médico para solicitar consejo sobre las circunstancias médicas específicas. Por este motivo, todas las sugerencias que se ofrecen en este libro deben usarse siguiendo las directrices del médico y del profesional sanitario que atienda a la futura madre.

Si le preocupa cualquier síntoma durante el embarazo o si tiene dudas sobre si una terapia natural es o no segura, lo mejor es que consulte con su médico de familia.

Debe llamar al servicio de urgencias y sentarse a esperar la ambulancia si nota cualquiera de los siguientes síntomas:

- Hemorragia vaginal, a menos que se trate tan sólo de unas pocas manchitas.
- Dolor agudo en el abdomen, especialmente si también presenta hemorragia vaginal.
- Dolores de cabeza intensos y continuos, con o sin visión borrosa y con o sin inflamación en manos y tobillos.
- Vómitos excesivos, cuando no es capaz de retener ni comida sólida ni líquidos, ni siquiera agua.
- Romper aguas.
- Si después de 22 semanas de embarazo no nota movimiento del feto durante un período de más de 12 horas.

Debe llamar al médico de familia lo antes posible si nota cualquiera de los siguientes síntomas:

- Temperatura de 38,5° C o más.
- Repentina inflamación de las manos y tobillos. Si, además, junto con la inflamación, tiene visión borrosa y/o dolores de cabeza intensos debe llamar a una ambulancia (véase arriba).
- Orinar no sólo con frecuencia (lo que es normal durante el embarazo) sino que además se nota dolor al hacerlo, puesto que esto normalmente significa que hay algún tipo de infección.

Seguidamente, se van planteando en el libro cada una de las etapas de este extraordinario acontecimiento vital, desde el momento de la concepción hasta el parto y las primeras semanas de vida del recién nacido. Se explica con detalle lo que le está pasando al cuerpo y se ofrecen respuestas a las preguntas más frecuentes. También se describen las diferentes opciones disponibles en cada una de las etapas, los beneficios que pueden aportar, así como los riesgos potenciales. Por ejemplo, se exponen las diferentes posibilidades del parto natural, pero, al mismo tiempo, también aconseja sobre los medicamentos disponibles si la madre los necesitase.

Al final, la futura madre podrá elegir por sí misma cómo quiere enfrentarse con los puntos positivos y negativos de la experiencia, con las alegrías y las molestias que se derivan de la concepción, el embarazo y el parto. En lugar de decirle lo que tiene que hacer, este libro le da aquello que necesita para convertir el embarazo en la experiencia maravillosa, natural y personal que realmente puede llegar a ser.

sección uno

Fertilidad y concepción

El deseo de concebir es uno de los instintos humanos más básicos y poderosos que compartimos todos los seres vivos del planeta. Una vez que ha decidido embarcarse en este increíble viaje, verá cómo se abre ante usted un mundo totalmente nuevo. La clave para este momento es recopilar toda la información posible, y mantener un bienestar físico óptimo y una mentalidad saludable.

Preparándose para el embarazo

❝ Disfrute de todas las cosas nuevas que va a poder descubrir sobre sí misma. ❞

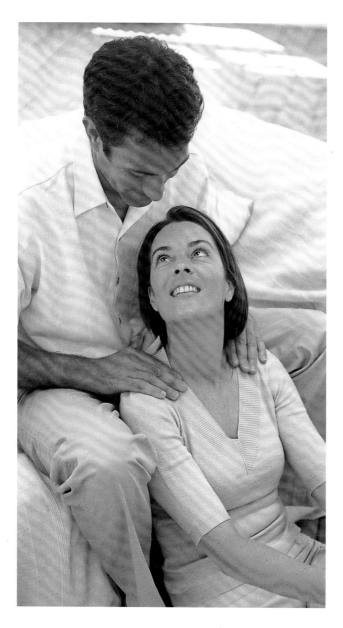

Tener un hijo es un acontecimiento maravilloso pero, por supuesto, hay que tener en cuenta que le cambiará la vida. La decisión de intentar tener un bebé no la puede tomar nadie más que usted, puesto que es usted la única persona que sabe si este es un viaje en el que realmente se quiere embarcar.

Mientras explora este emocionante cambio en su vida, debe considerar tanto los temas emocionales como los prácticos. Hay que pensar si la relación con su pareja es fuerte y estable, y los dos deben tratar en detalle el tema de una posible paternidad. Es recomendable sopesar cosas como la edad, los ingresos económicos actuales y las perspectivas de trabajo, el tipo de vivienda que tiene y si cuenta con suficiente espacio para un bebé. Debe preguntarse a sí misma si realmente está lista para responsabilizarse de una nueva vida. Después de todo, el niño vivirá con usted durante bastantes años.

Es bueno averiguar toda la información posible sobre el embarazo, el parto y lo que implica ser padre. Puede hablar con otros padres y pasar algo de tiempo con personas que tienen niños pequeños, para que así se haga una idea sobre lo que puede significar esta experiencia para usted.

Si tiene pareja, su relación debe estar consolidada cuando inicien el viaje hacia la paternidad. Hay muchas decisiones que es necesario tomar durante el camino, y deberían tomarlas juntos.

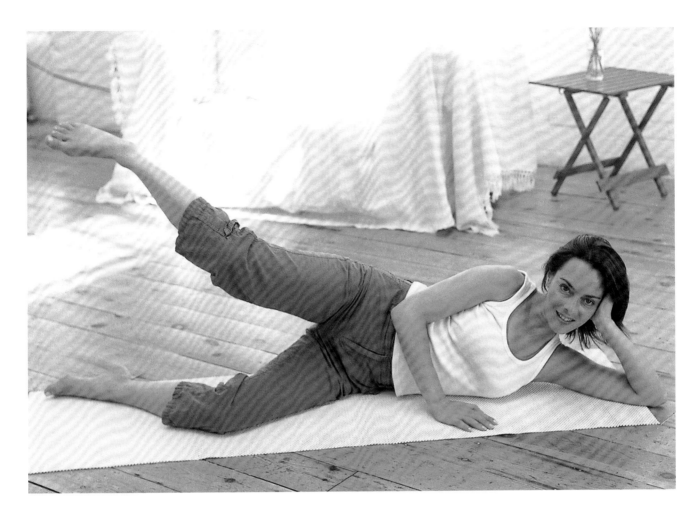

Decidir que quiere tener un hijo combina una parte instintiva y una racional. No hay que preocuparse si se tienen dudas, nadie puede estar totalmente seguro cuando toma una decisión. Sólo podemos elegir aquello que nos parece correcto y luchar por conseguir nuestro objetivo con una actitud positiva.

Si decide seguir adelante necesitará prepararse todo lo que pueda. Es posible que tenga que mejorar su estado general de salud y su forma física, y perder o ganar peso antes de intentar concebir. Debe informarse sobre cómo comer sano, eligiendo alimentos naturales, y sobre la amplia variedad de terapias complementarias entre las que puede elegir para estar en la mejor forma física y mental. Lo más importante es que disfrute de todas las cosas nuevas que va a descubrir sobre su persona y del camino que se abre ante usted.

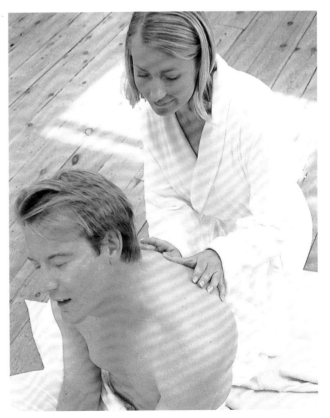

Foto de la parte superior: Debe mantenerse en buena forma física, pero no es necesario empezar de forma repentina una rutina de ejercicio muy dura si nunca lo ha hecho previamente y es mejor que antes lo consulte con su médico.

Para reforzar la relación de pareja y mantener el estrés bajo control, reserve tiempo para disfrutar de un placer relajante y sensual, como por ejemplo un agradable masaje.

Tomar la decisión de tener un bebé

Tomar la decisión de tener un bebé es, sin duda alguna, una de las decisiones más importantes en la vida. Ninguna otra tendrá unas implicaciones tan amplias y será tan potencialmente gratificante durante los años venideros.

Algunas personas están completamente seguras de querer tener un hijo. Otras, en cambio, tienen dudas sobre el efecto que tendrá un bebé en su estilo de vida y en su relación de pareja. Además, las parejas a menudo no piensan exactamente igual cuando se enfrentan a la pregunta de si quieren o no ser padres.

Es esencial tratar todos estos temas. Es importante que se plantee algunas cuestiones antes de seguir adelante y que usted y su pareja sean honestos sobre las esperanzas y miedos que puedan tener.

¿POR QUÉ QUIERE TENER UN BEBÉ?
Hablar sobre las razones por las que quiere tener un bebé puede ayudarle a aclarar cualquier suposición que se haya hecho sobre el papel que el niño tendrá en su vida. Por ejemplo, darse cuenta de si considera que el niño va a mejorar una vida que ya es feliz o si lo quiere tener para llenar un vacío emocional. Compruebe si desea que el bebé refuerce una relación de pareja que ya es fuerte o si lo que quiere es que ese niño sea la solución de los problemas de una relación que no atraviesa el mejor momento.

No es aconsejable tener un hijo para solucionar problemas en la relación de pareja o simplemente porque uno quiera tener a alguien a quien querer. Si existen tensiones en la pareja lo más seguro es que tener un hijo las incremente, puesto que la falta de sueño y las tareas domésticas pueden resultar crispantes.

Cuidar de un bebé puede ser una experiencia que aísle a la madre, sobre todo si no cuenta con el apoyo de una pareja cariñosa. Muchas personas crían a sus hijos siendo padres solteros y realizan un gran trabajo. Sin embargo, lo ideal es poder tener al bebé cuando se vive una relación de pareja consolidada y llena de amor, que sea lo suficiente-

mente fuerte como para superar los retos que supone criar a un hijo.

EL CAMINO HACIA LA PATERNIDAD
Una de las cosas más importante que debe hacer con su pareja, es decidir su están listos o no para recibir a una persona nueva dentro de su relación. Hay que comprobar si están lo suficientemente seguros de lo que siente uno por el otro antes de cuidar de un ser completamente indefenso y dependiente.

También hay que considerar si esa pareja es la persona con la que se quiere tener un hijo. Hay que plantearse si esa persona es lo suficientemente madura, cariñosa, compasiva, inteligente y sensata como para ser padre o madre. Puede preguntarse, hipotéticamente, si le gustaría que su pareja fuera su padre o madre. Sólo es necesario imaginar esta posibilidad durante un momento.

EL ESTILO DE VIDA
Antes de intentar concebir es aconsejable hablar sobre cómo considera que se va a adaptar su vida a la llegada del niño. Hay que pensar en las cuestiones prácticas. ¿Acaso su casa es un lugar adecuado para un niño o tendrá que mudarse a otro sitio? ¿Planea quedarse en casa con el bebé durante sus primeros años? Si es así, tiene que plantearse si su pareja está dispuesta a convertirse en la única parte responsable de aportar dinero a la familia durante ese tiempo.

Si su carrera profesional es muy importante para usted debe pensar si le será posible tomarse un periodo de tiempo libre sin por ello dañar sus expectativas profesionales. También debe considerar cómo va a hacerse cargo de los costes que conlleva tener un hijo y la probable reducción de sus ingresos, puesto que trabajará menos horas, o bien el gasto que supondrá pagar a alguien para que cuide del niño.

Hay que tomarse algo de tiempo para pensar en dónde se ve usted en cinco o diez años. Es necesario saber si lo que quiere conseguir en términos de hogar y carrera es

PROBLEMAS DE FERTILIDAD QUE HAY QUE TENER EN CUENTA
Cuando uno se plantea cuál es el momento correcto para tener un hijo es recomendable que tenga en cuenta algunos factores biológicos. El más importante es la edad de la mujer.

La fertilidad en la mujer desciende a medida que pasan los años, sobre todo después de los 35. La fertilidad empieza a disminuir unos diez años antes de que deje de menstruar, y la mayoría de las mujeres tienen entre 44 y 45 años cuando experimentan la menopausia (aunque en algunos casos esto puede suceder mucho antes). No hay modo de saber exactamente cuándo empezará la menopausia de manera que es aconsejable no retrasar el momento de concepción demasiado, sobre todo si ya ha cumplido los treinta. Desde un

punto de vista biológico, una mujer tiene más probabilidades de concebir entre los 20 y los 25 años. Si se retrasa el momento de tener un hijo mucho más, hay que ser consciente de que es muy probable que experimente una mayor dificultad a la hora de concebir que una mujer más joven. Sin embargo, con la edad se adquiere una mayor estabilidad y madurez que, a su vez, son factores fundamentales cuando se habla de paternidad.

Muchos factores diferentes pueden ser relevantes en lo que respecta al momento de quedarse embarazada. No obstante, si tanto usted como su pareja sienten que están preparados para tener un bebé, este es probablemente el momento correcto para que lo intente, independientemente de cuestiones de trabajo, dinero o cualquier otro problema.

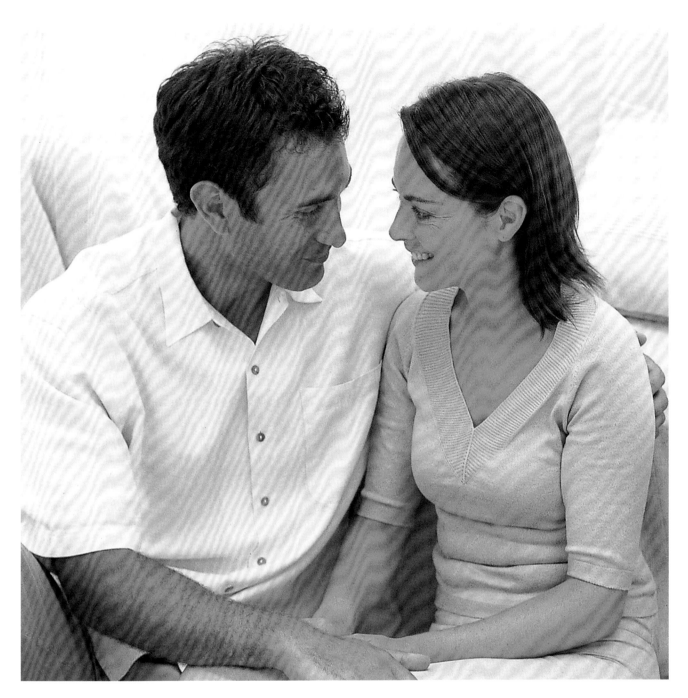

compatible con lo que quiere su pareja, es decir, asegurarse de que están de acuerdo con lo que quieren que sea su vida en el futuro.

Ninguno de estos temas es probablemente el factor principal a la hora de decidir si se quiere empezar una familia. Sin embargo, tratarlos con su pareja puede ayudarle para ver lo que siente cada uno sobre la opción de crear una familia, y descubrir si va a ser necesario realizar algún cambio en su estilo de vida.

SU RED DE APOYO

La familia y los amigos más cercanos pueden ser un apoyo fundamental cuando se va a tener un bebé, sobre todo en los primeros meses cuando se esté adaptando a su nueva vida. Es una buena idea comentar con su pareja cuál es el papel que cada una de las respectivas familias va a jugar a la hora de ayudar. ¿Tiene amigos o familiares que le puedan prestar ayuda cerca de donde vive en estos momentos? Si no es así, ¿no consideraría la opción de mudarse?

Decidir si se quiere y cuándo tener un bebé es probablemente uno de los momentos más importantes y relevantes de su vida en pareja, además de ser el más emocionante.

TOMAR LA DECISIÓN

Finalmente, sólo usted y su pareja pueden saber si este es el momento correcto para intentar tener un bebé. Es bueno darse suficiente tiempo para tomar la decisión y escuchar atentamente lo que nos dice el instinto.

También es aconsejable escuchar con la misma atención a lo que tiene que decir su pareja y debe asegurarse de que comprende lo que realmente dice en lugar de escuchar únicamente lo que se quiere oír. Es fácil imaginarse que los objetivos de la pareja son los mismos que uno tiene, pero este no es siempre el caso. Tener un bebé es un compromiso a largo plazo, y las dos personas que forman la pareja tienen que estar seguras de que tener un hijo es lo que realmente quieren.

Cómo tiene lugar la concepción

Para que exista un embarazo, tanto el sistema reproductivo del hombre como el de la mujer deben encontrarse en perfecto estado. La pareja debe hacer el amor en el momento adecuado dentro del ciclo menstrual de la mujer, y su cuerpo debe producir una compleja cadena de hormonas para permitir que el embarazo siga su curso.

Cuando un hombre eyacula durante el coito, se liberan millones de espermatozoides dentro de la vagina de la mujer. Suben por la vagina pasando a través del cuello del útero hasta llegar al útero, propulsados tanto por la fuerza de la eyaculación como por el movimiento de sus colas que imita al de pequeños peces. De aquí, el esperma se dirige a las trompas de Falopio. Este proceso se asemeja a una carrera frenética, puesto que sólo uno de los millones de espermatozoides puede fertilizar el óvulo. El resto no consigue llegar al objetivo o llega demasiado tarde.

Si se mantienen relaciones sexuales sin utilizar ningún método anticonceptivo, parte del esperma puede llegar a las trompas de Falopio y un único espermatozoide podrá fertilizar el óvulo. Entonces, el óvulo ya fertilizado se desplaza hacia el útero (matriz) de la mujer, donde se adhiere al recubrimiento de las paredes del útero. En este lugar primero se desarrolla formando un pequeño embrión que luego pasará a ser un feto y, finalmente, se convertirá en un bebé.

EL SISTEMA REPRODUCTOR DE LA MUJER

El sistema reproductor de la mujer se encuentra situado dentro de la pelvis y está formado por los ovarios, las trompas de Falopio, el útero, el cuello del útero, la vagina y la vulva.

Las niñas nacen con todos los óvulos dentro de los ovarios, aproximadamente de 2 a 3 millones de óvulos. Los ovarios están inactivos durante la infancia y empiezan a funcionar una vez que la niña entra en la pubertad y empieza a menstruar. A partir de ese momento, las mujeres en edad de procrear producen un óvulo cada cuatro semanas aproximadamente. Este calendario mensual es el ciclo de ovulación o ciclo menstrual. Una mujer produce alrededor de 400-500 óvulos durante la edad de procrear, antes de que deje de ovular con la menopausia, que normalmente se inicia cuando la mujer ha cumplido los cuarenta o cincuenta.

Al inicio del ciclo de ovulación, una serie de óvulos crecen en los ovarios. Después de 14 días, uno de estos óvulos ha madurado lo suficiente como para ser liberado dentro de las trompas de Falopio. El óvulo entra en las trompas y se desplaza hasta llegar al útero. Durante este viaje, el óvulo puede ser fertilizado. Si no es así, 14 días después de la ovulación, el recubrimiento de las paredes del útero se vierte hacia la vagina, y es entonces cuando la mujer tiene el periodo. Entonces, el ciclo completo vuelve a empezar.

LA CONCEPCIÓN Y LAS HORMONAS

Las hormonas son sustancias químicas que el cuerpo produce para regular todo tipo de procesos naturales. Actúan como mensajeros, informando a los ovarios, por ejemplo, cuándo deben liberar un óvulo.

Hay dos hormonas que juegan un papel crucial en la ovulación y el embarazo. Cada mes, la hormona folitropina (FSH) estimula el óvulo para que madure y luego la hormona lutropina (LH) se encarga de que se libere el óvulo en las trompas de Falopio, donde estará listo para ser fertilizado. El cerebro produce las hormonas FSH y LH, en un órgano llamado glándula pituitaria. Las células que rodean el óvulo producen otros dos tipos de hormonas, estrógeno y progesterona. Estas hormonas hacen que el recubrimiento de las paredes del útero se vuelva más grueso, creando un entorno en el que el óvulo fertilizado e implantado pueda desarrollarse y crecer. Es el descenso mensual en el nivel de progesterona lo que, en caso de ausencia de un óvulo fertilizado, provoca que la mujer tenga el periodo.

El flujo y reflujo regular de diferentes hormonas a lo largo del ciclo menstrual supone que tan sólo hay unos pocos días cada mes en los que la mujer tiene posibilidades de concebir. Esta "oportunidad" recibe el nombre de periodo fértil.

SISTEMA REPRODUCTOR DE LA MUJER

El óvulo de la mujer se libera desde el ovario. Se desplaza por las trompas de Falopio hasta llegar al útero.

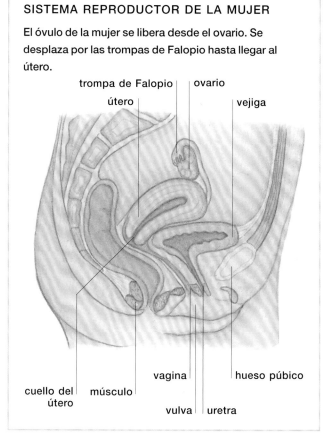

trompa de Falopio | ovario
útero | vejiga
cuello del útero | músculo | vagina | hueso púbico
vulva | uretra

Si la mujer está menstruando pero no ovulando no es posible concebir. Sin embargo, las mujeres pueden concebir incluso si no tienen el periodo, aunque en estos casos la concepción es menos probable.

EL SISTEMA REPRODUCTOR DEL HOMBRE

El sistema reproductor del hombre está formado por el pene, los testículos y los diversos conductos que los conectan y que transportan el esperma. El esperma se produce en los dos testículos, que se encuentran dentro del escroto. Los hombres no empiezan a producir esperma hasta que no llegan a la pubertad.

Miles de vías microscópicas dentro de los testículos los conectan a los dos conductos conocidos como los conductos eferentes. Éstos, a su vez, llevan a un único conducto, el epidídimo, que es parte de la ruta a través de la que el esperma sale del cuerpo del hombre. Mide aproximadamente 12 metros de largo y es más estrecho que un fino trozo de hilo.

EL VIAJE DEL ESPERMA

Los hombres, a diferencia de las mujeres, están preparados fisiológicamente para la reproducción en cualquier momento y, por eso, siempre están produciendo esperma. Una serie de contracciones musculares en la pared del epidídimo sirven para transportar el esperma a lo largo de toda su extensión. Durante ese momento, el esperma se modifica de manera que puede fertilizar un óvulo. También adquiere la capacidad de moverse (que médicamente se conoce como motilidad) mientras se encuentran dentro del epidídimo. Después, el esperma pasa por un conducto llamado conducto deferente, que lo transporta rápidamente dentro de la uretra a través de la cual pasará al pene. La uretra es el conducto por el que se elimina la orina del

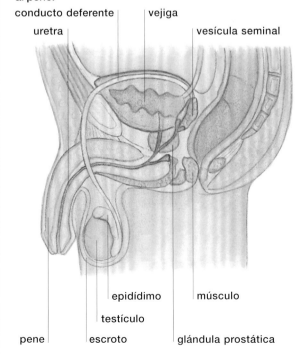

SISTEMA REPRODUCTOR DEL HOMBRE

El esperma viaja desde los testículos a través del epidídimo, el conducto deferente y la uretra hasta llegar al pene.

conducto deferente | vejiga
uretra | vesícula seminal
epidídimo | músculo
testículo
pene | escroto | glándula prostática

> **"** Siete días después de la fertilización, el óvulo se implanta en el recubrimiento de las paredes del útero. Éste es el momento en el que se considera que tiene lugar la concepción. **"**

cuerpo. Durante la excitación sexual y la eyaculación, la apertura entre la uretra y la vejiga se cierra y el semen que contiene el esperma se transporta de manera rápida por este conducto.

LA CARRERA HACIA EL ÓVULO

Sólo se necesita un espermatozoide para fertilizar un óvulo. Cuando un hombre eyacula durante el coito se liberan entre 100 y 300 millones de espermatozoides dentro de la vagina de la mujer, con una velocidad de aproximadamente 45 Km por hora.

Cada espermatozoide es genéticamente único, lo que significa que no existen dos que contengan el mismo conjunto de genes. Los millones de espermatozoides compiten entre ellos en la carrera para fertilizar el óvulo.

La ruta hasta llegar al óvulo está llena de peligros. Por este motivo, el esperma se produce en semejantes cantidades. Para tener una oportunidad de fertilizar el óvulo, el esperma debe ser capaz de resistir el entorno dentro de la vagina de la mujer y en el cuello del útero. El grado de acidez de este entorno le protege contra las bacterias e infecciones potencialmente peligrosas pero, al mismo tiempo, resulta un entorno inhóspito para el esperma. Los espermatozoides débiles o deteriorados no lograrán llegar al objetivo.

Además, la fuerza de la gravedad supone que millones de espermatozoides sencillamente se pierden al filtrarse por la vagina de la mujer, apenas un 5 % logra llegar al cuello del útero. De estos, tan sólo 200 llegan a las trompas de Falopio. Cualquier espermatozoide que haya sido capaz de llegar tan lejos ha cubierto una gran distancia que, en términos de su propio tamaño, es equivalente a varios cientos de kilómetros.

Los últimos pocos y bien preparados espermatozoides avanzan sobre la superficie externa del óvulo. Uno de estos espermatozoides, tan sólo uno, será capaz de atravesar la superficie, dejando la cola detrás. Este es el momento de la fertilización. En el momento que esto tenga lugar, la superficie del óvulo pasa a ser impenetrable para el resto de espermatozoides.

La fertilización del óvulo puede llevar hasta 24 horas. Tras ello, pasa por una serie de cambios complejos hasta que, finalmente, siete días después de la fertilización, el óvulo se implanta en el recubrimiento de las paredes del útero. Este es el momento en el que se considera que tiene lugar la concepción.

El esperma puede sobrevivir durante un periodo de tiempo considerablemente largo dentro del cuerpo de la mujer, aproximadamente 48 horas, de modo que la fertilización puede tener lugar incluso si el óvulo no estaba listo cuando el esperma llegó a las trompas de Falopio.

Ayudas para concebir

Sólo se puede concebir un bebé en el momento de la ovulación, durante el periodo fértil de la mujer. El óvulo normalmente es fertilizado por el espermatozoide del hombre en el plazo de 48 horas después de que el ovario lo libere. Hay varios modos mediante los que una mujer puede determinar si está ovulando. Al identificar el periodo fértil, una pareja puede decidir mantener relaciones sexuales en ese momento y así incrementar las posibilidades de concebir.

¿CÓMO SABER SI LA MUJER ESTÁ OVULANDO?
Las mujeres ovulan aproximadamente 14 días antes del inicio de cada menstruación. Esto no quiere decir que la ovulación se produzca 14 días después de que termine la menstruación porque la duración del ciclo de la menstruación varía. Hay mujeres que tienen ciclos tan cortos que sólo duran 21 días, o tan prolongados que duran 38 días en lugar del ciclo habitual de 28 días.

Hay varios métodos que se pueden usar para calcular cuándo hay más probabilidades de que se produzca la ovulación. Sin embargo, hay que tener en cuenta que esto sólo es una guía básica. Muchos expertos e investigadores del campo de los problemas de fertilidad se muestran escépticos en lo que respecta a la eficacia de los métodos utilizados. Incluso si está segura de en qué momento está ovulando debe seguir manteniendo relaciones sexuales en otros periodos si desea quedarse embarazada.

El ciclo menstrual
Si usted tiene un ciclo mensual regular, sabrá en qué fecha volverá a tener el periodo. En ese caso tiene que contar 14 días antes de esa fecha y ese será el día en el que probablemente esté ovulando. Para calcular el periodo fértil debe

LAS POSIBILIDADES PARA CONCEBIR
Es más probable concebir si:
- La mujer tiene una edad entre 20 y 34 años; la edad ideal está entre los 20 y los 25.
- El hombre produce esperma sano.
- El coito tiene lugar en el momento correcto del ciclo menstrual de la mujer.
- Tanto el hombre como la mujer se encuentran bien y en buena forma y llevan un estilo de vida saludable.
- Tanto el hombre como la mujer mantienen un peso saludable con un coeficiente cintura-cadera adecuado. (Consultar página 51).
- Tanto el hombre como la mujer no fuman, no abusan del consumo de alcohol ni de cafeína.

llevar la cuenta de las fechas en las que tiene la menstruación durante algunos meses, en algunos casos es recomendable hacerlo durante un año, para poder establecer la duración normal de su ciclo.

La mucosa cervical
Si tiene una menstruación irregular puede determinar la fecha en la que está ovulando al estudiar la mucosa cervical (producida por glándulas en el recubrimiento de las paredes del cuello del útero). Justo antes de la ovulación la mucosa es transparente, fina y profusa y va adquiriendo una consistencia gelatinosa, de modo que una gota de la mucosa se puede estirar entre los dedos sin que se rompa. Después de la ovulación se produce menos mucosa y de un color más blanquecino.

EL CICLO MENSTRUAL
Al inicio del ciclo se desarrolla un óvulo en un folículo dentro del ovario. Durante la ovulación se libera el óvulo y el folículo se convierte en un cuerpo lúteo. Éste segrega hormonas que hacen que el recubrimiento de las paredes del útero se engrosen. Si no se produce la fertilización, el cuerpo lúteo se descompone y se elimina el recubrimiento, con el óvulo no fertilizado.

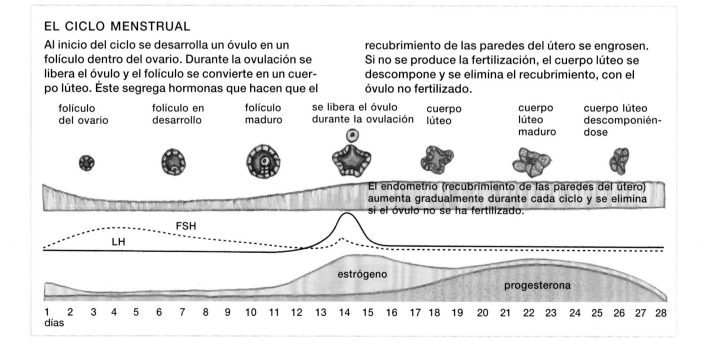

El endometrio (recubrimiento de las paredes del útero) aumenta gradualmente durante cada ciclo y se elimina si el óvulo no se ha fertilizado.

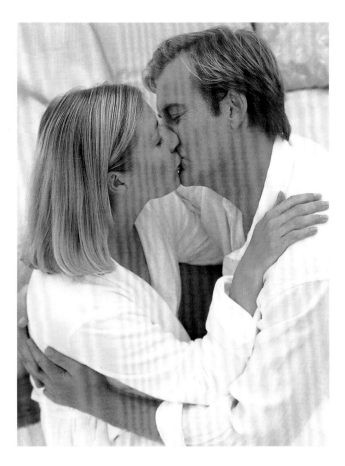

Hacer el amor durante el periodo de ovulación aumenta las posibilidades de quedarse embarazada. Todos los métodos para calcular el momento en el que se está ovulando no son completamente precisos, de modo que es mejor si también mantiene relaciones sexuales en otras ocasiones.

La temperatura corporal

Es posible medir los cambios de la temperatura basal del cuerpo para determinar el momento de mayor fertilidad de la mujer. La temperatura basal del cuerpo (BBT, en sus siglas en inglés) es la temperatura inmediatamente después de despertarse por la mañana, antes de levantarse de la cama, comer o beber algo. La temperatura basal desciende justo después de la ovulación y vuelve a subir de nuevo 12-24 horas después, una vez ha tenido lugar la ovulación. Si anota los cambios de temperatura cada día durante varios meses en una tabla especial, es probable que obtenga un patrón. Puede usarlo para predecir el momento en el que se produce la ovulación.

Debe recordar que su temperatura puede incrementarse o descender por otros motivos. Por ejemplo, si está enferma o se toma la temperatura más tarde, la lectura posiblemente no sea precisa. Usar tanto el método de la mucosa como el de la temperatura al mismo tiempo suele aportar resultados más precisos que si se utiliza solamente uno de los métodos.

Equipos de ovulación

También es posible determinar el día de la ovulación usando un dispositivo de venta sin receta que calcule la fecha. Estos equipos miden la cantidad de hormona lutropina (LH) que se produce, lo que ayuda a establecer el momento en el que tendrá lugar la ovulación. Sólo hay que hacer una prueba de orina. Si se está produciendo mucha cantidad de hormona lutropina uno de los productos químicos cambiará de color. Esto significa que es muy probable que esté ovulando. Sin embargo, como pasa con todos los métodos, los equipos de ovulación no son completamente fiables. Pueden dar como resultado un falso positivo. También hay que comentar que son caros.

Hay que recordar que la consistencia de la mucosa cervical puede cambiar por otros motivos, por ejemplo, si tiene una infección. Para estar más seguros es mejor combinar este método con el método de la temperatura corporal.

Para comprobar la mucosa hay que insertar un dedo dentro de la vagina y luego retirarlo con delicadeza. Si la mucosa es transparente, húmeda y flexible es probable que se encuentre a punto de ovular. Mantener relaciones sexuales dentro del periodo de las siguientes 24-36 horas puede tener muchas probabilidades de dar lugar a una concepción.

GRÁFICO DE LA TEMPERATURA CORPORAL

En el método de la temperatura corporal se utiliza un termómetro basal para detectar los mínimos cambios en la temperatura corporal de la mujer durante el ciclo de la ovulación; los termómetros normales no tienen la suficiente sensibilidad.

La mayor parte de los termómetros basales se venden con una tabla o gráfico como el que aparece aquí. Hay que hacer varias copias para poder anotar los cambios de temperatura durante los siguientes meses. Es posible que necesite ayuda de un experto para interpretar los resultados y determinar cuál es el periodo fértil.

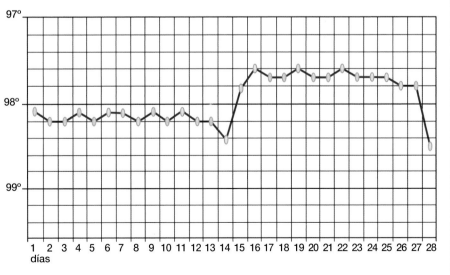

Cuidados previos a la concepción

Lo ideal es que tanto la mujer como su pareja se preparen para la concepción unos pocos meses antes de intentar tener un hijo. Nadie puede garantizar que van a tener un bebé sano pero si los dos están en buena forma y llevan vidas saludables en el momento de concebir, le están ofreciendo al embarazo el mejor inicio posible.

Su dieta, su peso y su forma física influyen en su fertilidad y en el embarazo. Llevar un programa regular de ejercicio físico, comer de forma saludable y reducir el estrés pueden ayudarle a aumentar sus posibilidades de concebir, y también ayudarán a su cuerpo a sobrellevar mejor el embarazo. Los meses anteriores a la concepción son también un buen momento para dejar de fumar, reducir o dejar el consumo de alcohol y tratar otros problemas de salud.

La mayoría de las mujeres no necesitan más suplementos que el ácido fólico, ya sea antes de la concepción o durante el embarazo. Sin embargo, es importante que tome ácido fólico, que reduce substancialmente el riesgo de espina bífida, un par de meses antes de intentar tener un bebé; la dosis que se recomienda en la actualidad es de 400 microgramos cada día.

REVISIÓN DENTAL
Antes de concebir debe hacerse una revisión completa de los dientes. Intente que cualquier tratamiento que pueda necesitar se lleve a cabo antes, para evitar tener que someterse a pruebas de rayos-x o que se le suministre cualquier anestésico durante el embarazo. A las mujeres embarazadas también se les recomienda que no se pongan empastes (de plata) ni tampoco que se los quiten durante el embarazo, porque pueden filtrarse pequeñas dosis de mercurio, que es tóxico.

REVISIÓN MÉDICA
Debe comentarle al médico que quiere quedarse embarazada. Pregúntele sobre cualquier suplemento o medicación que esté tomando, los medicamentos con o sin receta pueden tener un efecto sobre la salud del bebé. El médico podrá aconsejarle sobre temas relacionados con la dieta, la salud y el estilo de vida y sobre si debe perder o ganar peso.

Si tiene diabetes, epilepsia o cualquier otra enfermedad de tipo crónico que requiera una medicación continua a largo plazo, es posible que el médico le recomiende cambiar los medicamentos o reducir las dosis antes de la concepción. También es posible que le sugiera que acuda a un especialista en genética si usted o su pareja tienen un historial familiar de problemas genéticos.

REVISIÓN DE LA SALUD SEXUAL
Algunas infecciones de transmisión sexual pueden afectar a la fertilidad, así como al estado general de salud. Puesto que no tienen por qué presentar síntomas es posible que desconozca que tiene esa infección. Por este motivo, todas las mujeres que quieran concebir deben someterse a una prueba médica preventiva para las futuras madres, en busca de indicios de:
- Infecciones bacterianas como son la clamidia, la gonorrea y la sífilis, que se pueden curar con un tratamiento con antibióticos.

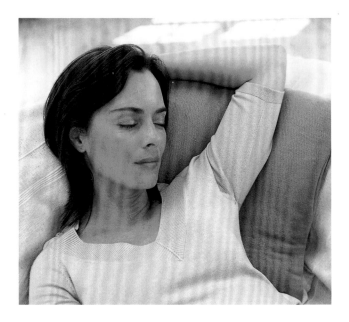

Descansar y relajarse es un elemento esencial del cuidado previo a la concepción. Debe asegurarse de realizar todas las revisiones médicas necesarias.

- Infecciones víricas como verrugas, herpes, hepatitis y el VIH, que se pueden tratar para mejorar los síntomas.

En concreto la clamidia, si no se trata, es una de las principales causas de infertilidad en la mujer, así como de embarazos ectópicos. Puede provocar dolor durante las relaciones sexuales pero a menudo no presenta otros síntomas, de manera que muchas mujeres no visitan al médico hasta que tienen problemas para quedarse embarazadas. Aproximadamente un tercio de las personas pueden tener clamidia en algún momento de su vida.

INFECCIONES DE TRANSMISIÓN SEXUAL
Entre los síntomas se incluyen los siguientes:
- Dolor en la parte inferior del abdomen.
- Dolor durante o después de mantener relaciones sexuales.
- Sangrar después de mantener relaciones sexuales.
- Sangrar mucho o muy poco entre los periodos.
- Periodos mucho más fuertes después de iniciar una relación sexual con alguien nuevo.
- Dolor al orinar.
- La vagina expulsa más material o bien las secreciones tienen mal olor.
- Sarpullidos, puntos, bultos, picores o ulceraciones alrededor de la zona genital.

LA RUBÉOLA

Antes de intentar quedarse embarazada debe hacerse una prueba para asegurarse de que es inmune a la rubéola (sarampión alemán). La rubéola es una enfermedad vírica que puede ocasionar graves anormalidades en los bebés si las madres la padecen durante el embarazo. Es mejor hacerse la prueba aunque una esté segura de haberla pasado de niña, la rubéola con frecuencia se diagnóstica de forma errónea y no está claro si la inmunidad que se consigue al haberla pasado se mantiene. Si es inmune, puede vacunarse y volver a repetir la prueba para comprobar que la vacuna ha funcionado. No debe intentar quedarse embarazada al menos un mes después de la vacunación.

REDUCIR EL CONSUMO DE ALCOHOL

Algunos médicos recomiendan que la mujer deje de consumir alcohol antes de intentar concebir así como durante el embarazo, mientras que otros opinan que una copa de vez en cuando no hace daño. Todos los expertos están de acuerdo que beber con frecuencia y mucha cantidad puede tener un efecto dañino sobre la fertilidad y puede ocasionar riesgos para el bebé.

Beber hasta dos vasos de vino a la semana no causará ningún daño en el embarazo, de modo que este puede ser un buen límite si está intentando concebir. Las bebidas alcohólicas de graduación alta como los licores son más peligrosas que el vino o la cerveza y la mujer debería evitar su consumo por entero durante la concepción y el embarazo.

Los hombres no deben beber más de dos pintas de cerveza o media botella de vino al día mientras intentan concebir. Los bebedores habituales suelen producir un esperma más débil e inferior en número, que no es capaz de realizar el recorrido hasta el óvulo de la mujer. Además pueden dar lugar a niños con defectos graves.

El alcohol pasa a la placenta, de modo que el bebé queda expuesto cuando su madre bebe. Una copa de vino de vez en cuando no tiene por qué hacer daño pero los hijos de mujeres que beben con frecuencia pueden sufrir el síndrome alcohólico fetal (SAF). Esto puede causarle graves

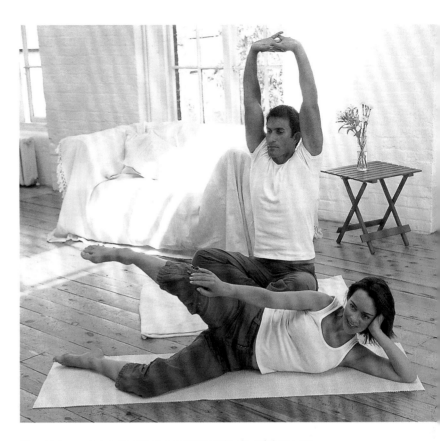

EL yoga es un modo eficaz y entretenido de relajarse en profundidad y de aumentar al mismo tiempo la resistencia, la fuerza y la flexibilidad.

defectos como deficiencias en el crecimiento, deformaciones faciales, problemas de coordinación y movimiento y discapacidad mental. Además, los bebés pueden nacer alcohólicos y sufrir los síntomas del síndrome de abstinencia, lo que les puede impedir salir adelante y crecer.

Si ha tenido un hijo con deformaciones graves e intenta tener otro hijo, tanto usted como su pareja deben dejar de beber al menos tres meses antes de intentar concebir. No deben beber alcohol hasta que no esté segura de estar embarazada. La mujer debe seguir sin beber durante todo el embarazo.

DEJAR DE FUMAR

Si fuma debe dejar este hábito por completo antes de intentar concebir. Además de tener un efecto sobre su estado de salud general, reduce la fertilidad. Si fuma durante el embarazo, corre un mayor riesgo de sufrir un aborto o un parto en el que el niño nace muerto; también se enfrenta a un mayor riesgo de tener un bebé prematuro o con un peso muy inferior al recomendado. El hombre también debe dejar de fumar para evitar el riesgo de convertir a la madre y al bebé en fumadores pasivos. Consulte con el médico si necesita ayuda para dejar de fumar.

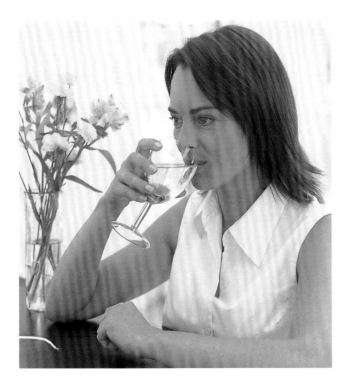

Para aumentar la fertilidad y tener un bebé saludable, es mejor dejar de beber alcohol por completo. Al menos debería reducir el consumo a un máximo de dos vasos de vino a la semana.

Pasar tiempo con la pareja

Antes de darle la bienvenida al nuevo bebé en su vida, es importante dedicar tiempo y energía a su relación de pareja. El periodo de tiempo antes de la concepción, así como los propios meses del embarazo, puede representar una maravillosa oportunidad para reforzar los lazos entre los dos, y servir de ayuda para resolver los problemas emocionales que no hayan quedado resueltos.

Es muy fácil que las parejas se centren en el bebé que desean y olviden que son una pareja además de unos futuros padres. Las parejas que disfrutan de la compañía de la otra persona y respetan sus puntos fuertes y sus objetivos, suelen convertirse en padres felices y dedicados.

Una relación llena de cariño y que goce de buena comunicación puede ayudarle a enfrentarse a los posibles retrasos en la concepción, así como a los retos que puede plantear el embarazo. En las semanas y durante los meses por

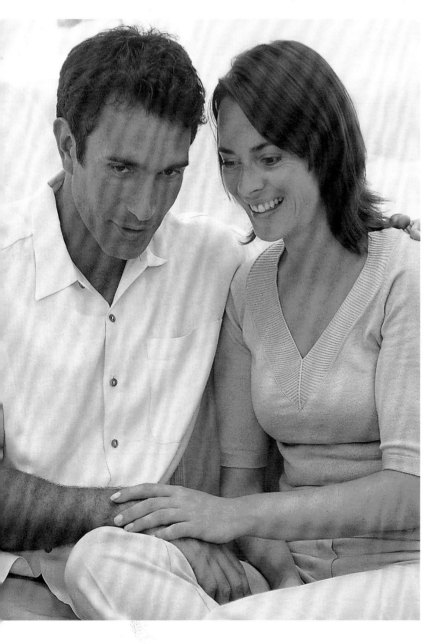

venir debe llevar a cabo una serie de pruebas y comprobaciones. Algunas le plantearán cuestiones difíciles, por ejemplo, cómo reaccionaría si hubiera cualquier complicación con el bebé. El tiempo que inviertan en la pareja antes de concebir les ayudará a superar juntos los problemas como padres cariñosos.

TRABAJAR JUNTOS

Los meses antes de la concepción pueden ser un buen momento para completar proyectos que quieran llevar a cabo en la casa o en el jardín. Trabajar juntos de cara al futuro les ayudará a profundizar la relación y también a prepararse tanto práctica como mentalmente para los posibles cambios que va a experimentar su estilo de vida cuando se conviertan en una familia.

Los proyectos prácticos también se llevan a cabo mejor antes de que el embarazo avance y, desde luego, antes de que tengan un bebé recién nacido al que cuidar. También es mejor tratar cualquier problema sin resolver desde hace tiempo (como solucionar temas financieros) en este momento, ya que luego tendrá menos tiempo y energía para dedicarse a ello.

DISFRUTAR DE LA COMPAÑÍA DEL OTRO

El modo en el que decida disfrutar de su relación con su pareja dependerá de lo que les guste hacer a los dos. Puede ser que les guste cocinar juntos una comida deliciosa, salir a dar largos paseos al aire libre, nadar o practicar otro ejercicio, invitar amigos a cenar a casa o a tomar una barbacoa, o cualquier otra actividad que puedan disfrutar juntos.

Por supuesto, hacer el amor es un modo maravilloso de expresar cariño. Para muchas parejas esta será la primera vez que podrán disfrutar del sexo sin tener que preocuparse de usar anticonceptivos, lo que aumentará el placer así como la sensación de conexión entre los dos.

COMPARTIR UN MASAJE

Un suave masaje es un modo fantástico para profundizar en la cercanía entre dos personas. También es muy beneficioso para las mujeres embarazadas o para las que desean concebir. Cualquiera puede dar un masaje placentero y las técnicas básicas no son difíciles de aprender. Es posible que le interese apuntarse a un curso breve en el que pueda aprender de un experto. Además de ser muy relajante, el masaje ayuda durante el embarazo puesto que alivia muchas de las molestias habituales, como el dolor de espalda, el insomnio e incluso las náuseas matutinas.

El embarazo puede ser una época en que se sientan muchas emociones, con muchas subidas y bajadas en el estado de ánimo. Una relación llena de cariño y confianza le ayudará a superar todas las dificultades con su pareja.

Dar un masaje relajante

La clave de un masaje relajante está en centrarse en la persona a la que se está masajeando y en las reacciones de ésta al masaje. Hay que concentrarse en lo que se está haciendo con las manos y disfrutar del placer que puede dar. Utilice las siguientes técnicas básicas, alternándolas de la manera que le parezca correcta. Debe preguntarle a su pareja si lo que hace le gusta o no, o si prefiere que ejerza una presión más o menos fuerte. Luego hay que dejarse guiar por la intuición. No debe masajear encima de una articulación o la columna vertebral. Es mejor evitar el uso de movimientos rápidos y rítmicos sobre una mujer embarazada o que esté intentando concebir.

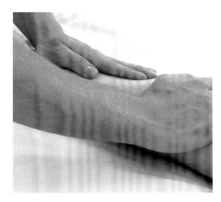 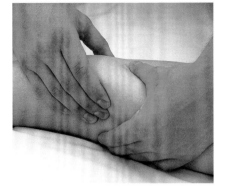 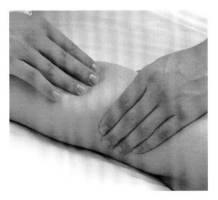

1 Hay que empezar con movimientos lentos, con ritmo, que acaricien la piel, usando toda la mano. Hay que intentar aplicar poca presión con la yema de los dedos, o bien se pueden usar los pulgares o los nudillos para hacer que la presión sea más profunda. Si quiere usar aceites corporales, puede repartirlos con la mano por la zona que está masajeando.

2 Coger con cuidado parte de la carne o músculo, sobre todo en las zonas dónde note que el músculo está tenso y contraído. Hay que usar los pulgares y dedos para masajear la zona, y deslizarlos por la piel tal y como haría con una masa. Debe comprobar que lo que hace le gusta a la otra persona e ir alternando el masaje con caricias.

3 Puede trabajar zonas específicas realizando una serie de pequeños movimientos circulares con uno o varios dedos, las yemas de los pulgares o la base de la mano. Esto ayuda a estimular la circulación. Debe alternar estos movimientos con otros que acaricien la piel y seguir pidiéndole a su pareja que le diga qué es lo que más le ha gustado.

Masaje aromático

Añadir unas cuantas gotas de aceite de aromaterapia al aceite de masaje puede aumentar el placer y la sensación de bienestar que suele aportar un masaje. El principal efecto inmediato de la aromaterapia es la relajación, que es muy beneficiosa en la concepción y en el embarazo, el neroli y el palo de rosa son dos aceites esencial excelentes para calmar. También puede usar los aceites con un vaporizador, para crear una atmósfera que suba el ánimo o que resulte calmante en una habitación.

Los aceites de la aromaterapia pueden tener un poderoso efecto y no todos son adecuados para las mujeres que quieren concebir. Consulte la sección sobre aromaterapia al final del libro para aprender a usar los aceites de una forma segura y allí encontrará una lista de aceites esenciales que es mejor no utilizar durante el embarazo.

Cuándo es mejor no dar un masaje

Hay algunos casos en los que es mejor no recibir un masaje, por ejemplo:
* si tiene una infección
* si tiene fiebre
* si tiene un dolor de espalda intenso, especialmente si el dolor desciende por brazos y piernas
* si tiene una infección en la piel

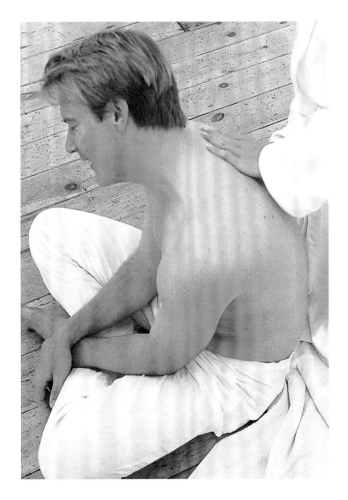

El masaje es una de las formas más sencillas de liberar la tensión y el estrés de todo el día. También es una buena manera de mimar a su pareja y de disfrutar de un poco de tiempo juntos.

Evitar los peligros y riesgos

Sabemos que algunas sustancias del medioambiente, en especial las toxinas y la radiación, pueden dificultar la concepción y poner en peligro el embarazo. Las investigaciones actuales de las que disponemos no son del todo claras a este respecto y no todas las mujeres que se exponen a este riesgo potencial presentan necesariamente un problema. Sin embargo, es razonable reducir la exposición a los riesgos siempre que sea posible, como una medida de seguridad para usted y su bebé. Si está intentando concebir o está embarazada le ofrecemos una lista de cosas a evitar.

RADIOGRAFÍAS

Al dejar que le hagan una radiografía se expone a una pequeña dosis de radiación. La dosis es tan pequeña que no le causaría problemas pero podría tener un efecto negativo en el feto que se está desarrollando. Siempre hay que informar al médico y al dentista si está intentando concebir o si está embarazada. Siempre que sea posible programe las pruebas médicas y del dentista antes de que se quede embarazada para evitar que el feto se exponga a este riesgo.

Si se ha hecho una radiografía antes de darse cuenta que estaba embarazada debe consultar con su médico los posibles efectos. En la mayoría de los casos es poco frecuente que se de un problema.

OTRAS FUENTES DE RADIACIÓN

Los ordenadores, monitores y las televisiones a menudo aparecen en las listas de riesgos a evitar porque emiten pequeñas cantidades de radiación. No obstante, el consejo habitual en estos casos es que la radiación a la que uno se expone de este modo no es suficiente ni demasiado potente como para tener efecto alguno sobre la fertilidad de la mujer o su embarazo.

La investigación sobre el efecto de los teléfonos móviles en el cerebro y en el sistema nervioso aún no ha dado un resultado claro pero sería aconsejable reducir su uso al mínimo, evitar las conversaciones largas y usar un modelo con manos libres siempre que sea posible. No es recomendable hablar con el aparato pegado a la cabeza mientras se encuentra en una zona cerrada como el interior de un coche.

GATOS Y GATITOS

Las defecaciones de los gatitos y los gatos jóvenes pueden llevar parásitos toxoplasma gondii. Si estos se pasan a una mujer embarazada pueden dañar al feto y causar una serie de anormalidades en su desarrollo. Las heces sólo son infecciosas cuando los gatitos y los gatos jóvenes se contagian de toxoplasmosis, lo que suele ocurrir cuando salen a cazar durante el primer año de vida. Luego desarrollan anticuerpos contra la infección y eliminar el parásito en las heces y ya no son infecciosos. Para protegerse, debe evitar el contacto con gatitos y gatos jóvenes siempre que pueda. Debe llevar guantes siempre que vaya a limpiar la caja de arena del gato y desinfectarla con agua hirviendo durante cinco minutos cada día. Este parásito también puede encontrarse en la tierra de modo que debe llevar guantes si

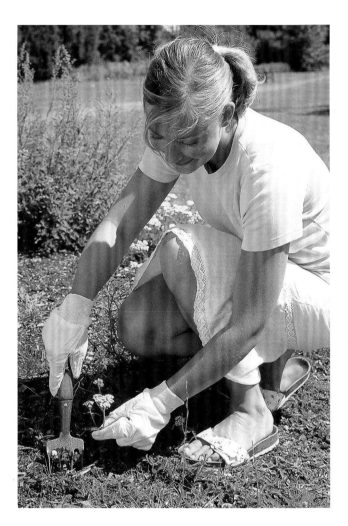

Debe protegerse contra la toxoplasmosis usando guantes mientras trabaja en el jardín y, luego, debe lavarse las manos. Compruebe que esté al día con la vacunación contra el tétanos.

TOXOPLASMOSIS

Es un tipo de infección que causa pocos síntomas, los que están infectados pueden creer que se trata de un caso leve de gripe. Por esto, si sabe que ha estado en contacto con las heces de un gatito debe consultar con el médico para que le practique una prueba de inmunidad lo antes posible. Esta prueba puede detectar los anticuerpos del toxoplasma gondii en la sangre y sirve para determinar si es o no inmune. Por desgracia, la prueba a menudo ofrece resultados dudosos.

Si sufre toxoplasmosis mientras está embarazada puede sufrir un aborto. También puede dañar al feto, afectando a su cerebro. Si ya ha sido infectada antes y es inmune, la toxoplasmosis no tendrá ningún efecto en otros futuros embarazos.

> **" Debe llevar a cabo cualquier reforma en su casa antes de intentar tener un bebé. Los agentes químicos de algunos productos de decoración son dañinos. "**

va a trabajar en el jardín además de lavarse las manos a conciencia después de tocar la tierra.

ELECTRODOMÉSTICOS

Vale la pena comprar electrodomésticos como hornos microondas y calentadores de gas que hayan sido probados para asegurarse de que funcionan correctamente y que no emiten ningún tipo de radiación o monóxido de carbono en la casa.

PRODUCTOS QUÍMICOS

Algunos desodorantes, barnices para muebles, limpiadores de hornos, productos para la eliminación de las malas hierbas y otros productos pueden contener substancias venenosas. Hay que leer atentamente todas las etiquetas y buscar productos para la limpieza del hogar y el cuidado del jardín que no sean tóxicos y que no dañen el medioambiente.

Es necesario tener un cuidado especial si está expuesta a productos químicos en el trabajo, por ejemplo, si trabaja en una peluquería o en jardinería. Debe consultar con su médico o con su comadrona sobre si estas sustancias con las que está en contacto pueden ser dañinas durante el embarazo.

GANADO

No debe tocar ningún animal que esté preñado si está intentando concebir o si ya está embarazada. Estos animales pueden pasarle bacterias que en ocasiones hacen que las mujeres sufran abortos.

VUELOS DE LARGA DURACIÓN

Estar sentada en la misma postura durante demasiado tiempo, como cuando realiza un vuelo de larga duración, aumenta el riesgo de sufrir una trombosis venosa profunda (TVP). Cuando se tiene una TVP se forma un coagulo de sangre que bloquea la circulación en la pierna o en la pelvis. Esta obstrucción puede soltarse y viajar hasta el pulmón, lo que pone en peligro la vida. Se sabe que las mujeres corren un mayor riesgo de tener una TVP cuando están embarazadas.

Para evitar que se produzca una TVP hay que levantarse del asiento cada hora aproximadamente y caminar. A intervalos regulares hay que flexionar las muñecas y los tobillos y estirar el cuello hacia la izquierda, luego a la derecha y hacia abajo para hacer que la sangre recién oxigenada siga fluyendo por todo el cuerpo. Es necesario beber mucha agua antes, durante y después del vuelo, se ha demostrado que la deshidratación aumenta el riesgo de TVP, y hay que asegurarse de no beber nada de alcohol.

Es mejor tener la casa en condiciones antes de intentar tener un hijo. Hay que elegir productos que no dañen el medioambiente y reducir la exposición a substancias tóxicas.

¿ES SU CASA UN SITIO SEGURO?

Es necesario que antes de intentar tener un hijo compruebe que la casa es un sitio seguro. Es un buen momento para hacer las reformas que durante el embarazo podrían suponer un riesgo, por ejemplo, retirar la vieja pintura con base de plomo de las paredes. Debe finalizar las obras antes de intentar quedarse embarazada dado que los agentes químicos de algunos de los productos utilizados en la decoración del hogar, como los disolventes de pintura, los raspadores y los pegamentos son potencialmente dañinos. Siempre que pueda, elija pinturas y otros productos que no dañen a los niños ni al medioambiente.

Para muchas mujeres es difícil agacharse hasta al inicio del embarazo, de modo que es una buena idea finalizar los trabajos que tenga que llevar a cabo antes de concebir. También es recomendable arreglar cualquier punto de la casa que pueda representar un peligro evidente como una moqueta mal sujeta en las escaleras.

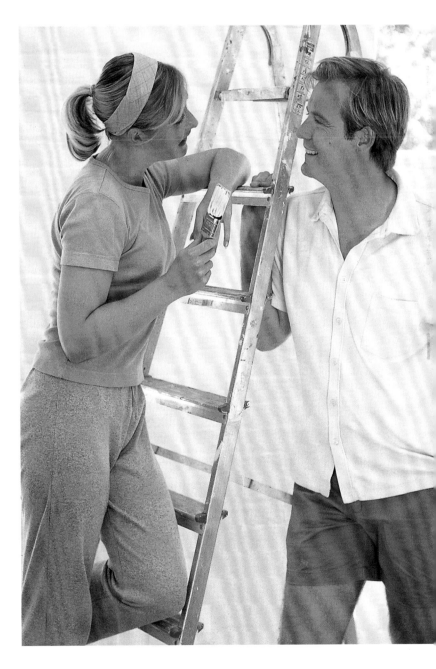

Preguntas y respuestas frecuentes

P: **¿De qué modo cambiarán nuestras vidas si tenemos un bebé?**

R: Prácticamente cada aspecto de su estilo de vida va a cambiar, en mayor o menor medida, una vez que tenga que cuidar de un niño. Tendrá que tener en cuenta al bebé tanto como a su propia persona cada vez que tome una decisión, independientemente de si se trata de un tema a corto o largo plazo. Por ejemplo, siempre que salga de casa tendrá que salir con una bolsa con una muda de ropa, pañales de sobra y otros elementos. Es posible que tenga que esperar a que el bebé haya comido, dormido o que le haya cambiado el pañal antes de salir. No podrá ir a algunos sitios, como el cine o el teatro con el bebé, para hacer eso tendrá que contratar una niñera o pedirle a un amigo o familiar que le haga el favor de quedarse con el bebé. En general, las salidas espontáneas serán mucho menos frecuentes.

Aunque dispondrá de menos dinero y tiempo libre, lo normal será que disfrute gastando ese dinero en su hijo y pasando el tiempo del que dispone con el bebé. La paternidad a menudo provoca un cambio considerable en la actitud y en las prioridades de las personas. Es posible que se dé cuenta de que la importancia que le daba a su carrera ha cambiado y que ahora su prioridad es su familia en lugar de su trabajo. Quizás siente que ya no tiene tanto en común con algunos de sus amigos y busca a otros padres con los que pasar el tiempo o bien prefiere pasar más tiempo con su familia. Independientemente de los cambios que le esperan, muchos padres aseguran que la alegría de tener un bebé y de criarlo supera con creces los sacrificios que hay que hacer.

P: **¿Volveré a tener tiempo para mí después de tener un bebé?**

R: Sí, pero tendrá que organizarse mejor que antes y necesitará la ayuda de otras personas para lograrlo. Es una buena idea convencer a su pareja para que una persona cercana a la familia o un familiar cuiden del bebé durante unas pocas horas cada semana para que así pueda tener tiempo para estar sola.

P: **Mi pareja quiere tener un hijo y considera que ser padres es parte de cualquier relación humana normal pero yo tengo dudas... no sé qué hacer.**

R: Es cierto que tener hijos es una parte normal de muchas relaciones de pareja pero no de todas. No hay nada malo en no querer tener hijos propios. Si tiene dudas, es mejor meditar esta decisión con su pareja durante algo más de tiempo. Es posible que se dé cuenta de que sus dudas son sólo parte de su ansiedad ante la idea de ser padre. También es posible que quiera hacer otras cosas con su vida antes de tener hijos. Con el tiempo, se dará cuenta de si está o no preparada/o para enfrentarse a este nuevo reto.

P: **Mi cuñada me ha dicho que tener hijos es muy pesado, que si hubiera sabido de antemano lo que era se lo habría pensado dos veces antes de ser madre. ¿Cuál es su opinión?**

R: Quizás su cuñada no se encontraba muy bien en ese momento. Es posible que estuviera cansada después de trabajar, consciente de que tenía pilas de ropa por lavar y otras tareas del hogar por hacer. Puede ser que recordase su vida como soltera, antes de los hijos y deseese volver a tener el lujo de disponer de todo su tiempo. Si habla con ella de nuevo, seguramente se dará cuenta de que es feliz, que está muy orgullosa de sus hijos y que no sería capaz de vivir sin ellos. Por otra parte, es posible que añore la aparente libertad y el lujo de una vida sin hijos. Es importante recordar que lo que sienta otra persona no va a determinar lo que sentirá usted en una situación similar.

P: Mi madre y mi suegra nos dicen continuamente que es mejor tener hijos lo antes posible. A nosotros nos gustaría esperar unos años ¿Es esta una opción segura?

R: El momento ideal para la concepción es cuando la mujer tiene aproximadamente veinte años. Sin embargo, muchas mujeres tienen un bebé al inicio de la treintena sin problema. La fertilidad de la mujer sólo empieza a disminuir una vez que ha pasado los treinta y cinco. En el caso de que tuviera cualquier complicación, llevará tiempo solucionar el tema y si tiene más de treinta y cinco el tiempo estaría en su contra. Una vez dicho esto, muchas mujeres tienen hijos sanos al terminar la treintena e incluso ya con cuarenta años. Recuerde que la madres y las suegras normalmente están deseando tener nietos. Sin embargo, no se deje llevar por lo que opinen otros, pues sólo cuando usted y su pareja se sientan preparados, habrá llegado el momento.

P: Me preocupa que mi pareja está hablando de dejar el trabajo después de tener el bebé. No creo que esto sea beneficioso para su salud mental o para nuestra economía ¿Cómo puedo convencerla?

R: Puede ser que lo mejor sea que lleguen a una solución acordada entre ambos, en la que ella trabaje sólo media jornada. Le puede resultar útil sentarse con ella y preparar tres presupuestos diferentes: uno basado en la opción de que ella regrese al trabajo, otro en el que ella trabaje sólo media jornada y finalmente otro en el que ella se quede en casa.

Su pareja necesitará comprobar cuanto dinero necesitará si se queda en casa todo el tiempo. Esto hará que se dé cuenta del impacto que su decisión va a tener en la economía conjunta de la familia. Debe asegurarse de incluir todo en el presupuesto, hasta algunos extras como las vacaciones. Una vez que haya finalizado el presupuesto debe añadirle un diez por ciento para eventualidades.

P: Me acabo de casar con un hombre que ya ha estado casado y tiene dos hijos con su primera mujer. Yo no tengo hijos y me encantaría crear una familia. Mi marido no quiere tener un bebé porque esto podría molestar a sus otros hijos. Siento que esto va contra mi forma de ser y me parece injusto. ¿Cómo puedo convencerle?

R: Este es un tema muy complicado, que se vuelve más peliagudo porque afecta a varias personas que tienen que estar unidas en una situación potencialmente difícil. En primer lugar, si realmente quiere tener un bebé pero no lo tiene lo lamentará toda la vida. Por eso es importante dejarle claro a su marido lo importante que es esto para usted.

Los padres que ya no conviven con sus hijos, a causa de un divorcio, a menudo se sienten muy culpables y sufren ansiedad por este motivo. Una vez que se calman y se sienten cómodos en su nuevo matrimonio suelen abrirse más a la posibilidad de tener otro hijo. Le ayudará si le comenta que entiende los problemas que esto le plantea y que usted no pretende anular todo lo que fue su anterior matrimonio al crear una nueva familia. Puede dar pequeños pasos hacia delante para mostrarle que siempre tendrá espacio y tiempo en su vida para sus otros dos hijos.

Pregúntele a su marido si le interesa mantener un diálogo abierto con sus hijos, si ya son mayores como para darse cuenta de los problemas. También puede resultarle útil asistir a una o dos sesiones de asesoramiento matrimonial, a las que debería acudir con su marido.

Comer de forma saludable

“ Los alimentos que ingiera tendrán un efecto sobre el desarrollo y crecimiento de cada una de las partes del bebé. ”

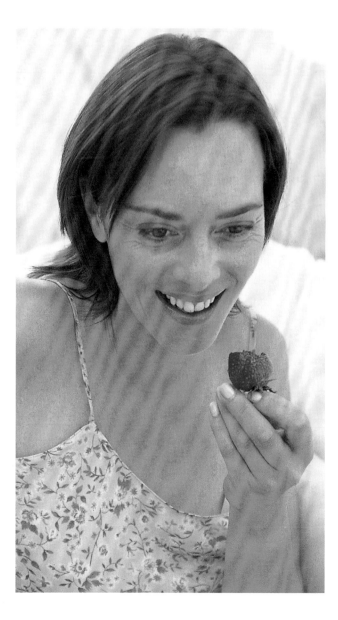

Desde el primer momento de la concepción, el bebé se beneficia de los hábitos alimenticios saludables de su madre, al igual que de los de su padre. Los alimentos que ingiera tendrán un efecto sobre el desarrollo y crecimiento de todas y cada una de las partes del bebé: los huesos, los músculos, las articulaciones, los dientes, los sentidos y el cerebro. Mucha gente también cree que hay determinados alimentos que incrementan la fertilidad.

Comer de forma saludable no es tan complicado como algunas revistas y ciertos libros nos hacen pensar. Tal y como podrá ver en el siguiente capítulo, la buena nutrición está basada en una formula muy sencilla: comer de todo dentro de una amplia variedad de alimentos sanos y evitar la comida basura.

Hay determinados alimentos y toxinas que es necesario evitar antes y durante el embarazo, en las siguientes páginas de este libro describiremos con detalle todos estos alimentos. En lo que respecta a los suplementos, la mujer embarazada o que quiere concebir no necesita tomar muchos suplementos, aparte del ácido fólico.

Si tiene hambre entre comidas puede probar con fruta en lugar de las otras alternativas, que pueden ser muy tentadoras pero también poco saludables.

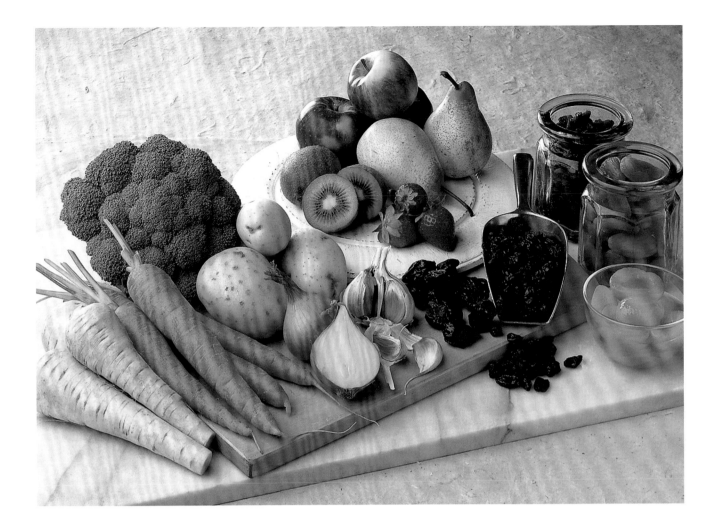

La higiene a la hora de comer y preparar la comida es fundamental a la hora de quedarse embarazada y, en cualquier caso, es algo que hay que tener siempre en cuenta. Cierto tipo de microbios y bacterias presentes en la comida pueden tener un efecto negativo sobre el desarrollo de un bebé sano y en algunos casos ocasionar su muerte.

En la actualidad, disponemos de tanta información sobre los efectos de la comida y cómo se cosechan y producen los alimentos, que podemos encargarnos de usar sólo aquello que necesitamos para conseguir un crecimiento y un desarrollo sanos, a la vez que evitamos consumir alimentos que puedan resultar dañinos. Debe usar este capítulo como una guía para saber qué y cómo debe comer y beber, para averiguar cuál es su peso ideal y de qué manera puede llevar a cabo una dieta de un día para desintoxicar el organismo.

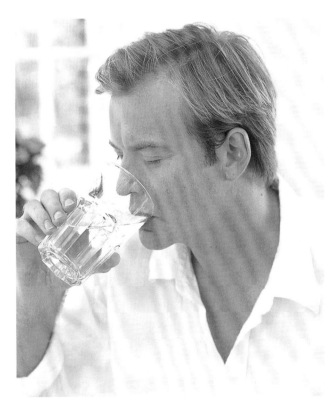

Foto de la parte superior: Una dieta sana es una dieta equilibrada, con frutas y verduras. Hay que asegurarse de que come cinco piezas de fruta o verdura cada día.

Beber mucha agua es fundamental. Es probable que incluso las personas que creen que beben mucha agua no beban suficiente.

Comer de manera sensata

Comer de manera saludable es una de las bases fundamentales del cuidado previo a la concepción. Si está intentando tener un bebé, tanto usted como su pareja deben seguir una dieta sana que proporcione un buen suministro de todos los nutrientes importantes. Esto servirá para mejorar el sistema inmunológico, agilizar la reparación y renovación celular y mantendrá los órganos reproductivos en buen estado de funcionamiento.

No es necesario reducir la cantidad de alimentos que tomamos para perder peso antes de la concepción o durante el embarazo. Hacer dieta puede tener un efecto negativo sobre la fertilidad, puesto que es posible que no esté ingiriendo todos los nutrientes que el cuerpo necesita para funcionar de manera adecuada y producir las hormonas necesarias. Si quiere perder peso, normalmente es mejor aumentar la actividad física en lugar de reducir la cantidad de comida. Al mismo tiempo, es importante no comer en exceso. Tanto tener sobrepeso como una dieta pobre tienen efectos negativos sobre la fertilidad.

También es importante tener hábitos saludables a la hora de comer, para que pueda transmitirlos a sus hijos. Hay que dedicarle tiempo a las comidas, no comer apresuradamente y dejar de comer cuando uno está lleno. No debe saltarse

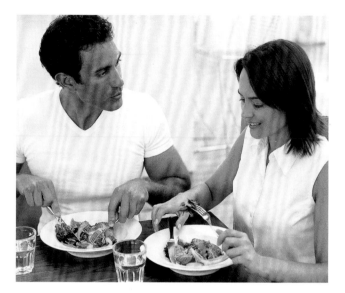

Hay que dedicar tiempo a la alimentación y disfrutar de las comidas, que prepararemos con alimentos frescos. Es importante sentarse a comer y a cenar para hacerlo de forma sana y regular.

comidas. Es mejor comer poco y a menudo, y resulta más fácil hacer la digestión si come moderadamente cuatro o cinco veces al día en lugar de hacer dos comidas muy pesadas.

COMER DURANTE EL EMBARAZO

Hasta cierto punto, la salud del bebé depende de lo que coma y beba la madre antes de quedarse embarazada y durante el embarazo. Por esto, las futuras madres tradicionalmente reciben el consejo de que tienen que "comer por dos". Los expertos no consideran que ésta sea una prudente recomendación, lo que no obstante no quiere decir que lo correcto sea hacer lo opuesto. Algunas mujeres comen muy poco durante el embarazo para no subir demasiado de peso. Comer poco puede dar lugar a problemas como un parto más complicado, bebés con poco peso y no tener suficientes fuentes de nutrientes y energía para llevar adelante el embarazo.

En general, las mujeres que aumentan de peso de forma razonable suelen tener embarazos y partos más sencillos y un riesgo menor de padecer un aborto o una menor probabilidad de muerte neonatal (la muerte que se produce aproximadamente en el momento del parto). Los bebés que pesan más kilos al nacer suelen ser más sanos que los que pesaron poco, y normalmente tienen más defensas para resistir las enfermedades comunes que suelen padecer los niños. Sin embargo, las mujeres embarazadas que suben de peso de forma excesiva corren un mayor riesgo de desarrollar diabetes y que sus hijos también la desarrollen.

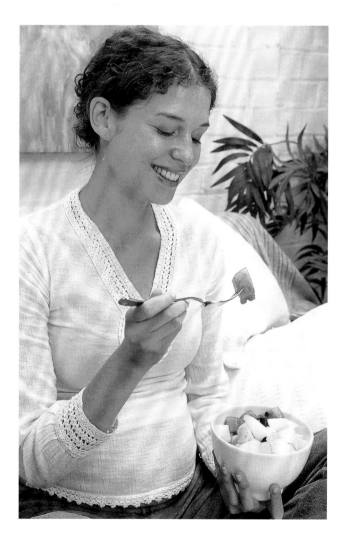

Hay que recordar que es necesario comer al menos 5 piezas de fruta fresca y verduras todos los días.

¿TIENE UN PESO SALUDABLE?

Proponemos dos maneras que se pueden utilizar para comprobar si tiene un peso saludable. Un método rápido consiste en utilizar esta tabla que aparece a la derecha. Tiene que encontrar el punto en el que se encuentran su altura y peso y luego consultar la leyenda que explica los colores de la tabla. El otro método se explica más abajo (se trata de usar el índice de masa corporal)

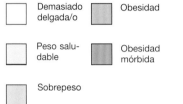

Demasiado delgada/o

Peso saludable

Sobrepeso

Obesidad

Obesidad mórbida

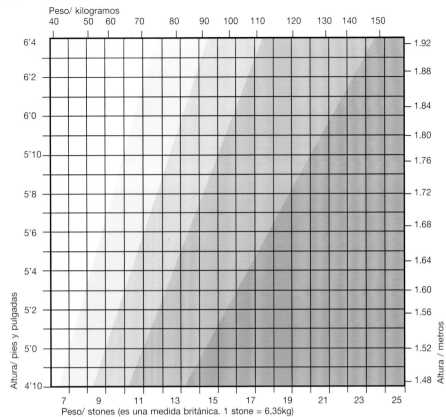

Índice de masa corporal (IMC)

Los profesionales del cuidado de la salud a menudo utilizan un método para calcular el peso ideal llamado índice de masa corporal, de este modo averiguan si una persona tiene un peso saludable en relación con su estatura. Uno puede hacer los cálculos fácilmente.

IMC= el peso en kilos dividido por (la altura en metros) al cuadrado. (Para pasar el peso de libras a kilos sólo tiene que multiplicar por 0,4536; para pasar la altura de pies a metros sólo hay que multiplicar por

0,3048.) Por ejemplo: Sue pesa 65 Kg y mide 1,64 metros, por lo que su IMC es: $65/(1.64)^2 = 24,17$.

Un IMC superior a 40 puede tener un efecto negativo sobre la fertilidad y suponer además un grave riesgo para la salud. Lo ideal es tener un IMC entre 20-25. Si uno tiene un índice superior a 30 debe perder algo de peso. Si el IMC es inferior a 20 es necesario ganar algo de peso comiendo proteínas y carbohidratos, haciendo un desayuno completo, una buena comida y también una generosa cena.

El embarazo puede tener un enorme efecto en los hábitos de comida. Algunas mujeres dejan de comer cosas que antes les encantaban, mientras que otras siguen comiendo los mismos platos o desarrollan gustos bastante excéntricos. Todo esto es normal, siempre que se mantenga una dieta equilibrada y la madre coma lo suficiente como para mantener los niveles nutricionales y energéticos normales.

¿POR QUÉ LAS MUJERES GANAN PESO DURANTE EL EMBARAZO?

Las mujeres acumulan grasa al inicio del embarazo para preparar al cuerpo para que produzca leche y alimente al bebé. Esta grasa se conserva después de que el bebé haya nacido, pero gradualmente va desapareciendo, siempre que la madre siga una dieta sana y practique ejercicio de forma regular. También se aumenta de peso debido a la placenta, los fluidos que rodean al bebé y el propio niño, que supone más de la mitad de los kilos que la madre acaba ganando. Durante el embarazo, las mujeres producen más sangre y esto también hace que aumente el peso total. Se necesita esta sangre adicional para poder llevar a cabo un embarazo saludable.

Cada persona es diferente y por eso no existen reglas estrictas sobre el peso que puede tener una mujer embara-

zada. La mayoría de las mujeres suelen aumentar entre 9-13,5 Kg durante el embarazo. Sin embargo, es posible que las mujeres que ya tenían problemas de sobrepeso no necesiten aumentar tanto de peso cuando se quedan embarazadas como una mujer demasiado delgada. Dicho esto, una mujer con sobrepeso no debería ponerse a dieta cuando sabe que se ha quedado embarazada. El peso debe controlarse durante todo el embarazo en las revisiones médicas previas al parto, y será el médico el que aconseje sobre la dieta y quien le comente si el aumento de peso en su caso concreto es saludable.

PROPORCIÓN EN LA QUE AUMENTA EL PESO

La siguiente es una guía básica sobre la proporción en la que aumenta el peso en un embarazo normal

0-12 semanas	10%
13-20 semanas	25%
21-28 semanas	45%
29-36 semanas	20%
37-49 semanas	0%

Una dieta equilibrada

Comer de manera saludable es una parte vital del cuidado previo a la concepción, tanto para la mujer como el hombre, ayuda a la mujer a que se enfrente mejor las exigencias del embarazo y le ofrece al bebé una dieta más sana. Las directrices generales de una dieta sana son las siguientes:

- Tener una dieta equilibrada, que incluya a diario elementos de todos los grupos principales de alimentos.
- Comer cinco piezas de fruta y verduras todos los días.
- Minimizar el consumo de grasas animales y azúcares.
- Beber al menos ocho vasos de agua al día.
- Comer de manera regular.
- Elegir alimentos naturales no procesados siempre que sea posible.
- El único suplemento que las mujeres tienen que tomar es ácido fólico.

GRUPO 1: PAN Y OTROS CEREALES

Este tipo de alimentos son excelentes fuentes de carbohidratos, que nos aportan energía y fibra, que nos ayuda a mantener en buen estado el tracto digestivo. También nos aportan vitaminas del grupo B, algo de calcio y hierro. Siempre que sea posible, es recomendable comer productos integrales, por ejemplo, cereales de trigo integral en el desayuno sin azúcar añadido o pan y pasta integral. Es mejor elegir arroz integral o silvestre, que ha sido menos procesado que el arroz blanco.

GRUPO 2: FRUTAS Y VERDURAS

Hay que comer cinco piezas de fruta y verduras todos los días. Un vaso de zumo cuenta, una manzana o un plátano, una ensalada pequeña y un plato de verduras. Las frutas y las verduras contienen una amplia variedad de vitaminas y minerales, prácticamente no tienen grasa y son una buena fuente de fibra. Se pueden comer crudas o ligeramente cocinadas para así aprovechar todo su valor nutritivo.

GRUPO 3: CARNE, PESCADO Y OTROS ALIMENTOS ALTERNATIVOS

La carne de vacuno, porcino y el bacon son buenas fuentes de proteínas que el cuerpo necesita para realizar funciones vitales como la reparación celular. También proporcionan minerales como el hierro y el zinc y vitaminas del grupo B. Es mejor elegir cortes magros y libres de grasa visible. Hay que cocinar la carne a la parrilla, asarla en el horno o en el microondas para que parte de la grasa se elimine. Hay que añadir más verduras que carne a los asados y a los guisos, para tener una dieta más equilibrada y sana.

El pescado y la carne de ave también proporcionan proteínas. Lo pescados grasos como la caballa, el salmón y las sardinas son ricos en nutritivos aceites de pescado, de modo que es bueno comer dos porciones a la semana. Sin embargo, hay que evitar comer más de un filete de atún fresco o dos latas de atún de tamaño mediano a la semana por su contenido en mercurio (un exceso de mercurio puede dañar el sistema nervioso del feto). Es mejor cocinar el pescado a la parrilla, al vapor, en el microondas o cocerlo antes que freírlo.

Las nueces, los guisantes, las lentejas, la soja y las legumbres también contienen proteínas pero, a diferencia de la carne y del pescado, no contienen todos los aminoácidos esenciales que se necesitan para el crecimiento. Para aumentar su valor nutritivo podemos servirlos con verduras y cereales integrales como el trigo integral. Algunas personas clasifican las legumbres en un grupo de alimentos diferente pero, en términos de nutrición, no se puede considerar que sean tan beneficiosas como la carne y el pescado.

GRUPO 4: LECHE Y OTROS PRODUCTOS LÁCTEOS

Los productos lácteos incluyen los huevos, el queso, la leche y los productos derivados de la leche, que nos proporcionan calcio, que forma los dientes y huesos, además de aportarnos proteínas. Las mujeres embarazadas necesitan mucho calcio para que se forme el esqueleto del bebé. Los productos desnatados suelen ser más recomendables. Si le preocupa el tema del peso, es mejor reducir el consumo de mantequilla y eliminar la crema de leche y la nata de la dieta. Una opción saludable es un yogur natural. Las mujeres que quieren concebir o que están embarazadas deben evitar comer huevos crudos o ligeramente cocidos y quesos blandos y fermentados como el Brie y el Camembert, por el alto riesgo de sufrir una intoxicación alimenticia.

GRUPO 5: GRASAS Y AZÚCARES

Necesitamos un poco de grasa en la dieta. Existen dos tipos principales de grasa: las grasas saturadas, que se vuelven sólidas a temperatura ambiente, y las insaturadas, muchas

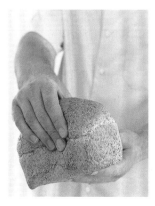

Puede intentar comprobar lo saludable que es un poco de pan integral de la siguiente manera: se toma el pan entre las manos y se aprieta con delicadeza. Si cede fácilmente es porque no debe de contener suficiente fibra. Como norma general, cuanto más denso sea el pan, más fibra contiene o lo que es lo mismo, más saludable será.

ALIMENTOS ORGÁNICOS

Muchas personas creen que la llamada comida orgánica tiene un mejor sabor y es más nutritiva que la comida que se cosecha normalmente. Al comprar alimentos orgánicos uno reduce su exposición a productos químicos por el consumo de comida: no se utilizan fertilizantes químicos o pesticidas con este tipo de frutas y verduras, y los animales criados para dar carne orgánica no reciben los antibióticos rutinarios ni hormonas de crecimiento.

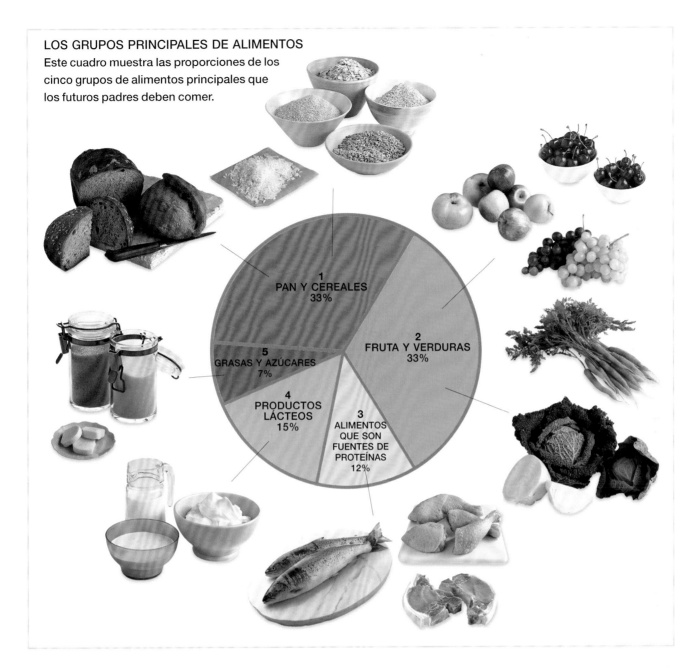

LOS GRUPOS PRINCIPALES DE ALIMENTOS

Este cuadro muestra las proporciones de los cinco grupos de alimentos principales que los futuros padres deben comer.

1 PAN Y CEREALES 33%

2 FRUTA Y VERDURAS 33%

5 GRASAS Y AZÚCARES 7%

4 PRODUCTOS LÁCTEOS 15%

3 ALIMENTOS QUE SON FUENTES DE PROTEÍNAS 12%

de las cuales permanecen en estado líquido. Las grasas saturadas, como la mantequilla y la manteca de cerdo, pueden aumentar el colesterol en el riego sanguíneo y con esto el riesgo de cardiopatías.

Los dos tipos de grasas insaturadas, las monoinsaturadas y las poliinsaturadas, son mejores para el cuerpo y pueden reducir los niveles de colesterol. Las grasas monoinsaturadas incluyen el aceite de oliva y el aguacate, mientras que las poliinsaturadas incluyen la mayoría de los aceites vegetales, de pescado y de frutos secos. Como regla general, es mejor elegir productos lácteos desnatados y utilizar aceite de oliva para cocinar en lugar de mantequilla.

¿POR QUÉ NECESITAMOS FIBRA?
La fibra es una sustancia que no se puede digerir, que obtenemos de los frutos secos, cereales, la fruta y las verduras. El cuerpo no la descompone ni digiere, pero es fundamental para agilizar el paso de productos de desecho a través del intestino y eliminar toxinas. Es frecuente tener estreñimiento durante el embarazo, cuando el movimiento del intestino se ralentiza, pero se puede evitar si se ingieren suficientes alimentos ricos en fibra y agua.

BEBER AGUA
Hay que asegurarse de beber suficiente agua para mantener y reparar los sistemas del cuerpo, incluyendo el sistema reproductivo. Para evitar la deshidratación, que puede dar lugar a problemas de irritabilidad, dolores de cabeza, tensión, tobillos inflamados e hinchazón en el estómago, es necesario beber al menos ocho vasos de agua al día. Parece mucha cantidad, pero al cabo de unos pocos días el cuerpo se acostumbra.

¿Pueden los alimentos aumentar la fertilidad?

Un tema que ha dado lugar a mucho debate es el de si existen o no algunos alimentos que aumentan la fertilidad. Determinados naturistas creen firmemente en su existencia y capacidad. Sin embargo, muchos médicos y otros expertos del cuidado de la salud están claramente en desacuerdo con esta idea. Los principales especialistas sostienen que no existe ningún alimento en el mundo que aumente las posibilidades de concebir.

Hasta cierto punto, esto es un tema que permite diversas interpretaciones. Si tiene una dieta con carencias de determinados nutrientes, esto puede ocasionarle problemas de fertilidad. Por ejemplo, se suele relacionar la carencia de zinc con un bajo recuento de espermatozoides. En estos casos, comer alimentos ricos en zinc, como huevos y cereales integrales, puede ayudar a mejorar la fertilidad. Sin embargo, en general, se está de acuerdo en que seguir una dieta equilibrada y sana, compuesta por alimentos de todos los grupos principales, es la mejor manera de aumentar la fertilidad. Hay que recordar que estos hábitos alimenticios deben ir acompañados por la práctica regular de algún deporte.

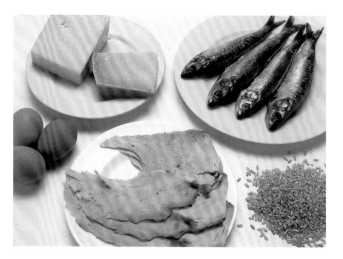

Entre los alimentos ricos en zinc, que es un mineral importante para la fertilidad masculina, se incluyen las sardinas, el pavo, los huevos, el arroz integral y ciertos tipos de queso como el parmesano y el cheddar.

ALIMENTOS QUE MEJORAN LA FERTILIDAD EN EL HOMBRE

Los futuros padres deben tener una dieta equilibrada y sana que incluya alimentos ricos en vitaminas A, B, C y E, principalmente ácidos grasos (que se pueden encontrar en pescados grasos y grasas poliinsaturadas). Los hombres también tienen que comer alimentos que contengan minerales como el zinc y el selenio.

El zinc y la vitamina C juegan un papel fundamental en el tema de la fertilidad masculina. Se necesita zinc para la producción de esperma y de hormonas masculinas: varios importantes estudios han demostrado que las glándulas sexuales masculinas y el esperma contienen altas concentraciones de zinc. Se cree que la vitamina C reduce la tendencia

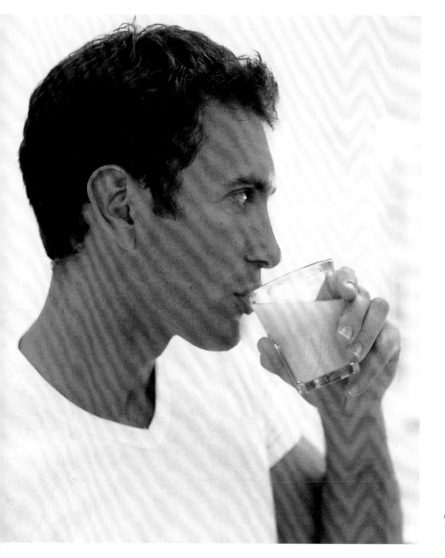

TÉS DE HIERBAS PARA LA FERTILIDAD

Los especialistas de los herbolarios recomiendan beber los siguientes tipos de té, solos o combinados, al menos tres veces al día:

- canela
- infusión de corteza de árbol
- jengibre
- ginseng
- bálsamo de melisa
- milenrama
- verbena
- alquejenje

Los hombres pueden jugar su papel si consumen cinco piezas de fruta y verduras todos los días. Un vaso de zumo de naranja natural puede ser una buena porción de esta cantidad mínima recomendada.

> **" Comer alimentos de todos los grupos principales cada día es la mejor manera de aumentar la fertilidad. "**

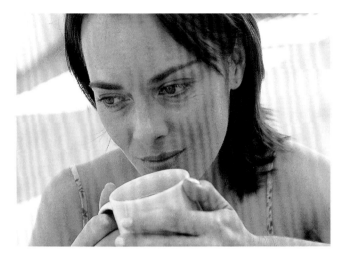

Para mejorar el estado de salud antes de concebir tiene que asegurarse de que bebe suficientes líquidos, pero es importante que dichos líquidos sean del tipo correcto, es decir, zumos y batidos de frutas, tés de hierbas y mucha agua.

del esperma a agruparse dentro del cuerpo de la mujer, una de las causas comunes de la infertilidad. Las dietas modernas a menudo no son ricas en zinc y el estrés, el tabaco, la contaminación y el consumo de alcohol reducen aún los niveles de este mineral en el cuerpo. Entre los alimentos ricos en zinc se incluyen las ostras y langostinos, así como el marisco, las sardinas, el pavo, el pato y las carnes magras. El queso parmesano y el cheddar también son buenas fuentes de zinc, junto con los huevos, los cereales integrales, el arroz integral y los frutos secos.

Los cítricos, las fresas, el kiwi y los pimientos son excelentes fuentes de vitamina C y deben formar parte de las cinco piezas de fruta y verdura que se consumen al día. Los cítricos además aportan selenio, otro nutriente necesario para la fertilidad. Una de las mejores fuentes de vitamina A es el hígado (una mujer embarazada o que quiere concebir no debe comerlo), pero también se encuentra esta vitamina en la yema de huevo, los productos lácteos, las zanahorias, los pimientos rojos y las verduras de hoja verde. Hay varios alimentos que aportan vitaminas del tipo B como la carne, verduras de hoja verde y cereales integrales. La vitamina E se puede encontrar en los frutos secos y la mayoría de los aceites vegetales.

ALIMENTOS QUE MEJORAN LA FERTILIDAD EN LA MUJER

Una dieta equilibrada y sana debe incluir alimentos ricos en ácidos grasos, vitamina C, zinc, hierro y ácido fólico, aportes que se consiguen sin problemas de los alimentos que

El mejor modo de recibir el aporte necesario de vitamina C es comer tanta fruta como sea posible. Por ejemplo, puede comer melón con muesli en el desayuno o como postre después de la cena.

comemos a diario. Algunos son la carne, el pescado, los huevos, las verduras de hoja verde y las frutas secas. Se pueden encontrar fuentes de ácido fólico en las verduras de hoja verde y también en frutos secos y legumbres. (Consulte las páginas 40-41).

Si ha tomado la píldora anticonceptiva, puede resultarle útil aumentar el consumo de alimentos que contengan el mineral manganeso (se puede encontrar en la avena, pan de centeno y guisantes) y también vitamina B6 (verduras con hojas verdes y cereales integrales). Estos alimentos ayudan a descomponer el estrógeno, un exceso del mismo puede asociarse con la infertilidad. Comer alimentos ricos en zinc también puede ser útil (aunque es mejor evitar el marisco).

CONSUMIR ALIMENTOS FRESCOS Y VERDURAS

Otro aspecto fundamental es elegir alimentos frescos que no hayan sido procesados. Aún se están llevando a cabo investigaciones sobre los efectos que una dieta en la que los alimentos hayan pasado por varios procesos de refinamiento y estén cargados de productos químicos pueden tener en la fertilidad y el embarazo, pero los productos frescos, como las frutas y las verduras poco hechas o ligeramente cocidas, son muy beneficiosos para todos.

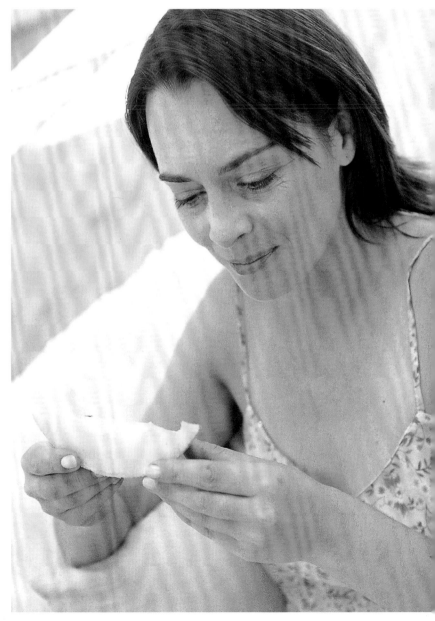

¿Es necesario tomar suplementos?

Va a necesitar una cantidad adicional de determinados nutrientes antes de la concepción y durante el embarazo. Por ejemplo, la cantidad necesaria de hierro casi se duplica mientras el feto está creciendo. Muchos expertos creen que las mujeres embarazadas y las que intentan tener un bebé pueden obtener todos los minerales y vitaminas que necesitan si llevan una dieta sana y equilibrada.

La única excepción que se aplica en el caso de las mujeres es la del ácido fólico. Es necesario antes de la concepción y durante la primera parte del embarazo en una cantidad que es difícil obtener de la comida. No es necesario tomar ningún otro suplemento, siempre que tenga una dieta sana y coma de manera regular.

A algunas mujeres se les aconseja que empiecen a tomar suplementos de hierro o calcio a medida que progresa el embarazo. Sin embargo, esto sólo ocurre si en ese caso concreto la futura madre no obtiene las cantidades que necesita únicamente mediante su alimentación; si no es por ese motivo, no es necesario tomar suplementos.

ÁCIDO FÓLICO

El cuerpo no puede producir ácido fólico (folato), una vitamina B esencial, de manera que es necesario obtenerlo a través de los alimentos o suplementos. Las mujeres que quieren concebir y durante la primera parte del embarazo necesitan 400 microgramos (mcg) de ácido fólico cada día, para ayudar en el correcto desarrollo de la columna y el cerebro del bebé. Para asegurarse de que recibe el aporte necesario, hay que tomar un suplemento de 400 mcg antes de la concepción y comer alimentos ricos en folato como coles de Bruselas y zumo de naranja.

¿Para qué sirve el ácido fólico?

El ácido fólico protege el tubo neural, que formará la columna vertebral y la medula espinal, ayudando a que se cierre de manera correcta. Sirve para asegurar un desarrollo normal del cerebro y de la columna. El ácido fólico puede ayudar a evitar que feto sufra espina bífida (un desarrollo anormal de la médula espinal) y anencefalia (ausencia de la mayor parte del cerebro). Los niños que nacen con anencefalia suelen morir poco tiempo después del parto y los bebés con espina bífida nacen con una parálisis total o parcial.

ALIMENTOS RICOS EN ÁCIDO FÓLICO

- espinacas y otras verduras de hoja verde
- brécol
- guisantes verdes
- esparragos
- coles de bruselas
- zumo de naranja
- zumo de tomate
- fresas
- plátanos
- pomelo
- pan integral

Los niveles de folato se reducen con el tiempo y al cocinar los alimentos, de modo que es mejor no almacenar la fruta o las verduras demasiado tiempo. Las verduras deben cocerse ligeramente, prepararse en el microondas o cocinarse a la brasa.

EL ÁCIDO FÓLICO Y EL TUBO NEURAL

Tomar 400 mcg de ácido fólico al día garantiza el desarrollo saludable de la columna vertebral y la médula espinal del bebé.

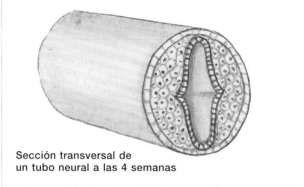

Sección transversal de un tubo neural a las 4 semanas

El tubo neural debe cerrarse al cabo de 25 o 30 días después de la concepción, momento en el que muchas mujeres ni siquiera saben aún que están embarazadas. Es por esto que las mujeres sexualmente activas en edad de concebir deben tomar ácido fólico a diario.

MINERALES Y EMBARAZO

Es importante recibir la cantidad necesaria de vitaminas y minerales antes y durante el embarazo. Sin embargo, algunos minerales son especialmente importantes para la salud tanto de la madre como del bebé, así que es necesario prestarles una atención especial para asegurarse de que recibe los aportes que requiere. Comer alimentos ricos en estos minerales es el modo más natural de aumentar el aporte de los mismos, pero algunas mujeres necesitan tomar suplementos.

Calcio

Hay que estar segura de que se recibe suficiente calcio antes de concebir, porque una vez que se haya quedado embarazada, el bebé agotará las reservas de calcio de sus huesos y dientes. El calcio es esencial para el desarrollo saludable de los dientes y huesos del bebé, que empiezan a formarse alrededor de la cuarta o sexta semana.

El cuerpo absorbe calcio de forma más eficaz durante el embarazo y es poco probable que el bebé no reciba la cantidad necesaria. El feto toma el calcio que necesita, pero sí es posible que deje a su madre sin la cantidad que ésta requiera.

Es necesario comprobar que se consumen alimentos ricos en calcio antes de la concepción y durante el embarazo. Las futuras madres necesitan 600 ml de leche al día. Un yogurt o 25 g de queso curado contienen tanto calcio como 200 ml de leche.

Las vegetarianas estrictas y las mujeres que nunca han tomado leche, ya sea porque son alérgicas o sencillamente porque no les gusta, necesitarán suplementos de calcio. Si come de forma saludable, con 600 miligramos (mg) tendrá

ALIMENTOS RICOS EN CALCIO

- leche
- yogur
- queso
- semillas de sésamo
- frutos secos
- pescado en conserva con hueso (ej.: sardinas)
- legumbres
- verduras
- pan

el aporte necesario, pero en algunos casos se recomienda una cantidad mayor, 1200 mg.

La vitamina D ayudar a que el cuerpo absorba la vitamina C de manera adecuada. Esta vitamina se encuentra en la leche, la mantequilla y los huevos. Sin embargo, lo que es más importante, es que el cuerpo es capaz de producir su propia vitamina D cuando está expuesto a la luz solar. Por este motivo, es recomendable salir a dar un paseo al aire libre todos los días para exponer la cara, las manos y los brazos a la luz del sol.

Hierro

Durante el embarazo, el cuerpo produce más sangre y las necesidades de hierro también aumentan. Lo más probable es que necesite el doble de la cantidad de hierro una vez que esté embarazada.

El hierro es necesario para crear la hemoglobina, el pigmento que transporta el oxígeno en los glóbulos rojos. Si uno no cuenta con suficiente hemoglobina en la sangre, no se transportará suficiente cantidad de oxígeno a los órganos y al bebé. Esto además puede hacer que la futura madre se sienta muy cansada.

Hay que asegurarse de estar consumiendo bastantes alimentos ricos en hierro antes de la concepción, especialmente carne roja y carne de ave de corral. La vitamina C ayuda al cuerpo a absorber hierro de otras fuentes vegetales de forma eficaz, de modo que es bueno tomar un vaso de zumo de naranja o una ensalada de tomate con las comidas.

En el pasado, a las mujeres embarazadas les daban pastillas de suplemento de hierro. En realidad, esto no tiene por qué ser necesario si la futura madre mantiene una dieta sana con suficientes alimentos ricos en hierro (aunque puede llegar a ser necesario si en lugar de uno se esperan gemelos o incluso más bebés). Si le preocupa el hierro de su dieta o se siente cansada sin motivo aparente, es mejor que consulte con el médico. Un sencillo análisis de sangre determinará si le falta hierro (anemia). Puede resultar difícil tener la cantidad necesaria de hierro si no come carne roja. Por este motivo, a las futuras madres vegetarianas se les recomienda que tomen suplementos de hierro.

Zinc

Las futuras madres necesitan zinc para ayudar a que el bebé se desarrolle. De hecho, se han llevado a cabo estudios que demuestran que un escaso aporte de zinc está

Se debe dar un paseo corto todos los días para exponer la piel a la luz del sol. Esto le permite al cuerpo producir vitamina D, que a su vez facilita la absorción de vitamina C.

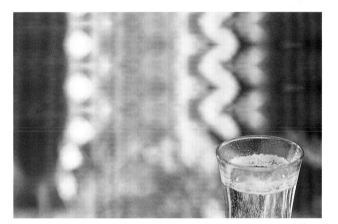

Suplementos como el hierro se ofrecen en diferentes formatos. Se dice que los suplementos quelados son absorbidos de manera más rápida por el cuerpo.

relacionado con el peso de los bebés al nacer. Es, por lo tanto, necesario consumir alimentos ricos en zinc antes de concebir. Además, hay que tener también en cuenta que los niveles de zinc del cuerpo pueden disminuir en un treinta por ciento durante los meses que dura el embarazo.

ALIMENTOS RICOS EN HIERRO

- carne roja; carne de ave de corral
- cereales integrales
- legumbres
- yema de huevo
- frutos secos
- verduras de
- hoja verde
- ciruelas pasas
- melaza
- levadura de cerveza

ALIMENTOS RICOS EN ZINC

- pescados grasos
- cebollas
- ostras
- carne
- huevos
- melaza
- semillas de calabaza
- nueces y otros frutos secos
- guisantes
- judías
- germen de trigo
- levadura de cerveza

Alimentos que es mejor evitar y seguridad alimentaria

Durante el embarazo y los meses previos a la concepción, tanto los hombres como las mujeres deben evitar consumir sustancias tóxicas. No es posible combatir los riesgos medioambientales como las emisiones industriales, pero es mejor asegurarse de que no pasa tiempo en ambientes muy cargados de humo y hay que evitar comer alimentos que puedan ser dañinos, procesados en exceso o con escaso valor nutricional.

ALIMENTOS A EVITAR

Las siguientes sustancias pueden ser dañinas para la futura madre o el bebé y es mejor evitar su consumo por entero.

- **Quesos blandos, azules y sin pasteurizar,** como el Brie y el queso de cabra, debido al riesgo de listeriosis.
- **Huevos y carne de ave sin cocinar o ligeramente cocinados,** puesto que las gallinas pueden estar infectadas con *Salmonella* y otras bacterias. Siempre hay que cocinar los huevos y la carne de ave para evitar las posibles infecciones.
- **Carne de vacuno cruda,** incluyendo el filete tártaro, filete poco hecho y las hamburguesas poco hechas, independientemente del origen de la carne, por el riesgo de encefalopatía espongiforme bovina, la enfermedad de las vacas locas.
- **Determinados pescados,** porque pueden contener mercurio, que puede dañar el desarrollo del sistema nervioso del feto. Hay que evitar consumir tiburón (cazón), pez espada o más de dos latas de tamaño medio de atún cada semana.
- **Marisco y pescado crudo,** que supone un riesgo más que elevado de sufrir una intoxicación alimentaria.
- **Hígado,** paté de hígado o embutido de hígado. Son alimentos ricos en vitamina A, que puede dañar al feto.
- **Leche no pasteurizada,** que puede contener bacterias, incluyendo la *Salmonella* y la *Lysteria* (consulte también la sección sobre cómo prevenir la intoxicación alimentaria).

ESTRÓGENOS Y PROBLEMAS DE FERTILIDAD

Los estrógenos son una hormona femenina, utilizada en algunas píldoras anticonceptivas, que juega un papel fundamental en la reproducción. Las investigaciones sugieren que algunas mujeres que han tomado estas píldoras anticonceptivas con estrógenos durante varios años pueden sufrir problemas de fertilidad durante las primeras semanas o meses después de que dejen de tomarlas. También encontramos estrógenos en los productos lácteos y la carne que no son orgánicos y en el pescado que proviene de aguas contaminadas, en los pesticidas o los contenedores de plástico.

Una exposición prolongada a los estrógenos sintéticos puede aumentar los problemas de fertilidad. En los hombres, una cantidad excesiva de estrógenos puede reducir el número de espermatozoides, mientras que en las mujeres se suele asociar a la endometriosis y a los quistes en los ovarios.

- **Alcohol,** que puede impedir que el cuerpo absorba la vitamina B, el zinc, el hierro, reduce el nivel de hormonas, inhibe la ovulación y la movilidad del esperma y puede dañar el feto.
- **Té y café,** cuyo contenido de cafeína puede tener un efecto negativo sobre la fertilidad femenina. Tomar mucho té puede impedir que el cuerpo absorba hierro.
- **Alimentos dulces,** como las galletas, tartas y otros aperitivos dulces y bebidas con azúcar, que contienen pocos nutrientes.
- **Alimentos fritos y comida "basura",** que tienen altos niveles de grasas no saludables y es mejor no consumirlos siempre que sea posible.

REDUCIR LA CAFEÍNA

Si quiere concebir, es mejor que reduzca considerablemente o que elimine el consumo de cafeína, té y chocolate. Las investigaciones han demostrados que puede tener un efecto negativo sobre la fertilidad de la mujer.

Un estudio descubrió que si se consumen más de 300 mg de cafeína al día, se reducen las posibilidades de una mujer de quedarse embarazada en un 27%. Incluso un consumo reducido complica la concepción: las mujeres que únicamente beben dos tazas al día reducen sus posibilidades de concebir en un 10%.

Otro estudio descubrió que el consumo de más de 300 mg de cafeína al día puede estar relacionado con los casos de aborto. Además, las mujeres embarazadas que beben ocho tazas o más de café al día corren un riesgo mayor de que el bebé nazca muerto que las mujeres que no beben café.

Es útil tener un modo para calcular si consumen 300 mg de cafeína. Este límite puede equivaler aproximadamente al consumo de los siguientes alimentos:

- cuatro tazas o tres tazones de café instantáneo
- tres tazas de café de máquina
- seis tazas de té
- ocho latas de cualquier refresco de cola
- cuatro latas de cualquier bebida energética
- dos tabletas (200 g) de chocolate

Hay una amplia variedad de bebidas calientes que no contienen cafeína que pueden ser una buena alternativa al té y al café, desde los tés de hierbas hasta las bebidas hechas a base de cebada.

- **Alimentos salados,** así como añadir sal a la comida o comer tentempiés salados como patatas fritas de bolsa (las patatas chips). El exceso de sal aumenta el riesgo de presión arterial alta.
- **Platos pre-cocinados y comida para llevar,** puesto que no tienen un alto valor nutricional.

PREVENIR LA INTOXICACIÓN ALIMENTARIA
La mala higiene a la hora de manipular los alimentos es la responsable de miles de casos de intoxicación alimentaria cada año. Muchas personas sufren ataques de diarrea o vómitos que no suelen tener efectos a largo plazo. Sin embargo, las mujeres embarazadas tienen que tener mucho cuidado para evitar este tipo de intoxicaciones, puesto que pueden suponer una auténtica amenaza para el feto. Los niños pequeños corren también un alto riesgo.

La intoxicación alimentaria normalmente se origina al comer alimentos que han sido contaminados con bacterias. Las siguientes precauciones pueden ayudar a evitar que las bacterias se propaguen y multipliquen:
- Hay que lavarse las manos con agua caliente y un jabón antibacteriano antes y después de manipular alimentos, como carnes, pescado, marisco, verduras y huevos.
- Hay que lavarse las manos con agua caliente y un jabón antibacteriano después de tocar animales.
- Es necesario desinfectar todas las superficies de la cocina con una solución antibacteriana para eliminar las posibles bacterias dañinas.
- Es mejor usar tablas de plástico para desinfectarlas. Recomiendo usar tablas diferentes para los alimentos cocinados y para los crudos.
- La nevera debe mantenerse a una temperatura inferior a 5° C (41° F). Puede utilizar el termómetro de la nevera para comprobar que tiene la temperatura correcta.
- Hay que guardar los alimentos crudos en un lugar separado de aquellos alimentos que están listos para comer o cocinados (se puede colocar la carne y el pescado sin cocinar en el estante inferior de la nevera). Siempre se debe estar pendiente de las fechas de caducidad.
- Hay que limpiar con regularidad los grifos y otros aparatos utilizando una solución antibacteriana.

Evitar las listeriosis
La causa de la listeriosis es la bacteria *Lysteria monocytogenes*. Si se infecta durante el embarazo puede sufrir un aborto, el feto puede nacer muerto o puede sufrir graves enfermedades.

Se han encontrado elevados niveles de *Lysteria* en algunos alimentos. Entre estos alimentos se incluyen:
- La leche sin pasteurizar.
- Paté hecho de carne, pescado o verduras.
- Quesos madurados con moho y quesos azules de cabra.
- Helados de crema de las máquinas de helados.
- Carne de ave sin cocinar y comidas ya cocinadas pero frías a menos que se calienten bien.
- Ensaladas preparadas, a menos que se laven durante bastante tiempo.

Evitar la Campylobacter pylori
La bacteria *Campylobacter pylori* es la principal causa de la intoxicación alimentaria en el Reino Unido y los Estados Unidos, más del 2,5 millones de casos de intoxicación en los Estados Unidos cada año. La bacteria se encuentra en la carne cruda, carne de ave, aves silvestres y leche pasteurizada. Esta es una razón por la que las mujeres embarazadas tienen que evitar comer carne cruda y huevos ligeramente cocidos y el pollo poco hecho.

Evitar la Salmonella
La Salmonella es una bacteria que se encuentra en las gallinas. Hay que cocinar la carne de ave y cocer los huevos con cuidado si está intentando concebir o durante el embarazo. No se deben consumir huevos crudos o alimentos como la mayonesa fresca.

Evitar la toxoplasmosis
La toxoplasmosis es una infección causada por un parásito que puede ocasionar un aborto o provocar daños al feto. Puede encontrarse en la fruta fresca, las verduras y las lechugas que son fuentes potenciales de infección. Hay que lavar estos alimentos a conciencia.

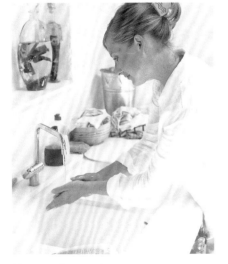

Hay que lavarse las manos con un jabón antibacteriano tanto antes como después de manipular alimentos.

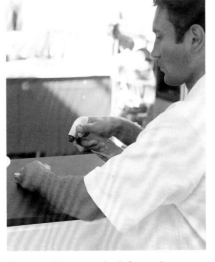

Siempre hay que desinfectar las superficies de la cocina y las tablas de picar alimentos después de preparar la comida.

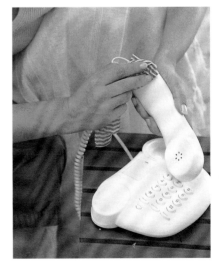

Hay que usar una solución antibacteriana para limpiar los grifos, teléfonos y las superficies de la cocina de manera regular.

Un día saludable

Uno debe mantenerse tan sano y con la mejor forma física posible antes de concebir. El siguiente programa de limpieza ofrece una manera sencilla a través de la cual podemos eliminar toxinas del cuerpo sin someternos a ningún tipo de estrés. Llevar a cabo un programa de desintoxicación previo a la concepción con su pareja también puede ser un modo agradable de relajarse y pasar algo de tiempo juntos.

Algunas personas asocian el programa de limpieza de toxinas con el ayuno total. Sin embargo, es muy importante que uno no tome medidas extremas antes de concebir y durante el embarazo. El ayuno no es bueno para el cuerpo y es mejor evitarlo, sobre todo si se quiere tener un hijo.

Este programa hace hincapié en el ejercicio, el descanso y el relax, todo junto con una dieta saludable. Cada uno puede adaptar este programa de acuerdo con sus necesidades particulares. No es necesario utilizar ningún equipo especial, pero si necesitará un cepillo de cerdas suaves para la piel y los aceites esenciales que cada uno prefiera.

Un día para desintoxicarse

Hay que elegir un día entero, o incluso un fin de semana, para limpiar el cuerpo de toxinas. Es bueno escoger un día en el que sabe que no tendrá que interrumpir el programa, para de esta forma poder centrarse totalmente en su cuerpo.

1 Apenas se despierte, debe beber un vaso de agua caliente con una rodaja de limón dentro. El limón posee propiedades desintoxicantes que ayudan en el proceso de limpieza de las toxinas (beber agua caliente con limón al despertar es un buen hábito que uno puede adquirir). Luego hay que comer una pieza de fruta o una tostada de pan integral, sin untar mantequilla o margarina. Esto activará el sistema digestivo.

2 Hay que hacer algunos ejercicios suaves de estiramiento, yoga o algo de calentamiento. Luego hay que realizar 30 minutos de ejercicio energético. Puede correr, caminar deprisa o realizar cualquier otro ejercicio que le deje ligeramente sin respiración (que le quede aliento como para mantener una conversación). Los ejercicios energéticos agilizan el sistema circulatorio, transportando oxígeno y nutrientes a todas las zonas del cuerpo y ayudando a eliminar toxinas. Después, hay que beber un buen vaso de agua y un zumo de frutas o verduras.

3 El siguiente paso es pasar el cepillo por todo el cuerpo para exfoliar las células muertas de la piel, puede cepillarse el cuerpo o exfoliar la piel de su pareja. Se exfolia de arriba abajo, con pases largos por los brazos y piernas. Se dedican 5 minutos a esta actividad, tras lo que es recomendable darse una ducha con agua templada. Se puede utilizar un jabón exfoliante corporal para eliminar durante la ducha más células muertas de la piel.

4 Después de la ducha, debe limpiar en profundidad los poros de la cara. Se vierte un poco de agua hirviendo en una palangana grande, se añaden unas gotas de aceite esencial (camomila, lavanda o limoncillo son buenas elecciones para este caso) y luego debe colocarse una toalla por encima de la cabeza. Hay que dejar que vapor se filtre en la piel durante unos momentos y luego se retira la toalla, que se usa para secar la cara empapada por el vapor. Finalmente, hay que lavarse la cara con agua fría un par de veces para que los poros disminuyan de tamaño.

5 Tanto usted como su pareja pueden querer darse otro masaje. Los masajes ayudan a mejorar la circulación y agilizan el proceso de eliminación de toxinas. Se puede disfrutar de un masaje de cuerpo entero o concentrarse sólo en las piernas y en los pies, donde se suelen encontrar las toxinas. Es fácil darse un masaje de pies y mejorar la circulación, lo que suele tener un efecto que activa todo el sistema.

El aspecto más importante para eliminar toxinas del cuerpo es beber agua, mucha agua. Se pueden incrementar sus efectos al añadir una rodaja de limón en cada vaso.

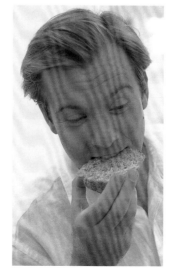

Una rebanada de pan integral sin mantequilla es el despertador que el sistema digestivo necesita. Hay que beber al menos un vaso de agua con una rodaja de limón antes del pan.

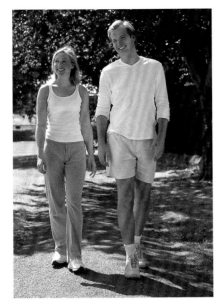

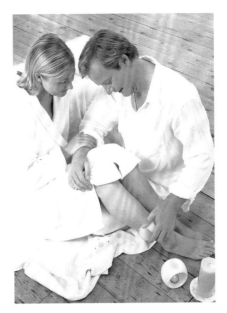

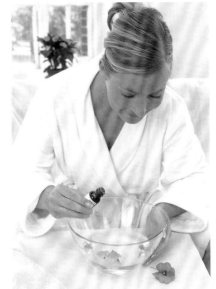

El ejercicio y el aire fresco no sólo son esenciales para limpiar el cuerpo de toxinas sino como componentes importantes de un estilo de vida sano y divertido.

Puede usar un cepillo de cerdas suaves para llenar de energía la piel y retirar las células muertas. Puede turnarse con su pareja para que cada uno use el cepillo en el otro.

Es bueno prepararse un mini tratamiento de limpieza facial. Añada una o dos gotas de aceites esenciales a un recipiente con agua hirviendo y luego deje que el vapor limpie la piel.

6 Debe pasar algo de tiempo después del masaje para relajarse; hay que concederse 30 minutos o una hora total de descanso. Luego puede hacer un poco de yoga o ejercicios de estiramientos para recargar la energía. Los estiramientos nos ayudan a mover las articulaciones, también aumentan el flujo sanguíneo y aportan nutrientes y oxígeno a las diferentes zonas del cuerpo.

7 Se prepara una comida ligera a base de fruta, verduras y cereales. Tiene que sentarse con la espalda recta durante 15 minutos después de comer, para ayudar a hacer la digestión. Luego hay que salir a dar un paseo.

8 En este punto es recomendable hacer un poco de meditación o simplemente sentarse en silencio y centrarse en la respiración. Respirar profundamente ayuda a aportar más oxígeno a los músculos y órganos. Hay que esperar al menos dos horas después de comer, luego puede seguir con otra sesión de ejercicios.

9 Es el momento de dar un masaje con sales. Los productos de desecho se eliminan a través de la piel y el masaje, la exfoliación y un masaje con sales pueden ayudar a mantener los poros limpios y sanos. Se puede utilizar cualquier tipo de sales mezcladas con aceite de oliva. Hay que frotar la piel con movimientos circulares, alejándose poco a poco del corazón. Esto sirve para mejorar la circulación y los sistemas de eliminación de toxinas.

10 Puede darse un largo baño aromático, sola o con su pareja. Hay que diluir un par de gotas de aceites de aromaterapia en un recipiente y luego lo colocamos en el agua. Después, hay que hidratar la piel. Si lo desea puede combinar la hidratación con otro masaje.

11 Debe pasar el resto del día descansando, puede practicar algo más de yoga o hacer estiramientos. Es mejor que se acueste temprano y que aproveche para dormir suficientes horas.

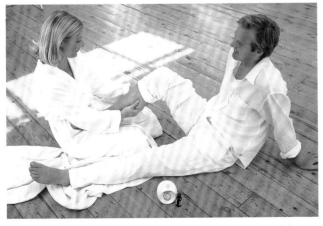

Puede turnarse con su pareja para darse masajes relajantes el uno al otro. Pueden probar los tratamientos para pies y piernas y luego un masaje de espalda.

ELEMENTOS ESENCIALES PARA UN DÍA SALUDABLE
A lo largo del día:
- Sólo debe beber agua. Debe tomar al menos 2 litros y es mejor si la cantidad es mayor. Lo que debe hacer es tener siempre a mano una botella grande de agua que pueda rellenar varias veces. Esto también le ayudará a controlar lo que está bebiendo.
- Hay que comer poco cada dos o tres horas. Es mejor elegir alimentos ricos en fibra: fruta fresca, verduras crudas o poco cocidas y cereales integrales.
- Tiene que recordar que éste es un momento para relajarse, no debe leer, ver la televisión o atender el teléfono, debe intentar no hablar de nada que pueda dar lugar a una discusión.

Preguntas y respuestas frecuentes

P: **He descubierto en Internet información sobre todo tipo de alimentos extraños y remedios para aumentar la fertilidad. ¿Realmente funcionan?**

R: La mayoría de los especialistas en fertilidad y los ginecólogos recomiendan comer una amplia variedad de alimentos saludables todos los días, incluyendo muchas verduras y suficiente agua. No es necesario destacar un único alimento en concreto. Puede consultar las páginas 32-35 para comprobar que su dieta incluye todos los nutrientes.

P: **He oído que eliminar toxinas es una parte importante de los cuidados previos a la concepción y me preguntaba el porqué.**

R: Muchas personas se sienten más sanas, más activas y con más fuerzas después de eliminar toxinas durante un periodo breve de tiempo, como por ejemplo, un fin de semana. Uno de los puntos fuertes de este tipo de programas es centrarse en beber mucha agua y practicar ejercicio, lo que es muy beneficioso para el cuerpo. Sin embargo, llevar a diario un estilo de vida sano es mucho más positivo que hacer un programa de limpieza cada cierto tiempo.

P: **De joven sufrí anorexia. ¿Puede esto tener un efecto negativo sobre mis posibilidades de concebir?**

R: Si ha vuelto a tener la regla con normalidad, el haber padecido anorexia en el pasado no debería afectar sus opciones para concebir. Sin embargo, teniendo en cuenta su historial médico, sería recomendable que considerase tomar suplementos combinados de multivitaminas y multi-minerales. Consulte con su médico de familia para asegurarse de que los suplementos que toma son adecuados para el embarazo.

Si no tiene la regla de forma normal y regular es mejor que consulte lo antes posible con el médico de familia. Si es necesario, puede pedirle a su médico que la remita a un ginecólogo.

P: **Tengo un trabajo muy estresante y no suelo tener mucho tiempo para comer. ¿Puede esto afectar negativamente mis posibilidades de concebir?**

R: Comer de ese modo puede no tener un efecto negativo sobre sus posibilidades de quedarse embarazada pero, desde luego, no las incrementará. Comer deprisa un bocado no es un hábito saludable y hace que sea difícil comprobar que está recibiendo los aportes necesarios de los distintos nutrientes. Si además tiene algún tipo de problema de tipo médico, la mala nutrición empeorará esa situación.

Puede considerar cambiar el ritmo de vida antes de tener un hijo y empezar a comer de manera regular y sana. Picar algo mientras va de un sitio a otro se convertirá en un hábito poco práctico y que no podrá mantener una vez que tenga que tener en cuenta también al niño.

Debe recordar que el estrés tiene un efecto negativo sobre la fertilidad y la capacidad del cuerpo para llevar adelante el embarazo, de modo que es mejor que considere la opción de cambiar su estilo de vida como uno de los cuidados previos a la concepción.

P: **Normalmente no me gusta comer mucho por las mañanas, desayunar me hace sentirme mareada. Estoy intentando tener un segundo hijo, me gustaría adoptar hábitos alimenticios que me ayuden a recibir los aportes necesarios de nutrientes. ¿Cómo puedo conseguirlo?**

R: Antes de nada, debe preguntarse de si se trata de un tipo de alimento en concreto el que le provoca los mareos por las mañanas. No tiene por qué desayunar al estilo "tradicional", si descubre que el pollo tandoori le va bien, puede comer eso en el desayuno. En segundo lugar, debe asegurarse de que consume suficientes líquidos, especialmente agua, pero puede probar con zumos y batidos, para así recibir un aporte nutricional extra. En tercer lugar, puede comprobar que las otras comidas del día incluyen suficientes proteínas, como las de la carne y el pescado, así como los cereales y pasta integral, frutas y verduras. Estos alimentos le ayudarán a llevar adelante el embarazo.

P: **Me he dado cuenta de que casi todas mis amigas han logrado controlar el aumento de peso con el primer bebé. Sin embargo, algunas de ellas aumentaron de peso de forma considerable con el segundo hijo, casi 20 Kg o más. ¿Cómo puedo evitar que a mi me pase lo mismo?**

R: Lo mejor en estos casos es practicar mucho deporte de forma regular durante todo el embarazo y después del parto, nadar dos o tres veces a la semana es un ejercicio ideal. Las madres que se quedan en casa con el primer bebé tienen problemas para encontrar tiempo. Si ese es su caso, puede caminar 30 minutos al día empujando el carrito o la silla del primer bebé. Puede evitar comer alimentos ricos en calorías como los chocolates, las galletas, la bollería, las tartas, los alimentos que llevan azúcar, los alimentos salados, la comida frita, las patatas fritas de bolsa, los cacahuetes y el alcohol.

P: **Voy a viajar al extranjero para pasar unas largas vacaciones. Me preocupa saber qué puedo comer y cómo deben estar preparados los alimentos porque estoy intentando quedarme embarazada. ¿Existen algunas precauciones que debo tomar?**

R: Siempre debe tener cuidado con lo que come y seguir las reglas de buena higiene en la manipulación de alimentos cuando viaje a otros países. Sobre todo:

- No coma nada que ofrezcan en los puestos de la calle.
- No coma ensaladas o fruta pelada o ensalada de frutas.
- No coma marisco, ni paté, ni carne cruda, ni carne de ave poco hecha, ni huevos crudos o ligeramente cocidos, ni queso azul de cabra.
- No beba agua del grifo ni pida bebidas con hielo. Sólo debe beber agua embotellada o que haya sido hervida previamente.
- Hay que limpiarse los dientes con agua embotellada.

Compruebe si es necesario vacunarse antes de ir al país y con cuanto tiempo de antelación debe hacerlo. Antes de nada, consulte con el médico si dichas vacunas pueden tener algún efecto sobre un posible embarazo.

P: **Parece que cada semana hablan de una nueva amenaza para la salud relacionada con varios alimentos que las embarazadas deben evitar. Cada vez me preocupo más por lo que como, ¿cómo puedo estar segura de que mi dieta es segura?**

R: Esta es una buena pregunta, pero nadie puede dar una respuesta cien por cien segura que garantice que su dieta es totalmente segura. Esto se debe a que la investigación médica, científica y la investigación sobre temas de nutrición siguen en marcha todo el tiempo. Los científicos hacen nuevos descubrimientos que luego publican. Los periódicos recogen la información y la divulgan, a menudo exagerándola hasta el punto de convertirla en cuentos de miedo. Esto suele tener el efecto de hacernos pensar que nada de lo que comemos es realmente seguro.

Es imposible vivir sin exponernos a algún tipo de riesgo. Lo mejor que podemos hacer es ser prácticos y tomar todas las medidas de precaución que podamos. Se ha demostrado de forma clara que algunos alimentos son peligrosos o que suponen un mayor riesgo para el embarazo, de manera que es mejor no consumirlos. Entre estos alimentos se incluyen los huevos crudos, el hígado, los quesos blandos y algunos tipos de pescado y carnes. También sabemos que una dieta que incluya cereales integrales, fruta fresca y verduras, la mayor parte de los pescados, pollo bien hecho y otros alimentos le aportará una amplia variedad de nutrientes que ayudarán al desarrollo del bebé. Por este motivo, asegurarse de que sigue una dieta equilibrada y saludable es muy importante.

También debe tener cuidado y cumplir las reglas de higiene al manipular los alimentos. Puede ser una buena idea dejar de comer fuera o pedir que le traigan comida a casa, a menos de que esté segura de que el restaurante cumple con las normas de higiene necesarias. Aparte de estos consejos, lo mejor que puede hacer si lee una noticia que le preocupa, es consultar con el médico o con su comadrona. Ellos podrán decidir cuáles son los cambios que tiene que hacer en su dieta, si es que es necesario que realice alguno.

Principales factores para la fertilidad

" Rara vez hay motivos para preocuparse si no se queda embarazada enseguida. "

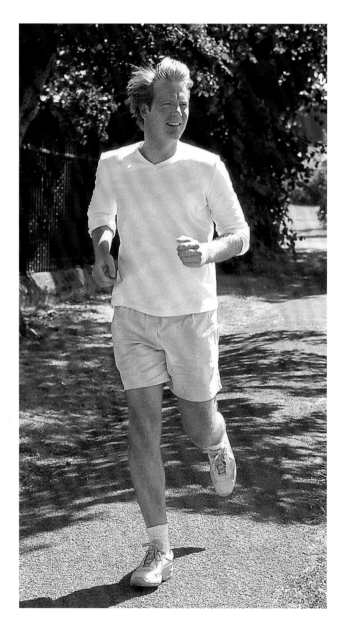

Algunas mujeres se quedan embarazadas cuando menos se lo esperan, sencillamente ocurre. Otras planifican el embarazo y se quedan en estado a los pocos meses. El resto de mujeres tarda más de un año en concebir y algunas tardan todavía más tiempo.

Rara vez hay motivos para preocuparse si una no se queda embarazada enseguida, esto es bastante frecuente y muchas parejas tardan un año entero en concebir. De hecho, no se habla oficialmente de infertilidad hasta que ha transcurrido un año en el que la pareja haya tenido relaciones sexuales sin protección y de forma regular pero no haya sido capaz de concebir.

Existen varias maneras para aumentar la fertilidad, tal y como descubrirá en este capítulo. Es especialmente beneficioso liberar el estrés mediante terapias complementarias, antes de la concepción y durante el embarazo. Además, se puede preparar para eliminar las causas más frecuentes de infertilidad antes de intentar quedarse embarazada. Por ejemplo, es bueno dejar de fumar y reducir el consumo de alcohol al mínimo para lograr una concepción y un embarazo sin problemas.

Mantener una buena forma física, tanto la suya como la de su pareja, es un tema fundamental para preparar el cuerpo de manera adecuada para la concepción.

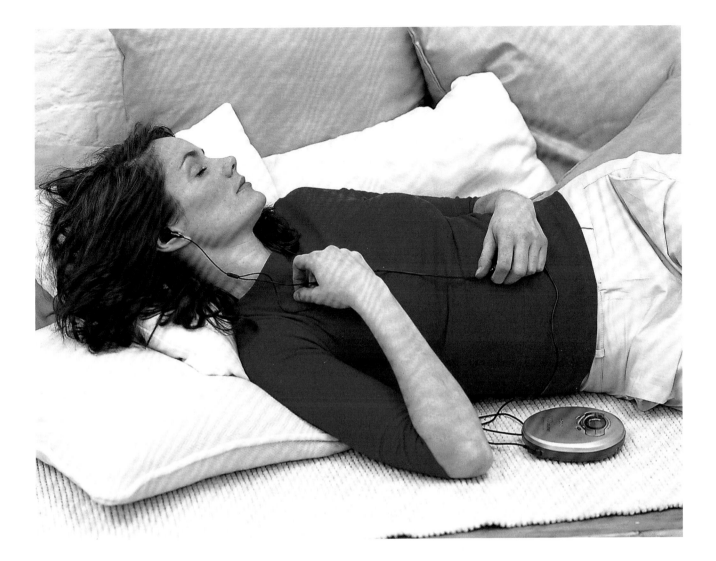

El peso es otro tema a tener en cuenta, la delgadez extrema, así como la obesidad, tienen un efecto negativo en la fertilidad tanto del hombre como de la mujer. Es muy importante llevar un control de la dieta y combinarlo con la práctica regular de ejercicio.

También existen otras causas, menos frecuentes, de la infertilidad, como las enfermedades hereditarias. En estos casos, un especialista en genética puede proporcionar asesoramiento para solucionar el problema.

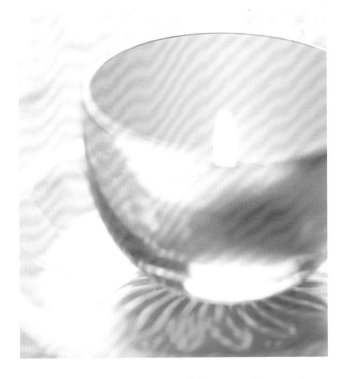

Foto de la parte superior: Escuchar música tranquila es un modo sencillo para olvidarse de los problemas y relajarse; se cree que el estrés es una de las causas frecuentes de la disminución de la fertilidad.

Utilizar velas para crear una atmósfera tranquila y con luz suave es otro modo de aliviar el estrés que puede apoderarse de nosotros cada día.

Quedarse embarazada

El mejor modo de conseguir tener un embarazo sano es mantener relaciones sexuales tan a menudo como sea posible durante el periodo fértil de la mujer y ambos deben estudiar los distintos aspectos de su estilo de vida para comprobar que estos les permitirán tener un estado óptimo de salud y vitalidad.

¿CON CUANTA FRECUENCIA DEBEN MANTENER RELACIONES SEXUALES?

Se solía creer que un hombre producía un esperma más débil si se mantenían relaciones con frecuencia. Sin embargo, los médicos saben ahora que esto es un mito y por eso las parejas que se abstienen de tener relaciones sexuales con el objetivo de producir un esperma más fuerte no van a obtener beneficios por seguir esta práctica. De hecho, ahora ya ha quedado claro que si se tienen relaciones con mucha frecuencia, las posibilidades de concebir son mayores.

Estadísticamente, las opciones de quedarse embarazada después de una relación sexual son reducidas. Sin embargo, se pueden aumentar las opciones de concebir al hacer el amor todos los días durante el periodo fértil de la mujer. Es importante recordar que muchos expertos e investigadores del campo de los problemas de fertilidad se muestran escépticos sobre la eficacia de los diferentes métodos para calcular el periodo fértil. Por ese motivo, incluso si piensa que sabe cuando es su periodo fértil, es mejor seguir manteniendo relaciones de forma regular y sin protección.

¿CUÁNTO SE PUEDE TARDAR EN CONCEBIR?

Un estudio importante sobre la concepción descubrió que las parejas que mantienen relaciones sexuales una vez al mes entre los periodos de la mujer tardan una media de 43 meses en concebir. Las parejas que mantienen relaciones tres veces al mes tardan una media de 15 meses. Si las parejas hacen el amor diez veces al mes, la media de espera para concebir se reduce a cinco meses. Aquellas parejas que tienen relaciones sexuales 15 veces o más al mes tardan una media de tan sólo tres meses y medio.

LA PÍLDORA Y LA FERTILIDAD

Algunas mujeres tardan en concebir si han tomado la píldora antes de intentar quedarse embarazadas. El ciclo menstrual de la mayoría de las mujeres vuelve a ser regular y normal al cabo de tres meses, después de dejar de tomar la píldora, aunque algunas mujeres tardan más tiempo si tomaron la píldora durante un periodo más prolongado. Si está pensando en quedarse embarazadas en un futuro cercano, algunos expertos recomiendan que deje de tomar la píldora y use otros métodos anticonceptivos alternativos durante tres meses antes de intentar concebir.

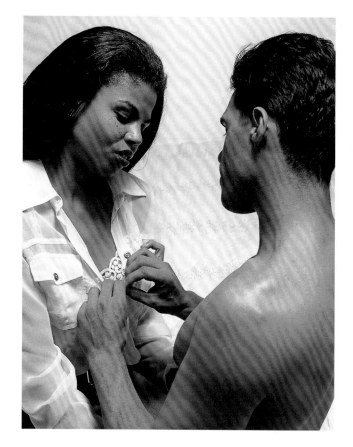

Las parejas deben darse el tiempo necesario para disfrutar de relaciones felices y relajadas. Cuantas más veces mantenga relaciones sexuales, más opciones tendrá de concebir.

Una de cada seis parejas experimenta retrasos o algún tipo de dificultad al intentar concebir. No hay que preocuparse si lleva algo de tiempo conseguirlo, siempre que dicho retraso no dure más de un año. Sin embargo, hay que mantener relaciones sexuales cada dos días durante el periodo fértil de la mujer. Dieciocho de cada veinte parejas que intentan tener un bebé logran concebir al cabo de un año. Una pareja de cada veinte logra concebir al cabo de dos años y otras parejas tienen opciones de conseguirlo si lo intentan durante más de dos años.

Nadie sabe por qué a veces una pareja tarda tanto tiempo en concebir, o el motivo por el que no lo consigue. Muchas parejas que llevan un año o dos intentando tener un bebé no tienen problemas de salud ni de fertilidad. Al final, la pareja tendrá que aceptar que concebir implica un elemento de azar y a veces lleva tiempo.

> **“** Las parejas que se abstienen de tener relaciones sexuales con el objetivo de producir un esperma más fuerte no van a obtener beneficios por seguir esta práctica. **”**

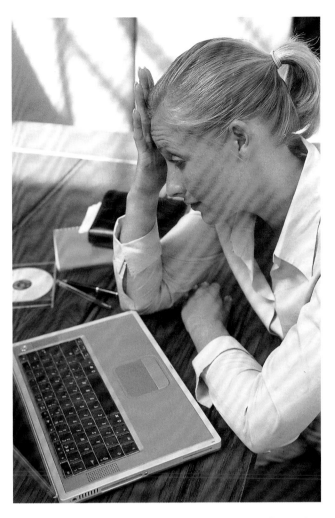

FACTORES EMOCIONALES

A menudo resulta imposible saber por qué una mujer no logra concebir, pero es cierto que los factores emocionales y el estrés, junto con los problemas de tipo médico pueden jugar un papel en este retraso. Acontecimientos como una mudanza, cambiar de empleo o sufrir una pérdida en la familia pueden ocasionar estrés. Esto puede reducir el deseo de mantener relaciones sexuales y también puede tener un efecto temporal sobre la fertilidad.

A veces el mismo hecho de que una pareja esté intentando concebir puede causar ansiedad y esto puede retrasar la concepción tan deseada. Esto es lo que se encuentra detrás de todas esas historias que todo el mundo ha oído sobre parejas que dejaron de intentarlo y entonces ella se quedó embarazada enseguida.

CUÁNDO HAY QUE BUSCAR AYUDA

En términos médicos, la infertilidad se define como la imposibilidad de concebir después de mantener relaciones sexuales regulares y sin protección durante más de un año. Si después de un año de intentarlo no se ha quedado embarazada, debe consultar con un médico, o puede hacerlo antes si cree que el motivo del retraso en la concepción es un problema médico.

Es una buena idea tomar nota de las fechas de inicio y finalización de la menstruación desde el momento en que empezó a intentar concebir. Estos datos le serán de ayuda

Si el trabajo es una fuente de ansiedad esto afectará negativamente sus opciones de concebir, puede que no tenga tiempo para hacer el amor en el momento adecuado y además el estrés afecta a los niveles de fertilidad.

al ginecólogo y a cualquier otro especialista para que comprendan cómo es su ciclo normal.

Además de los problemas médicos, las causas por las que se retrasa la concepción pueden ser:

- la edad.
- tener sobrepeso.
- delgadez extrema.
- una enfermedad de transmisión sexual.
- consumir alcohol.
- consumir mucha cafeína.
- fumar.
- mantener relaciones sexuales en el momento equivocado.

El médico puede proporcionar asesoramiento personalizado sobre cómo maximizar las opciones de concebir, por ejemplo, determinando con exactitud el periodo fértil de la mujer, etc.

Si es necesario, el médico también puede enviar su caso a un especialista para que se lleven a cabo más estudios sobre las posibles causas (véase el siguiente capítulo). Los médicos no suelen pasar los casos para que se investiguen más a fondo a menos que la pareja haya intentado concebir durante un año o más tiempo sin resultado, excepto en los casos en los que existe una razón médica de peso.

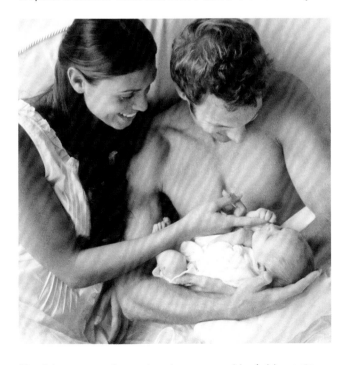

No debe sorprenderse si no logra concebir rápidamente. Muchas parejas tardan más de un año en lograrlo, incluso aunque mantengan relaciones sexuales con regularidad.

Factores de riesgo

Nadie sabe el motivo por el que algunas mujeres experimentan dificultades para concebir, desarrollan problemas durante el embarazo o dan a luz a un bebé con enfermedades o defectos. Pero la investigación ha establecido una serie de factores de riesgo para el embarazo; puede consultar la lista en la siguiente página. Si uno o más de estos factores de riesgo le afectan, no significa que no pueda o no deba quedarse embarazada. Sin embargo, sí supone que debe realizar más controles durante el embarazo y someterse a unos cuidados previos al parto más detallados y frecuentes que el resto de las mujeres.

EVALUAR EL RIESGO

Los diferentes factores de riesgo pueden intimidar, por eso es importante recordar que más del 97% de los embarazos dan como resultado un bebé sano. Si el personal médico que se encarga de su cuidado sabe que hay factores de riesgo, pueden realizar las pruebas necesarias para estar preparados en caso de pudiera surgir cualquier complicación.

En algunos casos, a las mujeres y sus parejas les puede resultar beneficioso recibir asesoramiento en temas de genética antes de intentar concebir. Este asesoramiento hace una evaluación personalizada de las posibilidades de tener un bebé con una enfermedad congénita (de desarrollo). Esto se ofrece a los futuros padres que tienen un historial médico que puede afectar al embarazo. También se ofrece a las mujeres que tienen más de 35 años, para así poder evaluar los factores de riesgo relacionados con la edad, y a las mujeres que han tenido tres o más abortos sucesivos.

HIPERTENSIÓN ARTERIAL Y DIABETES

Tener diabetes o hipertensión puede someter a la futura madre a un riesgo superior al que se enfrenta la mayoría durante el embarazo. Estos problemas médicos también pueden aparecer durante el embarazo, y es una de las razones por las que las mujeres embarazadas deben acudir a revisiones médicas periódicas antes del parto.

Hipertensión arterial

Durante el embarazo la hipertensión arterial es un riesgo, puesto que puede dar lugar a la preeclampsia, que es una de las causas más frecuentes de aborto o muerte fetal. De modo que es necesario que el personal médico realice revisiones de control. La preeclampsia también supone un riesgo para la madre puesto que puede ocasionar eclampsia, un problema grave que provoca convulsiones y puede dar lugar a la muerte.

Entre los síntomas se incluyen la hipertensión, inflamación (de la cara, tobillos, muñecas y a veces todo el cuerpo) y la aparición de proteína en la orina. Este es uno de los motivos por el que se realizan pruebas de orina en las revisiones previas al parto. La preeclampsia a menudo se desarrolla a las 30-34 semanas de gestación pero puede darse antes o después.

Diabetes

No existe ninguna razón por la que las mujeres con diabetes no deban quedarse embarazadas, pero tienen que estar bajo supervisión médica que asegure que el nivel de azúcar en sangre y el de insulina se mantienen controlados. Debido a esto, las mujeres diabéticas suelen acudir a las revisiones médicas con más frecuencia, y se suelen someter a más pruebas de orina y sangre, para que los posibles problemas se identifiquen y traten de inmediato.

Las mujeres diabéticas corren un mayor riesgo que la media de mujeres de sufrir complicaciones, como que el feto nazca muerto, preeclampsia, infecciones urinarias y bebés demasiado grandes. Por este motivo, se anima a las mujeres diabéticas embarazadas a que acudan a las revisiones médicas con frecuencia y que den a luz en un hospital, para que dispongan de personal médico especializado durante el parto.

La diabetes que aparece durante el embarazo es un tipo de esta enfermedad que sólo aparece durante el propio embarazo y que desaparece una vez se ha dado a luz. Igualmente conlleva los mismos riesgos que los otros tipos de diabetes.

LA RUBÉOLA Y LA INCOMPATIBILIDAD RH

Tanto la rubéola como la incompatibilidad Rh pueden ocasionar defectos graves al nacer. Estos problemas son más comunes que las enfermedades de tipo genético y cromosómico. Sin embargo, la futura madre puede someterse a una serie de pruebas para detectar si existen estos riesgos antes de la concepción y así poder evitarlos. En las revisiones médicas previas al parto se realizan pruebas a las mujeres embarazadas para detectar la rubéola o una posible incompatibilidad Rh.

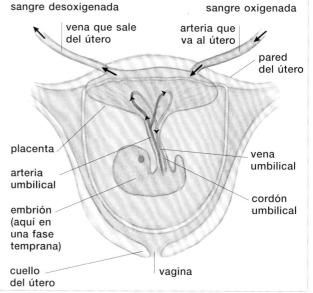

SISTEMA SANGUÍNEO DE LA MADRE Y DEL BEBÉ

Cualquier cosa que pase al flujo sanguíneo de la madre pasa al bebé a través de la placenta, de modo que es vital dejar de fumar y reducir el consumo de alcohol.

sangre desoxigenada

sangre oxigenada

vena que sale del útero

arteria que va al útero

pared del útero

placenta

arteria umbilical

embrión (aquí en una fase temprana)

cuello del útero

vena umbilical

cordón umbilical

vagina

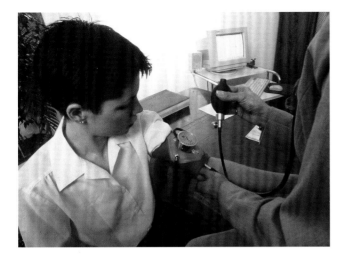

Es recomendable tomar la tensión arterial de forma regular después de la concepción, porque la hipertensión arterial puede dar problemas durante el embarazo.

La rubéola

También conocida como el sarampión alemán, la rubéola es una enfermedad vírica altamente infecciosa. Si una mujer embarazada contrae la rubéola, el virus puede atacar el sistema nervioso y el corazón del bebé, causando deformidades, abortos y que el bebé nazca muerto.

La rubéola puede aparecer con síntomas de escasa fuerza y a menudo es confundida con un catarro. Lo ideal es que las mujeres se hagan la prueba y se vacunen contra la rubéola antes de intentar concebir. Si no es inmune, debe vacunarse y volver a hacerse la prueba para comprobar que la vacuna ha funcionado. Hay que hacerse la prueba aunque haya pasado la rubéola de niña. La enfermedad a menudo se diagnóstica erróneamente y aún se desconoce la duración del periodo durante el que es inmune al virus que se obtiene tras sufrir la enfermedad.

La incompatibilidad Rh

El factor Rh es una sustancia que se encuentra en la sangre: la mayoría de las personas la tienen y por ello son Rh positivo, pero una de cada seis personas no tienen este factor Rh en la sangre, por tanto son Rh negativo.

Pueden surgir problemas cuando una mujer que es Rh negativo está embarazada de un bebé Rh positivo. En este caso, algunas de las células sanguíneas del feto se pueden pasar del cuerpo del bebé al de la madre. Esto hace que el cuerpo de la madre produzca anticuerpos para combatir y destruir las células que considera extrañas. Esta reacción no suele dañar ni a la madre ni al bebé. El problema surge cuando en el siguiente embarazo, el bebé es nuevamente Rh positivo. El cuerpo de la madre ya contiene anticuerpos para combatir y destruir las células Rh positivas. Estos anticuerpos pueden pasar al sistema circulatorio del segundo bebé y atacar sus glóbulos rojos, causando una anemia grave, un fallo cardíaco, ictericia o discapacidad mental. En casos extremos el bebé puede necesitar una transfusión mientras aún está en el útero. Sin embargo, las revisiones pueden detectar este problema en las mujeres y existen inyecciones que previenen estos graves problemas.

FACTORES QUE PUEDEN AFECTAR AL EMBARAZO

Entre los factores de riesgo asociados con la concepción y el embarazo se incluyen:

Edad
- Tener menos de 18 años.
- Tener más de 36 años.

Historial médico relacionado con la salud reproductiva
- Problemas previos que afectan al útero, como los fibromas (o miomas).
- Una cesárea previa o una miomectomia (procedimiento que permite extirpar los fibromas del útero).
- Tener el DIU puesto en el momento de la concepción.
- Haber sufrido tres o más abortos antes del embarazo en curso.
- Haber dado a luz ya cuatro o más veces.
- En un embarazo anterior, el parto se adelantó; le dieron puntos en el cuello del útero; tuvo un aborto en el último trimestre; un aborto provocado con el embarazo ya avanzado; dos o más abortos provocados; un feto que nació muerto o una muerte neonatal.
- El bebé anterior pesó muy poco o mucho.
- Deformaciones congénitas en el feto en un embarazo anterior.
- Desarrolló anticuerpos contra el Rh en el embarazo anterior.
- Problemas en el embarazo anterior, como la hipertensión arterial, proteinuria, preeclampsia.
- Hemorriagia después de dar a luz al anterior bebé o cuando se retiró manualmente la placenta.
- Un parto muy breve (menos de 2 horas) o uno muy largo (más de 12 horas) en el embarazo anterior.
- Depresión post-parto después del nacimiento del bebé anterior.

Otros factores de tipo médico
- Hipertensión arterial (14,0/9,0 o más, cuando se toma la tensión después de descansar durante cinco minutos).
- Diabetes.
- Hepatitis B, VIH o SIDA.
- Historial familiar de deformaciones congénitas en el feto.
- Tener un soplo cardíaco.
- Deformaciones en la pelvis o en el abdomen.
- Delgadez extrema o sobrepeso.
- Medir menos de 1,5 m.

Factores relacionados con el estilo de vida
- Fumar.
- Consumir más de diez vasos de una bebida alcohólica a la semana.
- Que cualquiera de los futuros padres tomen drogas ilegales.
- Tener un gran número de compañeros sexuales o una pareja que es bisexual.

Raza
- Si es de raza afro-caribeña, se aconseja que se haga una prueba de la anemia drepanocítica.
- Si su familia es de origen mediterráneo o asiático, se aconseja que se haga la prueba de la talasanemia.

¿Cuál es la mejor edad?

El mejor momento, desde un punto de vista biológico, para que una mujer tenga un bebé es cuando tiene entre 20 y 25 años de edad. Sin embargo, la fertilidad no es el único punto que hay que tener en cuenta a la hora de decidir si quiere tener un hijo. Muchas mujeres no conocen a la persona con la que quieren tener un bebé hasta que no han pasado varios años o es posible que no se sientan capaces de hacer frente a las demandas de tener un nuevo bebé cuando aún son jóvenes. También hay algunas mujeres que prefieren centrarse en su carrera o asegurarse una estabilidad económica antes de crear una familia.

La fertilidad de la mujer disminuye con la edad, especialmente después de cumplir los 35 años. Desde el punto de vista estadístico, tanto la madre como el bebé se enfrentan a riesgos cada vez mayores a medida que van pasando los años. Sin embargo, es importante recordar que las estadísticas sólo ofrecen un indicio de las probabilidades de que ocurra un problema en unas circunstancias concretas, no pueden predecir lo que le va a pasar a cada mujer. En otras palabras, las mujeres de más de 35 años no tienen por qué tener dificultades a la hora de llevar a cabo un embarazo sano, ni tampoco las mujeres que aún no han cumplido los treinta tienen ninguna garantía de tener un embarazo libre de problemas. Muchas mujeres de más de treinta y de cuarenta años han dado a luz bebés sanos.

PROBLEMAS CON LA CONCEPCIÓN

Las mujeres de más edad pueden tardar algo más de tiempo en quedarse embarazadas por diferentes razones. Lo más importante es el hecho de que la edad puede afectar la fertilidad de los dos futuros padres. Además, las parejas que tienen más edad suelen mantener relaciones sexuales con menos frecuencia y la concepción depende de que la pareja haga el amor con regularidad. Al mismo tiempo, el ciclo menstrual suele volverse irregular a medida que las mujeres van cumpliendo años, lo que hace aún más difícil determinar el periodo fértil.

Uno de los problemas de las mujeres de más de 35 años es que para solucionar cualquier retraso o dificultad que tengan para concebir van a necesitar tiempo. Por ejemplo, si una mujer de 36 años intenta quedarse embarazada, tardará aproximadamente un año en darse cuenta de que existe un problema. Tendrá 37 cuando empiece a buscar ayuda profesional. Se hará pruebas de fertilidad, que también llevan tiempo, de modo que se identifique el problema ya tendrá 38 años. Durante todo este tiempo, la fertilidad de la mujer seguirá disminuyendo. Las mujeres que se someten a

> 66 Muchas mujeres de más de treinta y de cuarenta años han dado a luz bebés sanos. 99

LA EDAD Y LA POSIBILIDAD DE TENER UN BEBÉ CON SÍNDROME DE DOWN

El riesgo que corre una mujer de dar a luz un niño con síndrome de Down aumenta con la edad.

Edad	Factor de riesgo
20	1 de cada 2000
25	1 de cada 1205
30	1 de cada 885
35	1 de cada 365
37	1 de cada 225
39	1 de cada 140
40	1 de cada 109
42	1 de cada 70
45	1 de cada 32
49	1 de cada 12

la inseminación artificial o a la reproducción también se dan cuenta de que estos procedimientos llevan mucho tiempo. En un mundo ideal, lo mejor sería realizar los tratamientos de fertilidad y los procedimientos de reproducción asistida durante los primeros años fértiles de la mujer y no en los últimos.

PROBLEMAS EN EL EMBARAZO RELACIONADOS CON LA EDAD

Una de las preocupaciones más comunes que sienten las madres de más edad es que el bebé pueda tener síndrome de Down, un defecto genético que causa discapacidad tanto física como mental. El grado de discapacidad puede ser tal que el niño nunca sea capaz de vivir de manera independiente. Puesto que las personas con síndrome de Down pueden vivir hasta los 50 años, esto acaba suponiendo una carga especial para los padres.

La posibilidad de tener un hijo con síndrome de Down no sólo es un problema que tienen que tener en cuenta las madres de más edad. Otros factores de riesgo relacionados con la edad incluyen la creciente posibilidad de:

- Hipertensión arterial, que da lugar a la pre-eclampsia.
- Diabetes desarrollada durante el embarazo.
- Aborto y defectos genéticos, la posibilidad de sufrir un aborto aumenta con la edad del mismo modo que la posibilidad de tener un bebé con síndrome de Down, pero no se sabe exactamente la razón.
- Bebés con poco peso.

Las mujeres de más de 35 años también tienen más posibilidades de desarrollar enfermedades de tipo general que pueden tener un efecto negativo sobre el bebé en desarrollo. Algunas de estas enfermedades pueden requerir un tratamiento con medicación que resulte inapropiada durante el embarazo. La futura madre también puede sentirse muy cansada y sufrir fatiga durante el parto. El embarazo también puede agravar problemas médicos subyacentes, como dolores de espalda o anemias, por la carga que soporta el cuerpo de la madre.

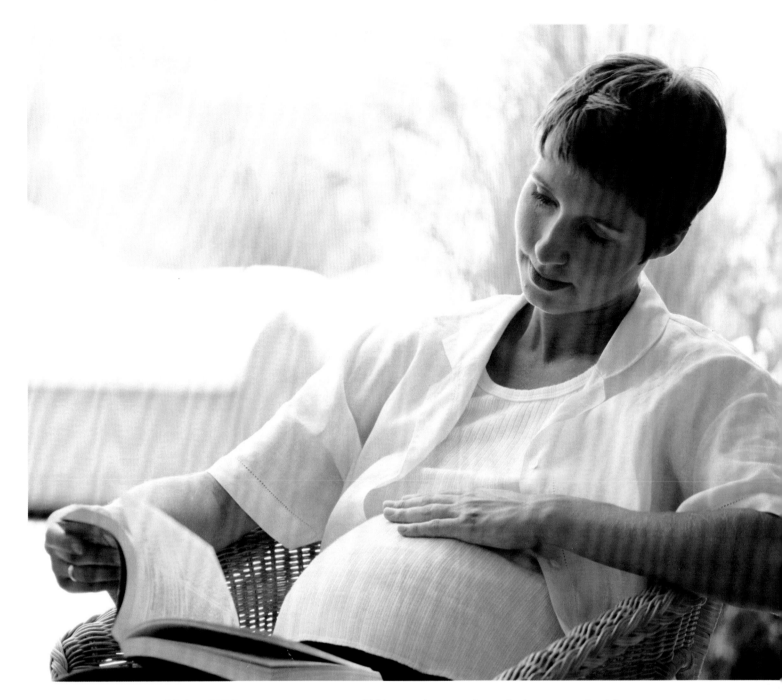

UNA PERSPECTIVA PERSONALIZADA

Todo esto puede parecer muy alarmante para una mujer que ya ha cumplido más de 35 años y que está embarazada o espera estarlo pronto. Sin embargo, hay que ser consciente de que todos los riesgos que aquí se han tratado se basan en estadísticas, el riesgo de cada caso particular puede ser mucho menor. Después de todo, un gran número de mujeres de más de 35 años tienen embarazos libres de problemas que dan como resultado bebés sanos. En general, es posible que a una mujer de más edad le cueste un poco más quedarse embarazada y que se enfrente a un número mayor de riesgos potenciales para su salud y la del bebé, pero lo importante es recordar que gracias a las revisiones previas al parto se pueden identificar los riesgos a tiempo, con lo que es posible tratarlos y controlarlos.

En el caso de futuras madres jóvenes, las mujeres de menos de 20 años suelen tener un buen estado de salud pero esa edad no es el mejor momento para tener un bebé. Es posible que el cuerpo de la mujer no se haya

Si bien es cierto que hay más riesgos para las futuras madres de más edad, con los años se adquiere una madurez y una confianza que serán útiles durante el embarazo y en los años en los que tenga que criar al niño.

desarrollado del todo, que ella no haya terminado sus estudios y que ni ella ni el futuro padre sean los suficientemente maduros emocionalmente como para enfrentarse a las demandas que conlleva criar a un hijo. Las madres jóvenes suelen ser menos conscientes de los riesgos que supone fumar y consumir alcohol durante el embarazo y no suelen acudir a las revisiones médicas con tanta frecuencia.

El peso

Las investigaciones han demostrado que las mujeres que tienen una delgadez extrema o problemas de sobrepeso pueden experimentar algunas dificultades a la hora de concebir y hay datos que prueban que el peso del hombre también puede tener efectos sobre su fertilidad.

EL EFECTO DE LA DELGADEZ EXTREMA

Estar demasiado delgada puede ser el resultado de una dieta estricta o de practicar deporte en exceso. Ambas situaciones pueden alterar el equilibrio hormonal en el cuerpo, por lo que la fertilidad se ve afectada. La mujer necesita una cantidad de grasa corporal para producir hormonas que controlen la ovulación. Es por este motivo por el que las mujeres demasiado delgadas pueden dejar de ovular e incluso de tener la menstruación. Los hombres que son demasiado delgados también pueden producir un número reducido de espermatozoides, o que los que produzca pero no cumplan su función.

El mejor modo de conseguir el peso adecuado y saludable, en el caso de la delgadez extrema, es añadir muchos carbohidratos complejos como la pasta y el pan integral a una dieta sana y equilibrada. No debe aumentar el consumo de alimentos ricos en grasas.

EL EFECTO DE TENER SOBREPESO

El exceso de peso en los hombres puede afectar a su capacidad para producir esperma, mientras que en el caso de las mujeres, estas pueden experimentar problemas a la hora de concebir. Las mujeres embarazadas con problemas de sobrepeso tienen más posibilidades de sufrir complicaciones en el parto. También, si tiene sobrepeso, le costará más recuperarse del parto y sufrirá fatiga tanto en el embarazo como durante los primeros meses después de dar a luz.

Todos los riesgos para la salud asociados con el sobrepeso pueden tener un efecto negativo sobre la concepción, el curso del embarazo y el parto. Los riesgos más impor-

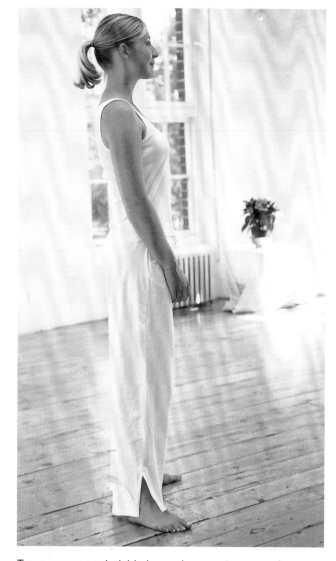

Tener un peso saludable le ayuda a mantener una buena postura corporal, lo que a su vez reduce la fatiga y ayuda a eliminar toxinas del cuerpo.

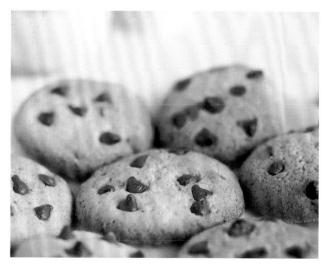

El sobrepeso reduce las posibilidades de concebir. Reduzca el consumo de grasas y azúcares.

tantes a la hora de intentar concebir y llevar adelante el embarazo son la hipertensión arterial, la diabetes y las enfermedades renales.

HAY QUE PENSAR EN EL FUTURO

Los futuros padres deben tener en cuenta los riesgos a largo plazo que implica el sobrepeso, tanto para su salud como para el futuro bienestar de sus hijos. Las personas con sobrepeso tienen más posibilidades de morir prematuramente y el riesgo aumenta con cada kilo adicional.

Si, por ejemplo, una persona pesa 85 Kg en lugar de 65 Kg, que sería su peso ideal, el riesgo que tiene de morir dentro de un periodo determinado de tiempo se incrementa en un 60%, en términos estadísticos, tienen más opciones de morir cinco años antes de lo que debería.

Todos los padres quieren ver crecer a sus hijos hasta que se conviertan en adultos independientes y felices. Al cuidarse, los padres aumentan el tiempo que pueden pasar con sus hijos (y nietos) y el tiempo de vida del que disponen.

CONTROLAR EL PESO

El índice de masa corporal (IMC) nos proporciona un método rápido para evaluar si tenemos un peso saludable de acuerdo con nuestra altura. Si no pesa lo suficiente o tiene sobrepeso, esto puede resultar perjudicial para su salud y reducir sus posibilidades de concebir. Puede leer el recuadro que aparece en la página 29, que explica el modo en el que se puede calcular el IMC. El coeficiente cintura-cadera, que muestra cúanta grasa tenemos alojada en la zona del abdomen, es otra medida que se puede usar para evaluar el estado general de la salud. Para comprobar el coeficiente cintura-cadera hay que dividir la circunferencia de la cintura por la de la cadera. El coeficiente debe ser inferior a 1 en el caso de los hombres y menos de 0,8 en el de las mujeres. Por ejemplo, un hombre que tenga 80 cm de cintura y 92 cm de cadera tendrá un coeficiente de 0,88, que es apropiado. Si su cintura midiese 104 cm y la cadera midiese 102 cm, el coeficiente sería 1,02, que indicaría que tiene sobrepeso.

Tanto el IMC como el coeficiente cintura-cadera deben ser utilizados de forma meramente orientativa para determinar el estado de salud y el peso. Si le preocupa su peso, es recomendable que consulte con el médico para recibir asesoramiento personalizado.

MANTENERSE SANO Y CONTROLAR EL PESO

La dieta y el ejercicio deben ser los pilares de cualquier programa de control de peso que decida adoptar. Las terapias naturistas pueden reforzar y proporcionar soporte físico y bienestar emocional, además de ser una ayuda a la hora de controlar el peso. Si quiere perder unos kilos, es mejor hacerlo despacio y de forma segura. Por este motivo, recomiendo evitar los programas que prometen una pérdida de peso rápida, los suplementos alimenticios, las píldoras adelgazantes o cualquier otro tipo de dieta que se base únicamente en un tipo concreto de alimentos, como las comidas hechas a base sólo de proteínas. Lo ideal es que pueda reducir su peso hasta llegar al nivel óptimo y luego sea capaz de mantenerlo así durante varios meses antes de concebir. No debe hacer dieta cuando intente concebir o cuando esté embarazada.

- Hay que comer de forma saludable a diario y reducir el consumo de azúcar, sal, alcohol, tartas, galletas, golosinas, chocolate y cacahuetes. El médico puede enviar su caso a un dietista o experto en nutrición si considera que necesita ayuda, para que desarrolle un plan saludable de alimentación.

- La acupuntura estimula los niveles de energía, refuerza el sistema inmunitario y activa el sistema de drenaje linfático, que ayuda a eliminar toxinas. Unas seis o doce sesiones con un especialista en acupuntura pueden activar lo que su sistema necesita para iniciar una pérdida controlada de peso.

- Puede probar la técnica Alexander, que es un sistema de postura y equilibrio que mejora los niveles de energía, refuerza los músculos del cuerpo, aumenta la flexibilidad y nos ayuda a movernos de forma correcta. Todos estos factores pueden ser útiles cuando uno quiere perder peso.

- Puede usar aceites esenciales (aromaterapia) para mejorar los niveles de energía. Algunos aceites ayudan a eliminar toxinas y otros son relajantes, con lo que mejoramos la postura y el movimiento. Siempre hay que comprobar que los aceites que nos llaman la atención son aptos para ser usados durante la concepción y el embarazo antes de comprarlos.

- Puede visitar a un quiropráctico o a un osteópata, que pueden ayudarle a corregir los malos hábitos posturales y a reforzar los músculos. La manipulación del sistema músculo-esqueletal también puede ayudar a retirar los bloqueos de energía, con lo que se consigue el funcionamiento eficaz de los procesos del cuerpo.

- Hay que practicar deporte de forma regular al menos cada dos días, pero sin agotarse. Caminar y nadar son una buena forma de empezar con el ejercicio. La terapia basada en la danza es un método divertido que le puede interesar.

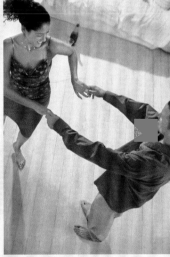

- Puede consultar a un especialista en herboristería para que le recomiende hierbas que estimulen el sistema de drenaje linfático y la eliminación de toxinas. Tiene que comprobar que las hierbas que utiliza se pueden usar cuando una quiere concebir o cuando ya está embarazada.

- Puede probar con los masajes o el shiatsu. Ambas técnicas pueden mejorar considerablemente el sistema de drenaje linfático. Las toxinas se eliminan y el nivel de vitalidad aumenta, lo que ayuda a agilizar el metabolismo y reduce el hambre.

- Puede practicar yoga para aumentar la flexibilidad de modo que los músculos empiecen a trabajar a un nivel óptimo y las funciones del sistema digestivo sean más eficaces.

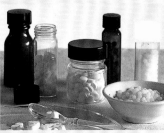

- Puede considerar la homeopatía, centrándose en los remedios que ayudan a limpiar el sistema y aliviar la fatiga. Debe comprobar las opciones que se puedan utilizar durante el embarazo sin correr riesgos.

Peligros y riesgos de la fertilidad

Fumar y consumir alcohol son dos de los principales factores de riesgo para la concepción y el embarazo, pero usted es quien se encarga de controlarlos. Es esencial que tanto usted como su pareja no fumen en absoluto si quieren tener un bebé o si usted ya está embarazada, además debería reducir considerablemente el consumo de alcohol si quiere concebir.

También debería intentar evitar otras sustancias dañinas siempre que pueda. Por ejemplo, evitar cualquier actividad por la que pueda entrar en contacto con sustancias tóxicas y no debe tomar ninguna medicación o suplementos sin consultar previamente con el médico. Además de esto, debe estar atenta ante cualquier posible problema de salud que tenga, y acudir al médico en cuanto piense que pueda haber enfermado.

FUMAR Y LA INFERTILIDAD

Se ha demostrado que si el hombre o la mujer fuman, esto afecta directamente a sus posibilidades de concebir. Los dos tienen que dejar de fumar algunos meses (lo ideal sería cuatro meses) antes de intentar concebir. Este periodo le ofrece algo de tiempo al cuerpo para que se recupere de los efectos del tabaquismo y también les permite superar los posibles problemas que pueden aparecer con lo que se conoce como el síndrome de abstinencia.

Fumar durante los primeros meses del embarazo puede tener un efecto mucho más dañino para la salud del bebé que cualquier otro aspecto de su estilo de vida. El monóxido de carbono y otros productos químicos tóxicos pasarán de su flujo sanguíneo directamente al del bebé a través de la placenta. Esto puede tener un efecto negativo sobre el desarrollo del bebé y hacer que sea más vulnerable a las infecciones y enfermedades.

Las mujeres que fuman durante el embarazo tienen más posibilidades de sufrir un aborto o de que el niño nazca muerto. Si al final el bebé nace, pesará poco (esto es lo que se conoce como bebés con poco peso en el momento de nacimiento) y será más vulnerable a las infecciones y a las enfermedades del tracto respiratorio, como las bronquitis y los resfriados durante la infancia. La capacidad de los niños para concentrarse y aprender también puede verse afectada, del mismo modo que su memoria.

Si ya está embarazada y sigue fumando, no debe pensar que ya es tarde para dejar de fumar. Nunca lo es. Es posible reducir el daño que pueda sufrir el bebé si deja el tabaco. La nicotina es una droga, que, como las otras, es adictiva y, por eso, es difícil dejar de fumar. El médico y la comadrona sabrán aconsejarle sobre cómo dejarlo. Mientras se esfuerza por dejar el tabaco debe tener dos cosas en mente. En primer lugar, que si lo deja en ese mismo momento, ya no tendrá que pasar el síndrome de abstinencia nunca más y, en segundo lugar, que está haciendo todo lo que está en sus manos para contribuir a mejorar su salud y a dar a luz a un bebé sano.

EL CONSUMO DE ALCOHOL

Los expertos en fertilidad tienen diferentes opiniones sobre si las mujeres que intentan concebir deben abstenerse totalmente de consumir alcohol o si basta con reducir el

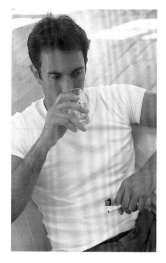

Beber de forma ocasional no tiene por qué causar ningún problema, pero tanto el hombre como la mujer deben dejar de fumar antes de intentar concebir. Los fumadores y los hombres que beben alcohol en exceso pueden producir espermatozoides débiles, que no serán capaces de fertilizar el óvulo de la mujer.

RESPIRAR TOXINAS: ESTO ES LO QUE SE CONSIGUE AL FUMAR

El humo del tabaco contiene docenas de partículas carcinógenas. También contiene monóxido de carbono, que es un gas tóxico que reduce la cantidad de oxígeno que la sangre transporta por el cuerpo. El humo del tabaco también contiene nicotina, que hace que el corazón lata con más fuerza y trabaje más de lo que debería. La nicotina afecta negativamente a los factores de coagulación de la sangre, por lo que tiene un papel en la tasa de ataques al corazón. Además de todo esto, el humo del tabaco contiene compuestos radioactivos, que se ha demostrado que producen cáncer. Contiene cianuro de hidrógeno, que elimina los cilios pulmonares, las pequeñas prolongaciones que se mueven juntos haciendo olas para mantener los pulmones limpios y en perfecto funcionamiento. Todas las toxinas antes mencionadas entran en el flujo sanguíneo del bebé a través de la placenta cada vez que usted fuma.

consumo a un nivel razonable. El vaso ocasional de vino o cerveza no suele causar grandes problemas, pero muchos médicos aconsejan a sus pacientes que reduzcan el consumo al mínimo si quieren concebir. Dos vasos de vino o una cerveza a la semana es un buen límite y es mejor eliminar por completo el consumo de licores y bebidas alcohólicas de alta graduación. El hombre debe beber un máximo de dos pintas de cerveza o media botella de vino al día, y es mejor si consume una cantidad inferior.

Si experimenta cualquier tipo de dificultad para concebir, es decir, si mantiene relaciones sexuales con regularidad y sin protección durante un año o más tiempo pero no ha logrado quedarse embarazada, tanto usted como su pareja debe plantearse la posibilidad de abstenerse de consumir bebidas alcohólicas por completo. Un elevado consumo de alcohol puede tener consecuencias negativas a la hora de concebir y durante el embarazo. Los hombres que consumen mucho

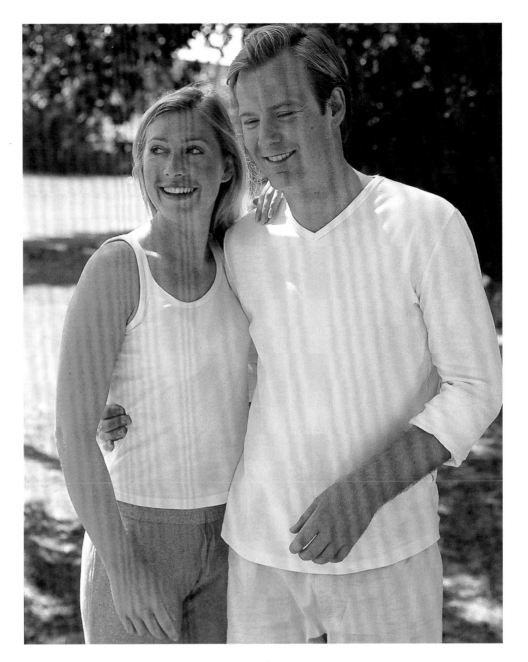

Hay que esforzarse por llevar un estilo de vida saludable, estar en buena forma y libre de estrés. Una relación de pareja feliz y estable es muy importante si quiere traer una vida nueva al mundo.

alcohol pueden producir espermatozoides débiles y tener bebés con defectos graves. Las mujeres que beben alcohol en exceso durante el tiempo de la concepción y en el embarazo pueden dar a luz a bebés con problemas. Si consume bastante alcohol es una buena idea que consulte con el médico antes de intentar tener un bebé. El médico puede aconsejarle que deje de beber alcohol durante varios meses antes de que intente quedarse embarazada.

EL ESTADO GENERAL DE LA SALUD

Lo ideal es que tanto usted como su pareja gocen de un buen estado de salud antes de concebir. Esto les dará muchas probabilidades de tener un embarazo sano. Un buen estado físico y estar en forma también ayudará al cuerpo de la mujer a la hora de tener que hacer frente a las demandas del embarazo y del parto. Es muy recomendable acudir a las revisiones médicas, para así poder solucionar cualquier problema de salud antes de intentar tener un hijo. También le servirán para reducir el riesgo de tener que tomar medicación durante el embarazo, pues cualquier problema que pueda encontrarse durante estas revisiones, es mejor solucionarlo a tiempo. Consulte la lista de síntomas que ofrecemos a continuación y, en el caso de que alguno pueda aplicarse a su caso, consúltelo con su médico:

- Molestias, dolores e inflamaciones.
- Alergias.
- Apatía, sentirse excesivamente cansado/a, tener pocas ganas de vivir.
- Asma o falta de aliento.
- Hinchazón.
- Estreñimiento u otros problemas intestinales, como la diarrea.
- Tos persistente.
- Círculos oscuros bajo los ojos.
- Flemones.
- Retención de líquidos (inflamación en los tobillos, las piernas o los dedos).
- Tener indigestión con regularidad.
- Inflamación y dolor en las articulaciones.

El papel que desempeñan los genes

Todos nos parecemos a nuestros padres. Sólo hay que ojear un álbum de fotos de la familia para comprobar la frecuencia con la que los rasgos físicos pasan de una generación a otra.

El mecanismo por el que estos parecidos pasan a la siguiente generación es el gen. Cada humano tiene aproximadamente 70.000 genes y cada uno contiene información sobre un detalle de la composición genética heredada por la persona. Para un embrión que se encuentra dentro del útero, los datos que contienen los genes funcionan como instrucciones que le informan al organismo creciente sobre cómo debe organizar las múltiples células para formar un bebé humano (en lugar de una rana o una rosa) y hacen que ese bebé se convierta en una persona, con un conjunto único de características identificativas que ha heredado de sus padres.

Estos genes son los responsables de lo que somos en el momento del nacimiento. Determinan los detalles físicos tales como nuestra complexión, el color del cabello y los rasgos faciales. Los genes también se encargan, para bien o para mal, de determinar nuestras tendencias naturales. Amar la lectura, tener un don para jugar al fútbol, tocar el violín o pintar, todos estos talentos se pueden aprender pero suelen ser innatos. Entre los 70.000 genes hay uno para la inteligencia, para la condición atlética, las aptitudes musicales o artísticas que son como regalos de cumpleaños para el niño de parte de su madre y su padre.

DÓNDE SE ENCUENTRAN LOS GENES
Existe un conjunto completo de genes en cada célula del cuerpo humano. Cada gota de sangre, cada cabello, inclu-so cada lágrima contienen millones de copias del plano genético total de cada persona. Es por esto que los análisis de sangre le dicen a los médicos todo lo que necesitan saber sobre la composición genética de una persona: toda la información sobre quién es se encuentra allí, lista para ser descodificada.

Los genes se almacenan en largas cadenas de ADN, y el ADN forma parte de los 46 cromosomas (23 pares) que conforman el núcleo de cada célula. Cada uno de nosotros hereda 23 cromosomas de nuestro padre (a través de las células sexuales especializadas que se encuentran en el esperma) y 23 de nuestra madre (a través de las células sexuales que se encuentran en el óvulo). La mezcla es aleatoria y única desde el mismo momento de la concepción. Cada niño dentro de una familia obtiene un conjunto diferente de 46 cromosomas y por lo tanto un conjunto distinto de genes. Esta es la razón por la que los hermanos dentro de una misma familia no son clones los unos de los otros.

¿QUÉ PROBLEMAS NOS PODEMOS ENCONTRAR?
Las copias de los cromosomas se envían dentro de las células sexuales, listas para ser transmitidas a la siguiente generación. Pero, a veces, el proceso de copia puede sufrir problemas y dar lugar a la mutación de un gen. Esto puede no tener ningún tipo de efecto o puede dar como resultado una deformación que se manifieste en una enfermedad que padecerá la siguiente generación. Si dicha enfermedad no es mortal y la persona afectada crece y tiene sus propios hijos, este gen mutado puede ser transmitido a otras personas y así perpetuar la enfermedad durante varias generaciones. Lo que

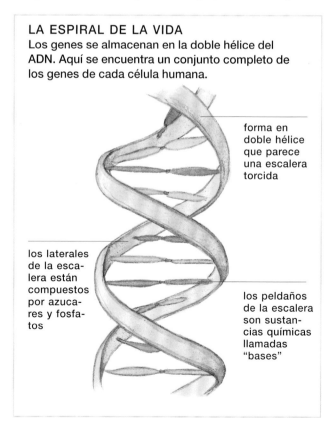

LA ESPIRAL DE LA VIDA
Los genes se almacenan en la doble hélice del ADN. Aquí se encuentra un conjunto completo de los genes de cada célula humana.

forma en doble hélice que parece una escalera torcida

los laterales de la escalera están compuestos por azucares y fosfatos

los peldaños de la escalera son sustancias químicas llamadas "bases"

ENFERMEDADES HEREDITARIAS
Algunas de las enfermedades hereditarias más frecuentes son las siguientes:
- Defectos cardíacos congénitos.
- Diabetes, tipo 1.
- Labio y paladar leporino.
- Daltonismo.
- Talasemia (enfermedad de la sangre).
- Síndrome del cromosoma X frágil (la causa principal de la discapacidad mental).
- Anemia drepanocítica.
- Fibrosis quística.
- Distrofia muscular.
- Hemofilia (enfermedad relacionada con la coagulación de la sangre).
- Poliquistosis renal.
- Hemocromatosis (enfermedad relacionada con el almacenamiento de hierro).
- Acondroplasia (enfermedad del crecimiento de los huesos).
- Enfermedad de Huntington/ Corea de Huntington (enfermedad cerebral).
- Albinismo (ausencia del pigmento melanina).
- Síndrome de Marfan (enfermedad que afecta al corazón, los ojos y el esqueleto).
- Enfermedad de Tay-Sachs (enfermedad que afecta al cerebro).

supone que una enfermedad hereditaria proviene de un pequeño fallo en la composición genética de una persona que vivió hace varias generaciones. Esa persona pasó dicho fallo a sus hijos por casualidad, de forma natural y ahora se ha convertido en un fallo permanente de la composición genética de algunos de sus descendientes.

Sin embargo, hay otro tipo de problemas que afectan al proceso genético. Algunas veces, nos encontramos con un fallo que no se limita a un gen individual, sino que afecta a todo un cromosoma. Los problemas relacionados con los cromosomas hacen, de manera inevitable, que la madre sufra un aborto, puesto que se ha perdido alguna parte de la información genética fundamental. Existen otros problemas relacionados con los cromosomas que no son mortales ni ponen la vida del feto en peligro, pero que dan como resultado enfermedades y otras condiciones médicas que afectarán al bebé. El ejemplo más conocido es el del síndrome de Down, que tiene lugar cuando el feto hereda un cromosoma de más de uno de los padres y por tanto tiene 47 cromosomas en lugar de los 46 habituales.

Es importante comprender que las enfermedades y problemas relacionados con los cromosomas no son de tipo hereditario. Una enfermedad hereditaria es aquella en la que la información genética se ha transmitido de forma correcta al embrión pero que una de las características que se le ha transmitido tiene un fallo o está dañada desde el punto de vista de la salud. Por otra parte, una enfermedad relacionada con los cromosomas es aquella en la que el proceso de transmisión de información ha salido mal en el momento de la concepción. Es un accidente genético y no un problema hereditario.

Estas enfermedades son poco comunes, apenas uno de cada 100 nacimientos incluye un niño con enfermedad genética. Los problemas relacionados con los cromosomas suelen darse en un caso de cada 150 nacimientos.

¿QUÉ ES EL ASESORAMIENTO GENÉTICO?

El asesoramiento genético es ir a una consulta médica para conocer los posibles efectos de cualquier enfermedad genética y el riesgo de poder transmitir una enfermedad en concreto a los hijos. También puede recibir información sobre el efecto que puede tener una enfermedad hereditaria en la calidad de vida de sus hijos y de qué manera podrá tratar dicha enfermedad.

Es posible que le ofrezcan acudir a asesoramiento genético si existe alguna enfermedad dentro de su historial médico, en el de su pareja o en el de sus familiares, que pueda sugerir la existencia de un riesgo. El asesoramiento genético también se ofrece a las mujeres de más edad, en especial a las que tienen más de 40 años, puesto que sus bebés tienen una mayor probabilidad de sufrir enfermedades relacionadas con los cromosomas. Las parejas que son primos hermanos también deben acudir a este tipo de asesoramiento puesto que comparten gran parte de los mismos genes (que han heredado de los abuelos comunes) y por esto tienen más probabilidades de transmitir una enfermedad hereditaria.

A veces, hay comunidades enteras que corren un gran riesgo de sufrir determinadas enfermedades. Estos son grupos que, históricamente, tienden a contraer matrimonio entre ellos por motivos culturales o religiosos, lo que da como resultado que muchas de las familias del grupo estén relacionadas genéticamente entre ellas.

La consecuencia genética de esto es que el banco de genes es más reducido y esto tiene el efecto de aumentar las probabilidades de que cualquier enfermedad que exista se transmita más de lo normal dentro de la comunidad. Este mayor riesgo persistirá incluso después de

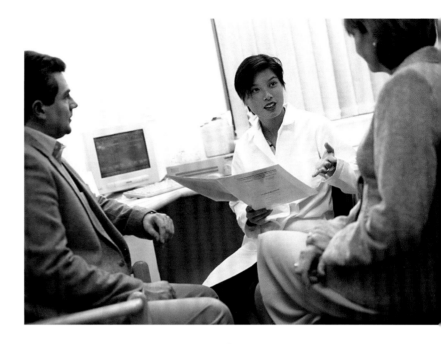

Un especialista en asesoramiento genético le ayudará a usted y a su pareja a interpretar los resultados del escáner y de las pruebas dentro del contexto del historial médico de sus dos familias. Se le ofrecerán las probabilidades en lugar de pronósticos, la genética no es capaz de predecir el futuro.

que cambien las circunstancias culturales que lo han causado. Por ejemplo, los judíos Ashkenazi corren un mayor riesgo que cualquier otra persona de padecer la enfermedad de Tay-Sachs. La gente de origen mediterráneo o asiático tiene más probabilidades estadísticas de heredar la talasanemia.

LA GENÉTICA Y LAS PROBABILIDADES

Por sí sólo, el hecho de que exista una enfermedad hereditaria en la familia no significa que usted sea portadora de dicha enfermedad, ni que necesariamente la transmita a la siguiente generación. Tiene que recordar que sólo la mitad de los genes provienen de cada uno de los padres, de modo que hay una probabilidad del 50% de que usted haya heredado un gen concreto de sus padres y aunque así fuera esto no supondría que necesariamente vaya a desarrollar la enfermedad: no todos los genes están activos en cada persona o en cada generación.

En el caso de algunas enfermedades genéticas, se puede someter a una prueba que determine si usted o su pareja son portadores de la enfermedad. Basta con hacerse un análisis de sangre. No se puede dar una respuesta sencilla tipo sí o no a la pregunta "¿Le vamos a transmitir al niño una enfermedad hereditaria?". Sólo es posible determinar la probabilidad estadística y así podrá recibir un asesoramiento concreto.

Relajación y fertilidad

El estrés y la ansiedad pueden retrasar la concepción, de modo que es importante que descanse y se relaje bastante si está intentando concebir. El ejercicio también es una parte esencial del cuidado previo a la concepción y durante el embarazo. Una actividad física moderada no sólo contribuye a tener un buen estado de salud sino que además libera tensión y estrés, con lo que nos ayuda a mantener el nivel de hormonas y a que el ciclo menstrual funcione con normalidad.

EL EJERCICIO
Hay que realizar tres o cuatro sesiones de ejercicio de aproximadamente 30 minutos cada semana. Dar paseo al aire libre o nadar son buenas opciones para las mujeres embarazadas o que están intentando concebir, puesto que son ejercicios que se pueden llevar a cabo durante un periodo prolongado sin causar un cansancio excesivo. Sea cual sea la actividad que elija, debe intentar no acabar agotada. Es mejor combinar el programa de ejercicio con una dieta saludable y beber mucha agua.

DORMIR
El número de horas que uno necesita dormir varía dependiendo de la edad, la salud y la constitución de cada persona. La mayoría de los adultos necesitan entre ocho y diez horas de sueño para poder descansar. Dormir con regularidad y obtener un descanso de calidad es una necesidad obligatorio para poder disfrutar de una buena salud. Mientras dormimos la presión arterial disminuye. Los sistemas de reparación del cuerpo trabajan con más rapidez y

> **66** El ejercicio libera tensión y estrés, con lo que nos ayuda a mantener el nivel de hormonas y a que el ciclo menstrual funcione con normalidad. **99**

eficacia, de modo que cuando dormimos reparamos los daños. Además, los sistemas naturales de eliminación del cuerpo (el hígado, los riñones y el sistema circulatorio) pueden realizar su trabajo sin tener que procesar las toxinas adicionales del aire que respiramos o de la comida que comemos.

Para asegurarse un buen descanso por la noche puede hacer lo siguiente:
- Establecer una buena rutina de descanso. Se trata de irse a la cama y despertarse aproximadamente a la misma hora cada día, incluso cuando ha tenido una mala noche.
- Cenar al menos tres horas antes de irse a la cama. Puede tomar algo ligero antes de acostarse si es necesario.
- Evitar el consumo de sustancias estimulantes por la noche, como el té, el café, el alcohol o la nicotina. Tomarse una bebida a base de leche antes de acostarse puede ayudarle a conciliar el sueño.
- Hay que asegurarse de que el dormitorio está bien ventilado, debe abrir un poco la ventana por la noche.
- Retirar cualquier desorden que haya de la rutina diaria en el dormitorio, como el ordenador portátil, periódicos o papeles del trabajo y apagar la televisión. Si no puede sacar todos estos elementos del cuarto siempre puede cubrirlos con el cubrecama.
- Asegurarse de que la cama ofrece un buen soporte sin ser demasiado dura.
- Evitar mantener discusiones acaloradas antes de irse a la cama, es mejor dejarlas para el día siguiente.
- Si no puede dormir es mejor que se levante y vaya a otra habitación. Vuelva a intentar dormirse al cabo de unos minutos o cuando empiece a notar que tiene sueño.

CONSEGUIR PAZ MENTAL
Relajarse y conseguir paz mental son partes importantes del cuidado previo a la concepción. Algunos psicólogos afirman que existen tres elementos básicos de la felicidad: tener una buena relación, tener algo que hacer y tener algo que esperar. Estos son tres objetivos importantes por los que esforzarse, pero, sean cual sean las circunstancias, usted es capaz de desarrollar una actitud relajada.

Uno de los pasos hacia la paz mental es pensar en los problemas, las preocupaciones y dilemas que tienen en estos

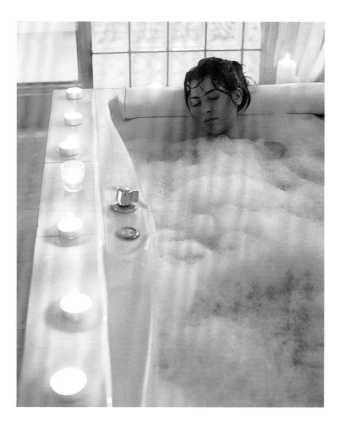

Relajarse es un aspecto importante a la hora de mejorar la fertilidad. Un baño de aromaterapia, con velas, puede ser un modo maravilloso de liberar las tensiones del día.

momentos. Si siente ansiedad sobre cualquier aspecto de su vida, es mejor que se siente y escriba una lista con los problemas que le preocupan. Ordene esos problemas en categorías: prácticos, financieros, emocionales, familiares, etc.

Ahora debe pensar en cómo puede hacer frente a esas preocupaciones. Los problemas molestos a largo plazo pueden resultar destructivos y agotadores: es mucho mejor solucionarlos mientras sea posible, o al menos intentarlo y adoptar una actitud más relajada en relación a los mismos. Si se siente superada/o por un problema en concreto, es posible que valga la pena pedir ayuda un terapeuta o asesor.

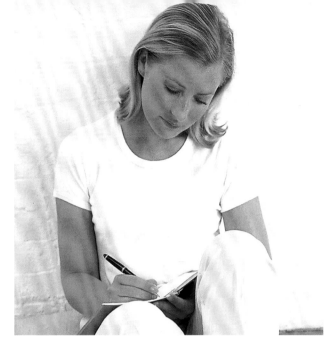

Hay que evaluar las prioridades y tomar medidas para encargarse de los problemas de acuerdo con su importancia. También es bueno hacer una lista de problemas para saber si es necesario pedir ayuda para resolverlos.

CONTROLAR EL ESTRÉS

Todo el mundo sufre estrés en su vida. Sin embargo, es posible calcular su nivel de estrés, tal y como se muestra a continuación con la prueba diseñada por Holmes y Rahe en 1967.

SITUACIÓN	PUNTUACIÓN
☐ Muerte del cónyuge	100
☐ Divorcio	73
☐ Separación matrimonial	65
☐ Temporada en prisión	63
☐ Muerte de un familiar cercano	63
☐ Lesión o enfermedad	53
☐ Matrimonio	50
☐ Pérdida del empleo	47
☐ Reconciliación matrimonial	45
☐ Jubilación	45
☐ Cambios en la salud de un familiar	44
☐ Embarazo	40
☐ Dificultades sexuales	39
☐ Un nuevo miembro de la familia	39
☐ Reajuste en la empresa	39
☐ Cambios en el estado financiero	38
☐ Muerte de un amigo cercano	37
☐ Cambio a un tipo de trabajo diferente	36
☐ Más o menos discusiones de pareja	35
☐ Firmar una hipoteca o un préstamo importante	31
☐ Ejecución de la hipoteca o del préstamo	30
☐ Cambios en las responsabilidades del trabajo	29
☐ Un hijo o hija se va de casa	29
☐ Problemas con la familia política	29
☐ Logros personales extraordinarios	28
☐ El cónyuge empieza o deja de trabajar	26
☐ Empezar o terminar los estudios	26
☐ Cambios en las condiciones de vida	25
☐ Cambios en los hábitos personales	24
☐ Problemas con el jefe	23
☐ Cambio en el horario o en las condiciones laborales	20

Tiene que marcar las casillas de todas las situaciones que haya experimentado el año pasado, luego hay que sumar el total de puntos. Esto le ofrecerá un indicio de la fuente y del nivel de estrés que sufre en su vida.

SITUACIÓN	PUNTUACIÓN
☐ Cambio de residencia	20
☐ Cambio de escuela	20
☐ Cambios en los hábitos de recreo	19
☐ Cambios en las actividades de la iglesia	19
☐ Cambios en las actividades sociales	18
☐ Firmar una hipoteca/ crédito de poca cantidad	17
☐ Cambios en los hábitos de sueño	16
☐ Más o menos reuniones familiares	15
☐ Cambios en los hábitos de alimentación	15
☐ Vacaciones	13
☐ Navidades	12
☐ Infracción leve de la ley	11

PUNTUACIÓN TOTAL

Para evaluar su nivel de estrés tiene que sumar la puntuación de cada una de las situaciones que ha experimentado en su vida. Si el total es inferior a 150, su nivel es normal. Si el total está entre 150-299, ha sufrido más experiencias estresantes que la media de las personas. Un alto nivel de estrés puede reducir sus posibilidades de concebir y puede suponer un riesgo para la persona de desarrollar una enfermedad relacionada con el estrés. Una puntuación de 300 o más puntos es muy elevada y el riesgo de desarrollar una enfermedad es mayor de lo normal.

Si su nivel de estrés es elevado, o si siente ansiedad o angustia, debe dedicar tiempo cada día para liberar la tensión y relajarse. Hay varias formas de hacerlo, lo que es importante es encontrar una que se adapte a usted. Por ejemplo, es posible que necesite hacer más ejercicio, puede ir a clase de yoga o meditación o sencillamente puede reservarse un poco de tiempo personal cada día.

Estiramientos de yoga previos a la concepción

Muchos médicos recomiendan la práctica de ejercicios de yoga, como los que aquí se explican, como un método eficaz para relajarse, que además le ayudarán a concebir. Estos ejercicios también aumentan el flujo sanguíneo (y con esto, el suministro de oxígeno y de nutrientes, además de que agiliza la eliminación de los productos de desechos acumulados, que pueden ocasionar desequi-

librios), incrementan la flexibilidad y la fuerza en las zonas fundamentales para la concepción, el embarazo y el parto, la zona pélvica, las caderas, el abdomen y la columna. Muchos instructores de yoga creen que este enfoque hace que la energía fluya libremente por todo el cuerpo de un modo que hace que esté más preparada para la concepción.

Nos concentramos en los movimientos de la zona de la pelvis

Estos movimientos relajantes incrementan el flujo sanguíneo y la flexibilidad y hacen que tomemos conciencia de la zona de la pelvis.

Puede sentir cómo se abre a una nueva energía curativa y deja que se libere la tensión.

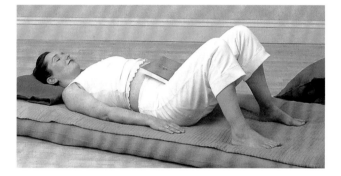

1 Hay que tumbarse boca arriba en el suelo con un libro y tres cojines colocados detrás. Se coloca uno de los cojines bajo la cabeza y se contrae el mentón para alargar el cuello. Se doblan las rodillas y se coloca la planta de los pies en el suelo separados lo equivalente a las caderas. Se coloca el libro sobre la zona inferior del abdomen, de modo que esté en equilibrio entre la cadera y el hueso púbico. Se colocan los brazos en el suelo a lo largo del cuerpo, con las palmas hacia el suelo. A medida que inspire, debe presionar con las manos y arquear la parte inferior de la espalda para que el ombligo y los huesos de la cadera se eleven al mismo tiempo que la pelvis (y el libro) se inclina hacia los pies.

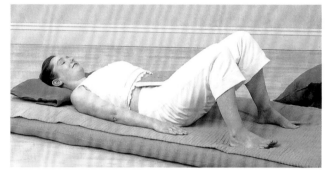

2 Mientras espira el aire debe empujar con suavidad el ombligo en dirección a la columna y presionar con las manos para elevar ligeramente del suelo el hueso que usamos para sentarnos (cóccix). Con este movimiento, la pelvis (y el libro) se inclinan hacia atrás, en dirección a la cabeza. Debe mantener la cintura apoyada contra el suelo y mover únicamente la parte inferior de la columna. Tiene que repetir estos dos movimientos varias veces. Mientras lo esté haciendo, debe tomar conciencia de su cuerpo. Esto le ayudará a realizar los movimientos con concentración. Debe respirar con naturalidad a medida que lleva a cabo el ejercicio, no debe contener la respiración.

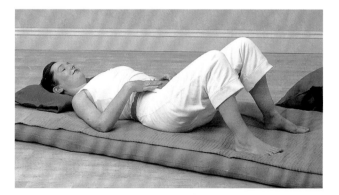

3 Ahora debe colocar las manos, en una pose relajada, sobre el libro. Respire profundamente, tomando conciencia de la zona de la pelvis. Sienta los movimientos del libro sobre la pelvis a medida que va inspirando y espirando el aire durante varios minutos.

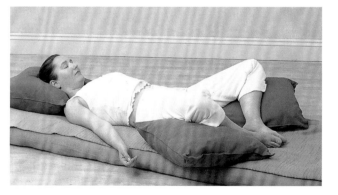

4 Retire el libro y coloque las plantas de los pies juntas, de modo que las rodillas caigan a los laterales. Para apoyarlas debe colocar los cojines restantes debajo. Coloque las manos, con las palmas hacia arriba, en un gesto de apertura y absoluta rendición. Debe relajarse durante varios minutos.

Mejorar la flexibilidad y el tono muscular en la parte inferior del cuerpo

Estos tres ejercicios sencillos mejoran la flexibilidad en la columna y las caderas y refuerzan los músculos abdominales. Al principio es mejor que se ejercite con cuidado, la fuerza y la flexibilidad irán mejorando con la práctica. Después de realizar los ejercicios debe relajarse y sentir su efecto en los músculos y la respiración. Mantenga el cóccix apoyado contra el suelo todo el tiempo.

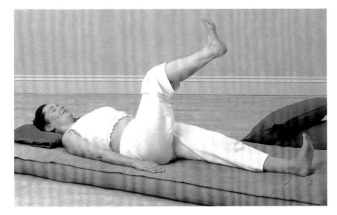

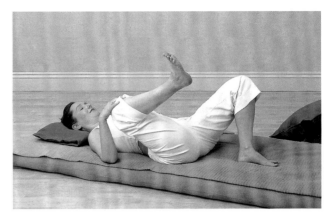

1 Hay que tumbarse boca arriba en el suelo con un cojín debajo de la cabeza y los brazos, con las palmas de las manos hacia abajo, colocados a lo largo del cuerpo. Tiene que doblar la pierna derecha, manteniendo la pierna izquierda estirada con el tobillo flexionado. Debe hacer amplios movimientos circulares con la pierna derecha hasta que se sienta cansada. Luego tiene que descansar unos minutos, estirando las dos piernas, concentrándose en los músculos del lateral derecho de la parte inferior del abdomen. Hay que repetir el mismo número de círculos con la pierna izquierda y luego debe descansar de nuevo.

2 Tiene que doblar la rodilla izquierda y colocar el pie izquierdo firmemente contra el suelo, entonces sujete la rodilla derecha con las manos y mueva la pierna derecha haciendo círculos partiendo desde la cadera. Este movimiento libera cualquier tensión en la zona de la ingle y en la articulación de la cadera. Tiene que seguir respirando de forma natural y trabajar con cuidado, especialmente si nota rigidez en la zona. No importa si los movimientos son muy pequeños, dado que la flexibilidad irá incrementando poco a poco. Luego debe descansar y hay que repetir estos movimientos con la otra pierna.

3 Ahora tiene que trabajar con las dos rodillas y la respiración. Inspire mientras lleva las rodillas a los laterales. Espire y junte las rodillas, acercándolas al pecho para así poder estirar la zona inferior de la espalda. De nuevo, tiene que trabajar con cuidado e ir aumentando la capacidad poco a poco. En el yoga, siempre hay que trabajar con el cuerpo, sin forzar posturas incomodas. Debe repetir el ejercicio varias veces y luego descansar.

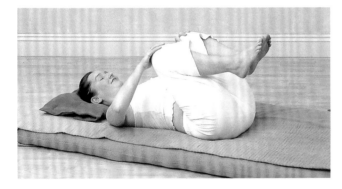

El giro en el suelo

Es un ejercicio sencillo pero poderoso en el que el cuerpo se gira, se abre y relaja los hombros y las caderas.

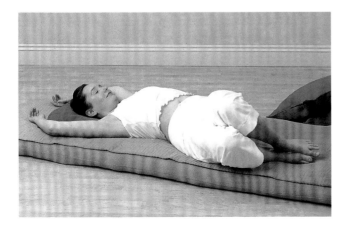

Esto, a su vez, ayuda a aportar flexibilidad a toda la columna, creando un espacio entre las vértebras.

Tiene que tumbarse, elevar los brazos, doblarlos por la zona de los codos y colocarlos en el suelo, por encima de la cabeza o a su lado. Esta postura abre y eleva la zona del pecho. Tiene que doblar las rodillas y colocar los pies juntos en el suelo. Inspire. Mientras espira, debe bajar las dos rodillas hacia la derecha, asegurándose de que las mantiene juntas. El objetivo es colocar la rodilla derecha sobre el suelo sin dejar que el codo izquierdo se levante, pero sólo debe llegar hasta el punto en el que se encuentre cómoda, sin forzar. Cuando inspire de nuevo, tiene que elevar las rodillas hasta el centro, sin separarlas. Al espirar, baje las rodillas de nuevo sólo que a la izquierda y vuelva a elevarlas hacia el centro cuando inspire. Repita este ejercicio varias veces, luego descanse y relaje el cuerpo durante unos minutos.

Preguntas y respuestas frecuentes

P: Tuve un aborto voluntario a los 17 años, ahora tengo 29, estoy casada y me gustaría tener mi primer hijo. Pero me preocupa que no sea capaz de concebir por culpa de ese aborto.

R: No tiene por qué preocuparse, muchas mujeres se someten a intervenciones para abortar de forma voluntaria, incluso a más de una, y luego tienen bebés sanos años más tarde. El mejor consejo es que siga adelante y empiece a intentar quedarse embarazada, aunque también puede consultar con su médico de familia, al que debe explicarle su caso concreto.

P: He tenido afta y otra serie de infecciones en el pasado y me pregunto si esto puede influir negativamente sobre mis opciones de concebir.

R: Muchas mujeres sufren este tipo de infecciones con frecuencia y no existe una razón por la que este problema pueda impedir la concepción. Sin embargo, se recomienda que cualquier mujer que quiere concebir acuda antes a una revisión ginecológica. Tiene que explicar sus circunstancias al médico y asegurarse de que le realizan todas las pruebas, especialmente la de la *Clamydia* que a menudo no presenta síntomas pero que suele causar infertilidad.

P: He sufrido dos abortos al inicio del embarazo. Estoy intentando concebir de nuevo ¿Es posible que me pase otra vez lo mismo?

R: Sufrir un aborto es una experiencia muy dolorosa y no es de extrañar que tenga dudas antes de intentar concebir de nuevo. Sin embargo, puede resultarle alentador saber que es bastante común tener dos abortos seguidos, sólo corre un riesgo ligeramente mayor que el resto de mujeres a sufrir otro aborto. Los médicos no consideran que exista un problema hasta que una mujer ha sufrido tres abortos sucesivos.

Lo mejor es que busque apoyo antes y después de concebir. Si va a utilizar terapias naturistas, debe elegir un especialista con experiencia en mujeres embarazadas.

P: ¿Cómo puedo saber si en mi caso se dan algunos de los factores de riesgo para el embarazo?

R: La mayoría de los factores de riesgo causan síntomas poco comunes. Si nota cualquier cosa preocupante debe consultar con el médico de familia para así poder identificar y tratar cualquier posible problema.

Sin embargo, algunas enfermedades apenas tienen síntomas, incluso no tienen ninguno aparente. Entre éstas se incluyen el fibroma y el cáncer de ovario. Si sabe que algún miembro de su familia ha sufrido estas enfermedades debe decírselo al médico, para que éste pueda remitir su caso a un especialista antes de que se quede embarazada.

P: Estamos siempre tan ocupados que a menudo estamos demasiado cansados como para hacer el amor, pero estoy desesperada por tener un bebé.

R: Pues debe dejar algo, consulte su rutina diaria y su horario, así como el de su pareja, y decida qué puede dejar para otro momento, para poder sacar un poco de tiempo para los dos. No deje esto para más adelante, si tuviera cualquier tipo de problema a la hora de concebir, podría necesitar algunos (o bastantes) meses para solucionar ese contratiempo.

Le puede resultar útil hacer una lista de las cosas que tiene pendientes de acuerdo con su prioridad. Una vez hecho esto, debe decidir si puede dejar sin hacer alguna de las cosas de las lista. Piense si hay algo que pueda encargarle a otras personas y, de ser así, no dude en hacerlo. Luego, debe organizar un nuevo horario razonable que le permita descansar.

P: Queremos crear una familia pero me entra miedo cuando leo sobre todo lo que puede salir mal.

R: Tiene que recordar que el 97% de todos los embarazos dan como resultado un parto seguro y un bebé normal y sano. Gracias a todos los cuidados previos al parto que existen en la actualidad (que son una muestra del gran avance del cuidado preventivo de la salud), es posible detectar y solucionar cualquier problema. Realmente no tiene motivos para preocuparse. Crear una familia es una de las mayores aventuras de la vida.

P: Queremos crear una familia pero me da miedo el dolor del parto

R: Existe una amplia gama de opciones para aliviar el dolor durante el momento del parto y al dar a luz. Puede decir a los responsables de su cuidado que quiere la opción que alivie al máximo el dolor y debe asegurarse de que esto conste en el plan que el hospital prepare para su parto. También puede plantearse la posibilidad de dar a luz en el agua, que reduce el dolor. Llegados a este punto, es una buena idea que le confíe sus miedos a su pareja y quizás también a un amigo o familiar.

Puede tratar el tema con las personas que quiera que la acompañen en el parto. Por ejemplo, puede hablar con su pareja, su madre, hermana o una buena amiga. Puede pedirle a un especialista en acupuntura o hipnosis que la acompañe en el parto junto con, o en lugar de, su pareja o familiar. También podría ser una buena idea si su pareja le acompaña a las revisiones médicas y, por supuesto, a las clases pre-parto (de paternidad).

Sobre el tema de tener miedo al dolor y la incomodidad del parto, existe otro motivo para que tome la decisión de tener hijos cuanto antes y no dejarlo para más tarde. La razón es que cuanto más joven sea la futura madre, más fácil le resultará dar a luz. A medida que pasan los años, los niveles de energía se reducen y los músculos y articulaciones se debilitan y pierden flexibilidad.

P: He leído que practicar Pilates y yoga es especialmente útil a la hora de concebir y durante el embarazo. ¿Cuál es el motivo?

R: Pilates es un sistema de ejercicio de condicionamiento físico que se centra en rutinas de poco impacto y en la relajación. Básicamente, consiste en una serie de movimientos controlados que se llevan a cabo dentro del marco del cuerpo para que así ninguno de dichos movimientos nos aleje del centro de nuestro cuerpo. El yoga, además, nos enseña a centrar nuestra atención, a encontrar el equilibrio y el "centro" del cuerpo y la mente. Las rutinas relajantes de Pilates y yoga son especialmente útiles para liberar estrés, lo que es fundamental durante el embarazo y cuando una mujer trata de concebir.

Si quiere practicar Pilates o yoga cuando esté embarazada es importante que empiece antes de la concepción y así podrá aumentar su fuerza, flexibilidad y la conciencia que tenemos de nuestro propio cuerpo. Los expertos afirman que no debe empezar a practicar Pilates, yoga o cualquier otro tipo de ejercicio nuevo durante los tres primeros meses. Sin embargo, si ya tiene una rutina establecida puede seguir con ella siempre que modifique determinadas posturas, un instructor especializado de yoga o Pilates debe aconsejarle sobre cómo hacerlo.

Pilates y yoga también incrementan la circulación del bebé que se está desarrollando en lugar de desviar la sangre que le llega, como hacen otros tipos de ejercicios. Desarrollan la fuerza total de los músculos y la flexibilidad. Esto le ayudará a prevenir el dolor de la parte inferior de la espalda durante el embarazo y también a mejora el equilibrio. Puesto que estos dos ejercicios muestran cómo hay que relajarse y nos enseñan a respirar profunda y regularmente, el parto suele resultar más sencillo. Este tipo de ejercicios también pueden reforzar los músculos del abdomen, con lo que resultará más fácil recuperarse del parto y volver a tener la forma física previa al embarazo.

Practicar Pilates y yoga puede ser más beneficioso todavía para las mujeres con problemas de sobrepeso, que pueden empezar así a realizar ejercicio. Al mejorar la fuerza y flexibilidad de los músculos, les resultará más fácil progresar hasta la práctica regular de deportes como la natación o caminar.

Retrasos en la concepción

> " La ayuda profesional a menudo resuelve el problema, con lo que es posible llevar a buen término el embarazo. "

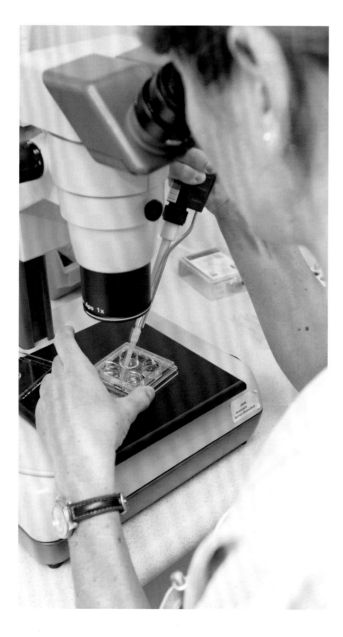

Si usted y su pareja están experimentando un retraso a la hora de concebir, debe recordar, en primer lugar y sobre todo, que esto no es extraño. Si el retraso es especialmente prolongado, la ayuda profesional a menudo resuelve el problema, con lo que es posible llevar a buen término el embarazo.

Muchas personas piensan de inmediato en la FIV (fecundación *in vitro*) como la solución al problema de la infertilidad, pero este es el último recurso al que acudir y tiene una tasa de éxito reducida. La infertilidad puede ser causada por todo tipo de distintos problemas, que se explicarán en las siguientes páginas, y muchos de los cuales se pueden resolver con soluciones relativamente sencillas.

El primer paso es que tanto usted como su pareja consulten con el médico de familia. Mientras tanto, las opciones de que se quede embarazada incrementan si los dos hacen todo lo posible por mejorar su forma física. Esto supone dejar de fumar, reducir el consumo de alcohol, comer de forma sana y practicar deporte. Tiene que darle prioridad a la relajación.

Puede ser difícil mantener una actitud feliz y equilibrada acerca de la vida mientras intenta hacer frente a los sentimientos ocasionados por el retraso a la hora de concebir. Sin embargo, hay que hacer

Se pueden realizar todo tipos de pruebas e investigaciones para comprender las causas de la infertilidad, de modo que no hay motivo por el que preocuparse sin necesidad. Lo que hay que hacer es buscar asesoramiento médico.

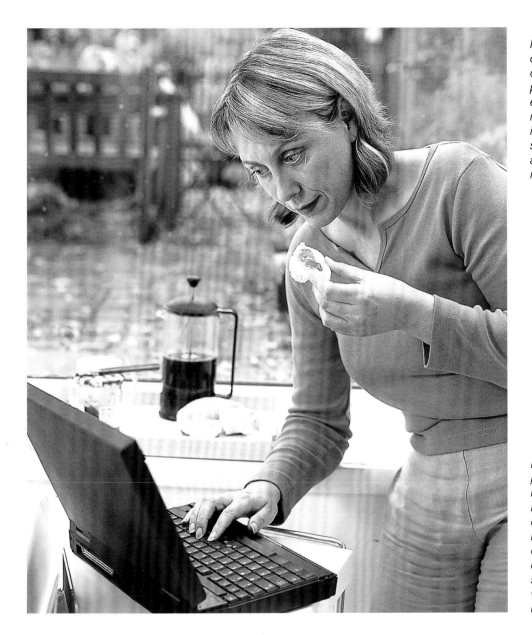

todo lo que se pueda para relajarse y divertirse con su pareja, centrándose en aquellas cosas de las que normalmente disfrutan cuando están juntos. Puede elegir las actividades que más le gustan fuera de casa, para así intentar no centrar su atención únicamente en el hecho de tener que concebir.

Aproximadamente, un tercio de todos los problemas de infertilidad tienen su origen en el sistema reproductor de la mujer, un tercio en el sistema del hombre y otro tercio no tiene explicación aparente. Una vez que se ha identificado el problema, la solución puede ser una intervención relativamente sencilla. Incluso la infertilidad sin causa aparente puede resolverse tras un periodo de tiempo, sin que exista para ello una causa que lo explique. Son muchas las buenas razones por las que no se debe nunca perder la esperanza.

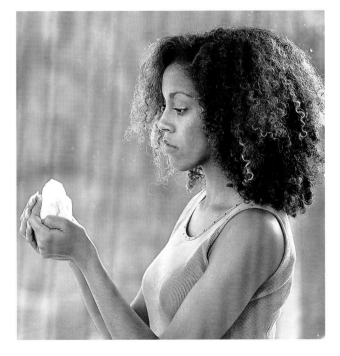

Problemas para concebir

Muchas parejas empiezan a preocuparse si no logran concebir al cabo de pasar dos o tres meses intentando tener un hijo. Sin embargo, sufrir un retraso a la hora de concebir es muy común y con frecuencia no hay ningún motivo por el que la pareja deba sentir ansiedad.

Los meses durante los que una pareja intenta concebir pueden ser muy estresantes para los dos. Resulta demasiado fácil dejar que el deseo de tener un bebé ocupe todos los pensamientos y que la preocupación vaya en aumento si la concepción no se produce tan pronto como se quisiera. Desgraciadamente, la ansiedad es parte del problema y retrasará aún más el momento en el que la mujer se quede embarazada.

BUSCAR AYUDA MÉDICA

Es recomendable que consulte con el médico de familia si ha mantenido relaciones sexuales de manera regular y sin protección durante un periodo de un año o más tiempo pero no se ha quedado embarazada. El médico puede comprobar que esta haciendo el amor en el momento adecuado y le hará algunas preguntas sobre su estado general de salud y su estilo de vida, es especial, si fuma o consume mucho alcohol. El médico puede pedir una serie de pruebas preliminares para descartar algunas de las causas obvias de la infertilidad.

Si estas pruebas no le proporcionan respuestas puede pedir que envíen su caso a un ginecólogo especialista. Es muy importante que los dos acudan a la consulta, puesto que el problema puede ser de cualquiera de los dos o, a veces, de ambos. En un tercio de los casos, el fallo o retraso a la hora de concebir se debe a un problema con el sistema reproductor de la mujer, en otro tercio se debe a un problema con el sistema reproductor del hombre y en el tercio restante el problema es de los dos o sencillamente no se ha podido identificar la causa. Un ginecólogo preparará un historial médico detallado y comprobará los factores relacionados con el estilo de vida que puedan ser el motivo por el que se retrasa la concepción. Se realizarán varias pruebas, análisis de sangre de los dos y análisis del semen del hombre. También es muy probable que se realicen pruebas para comprobar el estado de los órganos reproductivos de

> **Sufrir un retraso a la hora de concebir es muy común y con frecuencia no hay ningún motivo por el que la pareja deba sentir ansiedad.**

la pareja, en busca de posibles daños, obstrucciones o cualquier otro problema.

Estas pruebas pueden ser invasivas y llevan tiempo. Sin embargo, estas pruebas y posteriores tratamientos pueden dar resultado: hasta un 40% de las parejas que buscan ayuda de un especialista logran concebir en un plazo de dos años. En las siguientes páginas se tratarán las principales causas de la infertilidad, junto con los tratamientos.

SUFRIR UN ABORTO

En algunos casos, la mujer puede que se haya quedado embarazada y luego haya sufrido un aborto sin darse cuenta. Una alta proporción de abortos tiene lugar durante los dos primeros meses de embarazo y, a menudo, la mujer ni siquiera sabe que está embarazada. La pérdida de un bebé debida a un aborto temprano es mucho más común de lo que la mayoría de las personas creen y puede ser la causa de lo que muchos consideran como un retraso en la concepción. Prácticamente la mitad de las veces que una pareja logra concebir sin retraso suelen terminar en aborto.

Las señales de aviso ante un posible aborto incluyen sangrar por la vagina, sufrir calambres abdominales y dolor de espalda, síntomas similares a los que las mujeres experimentan durante la menstruación. Otro síntoma puede ser vomitar en exceso. Una vez que ha empezado a sufrir un aborto apenas se puede hacer algo para detenerlo. Sin embargo, es importante que pida ayuda médica de inmediato porque corre el riesgo de padecer una infección u otras complicaciones.

INVESTIGAR LAS CAUSAS DEL ABORTO

Sufrir un aborto puede ser una experiencia muy traumática. Para algunas mujeres es tan angustioso como el dolor que se siente ante la muerte de un ser querido, incluso si pierde al niño al inicio del embarazo. Puede servir de consuelo saber que sufrir un aborto, especialmente durante los primeros meses, es muy común. Eso no quiere decir que exista algo que esté inherentemente mal en usted o que vaya a sufrir otro aborto la próxima vez que se quede embarazada. La gran mayoría de las mujeres que han sufrido un aborto luego tienen embarazos sin problemas. Por este motivo, el que una mujer haya tenido uno o incluso dos abortos durante los primeros meses de embarazo no se considera motivo suficiente como para realizar más pruebas médicas.

Las pruebas normalmente se realizan si la mujer ha tenido más abortos sucesivos, tres o más, sin haber sido capaz de tener un embarazo libre de problemas entre aborto y aborto. Después de sufrir tres abortos es recomendable consultar con un especialista. Si sufre un aborto cuando el

TRABAJAR JUNTOS
Intentar tener un hijo puede suponer muchos momentos tanto de esperanza como de decepción. Es difícil hacer frente a un problema concreto relacionado con la concepción, pero también resulta duro soportar la imposibilidad de concebir cuando es imposible identificar la causa de la infertilidad. Es muy importante que los dos encuentren un modo gracias al que sean capaces de relajarse y traten de disfrutar plenamente de su relación, para que el intento de ser padres no termine por ser una experiencia negativa e infeliz.

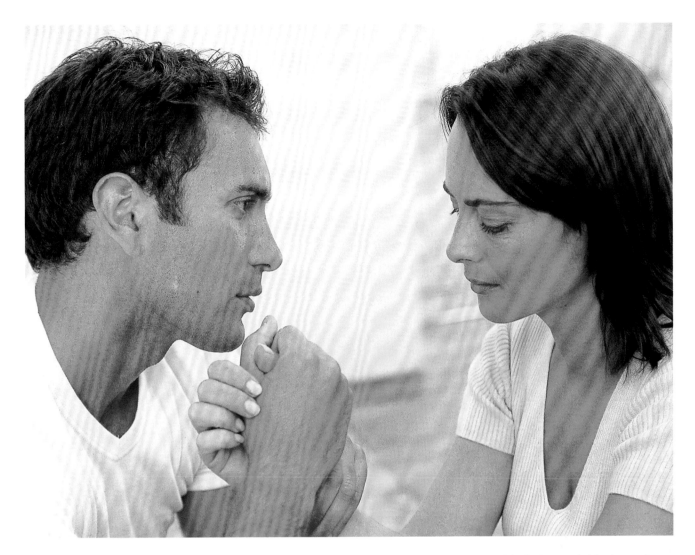

embarazo ya está avanzado, ya han pasado 14 semanas, su caso debe ser estudiado por un especialista.

El médico de familia puede enviar su caso a un ginecólogo si ha sufrido vario abortos. En algunos casos, las parejas acuden a consultas de asesoramiento genético. Este tipo de consulta puede determinar el nivel de riesgo de los futuros embarazos de la pareja y ayudar a la hora de buscar las mejores soluciones a los problemas.

¿POR QUÉ SE PRODUCE UN ABORTO?

Los médicos no están seguros de cuál es la razón de que tantos embarazos terminen en aborto y determinar la causa de un aborto puede ser muy complicado o incluso imposible. Entre algunas de las causas de un aborto al inicio del embarazo se incluyen:

- Una malformación de tipo grave en el bebé. Se cree que aproximadamente tres de cada cinco abortos al inicio del embarazo están relacionados con la malformación del feto.
- La madre ha contraído rubéola, listeriosis o clamidia durante el embarazo.
- La imposibilidad de que el óvulo fecundado se implante con éxito en las paredes del útero.
- La madre tiene un nivel bajo de progesterona, que es necesaria para llevar a buen término el embarazo.

Los abortos que se producen una vez que el embarazo ya está más adelantado (después de 14 semanas) pueden ser el resultado de una serie de situaciones o condiciones diversas entre las que se encuentran:

- Una condición fuera de lo normal en el útero, por ejemplo un fibroma de gran tamaño.

Cuando no se logra concebir de forma rápida, la pareja puede pasar momentos de ansiedad, especialmente si han dejado que pasen varios años antes de intentar tener hijos. Es esencial que se apoyen el uno al otro.

- El cuello del útero es débil (cuello uterino incompetente). Este problema hace que el cuello uterino se dilate en lugar de permanecer cerrado durante el embarazo.
- Determinadas pruebas previas al parto, como, por ejemplo, la amniocentesis, implican cierto riesgo de provocar un aborto en uno de cada 200 casos.
- La madre sufre de enfermedades como la diabetes, epilepsia, asma, enfermedad renal o hipertensión arterial.

Los abortos son más comunes entre las mujeres muy jóvenes y las que ya han cumplido más de 35 años. Muchas personas consideran que las lesiones de tipo menor o los estados de nerviosismo o ansiedad pueden ocasionar un aborto. Sin embargo, no existen pruebas médicas que corroboren esta creencia.

LOS PROBLEMAS DE REPRODUCCIÓN DE LA MUJER

Las enfermedades y problemas que se detallan a continuación incluyen algunas de las principales causas de la infertilidad femenina. Sin embargo, eso no significa que una mujer que padezca cualquiera de estas enfermedades tenga que tener necesariamente problemas de infertilidad. Por ejemplo, algunas mujeres con fibromas pequeños pueden tener embarazos sin complicaciones, ni tratamientos especiales. Recibir tratamiento es una opción en el caso de la mayoría de estas enfermedades.

Ovarios poliquísticos

Este es un problema común en el que se forman pequeños quistes en los ovarios. El síndrome de ovarios poliquísticos afecta a una de cada diez mujeres. Algunas de las cuales tendrán una serie de problemas relacionados con las hormonas, incluyendo la infertilidad.

Las mujeres con ovarios poliquísticos pueden no presentar síntomas, por lo que sólo averiguan que tienen este problema cuando se realizan las pruebas de fertilidad. Sin embargo, entre los posibles síntomas se incluyen los siguientes:

- Obesidad.
- Crecimiento excesivo del vello en la cara o en el cuerpo.
- Acné.
- Una menstruación que no es regular, frecuente o incluso no tener la regla.
- Calvicie propia de los hombres (es decir, la forma en la que se pierde el cabello es la que se suele dar en los hombres, primero pierden cabello alrededor de la zona de la sien y luego en la coronilla, donde la zona en la que se cae el cabello cada vez es más amplia).

A menudo, se utilizan tratamientos con fármacos para inducir la ovulación en las mujeres que tienen ovarios poliquísticos. Por otra parte, los quistes se pueden tratar cauterizándolos con una aguja. Este procedimiento intervencionista se realiza mediante una laparoscopia, en la que se introduce un tubo de fibra óptica en la zona de la pelvis a través de una incisión que se realiza justo por debajo del ombligo. Esto le permite al médico examinar los órganos reproductores de la mujer, tomar muestras y llevar a cabo una intervención de carácter menor. Se suele utilizar anestesia general.

Endometriosis

Una de cada diez mujeres que tienen que someterse a las pruebas de fertilidad tiene endometriosis, lo que hace que esta sea una de las principales causas de infertilidad. Cuando una mujer tiene esta enfermedad, células similares a las de las paredes del útero (el endometrio) se encuentran fuera de esta zona. Estás células crecen en cualquier parte de la zona de la pelvis, por ejemplo, en los ovarios, en las trompas de Falopio, la vejiga, el útero, los intestinos, el peritoneo o en las paredes que recubren la pelvis.

Estas células endometriales perdidas responden a los cambios naturales en los niveles de las hormonas del mismo modo que las células que se encuentran dentro del útero. Es decir, que aumentan en número durante parte del mes y luego se eliminan con el recubrimiento de las paredes (el periodo). Sin embargo, puesto que estas células están atrapadas dentro de la zona de la pelvis, no pueden ser eliminadas por el cuerpo. En su lugar, se inflaman y ocasionan adherencias, que pueden hacer que un órgano termine pegado a otro. También pueden inflamarse, llenándose de sangre oscura.

Muchas mujeres que tiene endometriosis creen que sencillamente su menstruación es dolorosa, con lo que la enferme-

ENDOMETRIOSIS

Si sufre graves dolores de espalda, dolor abdominal o fuertes calambres durante la menstruación, debe pedirle al médico de familia que le remita a un especialista para que le realicen las pruebas necesarias y diagnosticar una endometriosis. La endometriosis es cuando células similares a las que encontramos en las paredes que recubren el útero, crecen en las zonas que se muestran a continuación.

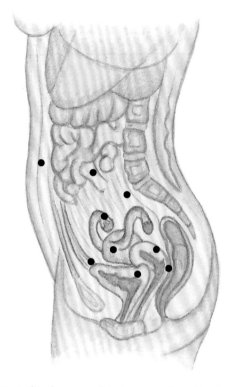

Las zonas donde es posible tener endometriosis incluyen: la pared del abdomen, los intestinos, las trompas de Falopio, los ovarios, el apéndice, el útero, el peritoneo (recubrimiento del interior del abdomen), el cuello del útero, el recto, la vejiga y la vulva.

dad a menudo pasa años sin que sea detectada, hasta que la mujer se somete a las pruebas de fertilidad. Lo síntomas de la endometriosis pueden incluir graves dolores de espalda, dolor abdominal y calambres durante el periodo, además de dolor en el momento de la ovulación, con los movimientos del intestino y durante las relaciones sexuales. La mujer puede a veces sentir náuseas y mareos. La endometriosis se puede diagnosticar si se realiza un examen a conciencia de la zona de la pelvis, mediante una laparoscopia.

Esta enfermedad se suele tratar con terapia hormonal o con una intervención quirúrgica. El procedimiento conocido como tratamiento termal de coagulación utiliza gas helio ionizado por una corriente eléctrica para secar las células endometriales. Este procedimiento ha dado buenos resultados y se puede realizar de forma rápida.

Enfermedad pelviana inflamatoria (EPI)

Una infección puede con frecuencia provocar una inflamación en el útero, las trompas de Falopio y los ovarios, esta enfermedad recibe el nombre de enfermedad pelviana inflamatoria. Esta es una causa común de infertilidad y otras complicaciones relacionadas con el embarazo. Se calcula que las mujeres que han padecido EPI corren un riesgo siete veces mayor de tener un embarazo ectópico.

Se considera que la bacteria que origina la gonorrea y la clamidia es la principal causante de la EPI, aunque también puede deberse a las bacterias que normalmente eliminamos en los intestinos o la barriga sin causar daños. La bacteria entra en el cuerpo a través de la vagina y luego avanza a través del cuello del útero hasta la cavidad de la pelvis. La infección puede deberse a una enfermedad de transmisión sexual como la clamidia, al parto, a un aborto, a un aborto voluntario o darse después de la colocación del DIU.

En algunos casos, la EPI no presenta síntomas más allá del hecho de que la mujer no es capaz de concebir. Es por esto bastante común que no se detecte hasta que la mujer se somete a las pruebas de fertilidad. Esta enfermedad a menudo se diagnóstica de forma errónea, como si fuera una endometriosis o un ataque de apendicitis porque puede provocar síntomas similares. Cuando se presentan los síntomas, estos pueden incluir dolor abdominal, agotamiento, fiebre y periodos muy dolorosos y abundantes. El dolor con frecuencia se describe como una molestia o dolor sordo que cruza la zona inferior del abdomen. En algunos casos, puede llegar a ser tan intenso que la mujer no es capaz de moverse. El tejido cicatrizado debido a la EPI puede aumentar el riesgo a sufrir infecciones continuas y puede hacer que la mujer sienta dolor al mantener relaciones sexuales.

La EPI se diagnóstica con un examen interno de la zona y gracias a la laparoscopia. Normalmente se trata con antibióticos. En los casos más graves, la mujer debe ingresar en el hospital para que le suministren los antibióticos por vía intravenosa (directamente en las venas).

El embarazo ectópico

Un embarazo ectópico es aquel que empieza a desarrollarse en una de las trompas de Falopio o, con menos frecuen-

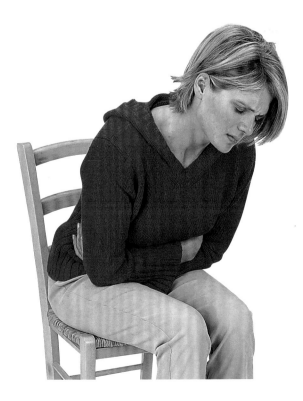

EMBARAZO ECTÓPICO

A veces un embarazo puede empezar a desarrollarse en las trompas de Falopio en lugar de en el útero. Un embarazo ectópico suele ir acompañado de dolor abdominal agudo y la mujer suele necesitar tratamiento médico de urgencia para eliminar el embarazo.

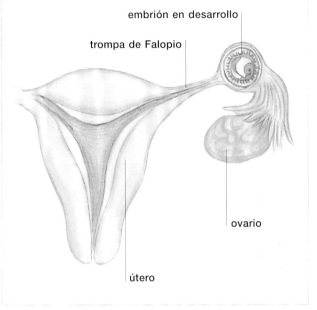

embrión en desarrollo

trompa de Falopio

ovario

útero

cia, en alguna otra zona de la cavidad abdominal, fuera del útero. Este tipo de embarazo puede ocasionar un daño permanente en la trompa que de lugar a la infertilidad de la mujer. Los médicos no saben con exactitud las razones por las que se producen embarazos ectópicos. Sin embargo, es más común que suceda si la trompa de Falopio ya estaba dañada con anterioridad por una infección, intervención quirúrgica o un embarazo ectópico previo.

Un embarazo ectópico puede ser muy grave, incluso puede suponer un riesgo para la vida y por eso la mujer debe recibir tratamiento médico de inmediato. Los síntomas incluyen dolor intenso en la zona del abdomen y sangrado vaginal. Los embarazos ectópicos a menudo se diagnostican erróneamente, como si se tratase de un ataque de apendicitis o un aborto.

Un embarazo ectópico no puede desarrollarse con normalidad. Una vez que se ha identificado el problema, es necesario someter a la paciente a una intervención para extraer el óvulo fecundado. En ocasiones es posible que sea necesario extirpar también parte de la trompa de Falopio o del ovario, aunque los médicos tratan de evitarlo. Las mujeres que han tenido un embarazo ectópico tienen un mayor riesgo de padecer otro. Sin embargo, muchas mujeres que han tenido un embarazo ectópico luego han tenido embarazos perfectamente sanos.

Muchas mujeres experimentan calambres durante la menstruación. Sin embargo, siempre hay que realizar pruebas si la mujer sufre dolor abdominal agudo. Este puede ser un síntoma de una de las varias enfermedades graves.

Pólipos y fibromas

Las diferentes formas de tumores o bultos benignos (no cancerígenos), pólipos y fibromas pueden ser los causantes de la infertilidad en las mujeres. Los médicos no saben el motivo por el que crecen.

Los pólipos tienen una cola con la que se adhieren a la membrana que forma el recubrimiento del cuello del útero o del útero. Pueden no presentar síntomas o la mujer puede eliminar por la vagina líquido manchado de sangre entre los periodos y después de mantener relaciones sexuales.

Los fibromas son bultos formados por fibras musculares que se desarrollan en la pared muscular del útero. Pueden variar en cuanto al tamaño, es posible encontrar fibromas pequeños como una piedra o tan grandes como una pelota. Los fibromas son muy comunes, una de cada cinco mujeres de más de 30 años desarrolla un fibroma. Si presenta síntomas, pueden incluir periodos de larga duración, un sangrado abundante en la menstruación, incluso en exceso y eliminando coágulos. La mujer también puede sufrir anemia por la considerable pérdida de sangre, que puede provocar fatiga, falta de aliento e incluso depresión. Otros síntomas incluyen calambres intensos, incontinencia, estreñimiento y cistitis.

Los pólipos y los fibromas se diagnostican mediante un examen interno, con un escáner de ultrasonidos o una laparoscopia. También es posible hacer una histeroscopia, en la que se inserta un instrumento de visualización por la vagina hasta llegar al interior del útero o se puede ofrece un histerosalpingograma, en el que se inyecta un medio de contraste a través del cuello del útero para que la radiografía muestren los órganos reproductores. Los pólipos y los fibromas se suelen extirpar quirúrgicamente. Se recomiendan tratamientos a base de fármacos para reducir los fibromas de mayor tamaño antes de la intervención.

Una menopausia prematura o precoz

La menopausia suele iniciarse cuando a la mujer le quedan pocos años para cumplir los cincuenta, sin embargo, algunas mujeres dejan de tener la regla mientras tienen treinta años o incluso en la veintena. Al principio, las mujeres que tienen este problema piensan que se han quedado embarazadas. Pero, además de dejar de tener el periodo, hay otros síntomas como sofocos de calor, sudores nocturnos, insomnio, sequedad vaginal, dolor al mantener relaciones sexuales, perdida de la libido, infecciones genitales y de las vías urinarias, la piel se hace más fina, las uñas se rompen con más frecuencia, dolores y molestias y problemas de incontinencia. Algunas mujeres también experimentan cambios de humor, ansiedad, irritabilidad, mala memoria y escasa concentración además de la consiguiente pérdida de confianza.

Si un médico sospecha que sufre de menopausia prematura o precoz pedirá que la mujer se haga una laparoscopia. De este modo, se examinan los ovarios con un laparoscopio (un tubo de fibra óptica), lo que le permite al médico ver si los ovarios contienen folículos con óvulos. Las mujeres que tienen menopausia prematura todavía pueden quedarse embarazadas pero sólo mediante técnicas de fecundación asistida.

Incompatibilidad

La imposibilidad de concebir puede deberse a la incompatibilidad entre el esperma del hombre y la mucosidad del cuello del útero de la mujer. En estos casos, la mucosidad contiene anticuerpos que destruyen el esperma del hombre antes de que llegue al óvulo. Es posible que sea necesario realizar una prueba post-coital, en la que se tome una muestra de fluido del cuello del útero de la mujer entre seis y treinta y seis horas después de que haya mantenido relaciones sexuales. Este problema se puede tratar con fármacos o el semen del hombre se puede inyectar dentro del útero de la mujer para evitar que entre en contacto con la mucosidad. La fecundación asistida es otra opción posible.

LA INFERTILIDAD EN EL HOMBRE

La razón por la que un hombre no es fértil es que tiene algún problema a la hora de producir esperma o para liberar los espermatozoides en la vagina de la mujer. Es muy poco frecuente que un hombre no produzca esperma, lo normal es que el problema sea que no produce suficiente cantidad o bien que los espermatozoides no son suficientemente fuertes como para llegar hasta el óvulo.

Producción anormal de esperma

El esperma puede ser defectuoso en:
- Cantidad, si hay menos de 20 millones de espermatozoides por mililitro de esperma eyaculado, en este caso se dice que tiene un recuento de espermatozoides bajo.
- Motilidad, al menos el 40% de los espermatozoides deberían moverse en una muestra sana.
- Normalidad, los espermatozoides no deben estar deformados.

Si experimenta cualquier dificultad a la hora de concebir, es recomendable analizar el semen del hombre en un microscopio para realizar un recuento de los espermatozoides, comprobar su motilidad, normalidad, si hay infección y

FIBROMAS

Son bultos formados por los músculos que crecen en la pared muscular del útero. Pueden retrasar o impedir la concepción, de modo que un diagnóstico rápido y el inmediato tratamiento son puntos fundamentales para aquellas mujeres que desean tener familia.

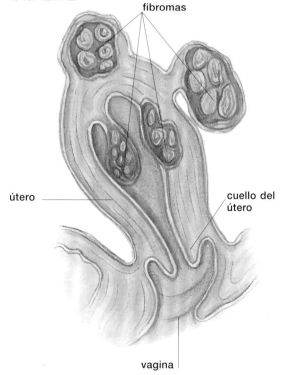

fibromas

útero

cuello del útero

vagina

anticuerpos. Hay que tomar la temperatura de los testículos con una termografía. Algunos expertos aseguran que la temperatura es un factor fundamental para la fertilidad, mientras que otros no están de acuerdo con esto.

También se realizan pruebas al hombre para comprobar si padece alguna enfermedad, como diabetes o enfermedad renal, que pueda afectar a la producción de esperma. Otras de las pruebas de fertilidad en el caso del hombre son la biopsia testicular y las radiografías testiculares, que se realizan en el caso de tener un problema genético o haber padecido durante la infancia una enfermedad como paperas, puesto que suelen tener problemas con el esperma. A menudo no se puede identificar la causa de un recuento de espermatozoides bajo y por lo tanto no es posible tratar el problema. En algunos casos, se recomienda la fecundación asistida.

Problemas a la hora de liberar el esperma

Pueden presentarse problemas que impidan que el esperma llegue a la vagina. El principal es la impotencia, pero puede tratarse de otra causa que daña las vías de reproducción del hombre, una causa debida a una enfermedad de transmisión sexual o a cualquier otro motivo.

Algunos casos de impotencia o problemas de erección se pueden tratar con fármacos como la Viagra. Si se considera que la impotencia se debe a causas de tipo psicológico se suele ofrecer asesoramiento. Sin embargo, lo más frecuente es que la impotencia masculina vaya asociada a un problema físico. Algunos de estos problemas pueden ser bastante graves, incluyendo cardiopatías, el estrechamiento de las arterias, diabetes e hipertensión arterial, de modo que es importante que el hombre que sufra impotencia acuda al médico. Si la causa de dicha impotencia no se puede tratar, una opción a tener en cuenta es la inseminación artificial.

Los daños sufridos por las vías o conductos que transportan el esperma, el epidídimo o el conducto deferente,

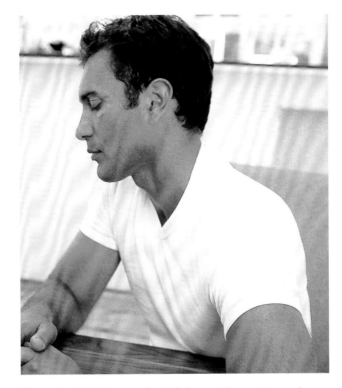

El estrés y la fatiga pueden influir negativamente en el recuento de espermatozoides de un hombre y en la calidad del esperma que produce, además de reducir su deseo de mantener relaciones sexuales.

pueden solucionarse mediante la microcirugía. En caso de vasectomía, ésta puede ser reversible. Sin embargo, las opciones del procedimiento para conseguir esto tiene una tasa de éxito relativamente baja.

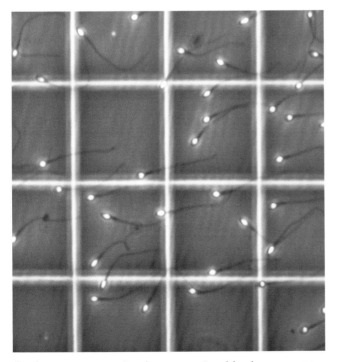

Aquí se ve una muestra de espermatozoides humanos en cantidad normal, al menos 30 millones de espermatozoides por mililitro de esperma eyaculado. Las líneas de la pantalla facilitan el recuento.

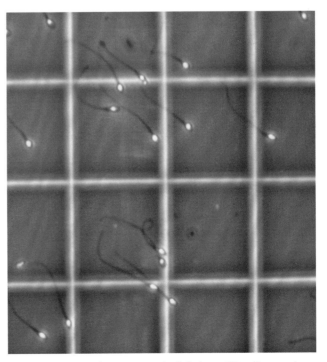

Esta muestra es de un recuento inferior a 20 millones de espermatozoides. Un recuento bajo temporal puede deberse a un consumo excesivo de alcohol, al tabaco, al estrés o a una enfermedad.

Tratamientos de fertilidad

Muchas parejas que han buscado ayuda profesional para poder concebir al final han logrado tener hijos de forma natural. Otras averiguan que la causa de la infertilidad no se puede tratar o que no puede ser explicada. En estos casos, una opción puede ser la fecundación asistida. Hay que recordar que las investigaciones sobre la infertilidad y sus tratamientos pueden llevar bastante tiempo y ser bastante invasivos. Es importante que tanto el hombre como la mujer tomen medidas para cuidarse y apoyarse mutuamente durante lo que puede ser un momento difícil.

CONSULTAR CON UN ESPECIALISTA

Hay que realizar varias pruebas antes de tomar la decisión de iniciar un tratamiento de fertilidad. El médico de familia puede llevar a cabo pruebas preliminares. Estas pruebas pueden descubrir que en realidad es un problema sencillo que el médico puede tratar. Si no es así, el médico debe remitir su caso a un especialista para que se realicen más pruebas.

El especialista querrá asegurarse de que la mujer ovula, el hombre produce esperma sano en cantidades suficientes y que el esperma y el óvulo son viables. El especialista estudiará el ciclo menstrual y de ovulación de la mujer, la salud de su sistema reproductor y su estado general de salud. Si el médico especialista sospecha que ella no está ovulando deberá pedir unos análisis de sangre para comprobar sus niveles de hormonas en intervalos regulares durante el ciclo menstrual. También es posible que se compruebe el estado de los ovarios con ultrasonidos durante las fechas en las que la mujer debería estar ovulando.

Al hombre se le suele pedir que proporcione dos o más muestras de semen, para que se analice bajo el microscopio y comprobar si hay suficientes espermatozoides y si son sanos. Si el recuento de espermatozoides es bajo, es necesario comprobar los niveles de testosterona del hombre, puesto que carecer de esta hormona influye en la producción de esperma.

Si la mujer ovula y no existe ningún problema con el esperma del hombre, el médico deberá realizar más pruebas para averiguar la razón por la que el esperma no llega a fecundar el óvulo. Se recoge una muestra de la mucosidad del cuello del útero después de que la pareja haya mantenido relaciones sexuales y se realizan pruebas sobre dicha muestra para comprobar si hay alguna incompatibilidad manifiesta. Es posible que se examine el sistema reproductor de la mujer mediante una laparoscopia para detectar cualquier obstrucción o daño que puede tener y también es habitual comprobar el estado de los órganos reproductores del hombre.

Antes de iniciar un tratamiento de fertilidad, el especialista debe estudiar su estado general de salud y su estilo de vida. Para ello, son suficientes una pruebas médicas sencillas, como las que realizaría en cualquier examen médico rutinario. Con ello, se asegura de que no existe ningún factor que pueda impedir o retrasar la concepción. A menudo, se ofrecen consejos de salud general que la pareja debería seguir antes o durante todo el tiempo que les lleve el tratamiento.

Entre estos consejos generales, recomendables para cualquier persona, se pueden encontrar los que se detallan a continuación:

Consejos de salud general para el hombre
Un especialista puede aconsejar:
- Perder peso si tiene sobrepeso.
- Dejar de fumar. Si sigue fumando durante el tratamiento de fertilidad, este será menos eficaz.
- Reducir el consumo de alcohol.
- Evitar el consumo de cafeína.
- Abstenerse de consumir drogas, por ejemplo, cannabis y cocaína, que afectan a la calidad y cantidad del esperma.
- No es recomendable practicar demasiado deporte.
- Tener una dieta sana.
- Controlar la temperatura de los testículos, una temperatura muy elevada puede influir negativamente sobre la producción de esperma.
- Reducir el estrés y descansar las horas necesarias.
- Dejar de tomar todos aquellos fármacos que no son esenciales y que puedan interferir con la producción de esperma.

En general, el hombre debe cumplir estos consejos durante unos 70 días antes de que se realice el análisis de las muestras de semen. Este es el periodo de tiempo que necesita para producir esperma.

Consejos de salud general para la mujer
Un especialista puede aconsejar:
- Perder peso si tiene sobrepeso.
- Dejar de fumar.
- Dejar de consumir alcohol por una temporada.
- Evitar el consumo de cafeína.
- Abstenerse de consumir drogas.
- Mantener una dieta sana.
- Realizar ejercicio con regularidad y moderación.
- Dormir suficientes horas y relajarse.

TRATAMIENTOS RUTINARIOS DE FERTILIDAD
En muchos casos, el problema es sencillo y se puede tratar. Entre otros, algunos de los tratamientos de fertilidad son:
- Fármacos de fertilidad para estimular la ovulación.
- Tratamientos hormonales para estimular la producción de esperma.
- Tratamientos con fármacos con costicorteroides para suprimir la producción de anticuerpos que ataquen el esperma del hombre.
- Microcirugía, por ejemplo, para reparar el daño sufrido por las trompas de Falopio o los conductos de la reproducción masculina.
- Otros tipos de procedimientos intervencionistas, como por ejemplo, extirpar fibromas.

LA FECUNDACIÓN ASISTIDA
Si el especialista cree que es poco probable que una pareja logre concebir de forma natural, puede recomendar que inicien un tratamiento de fecundación asistida. Este trata-

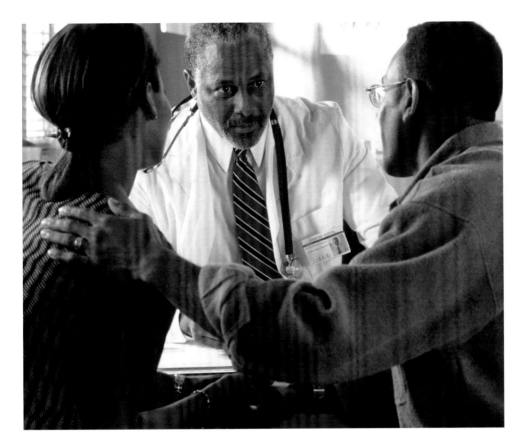

miento puede llevarse a cabo con una inseminación artificial o con cualquiera de los otros métodos que explicamos aquí, dependiendo de la causa del problema. Es muy importante que la pareja comprenda exactamente lo que es un tratamiento de fecundación asistida. Tienen que conocer las opciones de tener éxito y el coste económico al que tendrán que hacer frente. Se les ofrecerá asesoramiento, con el objetivo de ayudar a la pareja para que cada uno descubra lo que siente y sea capaz de sincerarse ante su pareja, comentando todos los miedos y ansiedades que pueda tener.

INSEMINACIÓN ARTIFICIAL

La IA o inseminación artificial supone introducir el esperma del hombre en el canal del cuello uterino de la mujer o directamente en el útero mientras ella está ovulando. Esto se realiza en un hospital, usando una jeringuilla. No es necesario usar anestesia en este procedimiento intervencionista. A menudo el semen es tratado para eliminar los espermatozoides defectuosos o de mala calidad antes de insertarlo en el cuerpo de la mujer.

La inseminación artificial es un método útil para las parejas en las que el cuerpo de la mujer crea anticuerpos contra el esperma del hombre y para aquellas parejas que tienen problemas para mantener relaciones sexuales como la impotencia o la eyaculación precoz, un recuento de espermatozoides bajo o obstrucciones en los órganos reproductores del hombre. En ocasiones se utiliza en los casos en los que se ha podido determinar la causa de la infertilidad.

INSEMINACIÓN DE UN DONANTE

A menudo se utiliza el esperma de un donante en lugar del de la pareja. Este procedimiento se conoce como inseminación de un donante. Este método se puede usar en los casos de impotencia o esperma defectuoso, así como en los casos de mujeres solteras o lesbianas que quieran tener un hijo.

> 66 En muchos casos, el problema es sencillo y se puede tratar. 99

FECUNDACIÓN *IN VITRO* (FIV)

Los llamados bebés probeta son el resultado de este procedimiento, que supone mezclar los óvulos con el esperma fuera del cuerpo de la mujer.

Antes de que se lleve a cabo a FIV, la mujer debe seguir un tratamiento con fármacos de fertilidad para estimular a los ovarios para que produzcan más de un óvulo. Luego se recogen los óvulos. Un método para realizar este procedimiento supone insertar un laparoscopio a través de un pequeño corte en el abdomen y extraer los folículos que producen óvulos. Este método requiere el uso de anestesia local.

Los óvulos entran en contacto con los espermatozoides en un laboratorio y se deja que incuben durante dos días con la temperatura normal del cuerpo humano. Siempre que tanto los óvulos como los espermatozoides estén sanos, un 60% de los óvulos pueden fertilizarse. Un número pequeño de los embriones resultantes será insertado dentro del útero a través de una jeringuilla. No es necesario utilizar anestesia para este procedimiento. Si hubiera más óvulos fertilizados, estos se pueden congelar para otros intentos futuros.

Después de hecho esto, los embriones tienen que adherirse al recubrimiento de las paredes del útero, lo que es la implantación, para que exista un embarazo. Si todos los embriones insertados se implantan, los médicos pueden recomendar la extracción de todos esos embriones menos uno para que el embarazo tenga más probabilidades de salir adelante con éxito.

Cuando se usa la FIV

La fertilización *in vitro* puede usarse si el hombre produce esperma de baja calidad, si el cuerpo de la mujer genera anticuerpos que combaten el esperma o si tiene obstrucciones o tejido cicatrizado en las trompas de Falopio, su ciclo de ovulación no es regular; o en los casos que no se ha podido determinar la causa de la infertilidad. También se pueden utilizar óvulos de una donante si la mujer no puede producir óvulos. En algunos casos, se pueden utilizar embriones de donantes, es decir, embriones que provienen de óvulos donados que han sido fecundados con esperma de un donante.

La FIV se utilizó por primera vez con éxito en 1978, en el Reino Unido. El resultado fue el nacimiento del primer bebé probeta del mundo, Louise Brown. Al igual que con el resto de métodos de fecundación asistida, el porcentaje de éxito de la FIV no es elevado. Cuando se transfieren dos embriones, existen una oportunidad entre cuatro (25%) de que se obtenga un embarazo. Sin embargo, igual que un embarazo conseguido de forma natural puede terminar en un aborto, lo mismo le puede pasar a un embarazo que se haya logrado gracias a la FIV. El porcentaje de los tratamientos de FIV que dan como resultado el nacimiento de un bebé es del 15%; en otras palabras, hay una posibilidad entre siete de que nazca un bebé gracias a un tratamiento de FIV. La mayoría de parejas que opta por la FIV tienen que someterse a varios ciclos de tratamiento.

LA TRANSFERENCIA INTRATUBÁRICA DE GAMETOS (TIG)

La TIG es una varición de la FIV que se utiliza cuando no se puede determinar una causa para la infertilidad de la mujer o si el hombre tiene un recuento de espermatozoides bajo. En este procedimiento intervencionista, se recogen los óvulos y el esperma igual que en la FIV. Los médicos examinan los óvulos para comprobar que son sanos y seleccionan un máximo de tres óvulos que serán insertados. Se mezclan los óvulos con el esperma y luego se colocan inmediatamente en una de las trompas de Falopio, donde se dejan para que se fertilicen de forma natural. Este procedimiento se realiza mediante una laparoscopia, con anestesia general.

La TIG tiene una tasa de éxito del 25%, que es superior a la de la FIV. Sin embargo, sólo puede llevarse a cabo si las trompas de Falopio de la mujer están en buen estado y libres de obstrucciones.

TRANSFERENCIA INTRATUBÁRICA DE ZIGOTOS (TIZ)

Este método es muy similar al TIG, se recogen los óvulos de la mujer y los mezclan con esperma del mismo modo. Sin embargo, en este método los médicos comprueban que se haya fertilizado el óvulo antes de inyectar los óvulos y el esperma dentro de las trompas de Falopio.

La TIZ se utiliza cuando la TIG no ha dado resultado o no se cree que pueda tener éxito. De nuevo, las trompas de Falopio de la mujer deben estar en buen estado y funcionando correctamente. La tasa de éxito es del 25%. Tanto la TIG como la TIZ se pueden llevar a cabo con esperma y óvulos de donantes.

En la TIG, el ginecólogo coloca el óvulo y el esperma seleccionados dentro de la trompa de Falopio de la mujer, con el objetivo de que se produzca la fertilización y posteriormente la implantación en el útero.

INYECCIÓN INTRACITOPLASMÁTICA DE ESPERMATOZOIDES (ICSI)

Esta técnica está especialmente recomendada cuando el hombre tiene un recuento de espermatozoides bajo o produce esperma de mala calidad o de baja motilidad. En la ICSI, se recogen óvulos y esperma del mismo modo que en la FIV. Luego se inyecta un único espermatozoide en un óvulo para garantizar que este se fertiliza. El embrión resultante se coloca en el útero de modo que se puede llevar a cabo la implantación del mismo. La tasa de éxito de cada tratamiento de ICSI es de aproximadamente el 22%.

ESPERMA, ÓVULOS Y EMBRIONES DE UN DONANTE

En ocasiones, se necesita esperma de un donante para conseguir un embarazo. Esto puede deberse a que el hombre tenga una alta probabilidad de transmitir una enfermedad genética al feto o bien porque tiene un recuento de espermatozoides bajo. También se utiliza esperma de un donante en los casos en los que una mujer lesbiana o soltera quiere concebir. El donante puede ser una persona que la pareja o la madre conozca. Sin embargo, lo más frecuente es que el esperma provenga de un banco de esperma y sea de un donante anónimo.

También se pueden utilizar los óvulos de otra mujer en un tratamiento de fertilidad. Los óvulos se pueden fertilizar con el esperma del futuro padre o con el de un donante. Algunos de los embriones resultantes se colocan dentro del útero de la mujer y se le administran fármacos hormonales para ayudar a que el embarazo se lleve a cabo y se

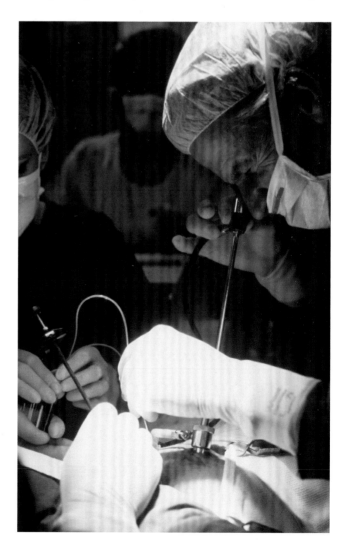

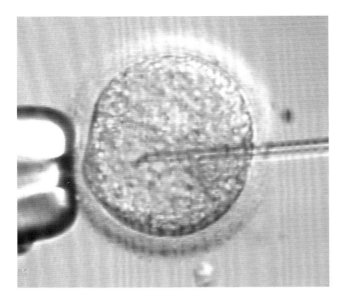

En la ICSI, el óvulo de la mujer se coloca en un plato de laboratorio y se le inyecta esperma antes de insertarlo dentro del útero con la esperanza de que tenga lugar la implantación.

mantenga. La donación de óvulos es la única técnica de fecundación asistida disponible para las mujeres que no producen óvulos, aunque puede considerar otras opciones como encargar el embarazo a otra mujer, lo que se conoce como vientre de alquiler, o la adopción. La donación de óvulos también se utiliza cuando la mujer tiene muchas probabilidades de transmitir enfermedades genéticas a sus hijos.

La donación de óvulos es un procedimiento complejo, que requiere de un tratamiento con fármacos y un control similar al de la FIV y la TIG. Las donantes suelen ser mujeres jóvenes, de menos de 35 años, que ya han tenido hijos propios. La donante puede ser de la familia o una amiga de la pareja, o anónima. El uso de esta técnica es limitado debido a la escasez de donantes.

De la misma forma, se pueden utilizar embriones de donantes en los tratamientos de fertilidad. Pueden provenir de parejas que a su vez se están sometiendo a tratamientos para tener hijos y han producido varios embriones viables durante un tratamiento de FIV o cualquier otro. También pueden producirse al fertilizar el óvulo de una donante con el esperma de un donante. Se utilizan cuando ni los óvulos de la mujer ni el esperma del hombre se pueden utilizar para conseguir un embarazo sano.

OTRAS OPCIONES

Encargar el embarazo a una tercera persona o la adopción son otras opciones a tener en cuenta cuando la fecundación asistida no funciona. En el primer caso, otra mujer lleva el óvulo fertilizado y da a luz al bebé. En algunos casos, esta mujer usa uno de sus propios óvulos y el esperma del futuro padre y luego entrega al bebé después del parto. Esta opción suele venir cargada de dificultades legales y sólo funciona si todas las partes implicadas están totalmente de acuerdo con lo que se ha dispuesto y cumplen con lo acordado. Realizar un pago por este tipo de encargos es ilegal en algunos países.

Otra alternativa es la adopción. La situación legal que rodea la adopción es mucho más clara que la del caso anterior. Sin embargo, hay más parejas que quieren adoptar que bebés en situación de ser adoptados. Con frecuencia, aquellas parejas que tienen más edad ven reducidas sus opciones de adoptar niños.

ACEPTAR LA SITUACIÓN

Algunas parejas deciden realizar tratamientos de fertilidad pero hay otras que prefieren no hacerlo. Aún así, muchas parejas pueden detener el tratamiento después de varios intentos que no han dado fruto. Es recomendable ofrecer asesoramiento a aquellas parejas que se están sometiendo a un tratamiento de fertilidad o buscar la ayuda de un terapeuta adicional.

A menudo se da el caso de una pareja que ya ha aceptado que es infértil y después concibe de forma natural, lo que es una alegría y una sorpresa. Otras parejas aceptan la infertilidad y encuentran otros modos de llevar una vida plena y feliz.

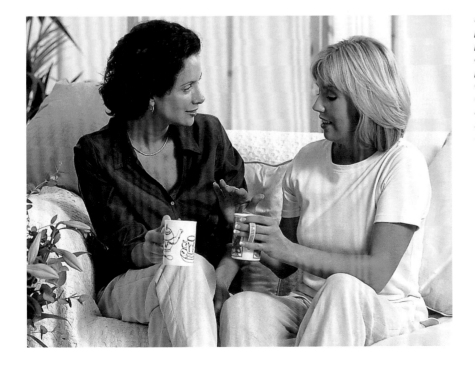

La infertilidad, un problema que puede durar varios años, casi siempre resulta ser una experiencia angustiosa y agotadora. Un amigo puede ser un buen apoyo. Sin embargo, hay que hacerse a la idea de buscar asesoramiento profesional a través del médico de familia, si siente que necesita tratar temas complejos y muy personales.

Cómo funcionan las terapias naturales

Algunos profesionales de terapias complementarias creen que estas terapias pueden ayudar de forma activa a la concepción. La mayoría de los expertos en fertilidad y los ginecólogos no están de acuerdo con esta afirmación. Sin embargo, no hay duda de que las terapias naturales pueden jugar un papel a la hora de proporcionar apoyo a las parejas que intentan concebir.

En primer lugar, y lo más importante, es que muchas de las terapias complementarias, incluyendo la acupuntura y la reflexología, mejoran el estado general de salud y fomentan una sensación de bienestar. Pueden ser útiles para aquellas personas que tratan de dejar de fumar o intentan reducir el consumo de alcohol, o simplemente ayudan a que la persona se sienta más sana y viva, como por ejemplo, gracias a los efectos desintoxicantes de un masaje linfático. Muchas de las terapias naturales, incluyendo los masajes, la aromaterapia, la reflexología y el yoga, ayudan a relajarse y liberar tensión, lo que puede jugar un papel importante en la concepción.

USAR LAS TERAPIAS NATURALES COMO UNA AYUDA EMOCIONAL

Las terapias naturales, en especial la meditación, el yoga y las técnicas de relajación, pueden ser muy útiles si está experimentando problemas para concebir, puesto que le proporcionan un espacio a través del que expresar sus sentimientos y aceptarlos. Algunas personas son capaces de aceptar las dificultades que supone un embarazo con calma y sin alterarse, pero otras se sienten mucha angustia ante cualquier retraso y necesitan más ayuda. Hay varias investigaciones y pruebas de casos anecdóticos que sugieren que es más fácil concebir si uno está relajado, en paz con uno mismo y es capaz de hacer frente a cualquier sentimiento negativo y a las posibles ansiedades. Por ejemplo, es común que algunas mujeres que han experimentado problemas a la hora de concebir, una vez que pasan a la lista de consulta de un especialista sienten cómo la tensión

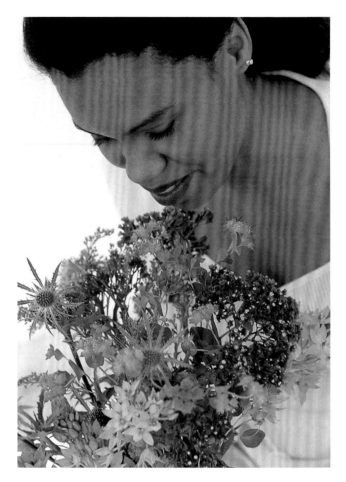

Las plantas proporcionan una amplia gama de remedios que pueden servir de ayuda a la hora de concebir. Por ejemplo, determinados remedios con ramilletes de flores fomentan un estado mental relajado y abierto que se cree aumenta las probabilidades de concebir.

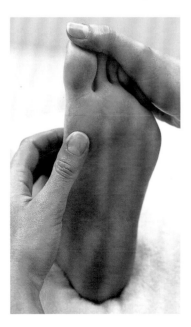

La reflexología puede ayudar a mejorar los niveles de inmunidad y energía, creando un estado de salud óptima que es ideal para concebir. Siempre hay que consultar con un médico antes de recibir sesiones de reflexología durante el embarazo (especialmente dentro de los primeros tres meses) o si cree que está embarazada.

disminuye. Los sentimientos negativos pueden fácilmente tomar el control de una persona. Las mujeres a las que les cuesta concebir pueden encontrarse con que los pensamientos sobre su ciclo de ovulación se han apoderado de su vida. El inicio de cada mes puede suponer una nueva esperanza y la mujer estará determinada a asegurarse de que mantiene relaciones sexuales durante su periodo fértil. A medida que se acerque la fecha de la menstruación, la mujer poco a poco alternará sentimientos de ansiedad y esperanza, hasta que finalmente sentirá una amarga decepción cuando se dé cuenta de que no ha concebido. Todo este proceso puede ser agotador y estresante, además puede hacer que la autoestima se resienta.

Se considera que tener hijos es un proceso natural. Muchas mujeres se sienten muy molestas si ese no es su caso. Puede ser especialmente duro de aceptar si lleva años utilizando métodos anticonceptivos para no quedarse embarazada en el momento equivocado o con la pareja equivocada. Al mismo tiempo, la mujer puede empezar a sentirse culpable o que algo no funciona bien en su cuerpo.

Puede buscar las causas de la infertilidad en su pasado, preguntándose, por ejemplo, si el retraso no se deberá de algún modo a un aborto voluntario o a una infección que sufrió en el pasado. Los médicos a menudo aportan cierta tranquilidad sobre estos temas.

Al mismo tiempo, el hombre puede sentirse mal sobre el modo en el que su vida sexual se ve dominada por las tablas de ovulación de su pareja. Se puede sentir como si su aceptación se diese por sentado, incluso puede llegar a preguntarse si su pareja no estará más interesada en tener un hijo que en mantener una buena relación y suprima sus sentimientos sobre la tan deseada concepción para así poder apoyar a la mujer en este proceso. Desde el punto de vista de la concepción, él también puede beneficiarse de la ayuda de las terapias naturales para así poder mejorar su estado general de bienestar y mantenerse libre de estrés.

Parte del enfoque completo de la salud implica que, además de usar terapias naturales, las parejas deben aprender a abrirse y hablar el uno con el otro, para poder recibir y compartir apoyo, cariño y tranquilidad. Los amigos y la familia también pueden ser una buena ayuda, aunque es importante recordar que no todo el mundo conoce y comprende lo delicada que es una situación como esta. Es recomendable buscar asesoramiento profesional, alguien que le ayude a explorar cualquier sentimiento complejo que pueda tener.

USAR LA AFIRMACIÓN Y LA VISUALIZACIÓN

La respiración controlada, la meditación, la visualización y la afirmación pueden ayudar a la pareja a lograr el mejor estado mental y físico para hacer frente al periodo previo a la concepción. Puede probar con los siguientes ejercicios, adaptándolos para que se adecuen a su situación particular:

- Hay que elegir un sitio en el que no corra riesgo de interrupciones. Luego hay que sentarse de forma cómoda, con la espalda recta, quizás sobre un cojín y con las piernas cruzadas o sobre una silla.
- Hay que respirar profundamente un par de veces y cerrar los ojos. Mientras respira, tiene que relajar los hombros y los músculos del rostro. Hay que concentrarse en la respiración, puede pensar en el aire que entra y sale por los orificios nasales o en el pecho que se eleva y baja con la respiración, lo que le resulte más fácil.
- Hay que enfocar la atención en el centro del pecho, la zona del corazón. Tiene que darse cuenta de lo que siente a medida que respira, ¿nota dolor o tensión? Sólo hay que percibir el sentimiento, no es necesario que intente cambiarlo. Si le cuesta centrarse, puede colocar las manos en el pecho y podrá sentir la respiración.
- Mientras sigue respirando, debe desear encontrarse mejor. Hay varios modos para hacer esto: a algunas personas les gusta imaginar una luz rosa que rodea la zona del corazón y que poco a poco se va extendiendo y crece hasta rodear todo el cuerpo. Otros prefieren repetir mentalmente frases afirmativas. Hay que intentar repetir las siguientes frases: "Espero ser feliz, espero estar bien, espero estar a salvo, espero estar a gusto en el mundo". Si lo prefiere, puede redactar su propia afirmación.
- Hay que continuar con este ejercicio durante unos minutos. Luego tenemos que visualizar a nuestra pareja, que estará enfrente. Debemos imaginar que la luz rosa crece y nos rodea a los dos y disfrutamos de esta

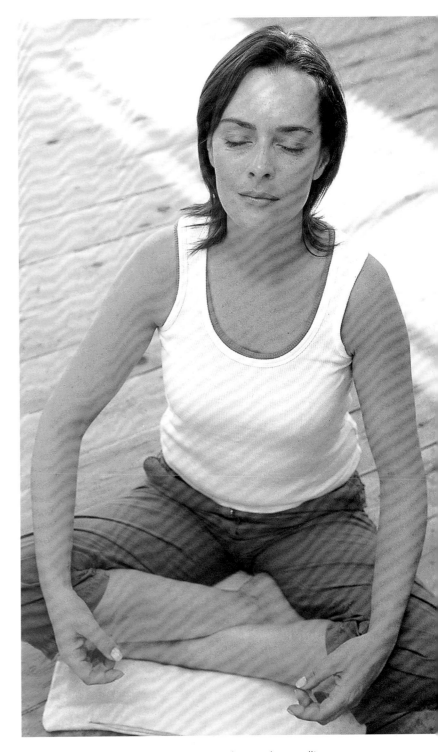

Puede incluir cualquier elemento que quiera en las meditaciones o visualizaciones previas a la concepción, cada uno sabe mejor que nadie lo que le resulta tranquilizador y positivo.

sensación llena de cariño durante unos minutos. Puede dedicar sus buenos deseos a su pareja: "espero que sea feliz...", etc. Al cabo de unos minutos los dos deben repetir sus deseos juntos: "espero que seamos felices...".
- Ahora, poco a poco, hay que dejar que la luz rosa desaparezca y las frases afirmativas vayan terminando. Hay que concentrarse en la respiración. Tiene que seguir en la misma postura durante un minuto o dos y luego ponerse de pie lentamente.

Preguntas y respuestas frecuentes

P: Después de pasar varios meses intentando quedarme embarazada, estoy empezando a obsesionarme. Espero a que llegue mi periodo fértil, he reducido el consumo de alcohol a un par de vasos de vino a la semana, me aseguro que nos estamos cansados antes de que empiece mi periodo fértil... y luego, al cabo de dos o tres semanas me vuelve a bajar la regla. Estoy empezando a deprimirme por esto y me parece que no seré capaz de tener una familia ¿Qué puedo hacer?

R: Antes de nada debe intentar relajarse, de cualquier modo que le parezca oportuno. Tiene que asegurarse de que realiza bastante ejercicio y puede acudir a clases de yoga o de relajación. Tanto usted como su pareja deben descansar, si es necesario deben comprar un colchón que sea de mejor calidad.

Algunas parejas no logran concebir hasta pasados dos o más años, incluso cuando a ninguno de los dos les pasa nada malo. La mayoría de los ginecólogos conocen cientos de casos en los que se han producido retrasos a la hora de concebir y luego, sin motivo aparente, el problema se resuelve y la mujer se queda embarazada.

Lo más importante para las parejas que atraviesan este tipo de situación es recordar que nunca deben perder la esperanza. Lo que se conoce como infertilidad sin causa conocida puede, con el tiempo, convertirse en fertilidad, también sin causa aparente. Mientras tanto, es importante reconocer el efecto que tienen las decepciones cada mes en la pareja y el impacto del retraso en la concepción en el resto de relaciones y en la familia, del mismo modo en el que hay que controlar cómo nos influye esto en el trabajo.

Debe tener cuidado y no dañar su relación de pareja por una necesidad que puede convertirse en una obsesión con la fertilidad y el tener hijos en el futuro. Si después de intentarlo durante un año no se ha quedado embarazada, debe consultar con el médico de familia para que éste envíe su caso a un especialista.

P: Llevamos intentando tener un bebé desde hace ya cuatro meses y empiezo a preocuparme y desanimarme. ¿Debería ir al médico o es demasiado pronto?

R: Una de cada seis parejas experimenta retrasos y problemas a la hora de concebir. Esto no es extraño. Puede tardar un año o más en quedarse embarazada. Si lo prefiere puede consultar con el médico pero no pasaría nada si espera unos meses más. Es muy posible que esté embarazada antes de que vaya a la consulta del médico.

P: Llevamos más de un año intentando tener un hijo. Yo quiero ir a ver al médico pero mi pareja no. ¿Qué puedo hacer? ¿Cree que esto es una señal de que él está menos comprometido con la idea de crear una familia?

R: Puede ser que le preocupe el hecho de que aún no esté embarazada. Es posible que se sienta mal y decepcionada. Lo mejor es que hable con él y trate de averiguar el motivo por el que no quiere ir al médico. Quizás tema que el problema esté en su sistema reproductor. Debe decirle que sólo un tercio de los problemas de fertilidad tienen su origen en el hombre, incluso el recuento de espermatozoides bajo, si es ese el caso, no impide la concepción. Tiene que explicarle que puede tratarse de un problema relativamente sencillo, como un quiste o un conducto obstruido. Una vez que sepa algunos de estos datos estará más dispuesto a consultar con un profesional.

Puede ser útil dejar el tema durante aproximadamente un mes y concentrarse en reforzar al confianza de su pareja, mostrándole que le quiere. Sin embargo, es recomendable no dejar que pase mucho tiempo antes de consultar con el médico. Si su pareja sigue sin querer ir, puede pedir una consulta sólo para usted.

P: Estoy empezando a pensar que tengo un problema puesto que mi esposa y yo llevamos un año intentando tener un hijo sin éxito. Me preocupa estar haciendo algo mal. Sigo una dieta sana y he dejado de fumar pero este último año me he visto sometido a mucha presión en el trabajo y quizás he consumido más alcohol del que debería. Además, hace aproximadamente un año tuve una enfermedad renal.

R: Hay muchos motivos por el que se retrasa la concepción, pero puede ser que tenga un recuento de espermatozoides bajo que se haya combinado con el cansancio y el consumo de alcohol. Se ha demostrado que el alcohol contribuye a tener un recuento de espermatozoides bajo, lo mismo pasa con la fatiga, al menos en parte, puesto que si está cansado tendrá menos ganas de mantener relaciones sexuales. Sin embargo, otro posible factor es la enfermedad renal, puesto que también es una de las causas de un recuento de espermatozoides bajo. Lo mejor es que consulte con el médico sobre este tema.

P: Mis dos tías han tenido fibromas, lo que afectó negativamente a su capacidad para quedarse embarazadas. ¿Cómo puedo saber si yo también tengo este problema?

R: El problema con los fibromas (bultos no cancerígenos) es que uno no sabe si los tiene. Los únicos síntomas suelen ser un copioso sangrado durante el periodo, en ocasiones muy abundante, con menstruaciones muy prolongadas y sentirse agotada y deprimida. Si presenta cualquiera de estos síntomas debe consultar con el médico lo antes posible para que puedan ofrecerle un diagnóstico y un tratamiento.

P: Mi pareja y yo hemos hablado sobre la posibilidad de someternos a un tratamiento de fecundación asistida. Nos preocupa que el porcentaje de éxito sea tan bajo y no estamos seguros que valga la pena seguir adelante con el tratamiento.

R: Los tratamientos de fecundación asistida tienen un porcentaje de éxito bajo y muchas de las parejas que se someten a estos tratamientos tienen que realizar varios ciclos de tratamiento antes de concebir. Obviamente no existen garantías de éxito.

Algunas parejas deciden que la fecundación asistida no les convence y encuentran otros modos de aceptar su infertilidad. Únicamente los interesados pueden tomar la decisión de seguir adelante o no con el tratamiento. Es recomendable que reciban asesoramiento para que puedan tratar los problemas de manera detallada, puede solicitar a su médico que le recomiende un especialista.

P: No estoy segura de las ganas que tiene mi pareja de crear una familia, aunque ha dicho que deberíamos tener un hijo y llevamos un tiempo intentando que me quede embarazada. Sin embargo, puntual como un reloj, en cuanto se acerca mi periodo fértil tenemos una pelea y nos pasamos varios días sin hacer el amor. Luego, cuando ya se ha terminado mi periodo fértil, hacemos las paces. Pienso que puede tratarse de una coincidencia pero no estoy segura ¿Cómo puedo evitar que esto siga pasando?

R: Tiene que pararse a pensar si su ansiedad sobre el tema de la concepción pueda estar jugando un papel en esta situación. Puede ser que se siente tan tensa cuando se acerca su periodo fértil que es inevitable que se produzca una pelea. También es posible que su pareja tenga dudas sobre la idea de crear una familia.

El único modo en el que puede averiguar lo que pasa es hablar sobre el tema con su pareja. Debe elegir un momento en el que los dos estén tranquilos. Es posible que les resulte útil asistir a sesiones de asesoramiento para parejas (su médico de familia o las organizaciones especializadas en estos temas pueden recomendarle algún profesional) para que así los dos puedan hablar con más detalle sobre lo que les preocupa.

sección dos

El embarazo natural

Comprender exactamente lo que está ocurriendo en cada fase del embarazo hace que esta experiencia sea aún más emocionante y fascinante de lo que ya es. Saber cómo va creciendo el bebé, lo que le ocurre al cuerpo y cómo preparar una dieta sana, usar las terapias naturales y el resto de tratamientos puede ser una ayuda importante durante el embarazo y todo esto forma parte del viaje de descubrimiento en el que usted y su pareja se han embarcado.

El primer trimestre

" Tener un bebé es una de las experiencias más emocionantes que uno puede experimentar. "

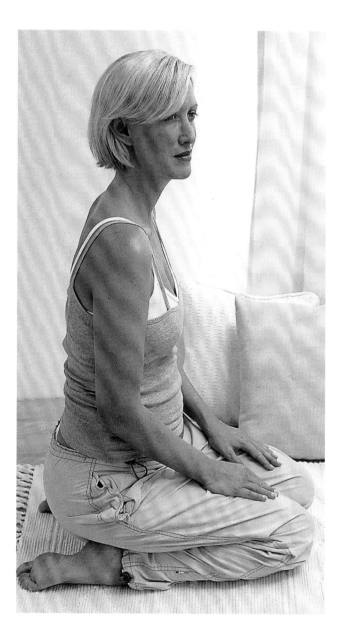

La primera parte del embarazo, conocida con el nombre de primer trimestre, está formada por los tres primeros meses. Este es un periodo muy emocionante para toda pareja que ha decidido crear una familia.

Usted y su pareja tendrán muchas dudas, esperamos que este libro sea capaz de ofrecer respuestas a la mayoría de sus preguntas pero no olvide que siempre puede consultar con su médico si le preocupa cualquier tema. También aprenderá mucho de su propia experiencia. A medida que pasen los días, irá aprendiendo más sobre su cuerpo, sus sentimientos sobre el embarazo y la nueva vida que pronto traerá al mundo.

Las mujeres embarazadas a menudo experimentan molestias físicas como náuseas y dolor de espalda. Existen algunas medidas sencillas que puede adoptar para aliviar las molestias que pueda tener, lo que le permitirá disfrutar del embarazo. En concreto, las terapias complementarias pueden aliviar varias de las molestias relacionadas con el embarazo y mejorar la sensación de bienestar. La sección de referencias que se puede consultar en

Las primeras 12 a 13 semanas del embarazo reciben el nombre de primer trimestre. Muchas mujeres apenas tienen signos visibles de su estado, mientras que otras empiezan a tener "barriguita".

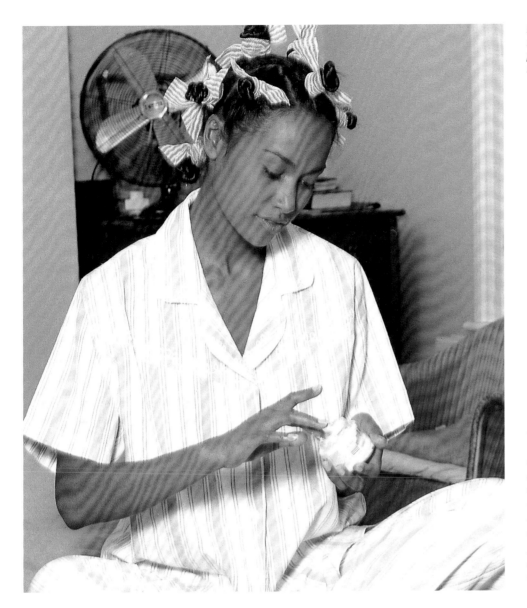

Foto de la parte superior: No deje de cuidarse siempre que pueda, descanse mucho y trate de relajarse.

Sigue siendo muy importante lo que come y bebe durante las primeras semanas. Debe asegurarse de que consume cinco piezas de fruta y verdura cada día. Los zumos recién exprimidos de fruta fresca y verduras son un modo muy agradable de incluir estos alimentos en la dieta diaria.

las páginas 226-248, le ayudará a elegir la terapia que más se adecue a su caso.

Tener un bebé es una de las experiencias más emocionantes que uno puede experimentar. Estas primeras semanas son momentos preciosos, no sólo porque usted y su pareja verán en la ecografía por primera vez el corazón del bebé latiendo. Esta es la prueba de que lleva dentro una nueva vida que crece.

No debe olvidar que su cuerpo necesita al menos 12 semanas para adecuarse a su nuevo estado. Mientras el cuerpo cambia el equilibrio hormonal, es normal que experimente una amplia variedad de sentimientos nuevos, debe cuidarse todo lo posible y anteponer su salud y la del bebé a todo lo demás.

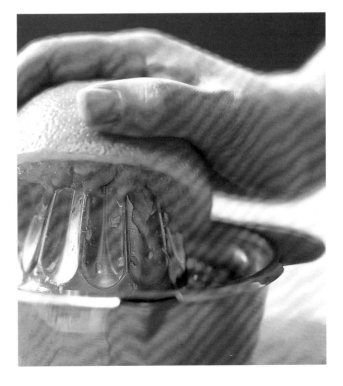

¿Está realmente embarazada?

Algunas mujeres creen que sienten el momento en el que conciben a sus bebés: no tienen que esperar a tener una falta en la regla u otros síntomas para saber que están embarazadas. Esta sensación puede ser sencillamente intuición o es posible que estas mujeres sean capaces de detectar los pequeños cambios que se producen dentro de su cuerpo y que van asociados a las primeras secreciones de hormonas del embarazo. Sin embargo, la mayoría de las mujeres no está segura de que está embarazada hasta que lo confirma mediante una prueba de embarazo.

PRIMEROS SIGNOS Y SÍNTOMAS

El primer signo definitivo del embarazo es tener una falta en el periodo, lo que se conoce en términos médicos como amenorrea. El embarazo es la razón más probable por la que no ha tenido la regla, pero no la única, el estrés es otra explicación posible. Por esto, es mejor no asumir que se ha quedado embarazada sólo porque ha tenido una falta. Los siguientes signos son otros indicadores de un embarazo, algunos pueden aparecer antes de que note que le falta la regla. Sin embargo, muchas mujeres no los notan hasta que ya llevan un tiempo embarazadas.

- Un mayor cansancio.
- Sentir náuseas, especialmente por las mañanas.
- Orinar con más frecuencia de lo normal.
- Sensibilidad en los pechos.
- Cambios en los gustos como, por ejemplo, sentir ganas repentinas de un tipo concreto de alimento o notar un sabor metálico en la boca.

CONFIRMAR UN EMBARAZO

La mayoría de las mujeres hacen la primera prueba de embarazo en casa. Las pruebas de embarazo comerciales se venden en todas las farmacias y son bastante precisas. Las pruebas miden la cantidad de una de las hormonas del embarazo, la gonadotropina coriónica humana (HCG), en la orina. Si hay suficiente HCG en la orina, esto inicia una reacción en la prueba. Normalmente lo que se ve es como aparece una línea de color en la ventana de la prueba. El color puede estar difuminado, especialmente si realiza la prueba

CUÁNDO NACERÁ EL BEBÉ

Si sabe la fecha en la que tuvo por última vez la regla puede calcular la fecha aproximada del parto utilizando la tabla que le ofrecemos a continuación. La fecha del parto suele darse a las 40 semanas a contar desde el último periodo pero en ocasiones puede darse hasta dos semanas antes o después. Un parto fuera de las fechas calculadas puede considerarse prematuro o postmaduro.

MES																																MES
FECHA APROXIMADA DEL PARTO																															
Enero	1	2	3	4	5	6	7	8	9	10	11	12	13	14	15	16	17	18	19	20	21	22	23	24	25	26	27	28	29	30	31	Enero
Octubre	8	9	10	11	12	13	14	15	16	17	18	19	20	21	22	23	24	25	26	27	28	29	30	31	1	2	3	4	5	6	7	Noviembre
Febrero	1	2	3	4	5	6	7	8	9	10	11	12	13	14	15	16	17	18	19	20	21	22	23	24	25	26	27	28				Febrero
Noviembre	8	9	10	11	12	13	14	15	16	17	18	19	20	21	22	23	24	25	26	27	28	29	30	1	2	3	4	5				Diciembre
Marzo	1	2	3	4	5	6	7	8	9	10	11	12	13	14	15	16	17	18	19	20	21	22	23	24	25	26	27	28	29	30	31	Marzo
Diciembre	6	7	8	9	10	11	12	13	14	15	16	17	18	19	20	21	22	23	24	25	26	27	28	29	30	31	1	2	3	4	5	Enero
Abril	1	2	3	4	5	6	7	8	9	10	11	12	13	14	15	16	17	18	19	20	21	22	23	24	25	26	27	28	29	30		Abril
Enero	6	7	8	9	10	11	12	13	14	15	16	17	18	19	20	21	22	23	24	25	26	27	28	29	30	31	1	2	3	4		Febrero
Mayo	1	2	3	4	5	6	7	8	9	10	11	12	13	14	15	16	17	18	19	20	21	22	23	24	25	26	27	28	29	30	31	Mayo
Febrero	5	6	7	8	9	10	11	12	13	14	15	16	17	18	19	20	21	22	23	24	25	26	27	28	1	2	3	4	5	6	7	Marzo
Junio	1	2	3	4	5	6	7	8	9	10	11	12	13	14	15	16	17	18	19	20	21	22	23	24	25	26	27	28	29	30		Junio
Marzo	8	9	10	11	12	13	14	15	16	17	18	19	20	21	22	23	24	25	26	27	28	29	30	31	1	2	3	4	5	6		Abril
Julio	1	2	3	4	5	6	7	8	9	10	11	12	13	14	15	16	17	18	19	20	21	22	23	24	25	26	27	28	29	30	31	Julio
Abril	7	8	9	10	11	12	13	14	15	16	17	18	19	20	21	22	23	24	25	26	27	28	29	30	1	2	3	4	5	6	7	Mayo
Agosto	1	2	3	4	5	6	7	8	9	10	11	12	13	14	15	16	17	18	19	20	21	22	23	24	25	26	27	28	29	30	31	Agosto
Mayo	8	9	10	11	12	13	14	15	16	17	18	19	20	21	22	23	24	25	26	27	28	29	30	31	1	2	3	4	5	6	7	Junio
Septiembre	1	2	3	4	5	6	7	8	9	10	11	12	13	14	15	16	17	18	19	20	21	22	23	24	25	26	27	28	29	30		Septiembre
Junio	8	9	10	11	12	13	14	15	16	17	18	19	20	21	22	23	24	25	26	27	28	29	30	1	2	3	4	5	6	7		Julio
Octubre	1	2	3	4	5	6	7	8	9	10	11	12	13	14	15	16	17	18	19	20	21	22	23	24	25	26	27	28	29	30	31	Octubre
Julio	8	9	10	11	12	13	14	15	16	17	18	19	20	21	22	23	24	25	26	27	28	29	30	31	1	2	3	4	5	6	7	Agosto
Noviembre	1	2	3	4	5	6	7	8	9	10	11	12	13	14	15	16	17	18	19	20	21	22	23	24	25	26	27	28	29	30		Noviembre
Agosto	8	9	10	11	12	13	14	15	16	17	18	19	20	21	22	23	24	25	26	27	28	29	30	31	1	2	3	4	5	6		Septiembre
Diciembre	1	2	3	4	5	6	7	8	9	10	11	12	13	14	15	16	17	18	19	20	21	22	23	24	25	26	27	28	29	30	31	Diciembre
Septiembre	7	8	9	10	11	12	13	14	15	16	17	18	19	20	21	22	23	24	25	26	27	28	29	30	1	2	3	4	5	6	7	Octubre

Tiene que buscar el primer día de su último periodo en la banda rosa. La fecha en la banda blanca que hay debajo será la fecha aproximada en la que tendrá lugar el parto.

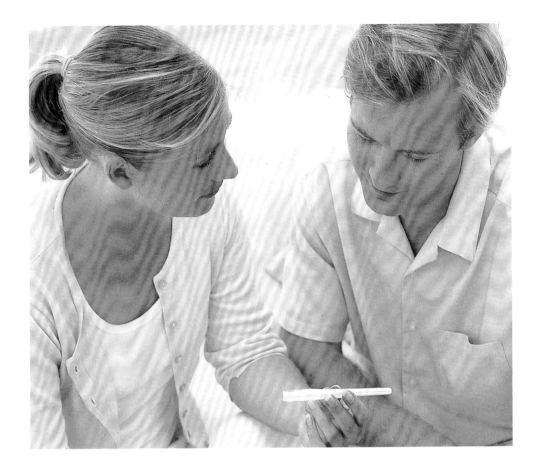

al inicio del embarazo. Sin embargo, una línea difuminada sigue siendo un resultado positivo.

La cantidad de HCG se duplica en el cuerpo de la mujer cada dos o tres días durante las primeras seis semanas de embarazo. Si la prueba es negativa pero sigue sin tener la regla, vale la pena que repita la prueba al cabo de otros dos o tres días. Si la segunda prueba también es negativa, lo más probable es que no esté embarazada. Consulte con el médico para que le confirme estos resultados si todavía conserva alguna duda.

Para obtener resultados óptimos, puede resultarle útil hacer una prueba de embarazo a primera hora de la mañana, cuando la HCG está presente en mayores concentraciones. Sin embargo, la mayoría de las pruebas modernas son muy sensibles y pueden ofrecer lecturas precisas en cualquier momento del día. Puede hacerse la prueba el día en el que debería tener la regla.

La precisión de las pruebas de embarazo

Las pruebas de embarazo son extremadamente fiables, si obtiene un resultado positivo lo más seguro es que esté embarazada. Sin embargo, en ocasiones, algunas mujeres han recibido resultados erróneos o han leído los resultados de forma equivocada. Es poco frecuente que las pruebas fallen o que no se registre suficiente HCG como para mostrar un resultado positivo. Si no está segura del resultado puede solicitar al médico que le haga la prueba, deberá proporcionarle una muestra de orina mientras está en la consulta.

Averiguar que no está embarazada puede dar lugar a un sentimiento de decepción. Es importante que tanto usted como su pareja se tomen un tiempo para recuperarse de esta sensación y hablen sobre cómo se sienten.

UN RESULTADO POSITIVO

Si el resultado de la prueba es positivo debe pedir una consulta con el médico, para que pueda ir dos o tres semanas después, cuando ya esté embarazada de aproximadamente ocho semanas. Si está tomando cualquier fármaco debe acudir al médico antes. Es posible que tenga que hacer cambios en los fármacos para asegurarse de que su tratamiento no interfiere con el desarrollo del bebé.

Lo que va a hacer el médico

El médico confirmará el embarazo realizando otra prueba, comprobará que toma un suplemento de ácido fólico y le hará algunas preguntas sobre el estado general de salud.

Es posible que le ofrezca la posibilidad de realizar una ecografía para ver cuándo se quedó embarazada si usted no está segura de cuándo tuvo el último periodo. Una ecografía de la pared abdominal le mostrará el latido del corazón de un bebé de siete semanas, siempre que usted no tenga problemas de sobrepeso. Si tuviera sobrepeso o si no llevase siete semanas embarazada es mejor realizar la ecografía a través de la vagina. La ecografía vaginal puede ser ligeramente molesta, pero no aumenta el riesgo de sufrir un aborto ni daña en absoluto al bebé.

Si presenta síntomas como manchas de sangre o molestias en la zona pélvica, se puede realizar una ecografía vaginal para comprobar que el embarazo no se ha establecido fuera del útero (un embarazo ectópico). Esto es importante porque un embarazo ectópico puede hacer que la vida de la futura madre corra peligro si no se trata a tiempo.

Primer desarrollo

Durante la cuarta semana de vida, el bebé que está creciendo empieza a mostrar los primeros signos de la forma humana que irá desarrollando en los meses venideros. El sexo del bebé, el color del cabello y los ojos, su complexión y su posible altura, además de otras características ya se han decidido. El embrión está firmemente encajado en la pared del útero. Dentro de poco tiempo, el feto flotará en un saco de protección compuesto por el cálido fluido amniótico.

En esta fase, el pequeño embrión está formado por tres capas de tejidos, que desarrollarán las diferentes partes del cuerpo. La capa externa de tejido (conocida con el nombre de ectodermo) origina la piel y el sistema nervioso del bebé, además de las orejas y los ojos. La capa intermedia (llamada mesodermo) formará el cartílago, los huesos, los tejidos conjuntivos, los músculos y el sistema circulatorio, que incluye el corazón, los riñones y los órganos sexuales. La capa interna (el endodermo) formará el tracto intestinal del bebé y el sistema digestivo, los pulmones y la vejiga.

UN MOMENTO DECISIVO

Muchos tejidos y órganos vitales se forman entre la cuarta y octava semana, lo que hace que este sea un periodo muy importante en el desarrollo del bebé. Una sustancia dañina o una infección tienen más posibilidades de causar un problema grave en esta fase que más adelante cuando el embarazo ya esté más avanzado, cuando los órganos del bebé ya se hayan desarrollado. Es por esto que es tan importante que las mujeres cuiden de su estado general de

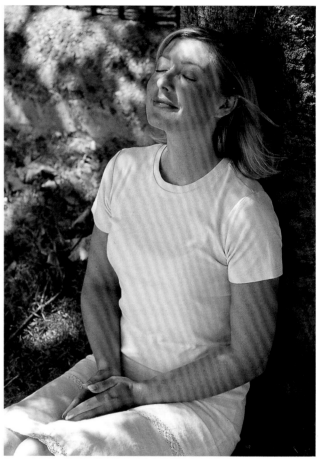

El bebé se desarrolla de forma rápida durante las primeras semanas del embarazo, por lo que la mujer suele sentirse muy cansada en el primer trimestre. Para ayudar al crecimiento del bebé, es necesario descansar mucho, acostarse pronto, respirar aire fresco, practicar ejercicio de manera regular y llevar una dieta sana.

salud cuando intentan concebir, puesto que pueden estar embarazadas sin saberlo todavía.

5-8 semanas

Entre la cuarta y la quinta semana de vida, el embrión duplica su tamaño. En la quinta semana ya mide 5-6 mm de largo. A pesar de su pequeño tamaño, ya ha empezado a desarrollar el cerebro y la columna vertebral, que se desarrollan desde el tubo neural, que ya ha empezado a formarse. En esta fase, el corazón del bebé ya habrá empezado a latir, aunque aún no se puede detectar el latido en la ecografía hasta que pase al menos otra semana. El corazón

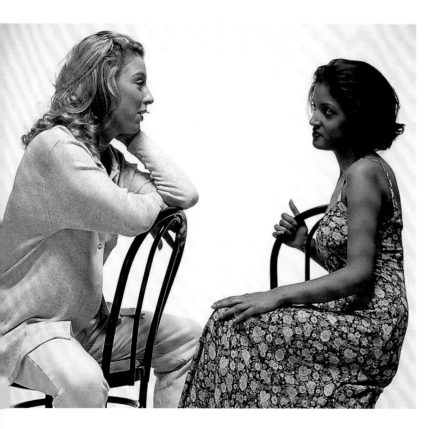

Tan pronto como esté segura de que ha concebido, el embarazo dominará sus pensamientos. Hablar del tema con una buena amiga le permitirá compartir con ella su alegría y también sacar a la luz los sentimientos encontrados y ansiedades que puedan tener.

PRIMER DESARROLLO DEL EMBRIÓN

La vida del bebé empieza en el momento en el que espermatozoide penetra en el óvulo, es decir, en el momento de la concepción. En ese momento, el óvulo sigue dentro de la trompa de Falopio, pero se desplazará durante los siguientes días hasta el útero. A medida que se desplaza, el óvulo fertilizado empieza a experimentar las primeras etapas de desarrollo.

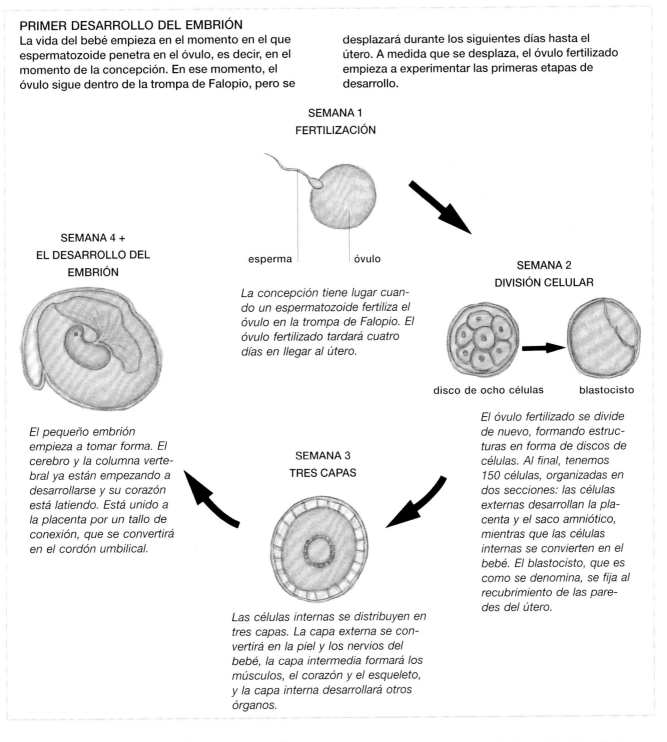

SEMANA 1
FERTILIZACIÓN

esperma | óvulo

La concepción tiene lugar cuando un espermatozoide fertiliza el óvulo en la trompa de Falopio. El óvulo fertilizado tardará cuatro días en llegar al útero.

SEMANA 2
DIVISIÓN CELULAR

disco de ocho células | blastocisto

El óvulo fertilizado se divide de nuevo, formando estructuras en forma de discos de células. Al final, tenemos 150 células, organizadas en dos secciones: las células externas desarrollan la placenta y el saco amniótico, mientras que las células internas se convierten en el bebé. El blastocisto, que es como se denomina, se fija al recubrimiento de las paredes del útero.

SEMANA 4 +
EL DESARROLLO DEL EMBRIÓN

El pequeño embrión empieza a tomar forma. El cerebro y la columna vertebral ya están empezando a desarrollarse y su corazón está latiendo. Está unido a la placenta por un tallo de conexión, que se convertirá en el cordón umbilical.

SEMANA 3
TRES CAPAS

Las células internas se distribuyen en tres capas. La capa externa se convertirá en la piel y los nervios del bebé, la capa intermedia formará los músculos, el corazón y el esqueleto, y la capa interna desarrollará otros órganos.

sólo tiene dos cámaras en lugar de cuatro que se desarrollarán al cabo de una o dos semanas.

El embrión está conectado a la placenta que se está desarrollando un tallo de conexión que es el inicio rudimentario de lo que será el cordón umbilical. Los vasos sanguíneos ya se están formando en esta zona. De esta línea de conexión el bebé obtiene los nutrientes esenciales y el oxígeno, que son necesarios para el desarrollo y crecimiento sano del bebé. En esta fase inicial la placenta es más grande que el embrión.

EL VOCABULARIO MÉDICO

Desde el punto de vista médico, el bebé que está creciendo recibe el nombre de embrión hasta la octava semana de embarazo, que es cuando todos los órganos internos ya se han formado. A partir de ese momento, recibe el nombre de feto hasta el momento del parto.

Los términos médicos pueden resultar desconcertantes. Por eso, siempre debe preguntar el significado de aquellos términos y abreviaciones que le resulten extraños y que no comprenda. Los médicos y la comadrona estarán encantados de explicarle su significado.

Desarrollo a las seis semanas

El embrión se desarrolla de manera rápida desde la sexta u octava semana de embarazo. Pasa por varias fases que los teóricos creen que se asemejan a las etapas de la evolución humana: desde un "renacuajo" a una fase similar a la de un pez hasta llegar a una forma primitiva de mamífero y finalmente a una pequeña forma humana.

Semana 6

Durante la sexta semana se forma la cabeza del bebé, seguida rápidamente por el pecho y las cavidades abdominales. Se completa el cerebro rudimentario y se forman de manera correcta la columna vertebral y la médula espinal. Empieza a funcionar el sistema circulatorio. El corazón del embrión late con un ritmo constante, mucho más rápido que el de su madre. Se está formando el estómago, los riñones están madurando y el hígado ha crecido tanto que casi llena por entero la cavidad abdominal.

También en la sexta semana, la cara del bebé empieza a tomar forma. Este es un proceso que tardará varias semanas más en completarse. Aparecen pequeñas depresiones en las zonas donde se situarán los ojos y las orejas. Empiezan a desarrollarse la boca y la mandíbula. Sorprendentemente, el embrión ya es 10.000 veces más grande que la célula fertilizada de la que se originó.

Semana 7

Los riñones y los pulmones empiezan a desarrollarse y la cabeza sigue creciendo, tomando una forma cada vez más humana. Los brazos y las piernas se alargan y ya se distinguen.

Semana 8

Ya se han formado todos los órganos internos, aunque siguen madurando. El bebé ahora mide 2,5 cm de largo. Los médicos empiezan a referirse al embrión con el nombre de feto.

Semanas 10-11

El bebé se mueve bastante, aunque la madre aún no puede sentirlo. Los dedos de la mano y los de los pies se están formando pero siguen unidos entre sí por varios pliegues de piel. Las características faciales se van diferenciando y el bebé ya tiene ojos.

Semanas 12-13

Ya se han formado los genitales externos y ya tiene los rasgos faciales definidos. El bebé mide aproximadamente 7,5 cm de largo (apenas el tamaño de un aguacate). Los músculos están adquiriendo fuerza y los movimientos son más vigorosos.

PRIMER DESARROLLO, SEMANAS 6-13

En la séptima semana, ya es posible ver al embrión en una ecografía. El pequeño corazón late y los principales órganos ya han empezado a desarrollarse.

En la doceava o treceava semana, el embrión es un diminuto ser de forma ya humana con rasgos faciales diferenciados.

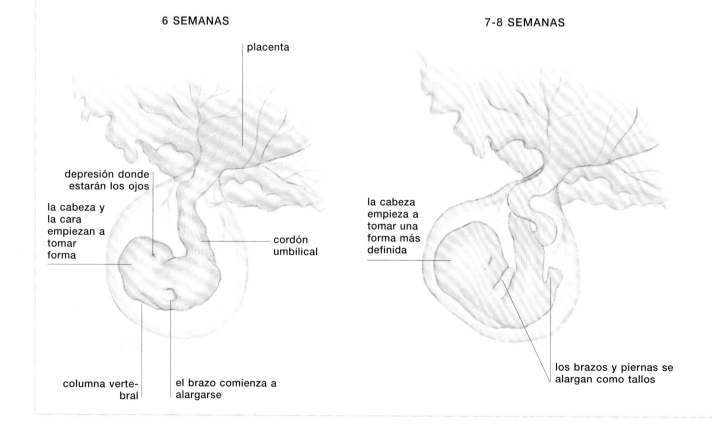

6 SEMANAS

placenta

depresión donde estarán los ojos

la cabeza y la cara empiezan a tomar forma

cordón umbilical

columna vertebral

el brazo comienza a alargarse

7-8 SEMANAS

la cabeza empieza a tomar una forma más definida

los brazos y piernas se alargan como tallos

VER AL BEBÉ

La ecografía nos permite ver al bebé mientras aún está en el útero. Para la mayoría de las personas esta es una experiencia muy conmovedora, que puede ayudar a reforzar los sentimientos de conexión con el bebé que está creciendo.

Una ecografía tiene un valor incalculable a la hora de determinar la existencia de un embarazo de forma definitiva, así como el tiempo de gestación. A la madre se le suele ofrecer la posibilidad de hacer una ecografía al inicio del embarazo para saber cuánto tiempo durará la gestación si la madre desconoce la fecha en la que tuvo la regla por última vez. La mayoría de las mujeres realizan la primera ecografía en la décima o doceava semana de embarazo. Esta ecografía se utiliza para confirmar que el bebé es capaz de desarrollarse, en términos médicos, sirve para comprobar que el feto es viable. La ecografía también identifica la existencia de un embarazo múltiple, así la madre sabe con antelación si espera gemelos, trillizos, etc.

La siguiente ecografía se suele hacer en la semana 18 de embarazo. Esta se utiliza para identificar cualquier problema en el desarrollo y en la estructura del bebé que no se hubiera podido distinguir en la primera etapa de la gestación.

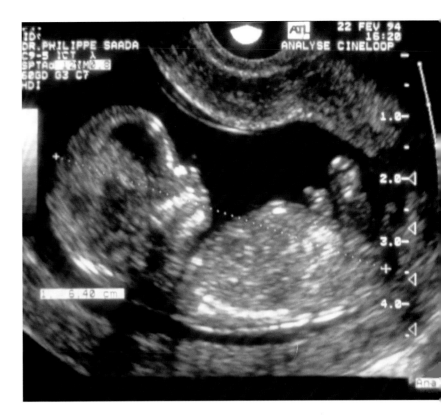

Este es el aspecto que tendrá el bebé a las 12 semanas de embarazo, puede ver la cara en la esquina superior izquierda de la foto. Este bebé pesa aproximadamente 45 g.

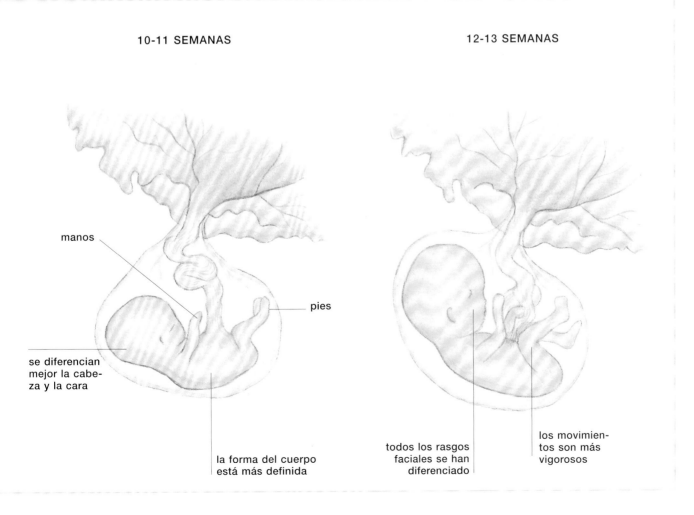

10-11 SEMANAS

manos

pies

se diferencian mejor la cabeza y la cara

la forma del cuerpo está más definida

12-13 SEMANAS

todos los rasgos faciales se han diferenciado

los movimientos son más vigorosos

Los cambios que experimenta el cuerpo

El bebé crece de manera rápida durante los tres primeros meses del embarazo y, al mismo tiempo, el cuerpo experimenta cambios. Sin embargo, la mayoría de estos cambios pasarán desapercibidos para todo el mundo menos para la futura madre y, en una menor medida, para su pareja. A muchas mujeres les cuesta creer que tienen más o menos el mismo aspecto que antes, aunque así sea.

El útero crece para acomodar al bebé que está creciendo, pero al final del primer trimestre su tamaño no es mayor que el de un aguacate. Pocas personas verán alguna diferencia en su aspecto externo. Pero cuando se quede desnuda, tanto usted como su pareja serán capaces de ver que sus pechos han aumentado de tamaño, que los pezones destacan más que antes y las aureolas se han oscurecido. Algunas mujeres también suben un poco de peso.

Los efectos más visibles del embarazo se perciben en el modo en el que la mujer se siente, más que en su aspecto físico. Puede notar un cierto hormigueo en los pechos, sentir hinchazón en la zona del abdomen, querrá orinar con frecuencia y sentirá náuseas en algunos momentos del día. Hay mujeres que sienten ansiedad y después emoción mientras aceptan el hecho de que están embarazadas.

FATIGA

El rápido desarrollo del bebé durante las primeras semanas de embarazo hace que la futura madre se sienta cansada. Para que pueda hacer frente a esta molestia y se asegure de que el bebé sigue creciendo, tiene que acostarse temprano, practicar ejercicio con regularidad y mantener una dieta sana y equilibrada. Algunas mujeres se sienten más vitales durante el embarazo pero la mayoría suele sentir un cansancio que nunca antes habían sentido. Puede sentir un enorme deseo de dormir la siesta por la tarde o de acostar-

TENER TODAS LAS NECESIDADES CUBIERTAS

El cuerpo va a experimentar una serie de cambios durante el primer trimestre y lo más seguro es que necesite descansar más horas. También puede mejorar su estado si sigue los consejos que le ofrecemos a continuación:

- Puede dormir la siesta por la tarde.
- Puede beber muchos zumos de fruta y verdura.
- Puede dar un paseo corto cada mañana antes de ir a trabajar.
- Puede nadar durante la hora de comida o después del trabajo, dos o tres veces a la semana.
- Es mejor evitar las tareas diarias que no sean absolutamente necesarias como, por ejemplo, planchar o limpiar el polvo. Puede pedirle ayuda a su pareja o amigos si la necesita.
- Debe llevar zapatos planos y cómodos.
- Puede acostarse una hora antes cada noche, puede leer un poco en la cama si no tiene ganas de dormir inmediatamente.
- Debe mimarse con un masaje de aromaterapia o una sesión de acupuntura (siempre debe pedir asesoramiento profesional sobre estos tratamientos).
- Puede comprar algunos productos para preparase un baño de hierbas relajantes para mimarse.
- Debe demostrarle a su pareja que le quiere, respeta y desea.

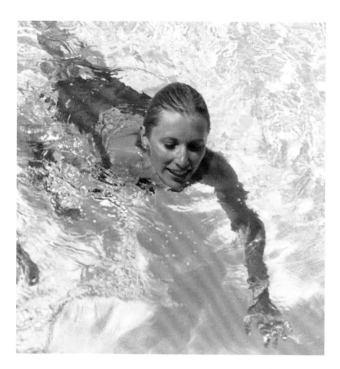

se mucho antes de lo normal. La mejor solución es aceptar la situación y dormir todas las horas que pueda.

NÁUSEAS MATUTINAS

Algunas mujeres tienen embarazos sin sentir náuseas pero la mayoría sufren al menos algún episodio de náusea por las mañanas. Existen varias teorías sobre el motivo por el que se producen estas náuseas, algunos médicos sostienen que se trata de un problema puramente psicológico. Sin embargo, la mayor parte de los expertos opinan que está relacionado con el mayor nivel de hormonas que circulan por la sangre. Las náuseas matutinas suelen, como su nombre indica, darse principalmente por las mañanas, pero también es posible tener náuseas en otros momentos del día. Algunas de las mujeres sienten náuseas a lo largo de todo el día durante las primeras semanas. Normalmente las náuseas matutinas suelen aparecer en la sexta semana de

Practicar natación, dos o tres veces a la semana, es una de las mejores maneras de realizar ejercicio durante el embarazo. Todos los músculos se ejercitan y aumenta la flexibilidad y la resistencia.

> **❝** El bebé crece de manera rápida durante los tres primeros meses del embarazo y al mismo tiempo el cuerpo experimenta cambios. La mayoría de estos cambios pasarán desapercibidos. **❞**

embarazo y siguen teniendo lugar hasta la doceava o catorceava semana. Aunque hay casos en los que duran todo el embarazo.

Comer poca cantidad y a menudo puede ser útil y normalmente es mejor comer algo que suba el nivel de azúcar en sangre antes de levantarse de la cama por la mañana. Una galleta o una tostada son las mejores opciones. Muchas mujeres encuentran beneficioso beber una taza de té de jengibre o chupar un poco de jengibre sin procesar. Es importante beber muchos líquidos, especialmente si está experimentando vómitos.

Las náuseas matutinas pueden incrementarse con los olores de la cocina, el humo del tabaco y del alcohol, así que es mejor evitarlos. No es extraño encontrar rastros de sangre en el vómito. Esto se debe a que al vomitar de forma repetida, se rompen los pequeños vasos sanguíneos de la garganta o el esófago. Los vasos sanguíneos se curarán por sí mismos de modo que no tiene por qué preocuparse. Sin embargo, si las náuseas son graves es mejor que consulte con el médico.

LA NECESIDAD DE ORINAR CON FRECUENCIA

Uno de los primeros signos del embarazo es notar un aumento en la frecuencia de la necesidad de ir a orinar. En términos médicos esto se conoce como micción. Algunas mujeres se dan cuenta de que orinan con más frecuencia apenas ha pasado una semana desde la concepción. El aumento se debe en parte a que el útero que está creciendo presiona la vejiga y en parte por los cambios en los niveles de hormonas que modifican el tono muscular. El aumento en la frecuencia a menudo se nota más durante las primeras nueve semanas. Después, el útero tiende a moverse hacia arriba, con lo que deja de presionar tanto la vejiga hasta la última etapa del embarazo.

Algunas mujeres tienen que orinar con mucha frecuencia durante todo el embarazo. También es muy frecuente que sufran pequeñas perdidas de orina al reirse o toser. Puede ser útil usar ropa interior que esté bien forrada y una pequeña compresa.

TENER LOS PECHOS SENSIBLES

Es posible que note los pechos más pesados y sensibles, a menudo aumentan de tamaño al inicio del embarazo. En ese caso, es mejor que se compre sujetadores nuevos. Los pezones pueden estar irritados y sensibles. También es frecuente que se endurezcan y que la aureola se oscurezca. Es posible que se marquen claramente pequeños puntos blancos. La sensibilidad de los pechos se suele aliviar a partir de la octava semana.

EL GUSTO

Las mujeres embarazadas a menudo notan un extraño sabor metálico en la boca. También pueden tener antojos nuevos por ciertos tipos de comida y bebida y, al mismo

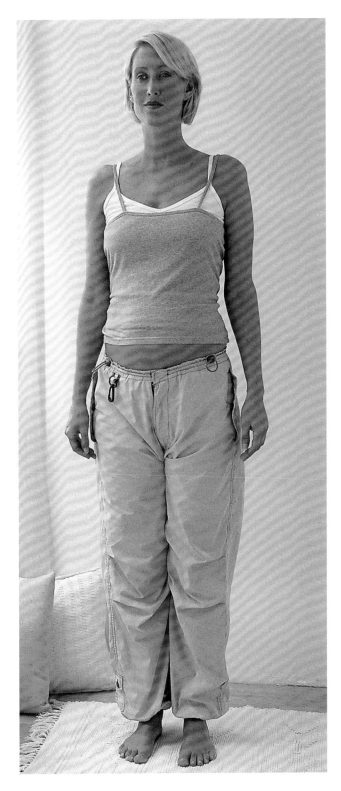

Empezará a notar enseguida cambios sutiles en la forma del cuerpo a medida que el bebé crezca y el útero aumente su tamaño para acomodar al feto.

tiempo, dejar de comer y beber algunos alimentos, en especial café, alcohol y fritos. Es recomendable resistirse a los antojos de alimentos con azúcar o llenos de grasa, puesto que tienen muchas calorías y pocos nutrientes.

Cambios en el estado de ánimo

Los primeros meses del embarazo son un periodo en el que usted y su pareja van a tratar todo tipo de temas prácticos y emocionales. Por ejemplo, ¿deben quedarse en la misma casa o mudarse a un sitio más amplio y que esté más cerca de la familia? Si se quedan, entonces deben plantearse si es necesario cambiar algo dentro de la casa. ¿Va a empezar ya a decorar el cuarto del bebé?

Tiene que plantearse si quiere contar la noticia a la familia y amigos o si prefiere esperar unas semanas. Mantener esta noticia "en secreto" le proporciona una maravillosa oportunidad de disfrutar y esperar con ilusión el viaje tan especial que va a iniciar con su pareja. Muchos futuros padres esperan hasta la doceava semana y cuando están seguros de que el embarazo sigue adelante deciden compartir la noticia.

SENTIR ANSIEDAD

Casi todo el mundo siente ansiedad en algún momento del embarazo y la mayoría de las mujeres se preocupan por diferentes temas a lo largo de todo el proceso. Es muy común tener miedos subyacentes sobre la salud del bebé, en especial antes de acudir a las revisiones médicas previas al parto. Muchas mujeres sienten ansiedad sobre el modo en el que serán capaces de llevar adelante el embarazo, sobre los dolores del parto y el momento de dar a luz. Además, las parejas a menudo sienten dudas sobre su capacidad para ser buenos padres y les preocupa saber si serán capaces de hacerse cargo de todos los aspectos prácticos necesarios para cuidar a un niño. Es posible que

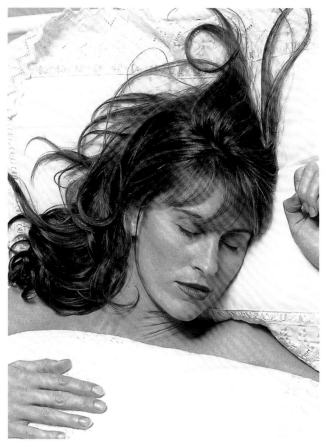

La mayoría de las mujeres embarazadas necesitan dormir más horas. Los sueños pueden ser muy importantes en este momento, permiten que la mente se adapte a los profundos cambios que va a experimentar su vida.

durante el embarazo aflore la preocupación sobre el impacto que tendrá el bebé en su situación económica, en su vida sexual, en las carreras profesionales y la vida social.

Es importante mantener la perspectiva y darse cuenta de que tener dudas y estar preocupada es perfectamente normal. Después de todo, se está embarcando en un acontecimiento que le va a cambiar la vida. Sin embargo, si la ansiedad empieza a dominar todos sus pensamientos, puede resultarle útil confiar estos miedos a una persona cercana, un amigo o un familiar que ya haya tenido hijos o siempre puede hablar con la comadrona.

También es posible que tenga extraños sueños sobre el parto y el hecho de convertirse en madre. Estos sueños reflejan la ansiedad natural que siente y también son un modo en el que se prepara psicológicamente para el nuevo papel que va a desempeñar.

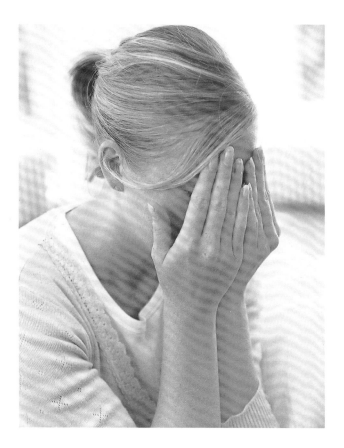

Los niveles de hormonas fluctúan y pueden ocasionar estragos en su ánimo y equilibrio. Es importante descansar muchas horas y reconocer que cualquier cambio brusco se debe a un fenómeno biológico.

COMUNICARSE CON EL BEBÉ

Algunas mujeres no sienten ningún tipo de conexión con el bebé hasta que el embarazo está más avanzado y, en ocasiones, no la sienten hasta después del parto. Sin embargo, muchas otras mujeres sienten un vínculo de unión con el bebé que está creciendo desde mucho antes, algunas incluso desde el momento en que descubren que están embarazadas. Este puede ser un sentimiento muy especial, de repente lo más importante en el mundo es la salud y el bienestar del pequeño bebé que crece en su interior.

Los padres, a menudo, no sienten este tipo de vínculo durante los primeros meses, cuando apenas se percibe desde el exterior la presencia del bebé. Esto es comprensible, pero a muchas mujeres les cuesta aceptar que su pareja no se sienta tanta fascinación con el embarazo como ellas. Es posible que los dos necesiten practicar un poco de tolerancia en relación con los distintos modos que tiene cada uno de reaccionar ante un embarazo.

Normalmente suele ayudar si el padre se involucra desde el inicio en el embarazo. Lo ideal sería que él asistiese a todas las ecografías para que también pueda ver al bebé en la pantalla. A algunos hombres les gusta hablar con el bebé cuando aún está en el abdomen de la madre. Acariciar la barriga de la madre o poner música para que el bebé la oiga

> **«** De repente, lo más importante en el mundo es la salud y el bienestar del pequeño bebé que crece en su interior. **»**

también ayuda a los padres a sentir una mayor conexión con la vida que han creado.

Nadie saber lo que los bebés no natos pueden oír o sentir dentro del útero, pero algunos estudios demuestran que aprenden a reconocer la voz de sus padres antes de nacer. Las orejas ya están formadas desde la séptima semana y se sabe que los sonidos del exterior se filtran dentro. Los investigadores no han descubierto todavía si los bebés también son capaces de distinguir los distintos patrones de entonación, en cuyo caso serían capaces de reconoces los sonidos del lenguaje que hacen tanto usted como su pareja.

Comunicarse con el bebé puede ayudarles a crear un vínculo con el bebé mucho antes de que nazca y forme parte de su familia.

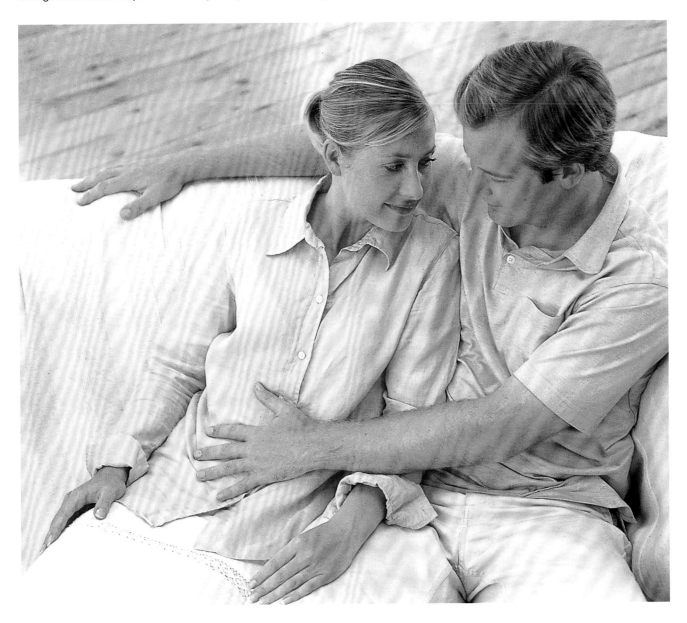

El embarazo y la comida

Durante todo el embarazo y mientras esté dando el pecho, el bebé dependerá de usted para obtener los nutrientes esenciales que necesita, como proteínas, calcio, ácido fólico y agua. Estos nutrientes pueden provenir de su dieta actual o bien de las reservas que almacenó antes de la concepción.

Cubrir sus necesidades y las del bebé no es difícil. Lo único que tiene que hacer es comer una variedad de alimentos sanos y frescos (o que apenas hayan sido procesados) de los distintos grupos de alimentos esenciales. Estos grupos se explican en las páginas 30-31. También debe evitar consumir alimentos potencialmente dañinos. Dispone de información sobre este tema en las páginas 36-37.

La cantidad de comida que necesita no tiene por qué aumentar durante el embarazo. Sin embargo, tiene que asegurarse de que come lo suficiente para recibir determinados nutrientes esenciales, especialmente de la fruta y las verduras, para así disponer de una amplia gama de vitaminas. Otros nutrientes importantes durante el embarazo son las proteínas, el calcio y el hierro.

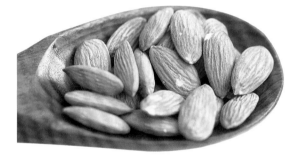

Si tiene algo de hambre puede tomar un alimento rico en proteínas como son unas almendras u otros frutos secos. Puede combinar este aperitivo con frutas secas para obtener más nutrientes.

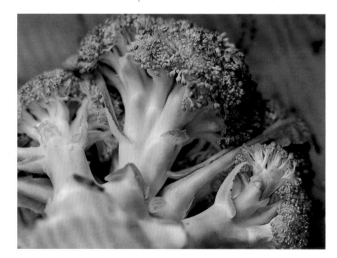

El hierro es un elemento muy importante de la dieta, especialmente en el embarazo. El brécol es una buena fuente de hierro y además contiene ácido fólico, que es esencial.

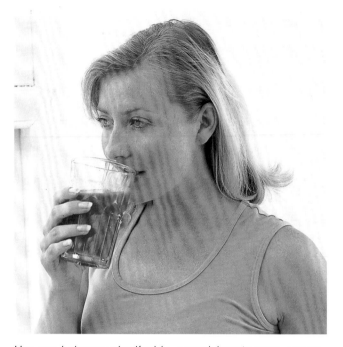

Hay que beber mucho líquido, especialmente agua, zumos de fruta sin edulcorantes y batidos de frutas. Es mejor reducir al máximo el consumo de té, café y alcohol para conseguir un mejor estado de salud.

PROTEÍNAS

Necesitará entre 60-100 g de proteínas al día y los alimentos ricos en proteínas deben representar el 25% de su dieta. Entre otras, algunas buenas fuentes de proteínas son las verduras, la carne magra, el pollo, el pescado, los huevos, la leche desnatada, los frutos secos, el queso, guisantes secos, judías y los cereales integrales.

HIERRO

El embarazo hace que aumente considerablemente el volumen de sangre en el cuerpo de la futura madre. Esto supone que se necesita más hierro para crear hemoglobina, que es el pigmento que se encarga de transportar el oxígeno y que se encuentra en los glóbulos rojos. Cuanta mas hemoglobina tenga la sangre, más oxígeno transportará a los diversos tejidos, incluyendo la placenta.

La cantidad diaria recomendada (CDR) de hierro durante el embarazo es de 30 mg. La necesidad de hierro aumenta sobre todo en el segundo y en el tercer trimestre. Alimentos que son buenas fuentes de hierro incluyen el

CUANDO SE SIENTEN NÁUSEAS
Si tiene náuseas matutinas es mejor que intente comer poco y con frecuencia en lugar de realizar sólo dos comidas muy abundantes. Al organizar así las comidas se evitan los problemas de indigestión y ardor de estómago.

pan, los cereales, los guisantes secos y las judías, el brécol y las verduras de hoja verde.

CALCIO

La necesidad diaria de calcio es aproximadamente de 1200 mg durante el embarazo. Algunos de los alimentos que son buenas fuentes de calcio son la leche, todos los productos lácteos y las verduras de hoja verde. El bebé que crece necesita calcio para formar unos huesos y dientes fuertes. Si no obtiene suficiente calcio de la dieta, el bebé obtendrá el calcio de sus huesos y dientes. También va a necesitar vitamina D, que el cuerpo produce después de estar expuesto a la luz del sol y que también se encuentra en algunos alimentos. Esta vitamina ayuda al cuerpo a procesar este mineral.

ÁCIDO FÓLICO

La cantidad necesaria de ácido fólico aumenta considerablemente durante el embarazo, hasta los 400 mcg. Consumir bastante ácido fólico antes de la concepción también ayudará a reducir el riesgo de que se produzcan defectos en el tubo neural. Puede asegurarse de que recibe la cantidad suficiente si toma un suplemento diario de 400 mcg. También puede intentar comer verduras de hoja verde, como las espinacas o el brócoli y al menos dos piezas de fruta al día. Puede aderezar su comida con germen de trigo y no cocinar los alimentos en exceso, esto ayudará a maximizar la cantidad de ácido fólico que ingiere, puesto que al cocinar mucho los alimentos se destruye el ácido fólico que contienen.

PROTEGER AL BEBÉ

El bebé obtendrá los nutrientes que necesita del flujo sanguíneo de su madre a través de la placenta. Los investigadores están estudiando cómo el bebé que se está desarrollando es mucho más sensible al estado de nutrición del cuerpo de la madre de lo que se pensaba. Las amenazas ocasionales no causan daños, pero es más sensato mantener una dieta sana durante todo el embarazo. Niveles bajos de cualquiera de los nutrientes esenciales durante los periodos más importantes del crecimiento de los órganos puede alterar la estructura, tamaño y funciones de algunos de estos órganos. Las madres que comen una cantidad excesiva de comida o las que tienen una dieta alta en grasas saturadas pueden hacer que sus hijos corran un mayo riesgo de sufrir cardiopatías, diabetes e hipertensión más adelante.

EVITAR EL ESTREÑIMIENTO

Las mujeres embarazadas a menudos padecen estreñimiento, lo que contribuye a la sensación general de letargo e hinchazón. Lo causa el cambio hormonal, que hace que los músculos de los sistemas digestivo y gastrointestinal sean menos eficaces.

No debe tomar fármacos para solucionar el estreñimiento. En lugar de eso, es mejor beber entre ocho y diez vasos de agua cada día y llevar una dieta sana: asegurarse de que come cinco piezas de fruta y verdura a diario y que incluye cereales integrales ricos en fibra en la dieta. También puede resultarle útil evitar determinados alimentos como los plátanos, los huevos muy cocidos, las coles de Bruselas y carne roja durante unos días.

VITAMINAS Y MINERALES ESENCIALES

Determinadas vitaminas y ciertos minerales son esenciales para tener un embarazo sano. Es posible que necesite consumir algunos nutrientes más de lo habitual, como es el caso de la vitamina B1. Puede utilizar la siguiente lista para planificar la dieta que va a seguir durante el embarazo:

- **Vitamina B1 o tiamina:** aproximadamente 1,4 mg al día, de pan enriquecido, cereales, productos derivados de los cereales, semillas y frutos secos.
- **Vitamina B2 o riboflavina:** 1,4 mg al día, de la carne, productos lácteos y cereales.
- **Vitamina B3 o niacina:** del pescado, carne, frutos secos y cereales integrales.
- **Vitamina B6 o piridoxina:** del pollo, el pescado, la soja y avena.
- **Vitamina B12 o cobalamina:** de la carne, del pescado, los huevos y la leche, también se obtiene de los productos ricos en cereales.
- **Vitamina C:** 50mg, de los cítricos, tomates, pimientos rojos y verdes, brócoli, coliflor, espinacas y fresas.
- **Vitamina D:** 10 mg al día, de la leche, los huevos, la mantequilla y la margarina especial.
- **Vitamina E:** de la margarina, los aceites vegetales, los cereales integrales y la carne.
- **Magnesio:** 300 mg al día, de productos lácteos, verduras y carne.
- **Zinc:** 7-15 mg al día, de frutos secos, cereales integrales, legumbres y huevos.
- **Vitamina A:** 700 mg al día, de leche con vitaminas, huevos, zanahorias y verduras de hoja verde.

Las ciruelas y otras frutas proporcionan vitaminas beneficiosas y ayudan a combatir el estreñimiento. También pueden dar energía cuando uno siente cansancio.

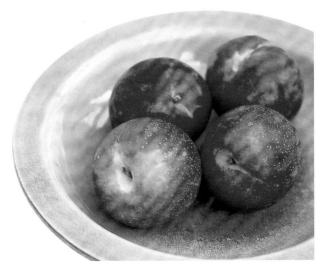

Lista de control del estilo de vida

El embarazo es una época emocionante pero también puede resultar estresante. Controlar todos los diferentes aspectos del estilo de vida es un elemento esencial de un buen cuidado previo al parto. Al dar prioridad a la salud, puede hacer que la experiencia del embarazo sea más sencilla. En especial, debe prestar atención a los siguientes puntos:

- Comer de forma sana.
- Dormir bien.
- Liberar estrés y relajarse.
- Practicar ejercicio de forma regular.

LOS HÁBITOS DE ALIMENTACIÓN

Hay que realizar comidas con regularidad y concederse tiempo para comer de forma relajada. Es mejor evitar las cenas pesadas y llenas de alimentos grasos y no salir por las mañanas de casa sin desayunar. Debe pararse a pensar en lo que come y bebe y preguntarse si su dieta diaria le proporciona suficientes nutrientes para mantener el nivel de energía y la sensación de bienestar que necesita.

Es recomendable reducir el consumo de aperitivos que tengan un alto contenido de azúcar o grasas saturadas. En especial, debe evitar el consumo de los siguientes alimentos, en todo caso sólo debe comerlos de forma muy ocasional:

- Patatas fritas de bolsa.
- Tartas y galletas.
- Café y té.
- Bebidas con azúcar.
- Carne roja (basta con comerla una vez a la semana).
- Alimentos fritos.
- Pan blanco.
- Chocolate.
- Alimentos preparados y pre-cocinados.
- Sal (sobre todo en aperitivos).
- Comida rápida para llevar.
- Azúcar y dulces.

HORAS DE SUEÑO

Necesita descansa tanto como sea posible para combatir la fatiga típica del primer trimestre. Esto le ayudará a mantenerse en buena forma durante el embarazo y en el parto. Tiene que preguntarse si está durmiendo suficientes horas. Pregúntese:

- Está cansada cuando se levanta.
- Consume chocolate o aperitivos altos en calorías para mantener el ritmo todo el día.
- Tiene sueño a media tarde.
- La jornada laboral la deja exhausta.
- Se queda dormida delante del televisor.
- No es capaz de dormir cuando se acuesta.

Todos estos signos le avisan de que necesita más horas de sueño y más ejercicio. Puede intentar ir a la cama media hora antes durante una semana y también debe levantarse media hora antes por las mañanas. Beba un poco de agua o un zumo y es recomendable que coma una o dos tostadas, luego puede ir a dar un paseo o practicar algunos ejercicios de estiramiento en casa.

ELIMINAR TOXINAS CON LOS ZUMOS

Puede prepararse sus propios zumos o batidos. La mayor parte del cuerpo está compuesta por agua, de modo que puede deshidratarse con rapidez. Las vitaminas y los minerales que contienen las frutas y las verduras sin cocinar, junto con el alto contenido líquido, hacen que los zumos sean el alimento ideal para una mujer embarazada y su bebé. Al mismo tiempo, los zumos llenos de nutrientes le ayudarán a eliminar del cuerpo toxinas potencialmente dañinas. Puede probar las siguientes combinaciones:

- Arándanos, melocotón y mango.
- Papaya y melón.
- Grosella y manzana.
- Rábano y pepino.
- Espinacas y limón.
- Zanahoria, manzana y jengibre.
- Piña y pomelo rosa.
- Fresa y nectarina.
- Plátano y limón.
- Zanahoria y remolacha.
- Pepino y apio.
- Plátano y kivi.
- Lombarda, manzana y limón.

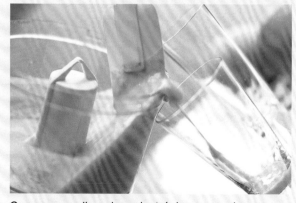

Comprar una licuadora electrónica es una buena inversión, puesto que le permite preparar bebidas frescas y saludables siempre que quiera.

LIBERAR ESTRÉS

El estrés no es bueno ni para usted ni para el bebé. Muchas mujeres sienten ansiedad ante la duda de si el bebé se estará desarrollando de forma correcta, si están haciendo lo que deben para llevar adelante el embarazo y si serán capaces de hacer frente a las exigencias normales de la vida diaria, en un momento en el que no se encuentra bien o en el que está muy cansada.

Si siente demasiada tensión o sencillamente no es capaz de relajarse, es posible que le resulte beneficioso acudir a la consulta de un terapeuta. La acupuntura, un masaje con aromaterapia, la reflexología, el shiatsu y la homeopatía pueden ayudar a la hora de liberar ansiedades y estrés. También es importante asegurarse de que tiene tiempo para hacer las cosas que realmente le gustan, ya sea dar un paseo o ver una película. Hay que intentar destinar tiempo para uno mismo cada día. Este tiempo debe usarlo para aquellas actividades de las que realmente disfruta o basta con que se siente tranquilamente y descanse.

EJERCICIO

Practicar un poco de ejercicio ayuda a mejorar la circulación, lo que aumenta la cantidad de oxígeno y nutrientes que le llegan al bebé. También sirve para crear tono muscular y aumentar la resistencia, que necesitará para hacer frente al embarazo y al parto. Cualquier tipo de ejercicio puede servir: caminar, nadar y montar en bicicleta son ejercicios ideales porque son continuos y rítmicos, proporcionan un entrenamiento excelente para el corazón y los pulmones. Los ejercicios que se realizan al inicio del día ayudan a poner el cuerpo en marcha para que la circulación siga ese ritmo el resto del día. Practicar ejercicio por la tarde ayuda a liberar estrés y puede hacer que sea más fácil dormir, siempre que no sea un ejercicio muy agotador.

Estirar la zona del pecho

Inspirado en el Pilates, es un buen ejercicio si siente tensión o estrés a lo largo del día. Ayuda a abrir la zona superior del cuerpo, relajando los músculos cansados y haciendo que la respiración sea más fácil. Es muy importante tener una postura correcta durante el embarazo, sobre todo si pasa muchas horas sentada.

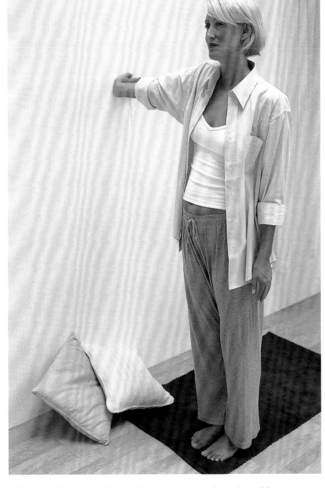

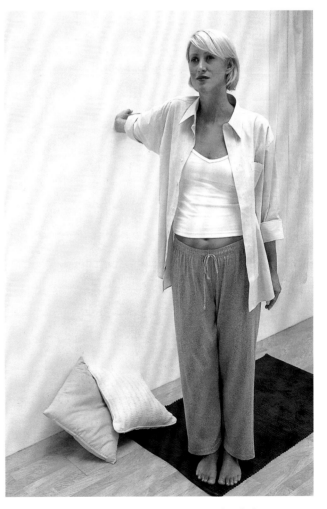

1 Debe colocarse de pie junto a la pared, estire el brazo y coloque la mano contra la pared tal y como se ve en la fotografía. Si se siente más cómoda puede colocar la mano de manera que los dedos apunten al techo.

2 Ahora debe alejarse de la pared, manteniendo la mano apoyada contra la pared. Esto estirará levemente la zona del pecho. Es importante que mantenga los hombros relajados. Repita el ejercicio en la dirección opuesta.

El modo correcto para practicar ejercicio

Los siguientes tipos de ejercicios pueden ser especialmente beneficiosos durante el embarazo:

- Bailar.
- Natación.
- Dar paseos.
- T´ai Chi.
- Pilates.
- Yoga.

Si no está acostumbrada a practicar ejercicio, es mejor que se limite a dar paseos y nadar con regularidad durante los primeros tres meses. Después puede probar un ejercicio nuevo, siempre asegúrese de que no haya sangrado o experimentado cualquier otro tipo de problemas. Consulte con la comadrona o con el médico antes de hacer nada. Es mejor que vaya aumentando su resistencia poco a poco y no se esfuerce en exceso. Es recomendable que busque la ayuda de un instructor profesional que tenga experiencia trabajando con mujeres embarazadas.

LA NATACIÓN

Nadar unos cuantos largos en la piscina del barrio puede proporcionar mucha energía. El agua elimina el tener que cargar con el peso del cuerpo, con lo que puede moverse libremente. La natación ayuda a mejorar la flexibilidad y la resistencia. También ayuda a estimular el flujo sanguíneo del cuerpo y, por tanto, aumenta la cantidad de oxígeno que se transmite al bebé que está creciendo. Puede considerar la opción de tomar clases de natación para mejorar su técnica y asegurarse de que no somete al cuerpo a una tensión inne-

cesaria. El método Shaw se basa en la técnica Alexander y le ayudará a usar el cuerpo de la forma más eficaz posible. Otra forma de ejercitarse en el agua es el yoga del agua o "aqua-yoga". Hay varias piscinas municipales y centros de ocio que ofrecen este tipo de clases.

DAR PASEOS

Igual que la natación, dar paseos es una excelente forma de practicar deporte durante el embarazo. Un corto paseo realmente ayuda y estimula el sistema respiratorio y el cardiovascular, que tienen que estar en buen estado en el embarazo y listos para el momento del parto. Caminar también es un buen ejercicio porque activa la circulación en las piernas, lo que evita la formación de varices, y nos permite salir al aire libre, lo que suele facilitar el descanso y la relajación. Montar en bicicleta ofrece muchas de estas ventajas.

TERAPIA DE BAILE

Ir a clases de baile suele ser divertido y una buena forma de relacionarse, hacer nuevos amigos y mantenerse en forma al mismo tiempo. Descubrirá que existen muchos tipos diferentes de clases de baile que se ofrecen en multitud de centros cerca de su casa. También existen las clases privadas, que son una buena manera de empezar si usted es tímida.

Un modo interesante para mantenerse en forma durante el embarazo son las clases de danza del vientre. Este ejercicio suave y rítmico fomenta la fuerza muscular y la resistencia, lo que puede ayudarle a hacer frente al embarazo y al parto. La danza del vientre es una combinación de ritua-

Ejercicios en el agua

Practicar sencillos ejercicios y estiramientos en el agua es una idea especialmente buena durante el embarazo porque el agua es un medio que aguanta el peso. Los dos pasos que se muestran a continuación aprovechan la resistencia del agua para mejorar el tono muscular de la parte superior de los brazos,

que puede acumular grasa en el embarazo. Este ejercicio también ayuda a abrir la zona del pecho, lo que hace que el corazón trabaje más rápido mientras el bebé crece y refuerza, en general, toda la parte superior del cuerpo, ayudando además a corregir la postura de la espalda.

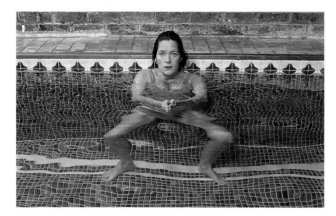

1 Debe colocarse de manera que el agua le llegue al cuello, de modo que tiene que doblar ligeramente las rodillas, si es necesario, o arrodillarse si la piscina no es muy profunda. Una vez se haya colocado, tiene que juntar las dos palmas de las manos y estirar los brazos hacia delante.

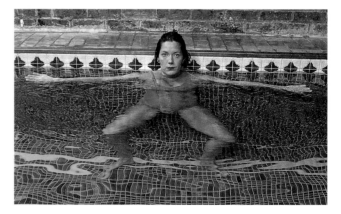

2 Gire las manos y abra los brazos haciendo un movimiento circular. Aleje los brazos al máximo y luego vuelva a moverlos hacia el centro. Repita este ejercicio varias veces. Inhale cuando estire los brazos hacia los laterales y exhale cuando los lleve de nuevo al centro.

les simbólicos y movimientos sensuales. Los movimientos ondulantes de la zona de la pelvis y el abdomen, que requieren un grado importante de control muscular, son vistos como un símbolo de la concepción y el parto. Son movimientos muy beneficiosos durante un embarazo normal pero es mejor consultar antes con la comadrona o el médico. Puede buscar una clase que esté dirigida en particular a mujeres embarazadas.

PILATES

Es un ejercicio suave que mejora la flexibilidad, la fuerza y la resistencia. Pilates pone mucho énfasis en la postura y la alineación. Pilates trabaja tanto con la mente como con el cuerpo, de modo que induce una sensación de profunda relajación y un sentido de mayor control sobre el cuerpo, que puede resultarle muy útil durante el parto.

Los ejercicios pueden personalizarse para hacer frente a las necesidades individuales, de modo que sea posible practicar Pilates de forma segura durante todo el embarazo siempre que comprenda las técnicas básicas y evite ciertas posturas. Debe pedir asesoramiento de un instructor cualificado y con experiencia y debe informarle que está embarazada. Si es la primera vez que practica Pilates, es mejor que no empiece hasta que no haya pasado el primer trimestre del embarazo.

YOGA

Determinados tipos de yoga están especialmente recomendados para el embarazo, sobre todo para el segundo y el tercer trimestre. Si se practica con regularidad, refuerza los músculos, mejora la flexibilidad y la postura, todo esto resultará muy útil durante el embarazo y en el parto. El yoga además incluye ejercicios de respiración que pueden ayudar con la relajación.

Algunas posturas específicas de yoga, como sentarse en cuclillas, son muy útiles para las mujeres embarazadas; otras no son adecuadas en este caso y pueden resultar peligrosas. Por este motivo, es necesario que asista a clases de yoga para futuras madres o que le pida al instructor que adapte sus posturas. No debe acudir a las clases de yoga general si nunca antes lo ha practicado, sobre todo si está en el primer trimestre de embarazo.

T´AI CHI

A veces lo describen como "la meditación en movimiento", el T´ai Chi es un arte marcial que no se usa en el combate y que trata de moverse muy lentamente siguiendo una rutina de posturas. Hay que repetir la rutina una y otra vez, con lo que uno logra realizar una serie de movimientos sincronizados que fluyen.

El T´ai Chi incluye movimientos controlados y lentos, cuyo objetivo es mejorar el flujo de energía del cuerpo. Ayuda a movilizar las articulaciones, mejorar la postura y el estado de bienestar. El T´ai Chi ayuda a la relajación y aumenta la conciencia que tenemos de nuestro propio cuerpo. Generalmente se considera que es un tipo de ejercicio seguro para las mujeres embarazadas.

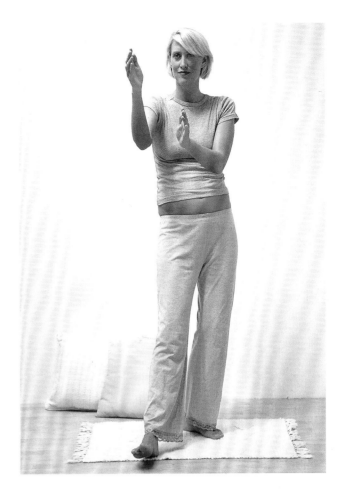

Los movimientos fluidos y meditativos del T´ai Chi le ayudarán a mejorar el modo en el que percibe lo que le está ocurriendo a su mente y a su cuerpo durante el embarazo.

PRACTICAR EJERCICIO DURANTE EL EMBARAZO

Debe practicar ejercicio de forma regular (lo ideal es realizar al menos 30 minutos de ejercicio, tres veces a la semana) para poner en marcha los músculos y la circulación, elevar el nivel de energía y de endorfinas y combatir el estrés.

Si ya tiene una rutina de ejercicios establecida, es mejor continuar usándola siempre que no haya problemas con el embarazo, pero debe informar a su instructor, si lo tiene, de que está embarazada. Sin embargo, es posible que tenga que reducir la cantidad o la intensidad del ejercicio, puesto que no debe agotarse o esforzarse en exceso durante el embarazo (es mejor evitar largos periodos de ejercicios aeróbicos). No debe permitir que el cuerpo sufra de sofocos de calor o que se quede deshidratado, puesto que estos problemas pueden reducir el flujo sanguíneo y, por ello, disminuir la cantidad de oxígeno que recibe el bebé (es necesario beber mucha agua mientras se practica ejercicio). Si experimenta problemas con el embarazo, tales como sangrar o sentir dolor en la zona del abdomen, es mejor que consulte con el médico acerca de lo recomendable que puede ser practicar ejercicio.

En general, no es una buena idea empezar a practicar un deporte nuevo durante los primeros meses del embarazo. Puede hacerse daño con facilidad si la técnica empleado no es la correcta.

Mantener activas las articulaciones

Es importante mantener el cuerpo abierto y flexible, para poder disfrutar de un embarazo que, en la medida de lo posible, esté libre de dolores y molestias y para ir preparando el camino hacia un parto cómodo y sin complicaciones.

Hay que liberar tensión de la zona de la cabeza, el cuello y los hombros, lo que nos ayudará a desarrollar buenos hábitos de postura, liberará el estrés y minimizará determinados tipos de dolores de cabeza causados por la tensión.

También sirven para aliviar la tensión en la zona del pecho, mejorando la respiración y la circulación, con lo que se siente más fuerte, con más energía y hace que el flujo sanguíneo transporte más nutrientes y oxígeno al bebé que se está desarrollando. Lo mejor de los ejercicios de cuello y hombros que se muestran a continuación es que se pueden realizar prácticamente en cualquier lugar y momento, cuando está sentada en el trabajo, cuando ve la televisión o mientras viaja en el autobús.

Liberar tensión de articulaciones

Cualquiera puede realizar los siguientes ejercicios de estiramiento, que le ayudarán a mantener las articulaciones en movimiento y flexibles. Son una buena rutina que permite liberar tensión por la mañana y pueden servir como calentamiento antes de un ejercicio aeróbico, como salir a dar un paseo o montar en bicicleta. No debe esforzarse, no pase del punto en el que se siente cómoda.

LIBERAR LA CABEZA Y EL CUELLO

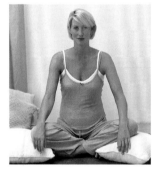

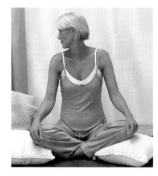

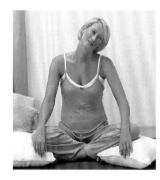

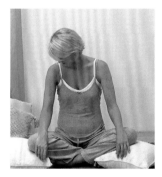

1 Siéntese en una postura cómoda en el suelo, con las piernas cruzadas o con una pierna delante de la otra. Se coloca un cojín debajo de las nalgas y otra debajo de cada rodilla.

2 Gire la cabeza lentamente primero hacia la derecha, luego al centro y a la izquierda. Repita este ejercicio varias veces, respirando con normalidad mientras gira la cabeza.

3 Deje que la cabeza caiga libre, de tal manera que la oreja esté cerca del hombro derecho. Vuelva a colocar la cabeza en el centro, repita el ejercicio hacia la izquierda y toda la secuencia varias veces.

4 Gire la cabeza a la derecha, deje caer la barbilla cerca del pecho, y luego muévala a la izquierda. Repita el mismo ejercicio hacia la dirección opuesta y toda la secuencia varias veces.

LIBERAR LOS HOMBROS

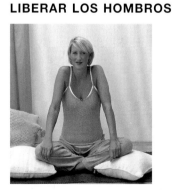

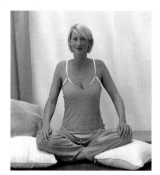

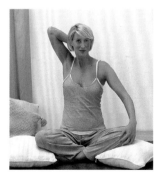

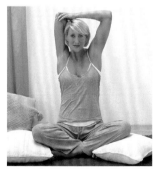

1 Eleve los hombros y echarlos ligeramente hacia delante, hasta que estén cerca de las orejas. Respire con normalidad.

2 Mueva los hombros hacia atrás y hacia abajo, realizando un movimiento rotatorio. Repita esta parte varias veces.

3 Levante el brazo derecho, doblando el codo. Deje caer el antebrazo y toque con la palma de la mano la parte superior de la espalda.

4 Sujete el codo con la mano izquierda. Relaje los hombros y sujete el codo durante unos minutos, respirando profundamente.

Liberar la tensión de la zona de la columna vertebral ayuda a mantenerla fuerte y flexible. Una columna flexible es el eje de una postura adecuada y correcta, que puede empezar a resentirse con el peso del bebé que está creciendo. Corregir la postura aporta las siguientes ventajas:

- Sujeta el útero en la posición correcta y abre más espacio en la zona abdominal, de manera que el embarazo puede ser más cómodo y llevadero tanto para la madre como para el bebé y además así se asegura que el suministro de sangre al útero no se vea reducido.
- Libera y abre la zona del pecho, que se ve comprimida a medida que el bebé va creciendo y de este modo podrá mejorar la respiración y la circulación, las ventajas de esto ya se han tratado ampliamente en el libro.
- Hace su aspecto sea mejor y además minimiza el dolor de espalda, los calambres y los problemas de ciática que sufren muchas mujeres embarazadas.

Liberar tensión en la zona de las caderas y las piernas aporte ventajas vitales. El ejercicio que se muestra a continuación le ayudará a:

- Relajar la zona inferior de la espalda y las piernas, que a menudo experimentan cansancio y molestias durante el embarazo.
- Libera y abre toda la zona de la pelvis, ejercitando y tonificando los importantes músculos de la parte inferior de la pelvis. Tener tonificados estos músculos le ayudará a sentirse cómoda cuando el bebé presione contra la parte inferior de la pelvis, facilitará el parto y evitará algunos de los problemas que aparecen después del parto.

LIBERAR LA TENSIÓN DE LA COLUMNA VERTEBRAL

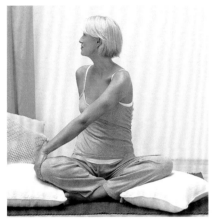 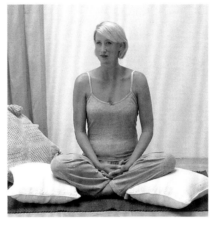 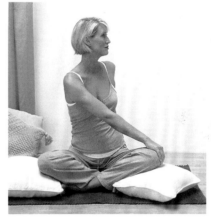

1 Coloque la mano izquierda sobre la rodilla derecha, gire lentamente la parte superior del cuerpo y mire por encima del hombro derecho.

2 Deje caer los hombros, sujételos un momento y luego vuelva a llevarlos al centro. Siga respirando profundamente.

3 Repita el ejercicio pero esta vez en la otra dirección. Muévase con cuidado y no gire el cuerpo en exceso.

LIBERAR LA TENSIÓN DE LAS CADERAS Y LAS PIERNAS

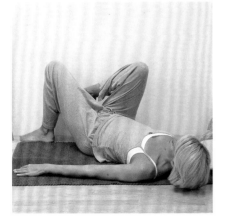 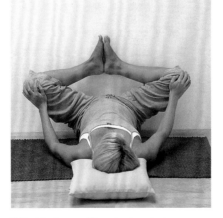 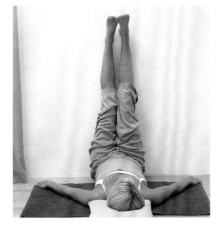

1 Siéntese cerca de una pared, de tal manera que un lateral del cuerpo está frente a ella. Túmbese, moviéndose desde uno de los costados hasta la espalda, balanceando las piernas cuando mueve el resto del cuerpo. Las nalgas no tocan la pared, apoye la cabeza en un cojín y respire.

2 Doble las rodillas, juntando las suelas de los pies. Coloque las manos en las rodillas y presione ligeramente hacia la pared. Mantenga esta postura durante unos minutos, tanto como lo desee, y luego suelte. No debe forzar el ejercicio: la flexibilidad mejorará con la práctica.

3 Deslice las piernas hacia arriba por la pared. Mantenga la postura durante unos minutos, respirando profundamente y dejando que la tensión se aleje. Para ponerse de pie, debe doblar de nuevo las rodillas, rodar sobre un costado y luego incorporarse lentamente.

Yoga para el primer trimestre

Los siguientes ejercicios de yoga mejoran la postura, que puede verse afectada negativamente durante el embarazo. Tenga cuidado mientras practica posturas de yoga, incluso unas tan sencillas como éstas. Siéntase cómoda y mantenga la respiración controlada durante todo el ejercicio. Después, tiéndase y relájese.

La base

Las caderas, piernas y los pies soportan el peso, mientras que la pelvis sujeta la parte superior del cuerpo. Es posible reforzar estos importantes grupos de músculos con este ejercicio de base, que permite que el peso pase a través de las piernas y los pies al suelo. Si se practica con regularidad, le ayudará a hacer frente al problema del peso del bebé que está creciendo.

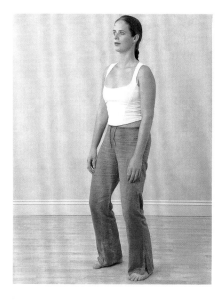

1 Póngase de pie, con los pies separados y las rodillas ligeramente flexionadas. Mantenga la columna recta, metiendo la barbilla y el cóccix y con la cabeza en alto.

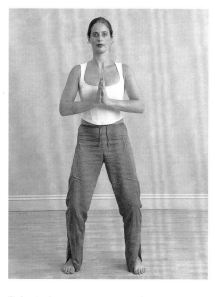

2 Junte las manos como si orara. Presione las palmas de las manos y coloque los codos hacia fuera. No hay que cargar la tensión en los hombros.

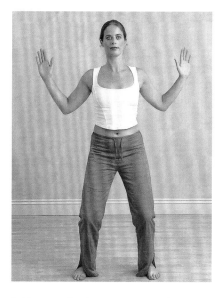

3 Ahora estire las manos, con los codos flexionados y abriendo la zona del pecho. Siga respirando profundamente mientras realiza el ejercicio.

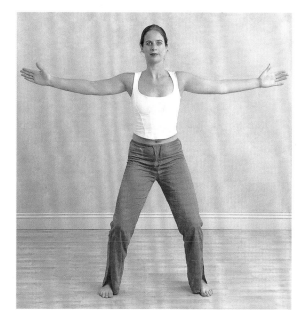

4 Imagen de la izquierda: Estire los brazos hacia los laterales y luego bájelos poco a poco hasta la altura del costado correspondiente. Repita los pasos 2 y 4 varias veces.

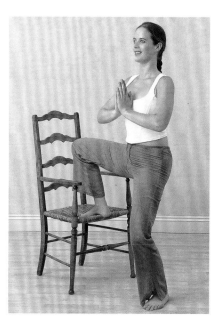

5 Imagen de la derecha: Coloque un pie sobre una silla baja y doble la otra rodilla. Cambie de pierna tras unas cuantas inspiraciones y repita el ejercicio colocando el otro pie sobre la silla.

Estiramientos estando de pie

Al extender el cuerpo desde las caderas y a través de la cintura, se crea espacio para el diafragma, lo que le ayuda a respirar más profundamente. Gire el cuerpo con cuidado y balancéese con ritmo, como si estuviera bailando. Preste especial atención a no girar el cuerpo con brusquedad.

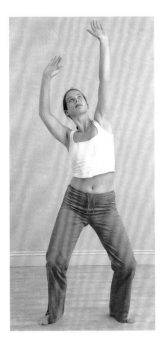

1 Imagen de la izquierda: Tiene que estar de pie, con una postura recta pero relajada, con las rodillas ligeramente flexionadas. Estire los brazos por encima de la cabeza, primero uno y luego el otro. Sienta las costillas y cómo la cintura se abre y libera tensiones.

2 Imagen de la derecha: Ahora tiene que llevar los brazos a la altura de los hombros y girar desde la cintura, primero a un lado y luego al otro, sin cambiar la posición de las piernas o los brazos. Tiene que repetir los dos movimientos.

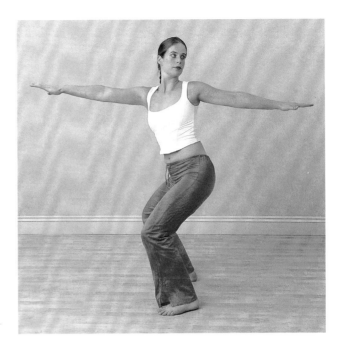

Secuencia adaptada y sencilla del triángulo

Esta secuencia trabaja los músculos abdominales y aumenta la flexibilidad de la zona inferior de la columna vertebral. Esto puede ayudar a la hora de evitar dolores de espalda y además tonifica los músculos. Sin embargo, hay que asegurarse de que los ejercicios se realizan con mucho cuidado.

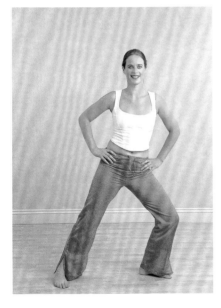

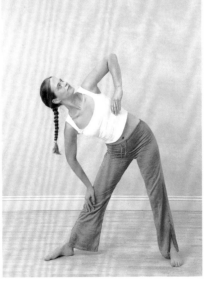

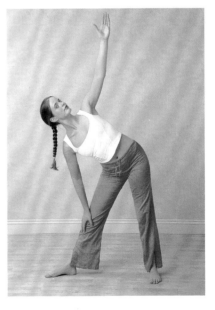

1 Colóquese de pie, con los pies muy separados, las rodillas flexionadas y las manos en las caderas. Balancéese de un lado a otro, apuntando hacia arriba con la pelvis, primero a la derecha y luego a la izquierda con un movimiento rítmico. Mantenga la columna recta, con el cóccix metido hacia abajo y el pecho hacia arriba. Repita el ejercicio varias veces.

2 Ahora incline el cuerpo hacia la derecha, sin caerse hacia delante. Es importante que mantenga la espalda recta y no se esfuerce más de lo necesario. Coloque la mano derecha a lo largo de la pierna y lleve el codo izquierdo hasta la cintura, subiendo hasta el costado izquierdo del pecho mientras dirige la mirada en esa dirección. Mantenga una respiración rítmica.

3 Sin perder la postura de la espalda, extienda el brazo izquierdo por encima de la cabeza y hacia atrás, para así abrir el lateral izquierdo del cuerpo. Mantenga el abdomen relajado y no tense los músculos del hombro derecho. Respire profundamente. Incorpórese lentamente y repita el ejercicio en la otra dirección. Repita el ejercicio varias veces en ambas direcciones.

Crear un estilo de vida equilibrado

Estar embarazada puede suponer que tenga menos energía de lo normal. Es muy importante reservar un poco de tiempo para la relajación y el ejercicio, aunque para esto tenga que reorganizar su rutina diaria.

La lista de prioridades será más o menos la siguiente:
- Su salud y la del bebé.
- La pareja.
- La familia y los amigos.
- Los compromisos de trabajo y cualquier otra actividad de obligado cumplimiento.
- La vida social.

Es bueno tener esta lista en mente si se siente agobiada. Tiene que decidir qué es lo que va a hacer y debe recordar que no puede hacerlo todo. Es necesario dejar algunas cosas sin hacer, delegar tareas. Convierta en propio el siguiente lema: dar prioridad, delegar y eliminar.

TIEMPO PERSONAL

Es normal que se sienta cansada si está embarazada y a la vez tiene que hacer frente a todas las exigencias de la vida diaria, lo que, a menudo, es complicado. Tiene que dar prioridad al tiempo personal, o las necesidades de la casa y del trabajo acabarán por eclipsar las suyas.

Piense en lo que más le gustaría hacer y lo que haría que se relajase. Puede ser cantar, caminar, ir a un tratamiento de acupuntura, asistir a clases de cerámica, de salsa, de natación o recibir un tratamiento facial. Tiene que incorporar un poco de "tiempo personal" cada semana, para así poder disfrutarlo. Además, debe pasar todos los días al menos media hora, si es más tiempo mejor, relajándose en casa.

AHORRAR TIEMPO EN LAS TAREAS DE LA CASA

Hay que renunciar a algunas cosas durante el embarazo y, a menudo, las tareas del hogar son un buen punto de partida. Debe reducir dichas tareas al mínimo. Puede pedir a su pareja que la ayude más o plantearse la posibilidad de contratar a una asistenta. Aquí le ofrecemos algunos consejos para reducir el tiempo que dedica a estas tareas.

Ir a la compra

En lugar de malgastar el tiempo haciendo la compra de comida cada día o en días alternos, es mejor que reduzca el tiempo que dedica a esta actividad al mínimo, si es posible, y realice una compra grande una vez a la semana. Puede pedirle a su pareja o a una amiga que la acompañe o que haga la compra por usted. Siempre que sea posible, debe pedir que le traigan la compra a casa: investigue las tiendas de verduras de su zona y compre por Internet los artículos no perecederos que no es necesario que elija personalmente. Puede comprar bolsitas de té, papel higiénico, detergente, conservas y otros artículos esenciales en grandes cantidades, con lo que ahorra tiempo y dinero.

Cocinar

Si puede obtener una buena comida durante la jornada laboral, sólo necesitará un aperitivo saludable y beber mucho líquido durante la tarde. Si tiene que cocinar en

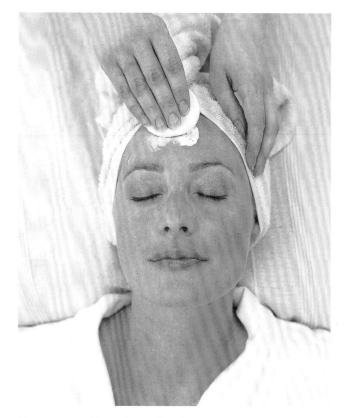

Hay que considerar la opción de darse un capricho o un mimo como una parte importante del cuidado en el embarazo. Relajarse y darse algún capricho le subirá el ánimo y los niveles de energía.

casa, es mejor centrarse en las comidas fáciles y rápidas de preparar que además sean nutritivas en lugar de comidas complejas. Puede probar las siguientes opciones:
- Sopa casera con pan integral.
- Patatas al horno y queso blanco grumoso.
- Risotto de pescado.
- Bacón a la parrilla con tomates y pan integral.
- Patatas al horno con judías y huevos escalfados.
- Espaguetis con panceta y tomate.
- Salmón cocido con ensalada y patatas.
- Pollo cocido con tomates y pimientos rojos.
- Pastel de pescado (si ya está preparado) con verduras.
- Trucha a la parrilla con ensalada y patatas.
- Un guiso (de carne de vaca, cordero y pollo) o cualquier otro plato que pueda cocinar días antes.

Si desea comer postre, puede tomar algo sano como:
- Fruta fresca y yogur natural.
- Plátanos con crème fraîche.
- Manzanas cocidas.

Cuando cocine platos como los guisos o las salsas para la pasta, debe preparar el doble de la cantidad habitual y así podrá congelar la mitad para otro día. De este modo, puede cocinar con menos frecuencia y siempre tendrá comida nutritiva almacenada en la casa.

Tareas de la casa

- Debe lavar la ropa dos veces a la semana, como máximo, y es mejor si sólo lo hace una vez por semana.
- Tiene que cambiar la ropa de cama con menos frecuencia de lo normal. Con hacerlo una vez cada 10-14 días basta.
- Sólo debe planchar aquellas prendas que lo necesiten, no se preocupe de la ropa de cama, las toallas, los cubrecamas, las colchas, la ropa interior o las camisetas. Si saca la ropa del tendedero o de la secadora apenas se seque y la dobla adecuadamente no tendrá que planchar tanto.
- Recuerde que no es necesario que la casa esté inmaculada, un poco de polvo no le hará daño.

NO PERMITIR QUE EL TRABAJO NOS SUPERE

A muchas mujeres les resulta difícil hacer frente al trabajo, sobre todo durante los primeros meses del embarazo, cuando sientan más cansancio y náuseas. Existen formas de hacer que este sea más llevadero:

- Llegar al trabajo un poco antes de la hora para tener algo de tiempo para recuperar el aliento después del trayecto y tomar algo nutritivo (por ejemplo, una manzanilla o un zumo de fruta fresca).
- Si puede controlar la carga de trabajo, debe encargarse de los trabajos más urgentes a primera hora si es posible. Recuerde la primera regla de la gestión: "No se

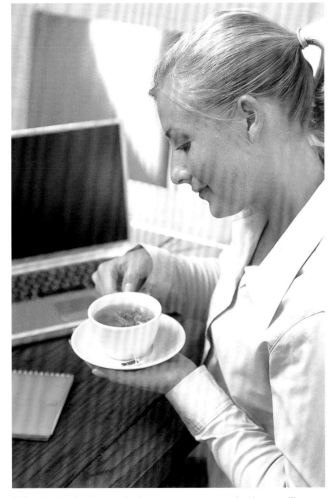

Mientras trabaja puede tomarse un poco de tiempo libre, un descanso por la tarde para beber una taza de té de hierbas y una barrita de cereales ayuda a refrescar el nivel de energía para el resto del día.

debe tocar la misma hoja más de una vez". Lleve a cabo el trabajo, luego lo archiva y se olvida del tema. Debe tratar los correos electrónicos del mismo modo.

- No debe quedarse de pie en el trabajo durante largos periodos de tiempo, siempre que pueda es mejor que se siente. Si, por el contrario, trabaja sentada casi todo el rato, debe levantarse de vez en cuando para estirar las piernas.
- Debe tomarse al menos 45 minutos para comer. Convierta estos minutos en un momento tranquilo para comer y descansar en lugar de una oportunidad para comprar. Si se siente cansada, busque un lugar donde pueda dormir una siesta.
- Es recomendable salir a tomar un poco de aire fresco durante la hora de la comida, basta con dar una vuelta por la manzana para refrescarse, así no sentirá sueño a media tarde.
- Para superar el bajón de energía de media tarde puede tomar una saludable barrita de cereales y una taza de té de hierbas (guarde unas bolsas de su té favorito en el trabajo). Si es posible, es bueno que aproveche este momento para realizar tareas más sencillas, como llamadas telefónicas rutinarias.
- Debe pedir los días de vacaciones que le corresponden en las fechas que le tocan. No deje que se pasen sus días de descanso de un año a otro.
- Puede disfrutar de algunos de los días que le corresponden como vacaciones o días libres sueltos. Puede, por ejemplo, tomarse un día libre cada dos semanas. Estos días le servirán para descansar, no para esforzarse en realizar las tareas domésticas pendientes.
- Si es necesario debe tomarse días libres por enfermedad. Puede comentarle al gerente el motivo por el que se toma unos días libres.
- Si es posible, puede trabajar desde casa un día a la semana, para así evitar el molesto trayecto al trabajo.
- Cuando llegue a casa después de trabajar, debe intentar no ponerse con las tareas domésticas de inmediato. En lugar de hacer eso, es mejor que se siente durante media hora y descanse. Puede relajarse leyendo el periódico o un libro, puede darse un baño o dar un paseo.

> " Debe recordar que no puede hacerlo todo. Es necesario dejar algunas cosas sin hacer, delegar tareas. "

Crear vínculos con la pareja

Es importante compartir los sentimientos y actividades con la pareja durante el periodo que representan las semanas y los meses del embarazo. Lo normal es que la mayor parte de la atención, la del médico, la del personal del hospital, las comadronas, la familia y los amigos, se centre en usted. Por eso es importante que se asegure de que su pareja se sienta parte importante del embarazo, el parto y el bebé.

Algunos hombres sienten menos interés que las mujeres en los aspectos físicos del embarazo y el parto. Sin embargo, la mayoría no quiere ser excluido y quieren disfrutar del proceso de crecimiento del bebé, después de todo, el niño es fruto de los dos padres. No debe preocuparse si su pareja parece estar menos emocionado con el embarazo que usted, en este momento, el bebé aún le puede parecer algo muy abstracto. A medida que pasa el tiempo y el embarazo es más visible, los hombres suelen mostrar más interés.

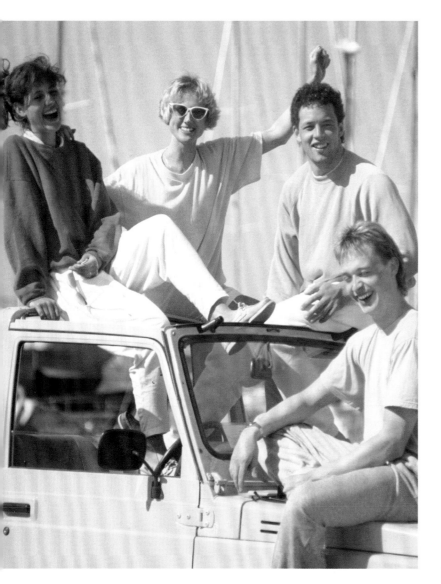

DISFRUTAR DE LOS PRIMEROS DÍAS DEL EMBARAZO

El bebé a las ocho semanas tiene la clásica posición fetal que se ve en las imágenes, sus orejas empiezan a desarrollarse y las pequeñas manos están aún unidas.

Entre los momentos más emocionantes del inicio del embarazo se suelen incluir la primera prueba de embarazo, la confirmación del médico de la prueba y luego los primeros signos de los cambios que va a experimentar el cuerpo.

Luego se realiza la ecografía. A las doce semanas ya se puede vislumbrar la forma humana y a las 20 semanas ya podrá ver la cabeza del bebé, quizás de perfil, y la forma del cuerpo. A la mayoría de las mujeres y los hombres estos momentos les parecen fascinantes. Algunas mujeres estudian cada detalle de la ecografía y hablan sobre ella sin parar ¿Es un niño o una niña? ¿Qué puedes ver con claridad?

A las personas que lo ven desde fuera estas conversaciones les parecen triviales y sin sentido pero el hecho es que son fundamentales para la pareja. Ayudan a los futuros padres a adaptarse a la idea de que su vida está a punto de cambiar. Permiten imaginar el efecto que tendrá el bebé a la hora de transformar su vida. En otras palabras, sirven como preparación mental.

LAS PREOCUPACIONES DE LA PAREJA

A menudo, los hombres tienen preocupaciones específicas sobre el parto y los primeros días del bebé. Algunos hombres, por ejemplo, no están seguros al principio de si quieren o no estar presentes en el parto. No se trata de que no quieran apoyar a su pareja, normalmente, su preocupación se centra en el miedo que tienen de sentirse inútiles en el momento en el que su pareja sufra dolor o angustia.

Este tipo de preocupación es normal. A la mayoría de los hombres les lleva algo de tiempo acostumbrarse a la idea de que van a ver nacer a su hijo, aunque muchos se alegran, después del parto, de haber estado presentes.

Por otra parte, no hay que olvidar que el hombre no está obligado de ninguna manera a estar presente en el parto y no debería verse obligado a estar si la situación le incomoda. Aunque ahora es bastante normal que los futuros padres estén en el parto, no hace mucho que esto ni siquiera se planteaba como una opción.

Incluso ahora, algunos hombres prefieren pasear por el pasillo del hospital en lugar de sujetar la mano de su pareja en el paritorio. Cada pareja debe decidir cuál de las opciones es la mejor para su caso concreto. Lo principal es que los dos deben poder hablar sobre el tema de forma abierta, exponiendo sus miedos con sinceridad. Lo más probable es que, ante el parto, su reacción no tenga nada que ver con la que él había previsto.

LA VIDA MÁS ALLÁ DEL EMBARAZO

El mundo no se detiene, ni para usted ni para su pareja, sólo porque se haya quedado embarazada. Tiene que

Tiene que recordar que la vida no gira únicamente alrededor del embarazo. Tiene que salir con los amigos y pasarlo bien siempre que pueda.

seguir cultivando otros intereses y deben disfrutar del tiempo que comparten como pareja. Es recomendable que le demuestre a su pareja que sigue interesada en él. Para ello, puede preguntarle cómo le ha ido en el trabajo, que le cuente lo que le ha ido bien y lo que no, tienen que seguir hablando de las mismas cosas de las que hablaban antes del embarazo.

Salir a dar un paseo o nadar juntos antes o después del trabajo beneficiará tanto a la futura madre como al bebé. Tiene que intentar hacer actividades de ocio con su pareja y no dejar de lado a los amigos: los dos pueden seguir saliendo y disfrutando del tiempo juntos. De hecho, deberían aprovechar la oportunidad, porque durante aproximadamente los primeros tres meses con el bebé toda su atención se centrará en el niño y a sus amigos les parecerá que han desaparecido de la vida social.

CUIDAR DE LA PAREJA

No debe dejar de cuidar y apoyar a su pareja sólo porque esté esperando un bebé. Resulta tentador anteponer sus propias necesidades y emociones, pero debe recordar que él también puede sentirse enfermo o deprimido y necesitará su ayuda más que nunca.

Intente hacer que su pareja se sienta especial, por ejemplo, invierta algo de tiempo en demostrar que realmente le

❝ El mundo no se detiene, ni para usted ni para su pareja, porque se haya quedado embarazada. ❞

interesa una de sus aficiones, puede ir con él a ver varias de las películas que le gustan y, en líneas generales, dedíquele más tiempo de lo normal. Tiene que demostrarle que se preocupa por él, más ahora que van a tener un hijo.

El cariño y la camaradería son el cemento que une a una pareja. Una buena relación nos hace sentirnos seguros y fuertes, nos prepara para la paternidad.

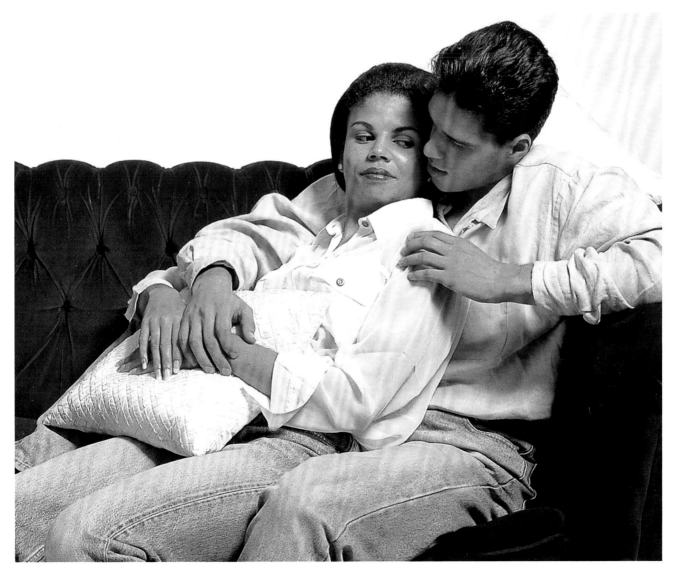

Cuidados prenatales rutinarios

Antes de la octava o novena semana de embarazo ya debe haber acudido a la consulta del médico para solicitar un seguimiento de la gestación. Si no lo ha hecho, debe pedir cita lo antes posible. El centro en el que recibirá los cuidados prenatales y el tipo de cuidados y revisiones que recibirá estarán relacionados con el lugar en el que quiera que nazca el niño. La primera consulta, conocida como la cita en la que se reserva el seguimiento, normalmente tiene lugar en la unidad de maternidad del hospital más cercano a su residencia, donde podrá tratar todos los temas del cuidado que va a recibir en el futuro. Es el médico de familia el que envía su caso a esta unidad.

Es útil tener una idea de dónde le gustaría que naciese el bebé y haber tratado este tema previamente con la pareja, antes de acudir a la primera cita del cuidado prenatal. Sin embargo, no debe preocuparse si no está segura, hay mucho tiempo para que tome la decisión y siempre puede cambiar de opinión más adelante.

CUIDADOS PRENATALES DENTRO DEL HOSPITAL

Si quiere que el bebé nazca en un hospital, entonces lo más probable es que acuda al menos a dos o tres revisiones en el hospital durante el embarazo. El médico de familia o la comadrona del centro se encargarán del resto de los cuidados. Lo habitual es acudir al centro médico para la cita en la que reserva el cuidado prenatal cuando ya esté de 10 o 12 semanas, que luego regrese cuando esté de 34 o 36 semanas para una revisión y la última cita suele ser poco antes de que nazca el bebé.

Si prefiere acudir a las revisiones en el mismo hospital donde piensa a dar a luz, el médico de familia es la persona que se encarga de organizarlo.

EL MÉDICO DE FAMILIA O EL CENTRO SANITARIO DE SU ZONA

Puede acudir a todas las revisiones en la consulta del médico de familia o en el centro sanitario de su localidad, donde le atenderán las comadronas y el personal especializado. Esta opción es recomendable sobre todo si ha decidido tener al niño en casa, siempre que el embarazo no presente complicaciones. Debe hablar sobre sus preferencias para el parto en la primera consulta.

EL PLAN DOMINÓ

La palabra Dominó se refiere a dentro y fuera del domicilio (DOMicilio IN&Out –dentro y fuera en inglés–). Es decir, éste es un plan o programa de atención a la embarazada en el que parte de los cuidados previos al parto se llevan a cabo con la comadrona del centro sanitario de su zona, y parte con el médico de familia o el médico de la unidad de maternidad del hospital y, además, ciertas revisiones de rutina se realizan en su domicilio. La comadrona se encargará de cuidarla en casa, luego la llevará al hospital para que tenga al bebé y será la persona que organizará su vuelta a casa pasadas 48 horas del nacimiento del niño.

EL PARTO CON UNA COMADRONA

Puede elegir la opción de que sea una comadrona la persona responsable de todos los cuidados y revisiones previas al parto y que además sea ella quien la asista en el momento de dar a luz. En caso de que prefiera esta opción, es posible que no acuda a revisión con el médico durante todo el embarazo, excepto la primera cita, que es obligatoria, y a menos que la comadrona así lo solicite si hay cualquier complicación.

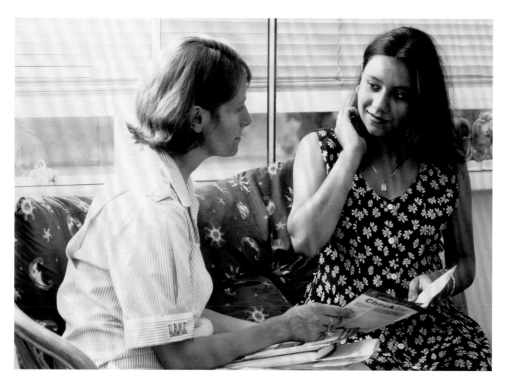

Tanto el médico como la comadrona estarán encantados de responder a cualquier pregunta o ayudarla con cualquier miedo que pueda tener en relación con el embarazo.

PRUEBAS

Aproximadamente a las doce semanas de embarazo tendrá la cita en el centro sanitario. Seguramente, esta sea la primera de varias. El objetivo de la primera revisión es comprobar si efectivamente está embarazada y calcular la fecha en la que se producirá el parto. Se realizarán las pruebas de rutina, entre las que se incluyen pesar a la mujer, tomar su tensión y hacer análisis de orina y sangre. Es posible que le ofrezcan la posibilidad de hacerse la prueba del VIH. La comadrona le examinará el abdomen para comprobar el tamaño del útero.

Puede tratar los procedimientos de reconocimiento médico preventivo durante esta consulta y lo más seguro es que el médico le ofrezca la opción de realizar una ecografía de rutina, que suele hacerse cuando ya está de 10 o 12 semanas, para así poder comprobar que el bebé se desarrolla con normalidad. Existen otros tipos de pruebas diagnósticas disponibles, como la ecografía del pliegue nucal, la prueba triple de alfafetoproteína (AFP) y la amniocentesis. Tómese el tiempo que necesite para considerar las opciones a su alcance, no tiene que decidir de inmediato las pruebas a las que quiere someterse, si es que existe esa posibilidad.

LA PRIMERA ECOGRAFÍA

Le pedirán que beba un vaso largo de agua antes de la cita para que tenga la vejiga llena de líquido antes de la ecografía, con lo que es posible ver claramente tanto al útero como al bebé.

Tiene que tumbarse para que se realice la ecografía y dejar el abdomen al descubierto. La piel se cubre con un gel, puesto que las ondas sonoras del aparato no pueden viajar por el aire. El sensor o sonda tiene que hacer contacto directo con la piel, sin dejar que haya espacio libre en medio para el aire. La sonda se coloca justo encima del abdomen.

El operador de la sonda le explicará lo que puede ver. Debería poder ver cómo se mueve el bebé y el latido de su corazón, que se observa desde la séptima semana y se oye a partir de la décima. Dado que el bebé es tan pequeño, no es posible ver todavía si es niño o niña.

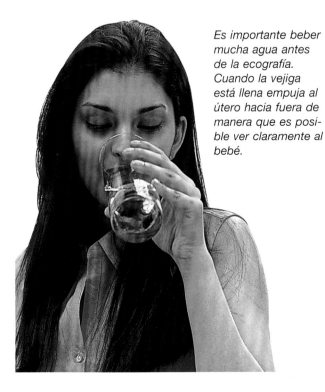

Es importante beber mucha agua antes de la ecografía. Cuando la vejiga está llena empuja al útero hacia fuera de manera que es posible ver claramente al bebé.

EL QUIÉN ES QUIÉN DEL CUIDADO PRENATAL

Las siguientes son las personas que pueden estar encargadas del cuidado que recibe la futura madre antes del parto:

- **Ginecólogo adjunto:** especialista de categoría superior responsable de la unidad de maternidad del hospital.

- **Pediatra adjunto:** especialista de categoría superior responsable del cuidado de los recién nacidos y los niños.

- **Especialista en formación de categoría superior:** es el especialista de categoría inferior a los residentes del hospital.

- **Especialista en formación de categoría inferior:** es el especialista del siguiente nivel de formación que puede pedir el asesoramiento del especialista de categoría superior si es necesario.

- **Comadrona:** enfermera especializada en el control de un embarazo normal y del parto.

- **Médico de familia:** muchos médicos se responsabilizan de la mayor parte del cuidado prenatal, pero no es habitual que sean los que supervisan el parto.

- **Auxiliar sanitario:** aproximadamente diez días después de que la comadrona termine su cometido, empieza la tarea del auxiliar sanitario. Esta persona se encarga de proporcionar asesoramiento sobre el cuidado del bebé y le ayudará a solucionar los posibles problemas.

- **Anestesista:** médico especializado en la anestesia local y general, incluida la epidural.

- **Radiólogo:** médico que interpreta las imágenes obtenidas gracias a las técnicas de formación y captación de imágenes, como las radiografías y las ecografías.

- **Auxiliar de radiología:** es personal sanitario, no un médico, que lleva a cabo las técnicas de formación de imágenes.

- **Fisioterapeuta:** profesional sanitario que enseña cómo llevar a cabo el cuidado prenatal y los ejercicios para el parto, ayuda a combatir el dolor del parto y puede enseñar ejercicios que refuercen los músculos, así como solucionar los posibles problemas de ligamentos y articulaciones que suelen aparecer durante o después del embarazo.

- **Trabajador social:** interviene en cuestiones de tipo social que se pudieran dar durante el embarazo y después del parto. Los trabajadores sociales están especializados en aconsejar a mujeres con problemas emocionales o sociales, en este caso, y pueden hacer de mediadores entre médico y paciente.

- **Estudiantes de medicina:** pueden observar los cuidados prenatales, la labor médica y su desarrollo, como parte de su formación. Se emplea a estudiantes para ciertas actividades sanitarias de rutina, siempre bajo supervisión, tales como cerrar una episotomía. No obstante, usted tiene todo el derecho a pedir que no la atienda ningún estudiante.

Pruebas y cuidados del especialista

Es natural preocuparse por saber si el bebé se está desarrollando con normalidad, pero tiene que recordar que aproximadamente el 97% de los embarazos culminan en un parto seguro que trae al mundo a un bebé sano. Además para eso cuenta con el equipo de cuidados prenatales, que se encargará de hacer frente a cualquier problema que pueda aparecer. Por si fuera poco, también cuenta con las pruebas de diagnóstico, que se utilizan para identificar los problemas graves que puedan afectar al bebé.

PRUEBAS ESPECIALIZADAS

Muchas mujeres se quedan más tranquilas si se someten a las pruebas de diagnóstico, aunque este no es el caso con todas. No tiene la obligación de realizar ninguna de las pruebas que le ofrezca el médico, usted y su pareja tienen derecho a elegir qué es lo que consideran mejor para su caso. Es importante recordar que ninguna prueba ofrece una precisión 100% y que las pruebas no son capaces de detectar todas las deformaciones.

Muestras de vellosidad coriónica

Esta prueba se suele llevar a cabo en la novena o décima semana del embarazo (de cualquier modo no puede realizarse pasada la treceava semana) y se puede utilizar para diagnosticar el síndrome de Down. También puede detectar el mismo tipo de problemas producidos por los cromosomas que la amniocentesis, además de detectar otras enfermedades genéticas como la anemia drepanocítica y la talasemia. También es posible determinar el sexo del feto y esto puede ser importante si se sabe que la familia tiene un historial de una enfermedad genética ligada al sexo.

Se introduce un tubo estrecho de plástico dentro del útero a través del cuello del útero y se toma una muestra de algunas de las células de la placenta que se está desarrollando. Algunos médicos insertan una aguja a través de la pared abdominal, de forma muy similar a la amniocentesis, para lo que usa una ecografía para poder guiarse. Los resultados se suelen conocer al cabo de diez días. El riesgo de sufrir un aborto después de realizar esta prueba es uno de cada 100 casos, lo que es un riesgo superior que el de la amniocentesis.

Ecografía del pliegue nucal

La ecografía del pliegue nucal también se conoce como pliegue nucal o translucencia nucal. Se realiza entre la onceava y la catorceava semana, se utiliza para determinar casos de síndrome de Down. El procedimiento es el mismo que el de una ecografía rutinaria, la diferencia es que el operador se centra en obtener una buena imagen del cuello del feto en la pantalla y luego mide la capa de fluido en la parte posterior del cuello. Cuanto más gruesa sea esta capa, mayor será la probabilidad de que el bebé padezca síndrome de Down. El riesgo se expresa como una probabilidad que puede ir desde uno de cada 10.000 casos hasta uno de cada 100. Dependiendo del riesgo que se haya identificado, es posible que le aconsejen someterse a otras pruebas como la amniocentesis.

Ecografía Doppler

Esta técnica de ecografía es una forma avanzada de formación de imágenes por ultrasonido y está disponible sólo en algunos hospitales especializados. Se puede utilizar para diagnosticar con mayor precisión el bienestar del bebé si anteriores pruebas han demostrado que su crecimiento no es del todo satisfactorio.

La ecografía Doppler puede identificar las venas y las arterias a través de las que fluye la sangre y puede detectar la velocidad con la que viaja la sangre. Como esto nos indica la cantidad de oxígeno que recibe el bebé, también nos avisa si la placenta no está funcionando correctamente. La ecografía Doppler en color es una técnica más sofisticada que la ecografía estándar, y aún se están estudiando sus ventajas.

Pruebas posteriores

La amniocentesis o la prueba de alfafetoproteína también se pueden ofrecer como parte de los cuidados previos al parto. Estas pruebas se llevan a cabo en el segundo trimestre, puede consultar las páginas 138-141.

> « Aproximadamente el 97% de los embarazos culminan en un parto seguro que trae al mundo a un bebé sano. »

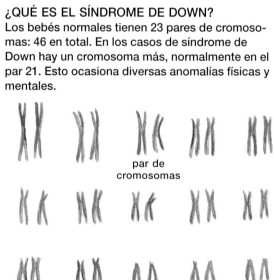

¿QUÉ ES EL SÍNDROME DE DOWN?
Los bebés normales tienen 23 pares de cromosomas: 46 en total. En los casos de síndrome de Down hay un cromosoma más, normalmente en el par 21. Esto ocasiona diversas anomalías físicas y mentales.

par de cromosomas

cromosoma extra

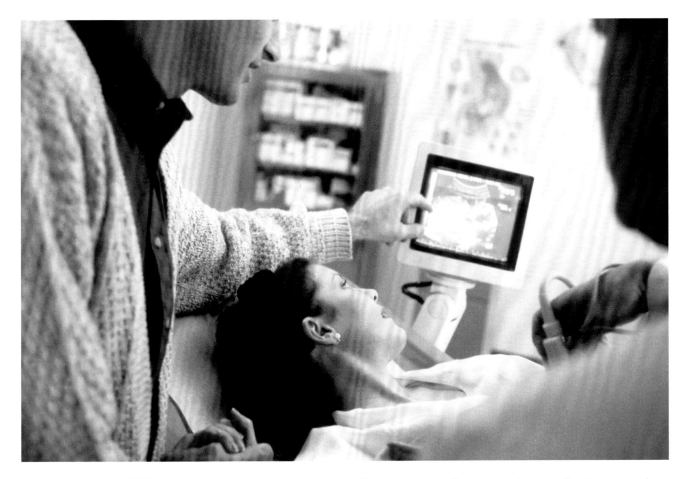

FACTORES DE RIESGO

Algunas mujeres tienen un mayor riesgo de tener un bebé con anomalías que otras. Los médicos han identificado algunos factores de riesgo, incluyendo la edad de la mujer, el historial médico tanto del hombre como de la mujer y el resultado de otros embarazos anteriores de la pareja. Estos factores no significan que necesariamente se vayan a presentar problemas en el embarazo en cuestión, sólo suponen que hay un mayor riesgo estadístico de que esto ocurra que en el caso de una mujer que no se ve afectada por los mismos factores de riesgo. Por este motivo, su embarazo sería controlado con más frecuencia por el equipo médico.

GEMELOS Y LOS EMBARAZOS MÚLTIPLES

Si espera gemelos o más niños, se realizará un seguimiento más controlado del embarazo. Necesitará más ayuda tanto durante como después del parto, por lo que tener a los bebés en casa no es recomendable. La fatiga y las náuseas pueden aumentar a lo largo del embarazo. Los embarazos de gemelos o embarazos múltiples suelen ser más cortos de lo normal: 37 semanas en lugar de 40.

ENFERMEDADES HEREDADAS

Debe informar al médico en la primera revisión si en su familia o en la de su pareja existen casos de cualquiera de las siguientes enfermedades de tipo hereditario:
- Defectos de genes únicos como la enfermedad /corea de Huntington, fibrosis quística y anemia drepanocítica.
- Enfermedades relacionadas con daños sufridos por el cromosoma X, como son la hemofilia y la distrofia muscular.
- Defectos de los cromosomas como el síndrome de Down.
- Defectos del tubo neural, que incluyen la anencefalia y la espina bífida.

Durante la ecografía, el operador le explica lo que puede ver en la pantalla. Puede hacer preguntas y hablar sobre lo que va descubriendo.

ASESORAMIENTO GENÉTICO

Es posible que se le ofrezca la oportunidad de recibir asesoramiento sobre las probabilidades que existen de tener ciertos problemas durante el embarazo. Lo más normal es que se lo ofrezcan a:
- Mujeres que tienen más de 35 años, puesto que corren un mayor riesgo de tener un bebé con síndrome de Down.
- Los padres de un hijo con una anomalía genética, un defecto del tubo neural o cualquier otra forma de discapacidad.
- Mujeres con tendencia a sufrir abortos.
- Parejas con anomalías cromosómicas conocidas.
- Mujeres que son portadoras de enfermedades relacionadas con el cromosoma X (como la hemofilia).
- Parejas con historial familiar en el que hay una gran incidencia de determinada enfermedad.
- Parejas cuyo historial étnico o racial aumente las probabilidades de tener un problema determinado como la anemia drepanocítica, talasemia o la enfermedad de Tay-Sachs.

Si considera que necesita asesoramiento genético pero no se lo han ofrecido, debe hablar con el médico o asesor sanitario sobre las razones de solicitarlo.

Control de problemas frecuentes

El primer trimestre tiene sus propios síntomas particulares. Muchas de las molestias del primer trimestre se pueden solucionar con terapias complementarias, pero siempre hay que consultar antes con un terapeuta cualificado y preguntar al médico o a la comadrona sobre cualquier terapia o remedio.

Si la molestia persiste o le ocasiona problemas, o bien no sabe que le pasa, es mejor que consulte con el médico. En todo caso, siempre puede mencionar el problema en la siguiente revisión. No debe tomar fármacos sin receta (o los que se venden con receta y ya los tenía en casa antes del embarazo) a menos que antes haya comprobado con el farmacéutico o el médico que es seguro tomarlos durante el embarazo.

La ansiedad. Existen muchas cosas por las que las mujeres se preocupan cuando están embarazadas y es común sentir ansiedad durante los primeros meses del embarazo, puesto que toda la experiencia es nueva y no está familiarizada con ella, y también porque el riesgo de sufrir un aborto es mayor durante el primer trimestre. Debe hablar de los problemas concretos o de la ansiedad persistente con el médico o la comadrona. Una manera bastante eficaz de reducir los niveles de ansiedad general es practicar los ejercicios de respiración y meditación.

Sangrar. No es extraño que la mujer sangre o manche durante los tres primeros meses. Es posible que nunca se sepa el porqué o que se deba a una serie de causas que no revistan gravedad alguna, como por ejemplo una infección de poca importancia. Sin embargo, puede deberse a causas potencialmente peligrosas, de modo que siempre que sangre o manche es mejor acudir a una revisión médica.

Dolor en los pechos. Uno de los clásicos primeros síntomas del embarazo son los pechos doloridos o demasiado sensibles, que puede aliviarse en gran medida usando un sujetador específico para mujeres embarazadas. Lo normal es que estas molestias desaparezcan después del primer trimestre.

Mareos. Es posible que sienta cierta sensación de mareo con las náuseas matutinas y una sensación general de estar indispuesta. Sin embargo, si los mareos son persistentes o regulares, o si sufre un desmayo o siente que puede desmayarse, debe beber mucha agua y acudir a la consulta del médico de forma inmediata.

Fatiga. Sentir cansancio es una de las quejas habituales de muchas mujeres embarazadas, sobre todo durante el primer trimestre, cuando los cambios hormonales someten al cuerpo de la mujer a cargas de trabajo desconocidas hasta el momento. La respuesta más sencilla a este problema es acostarse más temprano y dormir la siesta siempre que pueda. Sin embargo, la fatiga puede ser un síntoma de anemia, por lo que hay que ir al médico en caso de extremo cansancio.

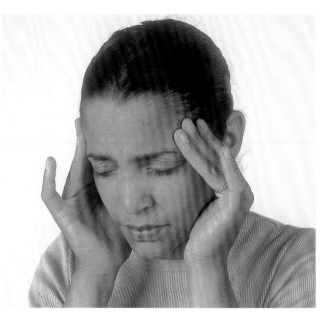

Las mujeres embarazadas tienen dolores de cabeza con frecuencia, a menudo asociados con la sensación general de malestar que es común en el primer trimestre. La acupresión puede ser muy útil para aliviar los síntomas, pero siempre debe pedir asesoramiento profesional antes de probar cualquier terapia.

Dolor de cabeza. Otro síntoma que puede acompañar a la sensación de estar indispuesta al inicio del embarazo son los molestos dolores de cabeza, que aparecen a medida que se van notando los cambios hormonales. Si los dolores de cabeza persisten durante más de dos días, debe acudir al médico de inmediato.

La acupuntura puede ser una herramienta terapéutica útil a la hora de aliviar los dolores de cabeza. También puede ser muy eficaz masajear la zona, puesto que alivia la tensión muscular que causa tantos dolores de cabeza y además así se mejora la circulación. El té de camomila disminuye los síntomas del dolor de cabeza, lo mismo hace el aceite de lavanda, basta con poner tres o cuatro gotas en un pañuelo y luego hay que aplicarlo a las sienes. Los buenos remedios homeopáticos incluyen: *Calcarea carb., Arsenicum album* y *Nux vomica.*

Insomnio. Muchas mujeres tienen problemas para conciliar el sueño durante el embarazo. Al principio se debe a los cambios que experimenta el cuerpo y quizás por la ansiedad, luego se debe al bebé que está creciendo y que puede hacer que a la mujer le resulte complicado encontrar una postura cómoda. Quizás la mejor estrategia es establecer una rutina regular por la noche, por ejemplo, darse un baño con agua templada y beber leche o una bebida láctea y finalmente acostarse todas las noches. Es mejor no comer mucho por la noche, evitar los alimentos salados, llenos de azúcar, grasas y especias o picantes. No debe beber té o café por la noche, puesto que la cafeína es un estimulante. La manzanilla es una bebida muy relajante para tomar antes de acostarse. Es mejor crear estos buenos hábitos desde el inicio del embarazo para que así no tenga que hacerlo más adelante.

Las terapias complementarias tienen mucho que ofrecer en relación al insomnio. Puede pedirle a su pareja que le dé un masaje suave por la tarde. Puede caminar o nadar con regularidad, por la mañana temprano o durante el día, quizás a la hora de la comida. Un especialista en el tratamiento con hierbas, en homeopatía o en acupuntura también puede ser de gran ayuda.

Náuseas matutinas. Este es el principal síntoma asociado con el primer trimestre e incluye una sensación general de náusea y vómitos. A pesar del nombre, este problema no se da sólo por la mañana, algunas mujeres sienten náuseas sólo por la tarde, algunas sólo por la mañana y otras a intervalos a lo largo del día.

Se desconoce la causa exacta de las náuseas matutinas, pero se asume que están relacionadas con los cambios hormonales. Hay que empezar el día con una tostada sola y una taza de té. Es mejor comer ligero y beber con frecuencia en pequeñas cantidades. Hay que evitar los alimentos grasos o aceitosos y la comida muy especiada o picante. El Reiki puede ayudar y también puede pedir asesoramiento a un herbolario o a un homeópata. Algunos remedios de homeopatía que pueden ser eficaces son el *Ipecac, Nux vomica* y *Pulsatilla* (Puede consultar las páginas 88-89).

Las estrías. Durante el embarazo es frecuente la aparición de marcas causadas por el estiramiento de la piel a medida que el bebé va creciendo, y es posible que se mantengan después del parto. Es recomendable acostumbrarse a usar crema hidratante para las zonas que puedan presentar estas marcas desde el inicio del embarazo y así, cuando la piel empiece a estirarse, estará flexible y tendrá menos marcas. Para hacer esto, debe masajear el abdomen, los muslos y las nalgas de forma regular (y con suavidad) con cremas con vitamina E y aceite.

Infección urinaria. Es frecuente tener este problema durante el embarazo, pero siempre hay que tratarlo de inmediato. Los signos que nos indican que tenemos este tipo de infección incluyen la necesidad de correr al aseo, sensación de ardor o picor al orinar, la necesidad de orinar con frecuencia, dificultad al orinar o que la orina contenga sangre. Si presenta cualquiera de estos síntomas o sospecha que pueda tener una posible infección debe acudir al médico de inmediato.

Para eliminar la posibilidad de infección hay que beber mucha agua. El zumo de arándanos es muy eficaz para mantener el tracto urinario saludable y libre de posibles problemas.

Orinar con mucha frecuencia. Este es uno de los problemas que la mayoría de las mujeres sufre durante el embarazo y, en especial, durante el primer trimestre. Normalmente la causa de esta molestia son los cambios hormonales y que el útero va creciendo, con lo que empuja la vejiga, que disminuye en tamaño. No debe beber menos líquido que antes, hacerlo puede dar lugar a una infección en el tracto urinario. De hecho, la necesidad de orinar con mucha frecuencia puede deberse a una infección en la orina. Debe informar al médico de cualquier síntoma de este problema (puede consultar la información del párrafo anterior).

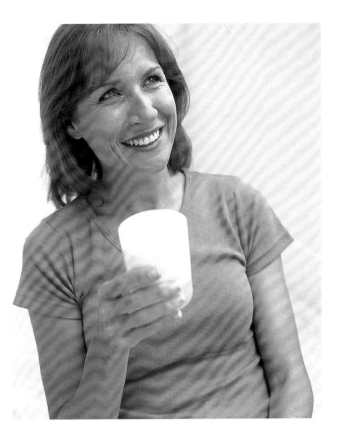

Consumir bebidas lácteas antes de acostarse puede ayudar a solucionar el problema de insomnio que a menudo aparece en el inicio del embarazo.

Descarga vaginal. Debe consultar con el médico de inmediato si nota alguna descarga anormal o excesiva.

Esta larga lista puede hacer que piense que el embarazo está lleno de problemas. Sin embargo, la gran mayoría de las mujeres no tienen complicaciones. Muchos de estos síntomas, incluidas las náuseas, no duran mucho tiempo. Pueden resultar molestos, pero la mayoría no tienen efectos negativos.

BUSCAR ASESORAMIENTO

Si le preocupa cualquier síntoma no debe dudar y consulte con su médico.

Debe acudir a la consulta del médico de inmediato si:

• Tiene fiebre (38,5° C o más).
• Se le han hinchado las manos o los tobillos.

Es mejor que pida ayuda de emergencia si:

• Sangra por la vagina de forma copiosa, es decir, cuando es algo más que cuando se trata de manchas.
• Siente un dolor agudo en el abdomen.
• Vomita en exceso.
• Se le hinchan de forma repentina manos y tobillos o se le nubla la vista mientras tiene un dolor de cabeza intenso.

Preguntas y respuestas frecuentes

P: **Mi pareja y yo esperamos nuestro primer bebé que nacerá dentro de seis meses, pero él no parece estar tan emocionado como yo, ¿debo preocuparme?**

R: A muchos hombres les cuesta entender del todo el milagro de crear una vida hasta que el bebé ha nacido y tiene nombre, en otras palabras, hasta que es una persona tangible. Esto probablemente le suene fatal ahora que acaba de quedarse embarazada pero no se preocupe. Una vez que el bebé ha nacido, el hombre suele mostrarse muy orgulloso, tendrá ganas de mostrarle su pequeño o pequeña a todo el mundo.

P: **Mi madre y mi suegra no paran de soltar indirectas muy directas sobre que debemos crear una familia, algo que nosotros deseamos lograr desde hace mucho tiempo. Ahora estoy embarazada pero no quiero decírselo a nadie hasta que esté totalmente segura de que todo va bien. A los dos nos está costando aguantar la presión. ¿Qué es lo que deberíamos hacer?**

R: Puede seguir evitando las preguntas lo mejor que pueda. La familia lo entenderá cuando llegue a la doceava semana y les dé la buena nueva. Un consejo: no deje que nadie se haga con el control de su embarazo a base de consejos bienintencionados. Debe dejar claro que quiere hacer las cosas a su manera y recordar a la familia que ya está recibiendo un buen cuidado médico prenatal.
Cuando llegue el bebé, no olvide que se trata de su hijo y no del de su madre o su suegra, con lo que es mejor que establezca límites si ve que es necesario. Siga su propio instinto sobre lo que cree que debe hacer o busque ayuda profesional.

P: **No teníamos la intención de crear una familia tan pronto y el embarazo nos ha pillado a los dos por sorpresa. Ahora me parece que las semanas se pasan volando y siento que no soy capaz de seguir el ritmo diario. ¿Qué puedo hacer?**

R: Es maravilloso no tener que planificar el momento en el que se crea una familia. No se preocupe, usted y su pareja pronto disfrutarán de la buena suerte que han tenido. Mientras tanto, puede preparar una lista con las cosas que quiere hacer antes de que nazca el bebé. Piense si estas cosas son esenciales, si no lo son, es mejor borrarlas de la lista. Tiene que decidir cómo puede hacer algunas de las cosas de la lista, mes tras mes, teniendo en cuenta que se sentirá cansada, especialmente durante los últimos meses del embarazo. Puede delegar tareas a otras personas y decidir qué es lo que quiere hacer usted misma.

P: **No estoy segura de si quiero realizar todas las pruebas previas al parto pero no sé cómo explicárselo al médico.**

R: Una de las ventajas de realizar las pruebas es obtener una confirmación de que todo va bien con el bebé. Otra es que algunos problemas pueden empezar a tratarse ya desde el útero. Por otra parte, el personal del hospital puede encargarse de que determinados especialistas asistan al parto, si saben de la existencia de un peligro potencial. También pueden cuidar del bienestar del bebé controlando todo el parto, incluso, si fuera necesario, pueden realizar una cesárea.

No tiene ninguna obligación de someterse a ninguna prueba, algunas mujeres no quieren hacerlo. La mejor opción es hablar sobre el tema con la comadrona o el médico, para que así puedan comprender su punto de vista y asesorarla convenientemente. Puede pedirle a su pareja o a una amiga que la acompañen a la cita si considera que necesita un apoyo adicional. También puede serle útil contactar con las organizaciones que promueven el parto natural para así conocer otro punto de vista.

P: Estamos esperando gemelos y no sé cómo decírselo a mi hijo de dos años. También nos preocupa su reacción cuando lleguen los gemelos, puesto que es inevitable que reciba menos atención en el futuro de la que está acostumbrado a recibir ahora. ¿Qué nos aconseja?

R: Los niños pueden emocionarse mucho ante el nacimiento de un hermano o hermana, incluso aunque luego tengan celos. Es una buena idea contarles a los niños la noticia cuando el embarazo ya está avanzado y es visible. Puede mostrarle la barriga y dejar que la toque. Entonces le explica que dentro hay un bebé, puede que le guste intentar hablar con el bebé. También puede enseñare las ecografías. A medida que el embarazo siga su curso, su hijo disfrutará al notar las patadas del bebé.

El hecho de que esté anticipando la posibilidad de tener problemas después de dar a luz ya supone que ha ganado la mitad de la batalla. Su hijo puede sentirse algo eclipsado porque los gemelos requieren mucha atención y normalmente atraen la curiosidad y admiración de familiares y amigos.

Tiene que tener en cuenta que el niño también necesita ser admirado y que usted le exprese su amor a diario. Quizás puede pedirle a otra persona que cuide a los gemelos durante un breve periodo de tiempo y así podrá centrarse en el otro hijo.

Tener dos años no es fácil, es el momento en el que, de forma natural, los niños empiezan a expresar su independencia. Parte de esto son las primeras demostraciones de carácter y casos de desobediencia que no estarán relacionados con el nacimiento de los gemelos. Tiene que hablar con su el auxiliar sanitario sobre este tema cuando llegue el momento para que pueda ofrecerle consejos útiles para su situación concreta.

P: Tengo un trabajo que exige mucho tiempo y esfuerzo y no puedo imaginar cómo puedo hacer frente a un embarazo y luego al cuidado de un bebé mientras sigo trabajando.

R: En primer lugar, estará de baja por maternidad, quizás durante seis meses o puede que un año. En segundo lugar, alguien se encargará de hacer su trabajo mientras esté fuera. En tercer lugar, se dará cuenta de que las hormonas del embarazo tienen el efecto de ralentizar su ritmo. Aunque en estos momentos le parezca impensable, encontrará modos para recortar la carga de trabajo que soporta a medida que vaya pasando el tiempo.

Finalmente, tendrá que tomar algunas decisiones difíciles. Tendrá que plantearse si quiere dejar el trabajo y quedarse en casa, compartir parte de la carga de trabajo, trabajar sólo media jornada, preguntarse si sería capaz de volver a trabajar jornada completa a las seis semanas de tener al bebé y contratar a una niñera o una cuidadora. También tiene que preguntarse si es posible conseguir que alguien la ayude en casa con todas las tareas.

No sabrá con certeza lo que supone esta experiencia hasta que nazca el bebé. Por el momento, debe concentrarse en su trabajo y en el embarazo, no se preocupe por encontrar soluciones a los problemas hasta que aparezcan, si es que eso ocurre.

P: Soy autónoma y necesitaré volver a trabajar poco después de dar a luz. ¿Cómo puedo mantener contentos a los clientes durante el último mes de embarazo y las primeras semanas con el bebé?

R: Tendrá que reducir las horas de trabajo semanales antes del parto y no podrá ponerse a trabajar hasta que pasen algunas semanas después de dar a luz. Comente con los clientes la situación cuando esté ya de seis meses, así podrá prepararles para su ausencia. Puede resultarle útil contratar a alguien que se haga cargo del trabajo mientras esté de baja o que se encargue de la administración básica del negocio. No debe agotarse, es mejor que se acueste temprano y duerma una siesta a media tarde si puede.

El segundo trimestre

" Muchas mujeres descubren que pueden brillar con luz propia y disfrutar de un excelente estado de salud y vitalidad. "

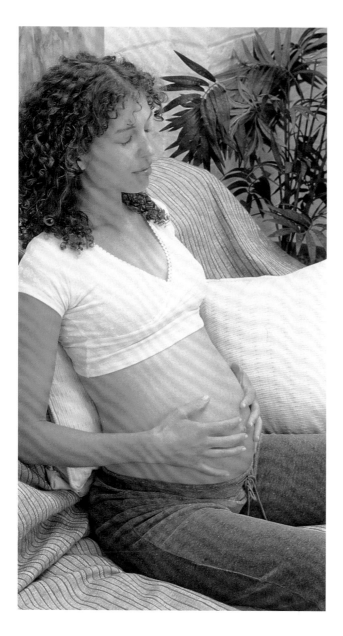

Los segundos tres meses son a menudo la mejor parte del embarazo para las mujeres, es la parte en la que son más felices. Ya han pasado las primeras semanas en las que el riesgo de sufrir un aborto es alto y ya se han hecho la ecografía que se realiza a las doce semanas. Ésta es la mejor etapa, en la que puede empezar a hacer planes para el nacimiento.

A estas alturas, la mayoría de las mujeres ya no sufren náuseas matutinas, ni la fatiga causada por los cambios hormonales de las primeras semanas. Lo que es aún mejor, muchas mujeres brillan con luz propia y disfrutan de un excelente estado de salud y de mucha vitalidad. Lo más frecuente es experimentar una sensación creciente de bienestar durante el segundo trimestre. Los ojos suelen brillar, el cabello es más grueso y la piel suele estar limpia, suave y luminosa.

Éste es también un periodo emocionante. Tanto usted como su pareja podrán ver los cambios que experimenta su cuerpo cada semana y cómo poco a poco se percibe la presencia del bebé que crece. Será muy consciente del aspecto físico del embarazo, pero como el bebé aún no es demasiado grande no ralentizará demasiado su ritmo y no le impedirá

A medida que avance el segundo trimestre, podrá ver como el bebé va creciendo semana tras semana. El peso adicional puede ocasionar cansancio, así que es mejor que descanse todo lo que pueda.

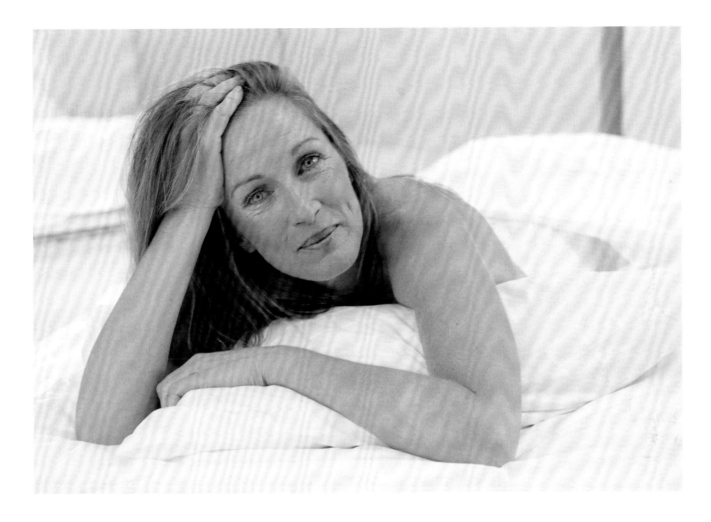

que haga aquellas actividades que quiera usted hacer.

Debe disfrutar de esta etapa. Tiene que seguir cuidándose todo lo que pueda. Debe ser consciente de que el bebé que lleva dentro va aumentando de tamaño y eso empieza a presionar la columna vertebral. Esto puede provocar dolores de espalda y una sensación de cansancio extremo si no toma medidas para prevenirlo. Tiene que comprobar la postura de la espalda en todo momento, cuando esté de pie debe estar erguida y al sentarse debe apoyar la espalda y mantenerla recta. El yoga le ayudará a reforzar la zona de la espalda en esta etapa y además le servirá como una preparación importante para el parto. Del mismo modo, las clases de técnica Alexander pueden ofrecerle varios consejos para que adopte posturas con la espalda recta y los movimientos adecuados.

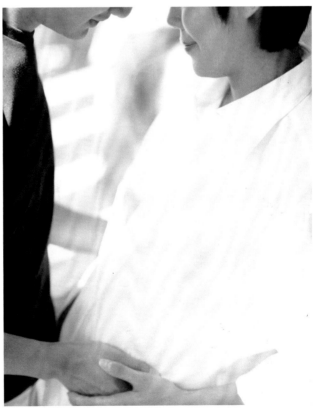

Foto de la parte superior: Para muchas mujeres, el segundo trimestre trae una sensación de bienestar, una vez que las náuseas matutinas ya son cosa del pasado y luce un brillo especial en piel y cabello.

Éste es un momento para disfrutar al máximo el embarazo. Puede compartir la emoción y las sensaciones de cada nueva parte del desarrollo del bebé con las personas que quiere.

Desarrollo a las doce semanas

Al final del tercer mes de embarazo (semanas 12 y 13), el bebé ya tiene una forma humana reconocible. Ya se han formado todas las estructuras y los órganos del cuerpo. Los brazos y las piernas del bebé, así como los dedos de las manos y los pies se han desarrollado, aunque son muy pequeños.

Las características sexuales del bebé se desarrollan en esta etapa. El pene de los niños emerge y en el caso de las niñas ya se han formado el cuello del útero, la vagina, el útero y los ovarios. Si el bebé es una niña ya tendrá en los ovarios aproximadamente 4-5 millones de óvulos, una cantidad que diminuirá a 2-3 millones para cuando nazca.

El latido de su corazón es más fuerte, aunque todavía no es posible oirlo con un estetoscopio, pero se puede percibir si se usa un dispositivo manual electrónico. La placenta ya ha empezado a funcionar, aportándole al bebé los nutrientes que necesita. El bebé empieza a practicar los movimientos de la respiración por primera vez cuando ya han pasado 12 o 16 semanas.

Durante el segundo trimestre del embarazo, el bebé se está desarrollando a una velocidad sorprendente. Aumentará de peso de 10 g a más de 600 g. Este crecimiento se reflejará en el crecimiento del cuerpo de su madre y en la necesidad continuada de descanso. En la semana 12, el bebé mide aproximadamente 60 mm, desde la coronilla

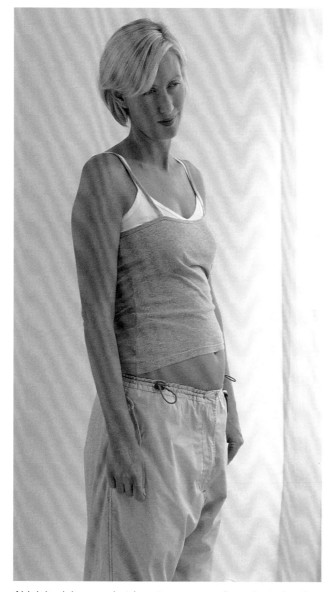

Al inicio del segundo trimestre, que empieza alrededor de la semana 13 o 14 y se extiende hasta la semana 26, el bebé es aún muy pequeño y lo más probable es que no se note su presencia.

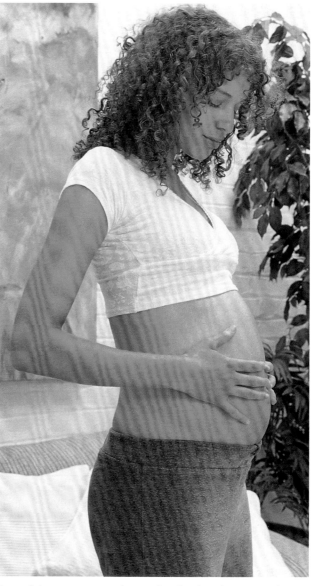

A medida que se vaya desarrollando el embarazo verá como la barriga aumenta de tamaño de forma visible. Al final del segundo trimestre su aspecto dejará claro que está embarazada.

hasta el cóccix. El bebé pesa entre 9-13 g. En las últimas tres semanas, habrá duplicado su tamaño.

Ahora, el bebé es capaz de mover la mandíbula y de bostezar. También puede chupar y tragar, lo que le resultará fundamental para su vida futura. Es en esta etapa en la que empiezan a desarrollarse las uñas de los dedos de la mano y del pie.

Semana 13

La longitud del bebé, si medimos desde la coronilla hasta el cóccix, será aproximadamente de 65-80 mm. Si incluimos las piernas, medirá 100 mm. El bebé pesará 14-20 g. Los párpados se juntan y quedan unidos, no volverán a abrirse de nuevo hasta que pasen varias semanas. Una ecografía realizada en este momento nos mostraría que el bebé se mete el pulgar en la boca. La piel del bebé es transparente y de un color rosado rojizo, puesto que podemos ver los vasos sanguíneos que pasan por debajo de la piel. El esqueleto empieza a hacerse más fuerte y se endurece el cartílago que de forma gradual se convierte en hueso.

Semana 14

Ahora la longitud del bebé es de aproximadamente 80-115 mm, desde la coronilla hasta el cóccix, y pesa 25 g. La cara está muy desarrollada, ya se pueden reconocer todas las características faciales. Aparecen los pómulos y el caballete de la nariz, las orejas se mueven a una posición más alta en la cabeza y los ojos se acercan. A medida que el bebé desarrolla más tejido muscular, empieza a girarse y mover las piernas y los brazos dentro del saco amniótico. No es probable que sienta los movimientos del bebé en esta etapa porque aún tiene mucho espacio a su alrededor para moverse. Un bebé responde cuando nota una caricia y se aleja si percibe un estímulo que le amenaza. Durante la amniocentesis, se ve como los bebés se alejan de la aguja.

Semana 15

El bebé ya tiene una clara forma humana pero aún no es capaz de vivir de manera independiente. Pesa aproximadamente 80 g y mide 10 cm. Está desarrollando las uñas de los dedos de las manos.

Semana 16

El bebé está creciendo y cogiendo peso de forma muy rápida, ya mide casi 16 cm y pesa aproximadamente 110 g. Ahora se mueve mucho, pero aún no es capaz de notarlo. La cabeza del bebé puede girar, es capaz de abrir la boca y el pecho y la zona del estómago suben y bajan como si estuviera respirando profundamente. El bebé también es capaz de bostezar, estirarse e incluso fruncir el ceño.

HACERLO PÚBLICO

Durante el segundo trimestre, el embarazo será perceptible y no sólo porque cada vez será más difícil ocultar la barriga. Ya ha pasado el periodo en que el corre un mayor riesgo de sufrir un aborto y probablemente ya ha realizado la ecografía que se suele hacer en la semana 12. Esto debería ser una garantía de que el bebé está creciendo con normalidad. Es el momento de compartir la buena nueva con la familia y los amigos y de empezar a hacer planes para el futuro.

PRIMER DESARROLLO EN EL SEGUNDO TRIMESTRE

El rápido crecimiento del bebé necesita un suministro constante de nutrientes que obtiene de la sangre de la madre a través del cordón umbilical y la red de vasos sanguíneos en la placenta.

SEMANA 14

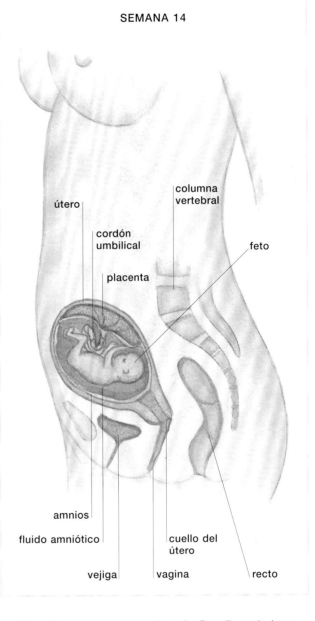

Al bebé le crece un poco de vello fino, llamado lanugo, que le recubre todo el cuerpo. La cabeza sigue pareciendo más grande que el resto del cuerpo. La placenta ya se ha desarrollado del todo. Se están formando las pequeñas uñas de los dedos de los pies del bebé.

Semana 17

El bebé ya pesa 150 g y tiene totalmente formados los órganos reproductores. El bebé elimina líquido que contiene productos de desecho cada 40-45 minutos. Gran parte de estos desechos pasan a través de la placenta a la circulación de la madre, que luego los elimina a través de la orina o del sudor.

Semanas 18-19

El bebé pesa 200 g. Entre este periodo y la semana 20 empezará a notar los movimientos del bebé, que sentirá como si fueran murmullos suaves. Los brazos y las piernas están bien formados y el bebé da muchas patadas, golpes, se gira y se da la vuelta dentro del saco amniótico. El bebé puede moverse libremente dentro del saco y está sumergido en agua salda, lo que hace que flote. La pared que recubre el útero hace las veces de un muelle flexible, con lo que el bebé empuja con los pies, manos y cabeza y luego rebota.

Muchos bebés son especialmente inquietos por la tarde cuando sus madres están más relajadas. Es muy probable que empiece a sentir los primeros signos de vida, como una pequeña patada, en estas semanas.

Uno de los pensamientos más emocionantes de todo esto es el hecho de que el bebé ya es capaz de hacer las expresiones faciales más sencillas, mostrar cuándo está contento y cuándo algo no le gusta. Empiezan a formarse las papilas gustativas.

Semanas 20-23

El bebé mide 25 cm y pesa entre 260 y 280 g. Su cabeza sigue siendo demasiado grande en comparación con el resto del cuerpo, lo que representa la gran importancia que tiene el cerebro en todos los aspectos del desarrollo del bebé. Los dientes empiezan a formarse en el hueso de la mandíbula y empieza a crecerle cabello.

En este punto del embarazo, el bebé estará completamente cubierto por una capa sebácea llamada vérnix. El vérnix está compuesto por sustancias cerosas de grasa y células de piel muerta. Actúa como una capa protectora (que en cierto modo, impermeabiliza la piel contra el fluido amniótico). Sigue presente en el momento del parto,

CÓMO CONTINÚA EL DESARROLLO

Al final del segundo trimestre, el bebé ya está muy desarrollado, tiene cabello, uñas en los dedos de las manos y pestañas. Sus movimientos son cada vez más fuertes. Los ojos del bebé se abrirán durante breves periodos de tiempo dentro de un mes. Podrá ver la luz y distinguir diferentes sonidos.

SEMANA 20

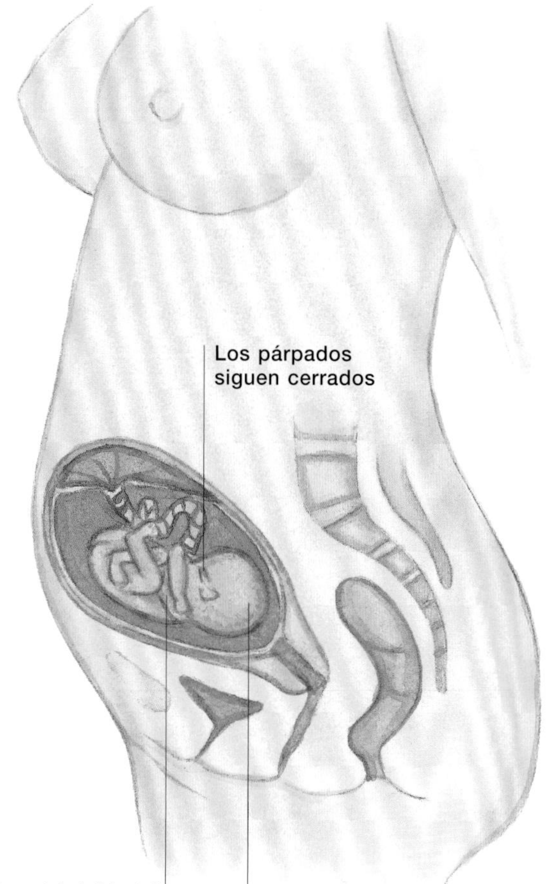

Los párpados siguen cerrados

La piel del bebé se recubre de una fina capa sebácea

A las veinte semanas empieza a crecer el cabello del bebé y se desarrollan pequeños dientes en la mandíbula

SEMANA 24

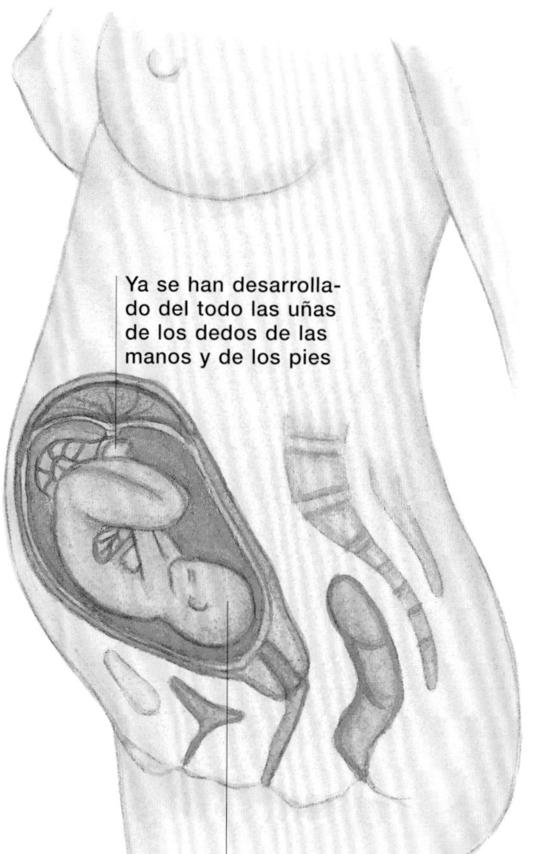

Ya se han desarrollado del todo las uñas de los dedos de las manos y de los pies

El bebé ya tiene pestañas y cejas

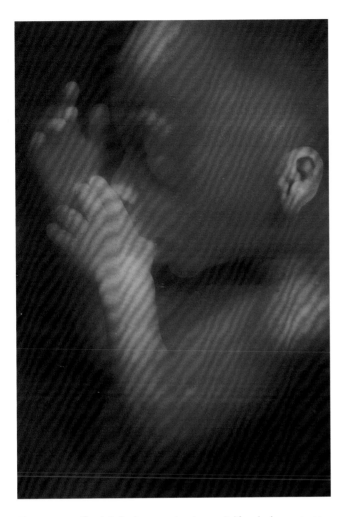

> **"** Si el bebé tuviera que nacer después de 24 semanas de gestación tendría bastantes probabilidades de sobrevivir. **"**

nen el mismo tamaño que los de un adulto. El bebé puede oír los sonidos de dentro y fuera del vientre de su madre desde la semana 21, aunque es poco probable que entienda esos sonidos todavía.

Los ojos del bebé empiezan a abrirse ocasionalmente pero no permanecen abiertos hasta la semana 27. Ya tiene unas delicadas pestañas y cejas y puede percibir la luz a través de las paredes abdominales. El bebé mide aproximadamente 33 cm. Ha ganado peso rápidamente durante las últimas semanas. Usted ya está embarazada de seis meses, el bebé debe pesar 570-630 g.

Esta ecografía detallada muestra la posición de las manos del bebé, colocadas cerca de la cara. El bebé en esta etapa suele chuparse el pulgar de forma instintiva preparándose así para aprender a alimentarse en el futuro.

protegiendo al bebé durante el trayecto por el canal del parto y su llegada al mundo exterior.

Es probable que note los movimientos del bebé, le parecerá sentir una especie de revoloteo dentro. Más o menos en la semana 20 se realiza la ecografía más importante, la que se hace a la mitad del embarazo. La mayoría de los hospitales recomienda que se lleve a cabo para así poder prepararse para hacer frente a cualquier posible problema que pueda aparecer en el parto.

Semana 24

El bebé ya está muy desarrollado en la mayor parte de los aspectos, pero sus pulmones aún no tienen capacidad plena para funcionar. Un bebé que nazca en este momento podría sobrevivir pero tendría que permanecer en la unidad de cuidados intensivos para recién nacidos conectado a dispositivos de respiración asistida.

El bebé está alargando su forma y aún es muy delgado. Se pueden ver pliegues en las palmas de las manos y en la yema de los dedos. Su piel es roja y está llena de arrugas. Ya tiene completamente formadas las uñas de los dedos de las manos.

El bebé puede chuparse el pulgar y también puede tener hipo con frecuencia. Está aprendiendo a coordinar acciones como chupar y tragar, preparándose para ser capaz de alimentarse después de nacer. Los órganos responsables del equilibrio dentro de los oídos ya se han desarrollado y tie-

Una vez que el peso del bebé empiece a notarse le resultará muy tentador echar el peso del cuerpo hacia delante, lo que le provocará molestos dolores de espalda. Siempre debe intentar sentarse con la columna vertebral totalmente recta y apoyando la espalda en un respaldo adecuado.

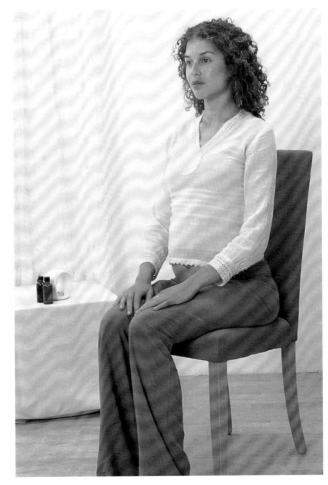

Los cambios que experimenta el cuerpo

Durante las primeras semanas del segundo trimestre será muy consciente del embarazo. La gente empezará a percibirlo, aunque aún puede disimular la barriga con ropa amplia si así lo desea. Es posible que aún tenga náuseas matutinas pero no tardarán en desaparecer.

El cuerpo está experimentando muchos cambios complejos durante el segundo trimestre. Algunos de estos cambios que ya habían empezado durante los tres primeros meses del embarazo, será más fácil notarlos en las siguientes semanas.

Al inicio de este trimestre, el útero es del tamaño de un pomelo grande, la parte superior del útero empezará a hincharse hacia fuera por encima del ombligo cuando esté en el tercer trimestre. Ahora le costará más hacer la digestión, más o menos el doble de tiempo que antes de quedarse embarazada, por lo que puede sentirse congestionada o hinchada.

ESTAR DE PIE
Puede aliviar el dolor de espalda hasta cierto punto si mantiene una postura correcta. Tiene que colocar los hombros hacia atrás, pero de forma relajada. Es mejor evitar echar la cabeza hacia delante, hay que colocarla hacia atrás y encajar la mandíbula con la barbilla.

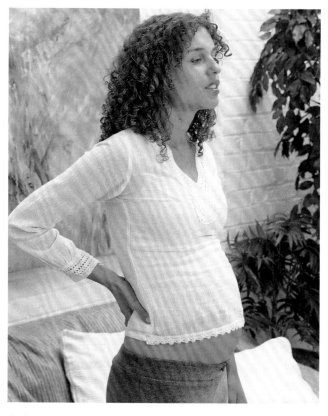

Es frecuente sufrir dolor de espalda durante el embarazo, así que debe asegurarse de que la espalda siempre tenga un soporte adicional.

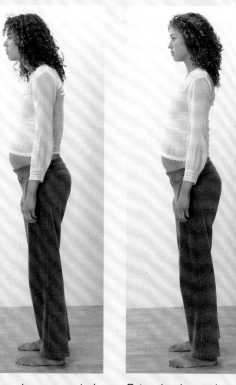

Esta postura aumenta la presión en la columna vertebral

Estar de pie con la espalda recta beneficia a la espalda

SÍNTOMAS COMUNES Y SOLUCIONES
La ropa empieza a molestarle, debe elegir pantalones y faldas con cintura elástica. Es recomendable usar jerséis, camisetas anchas o túnicas.

Puesto que el útero está presionando a la vejiga, sentirá ganas de orinar con frecuencia e incluso con urgencia. Algunas mujeres tienen que utilizar compresas muy finas para las posibles pequeñas pérdidas de orina. El tamaño de los pechos habrá aumentado bastante, es mejor comprar un sujetador especializado, con refuerzo en la zona de la espalda y con copas más grandes.

Es posible que sufra dolores de espalda. Esto es muy frecuente en el embarazo y se debe al aumento de peso y al cambio postural, junto con el efecto de las hormonas del embarazo en los músculos de la espalda. Puede ser útil comprar una faja para la pelvis que ofrezca más soporte a la zona de la espalda. Practicar yoga o Pilates de forma regular también puede aliviar considerablemente el dolor de espalda, y además también puede acudir a la consulta de un quiropráctico o un osteópata.

El corazón late con más fuerza y rapidez de lo normal para así bombear más sangre al cuerpo y a la placenta, y poder alimentar al bebé que está creciendo. Hay más vasos sanguíneos en la vagina que antes y de forma gradual cada vez será más oscura y suave. El color de los pezones y las aureolas se tornará más oscuro por el aumento general de pigmentación del cuerpo. Este aumento en la pigmentación afecta a las mujeres embarazadas de forma diferente, dependiendo del tipo y el color habitual de su piel. Las mujeres de piel pálida apenas notarán cambios, mientras que las mujeres de tez oscura pueden ver cómo su color de piel se oscurece en todas las partes del cuerpo, especialmente en los pezones y las aureolas.

Normalmente, a las catorce semanas aparece una línea oscura debajo del centro del abdomen, llamada línea nigra. Puede medir hasta 1 cm de ancho y puede extenderse desde el pubis hasta el ombligo. En algunas mujeres puede llegar hasta el esternón. La línea nigra normalmente desaparece después del parto. Si tiene marcas de nacimiento, lunares o pecas también se oscurecerán durante el embarazo.

Algunas mujeres desarrollan manchas de color marrón rojizo, que reciben el nombre de cloasmas, y aparecen en la cara y el cuello. Estas manchas se intensificarán con la luz del sol, de modo que es mejor evitar el contacto directo con la luz del sol. Los cloasmas suelen desaparecer completamente cuando ya han pasado tres meses del parto.

Debido a los complejos cambios hormonales que está experimentando el cuerpo, la piel puede adquirir un brillo saludable. Puede mejorar esto si camina de forma regular, un ejercicio que refuerza todos los músculos, preparándolos para el parto. También se dará cuenta de lo brillante que tiene el cabello, lo que también se debe a las hormonas. Una vez que haya dado a luz, se le caerá bastante el cabello, pero no debe preocuparse por ello.

ESTRÍAS

A algunas mujeres les aparecen estrías en los pechos, el abdomen, los muslos y las nalgas durante el embarazo.

Estas aparecen por dos motivos. El peso adicional y la barriga que va creciendo hacen que las fibras de colágeno de la piel se estiren tanto que se desgarran. El aumento en los niveles de hormonas en la sangre puede suponer un trastorno para la proteína de la piel, lo que hace que esta sea más fina y más delicada de lo habitual.

Las estrías aparecen como tiras onduladas de piel más pálida. Tienden estar menos marcadas después del nacimiento del bebé, pero no desaparecerán del todo. Por este motivo, lo mejor es hacer todo lo posible para evitarlas, masajeando la piel a diario con aceite con vitamina E o aceites esenciales y cuidando la dieta.

Hay que intentar no ganar demasiado peso y asegurarse de que la dieta contiene alimentos ricos en vitaminas B, C y E, además de zinc y sílice. Se puede encontrar sílice en los cereales integrales, las verduras de hoja verde, las patatas, los frutos secos y las semillas. Una dieta sana que incluya estos alimentos le ayudará a mantener la elasticidad de toda la piel.

EL CUIDADO DE LOS PIES

Los pies aumentan de tamaño durante el embarazo debido al fluido adicional que el cuerpo retiene y en parte también por el peso adicional que soportan. Algunas mujeres aumentan una talla de zapatos. Los siguientes pasos le ayudarán a cuidar de sus pies:

- No debe usar calzado ajustado y que le roce.
- Es mejor evitar los tacones altos durante el embarazo. Lo ideal es usar zapatos prácticamente planos de cordones.
- No debe usar calcetines que lleguen hasta la rodilla (con goma en la rodilla) cuando esté embarazada.
- Puede poner los pies en alto sobre un taburete por la tarde. Hacer esto mejorará la circulación y le ayudará a que se reduzca el problema de la hinchazón.
- Debe caminar tanto y cuando pueda, por ejemplo, si está en una cola. Si tiene que quedarse de pie esperando, puede caminar sobre el sitio para mantener la circulación en movimiento y también puede flexionar y girar en círculos los tobillos.
- Es bueno usar un reposapiés si tiene que trabajar muchas horas delante del ordenador o en un banco.

Si trabaja sentada, debe colocar un soporte para las piernas, puede usar un reposapiés, si no tiene uno, puede improvisar con un cojín firme o una pila de guías de teléfonos.

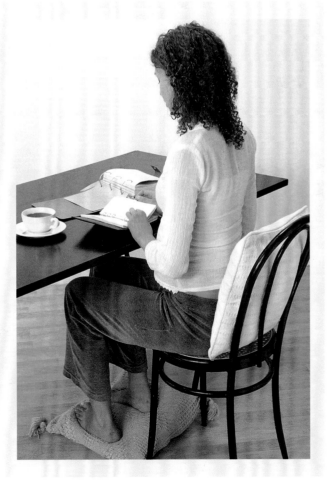

Cambios en el estado de ánimo

A medida que el embarazo va progresando, es posible que experimente una mezcla de diversas emociones. Las hormonas del embarazo le hacen sentir más sensible y excitable.

Es posible que usted y su pareja estén reforzando su relación mientras el embarazo avanza y sean más conscientes del compromiso que ahora han establecido firmemente para sus vidas. Lo más probable es que estén preparando planes prácticos, como dónde va a dormir el bebé y decidir qué van a comprar y qué arreglos tienen que hacer en la casa.

A estas alturas ya se sentirá bastante segura sobre su embarazo. El riesgo de sufrir un aborto se ha reducido en gran medida y las náuseas matutinas y la fatiga casi han desaparecido, lo que deja una sensación de bienestar e ilusión.

Sin embargo, es muy frecuente que las mujeres se sientan felices y al siguiente minuto se echen a llorar. Muchas mujeres pasan por todo el espectro de emociones, están seguras, optimistas y relajadas y, de repente, están deprimidas, preocupadas, irritables y llorosas. A veces, las cosas que aparentemente son más insignificantes pueden desencadenar una reacción emocional aparentemente desmedida.

Estar embarazada y esperar con ilusión su futuro papel como madre puede plantearle difíciles cuestiones y problemas de su propia infancia. Puede tener problemas que aún no haya resuelto, como la tristeza, la rabia o la culpabilidad. Al mismo tiempo, puede descubrir un nuevo punto de vista sobre lo que sus padres sienten por usted.

Es importante que sea capaz de expresar sus emociones y que intente resolver los problemas que arrastre desde el pasado. A menudo, hablar con su pareja, con algún amigo o familiar puede ser todo lo que necesite. En otras ocasiones, puede ser útil acudir a un consejero o bien a un terapeuta para obtener más apoyo.

MEJORAR SU BIENESTAR EMOCIONAL

La mayoría de las personas reaccionarán de forma positiva cuando les diga que está embarazada pero quizás no todas lo hagan. Si alguien se muestra menos entusiasta al oír la noticia, no debe dejar que esto le afecte. Una reacción negativa suele tener más que ver con el tipo de persona a la que comenta que está embarazada que con la noticia en sí. Algunas personas tienen problemas con el tema del embarazo o del parto, por ejemplo, aquellas personas que no pueden tener hijos o a las que simplemente no les interesa tenerlos.

Puede ser útil tratar con las posibles dudas y los problemas imaginándose lo que una persona de actitud positiva le diría si usted le pidiera consejo. Por ejemplo, ¿Podré con el parto? Bueno, cientos de miles de mujeres lo hacen. ¿Cómo me las arreglaré si no duermo bien? Tendrá que dormir la siesta y hacer menos tareas domésticas de lo

Las terapias integrales como el t´ai chi y el yoga hacen hincapié en la importancia de relajar el cuerpo. Esto puede ayudarnos a llevar el peso del bebé de una forma más sencilla.

habitual. ¿Seré capaz de darle el pecho al bebé? Amamantar no siempre resulta instintivo y hay personas que pueden ayudarla y asesorarla. En el peor de los casos el niño tampoco se moriría de hambre, siempre puede alimentar al bebé a base de biberones. No existe problema que no tenga solución.

TIEMPO PARA REFLEXIONAR

Durante este periodo es bueno reservar algo de tiempo personal para relajarse y dedicarse a pensar en los sueños que tanto usted como su pareja tienen para el bebé. Obviamente quiere que su hijo sea feliz y esté sano y todos queremos un mundo mejor en el que nuestros hijos puedan crecer de forma segura.

Debe dedicar algo de tiempo cada día a ponerse en contacto con sus emociones. La visualización puede resultar muy útil, cierre los ojos e imagine al bebé que está creciendo en

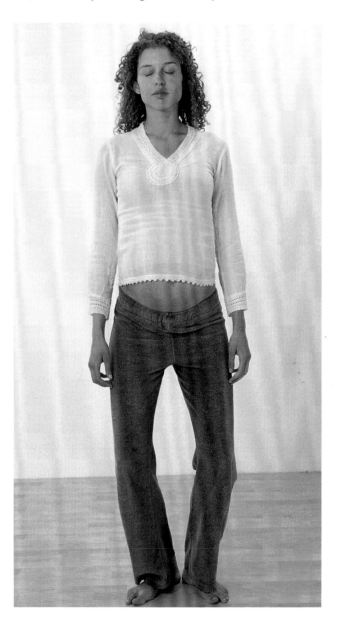

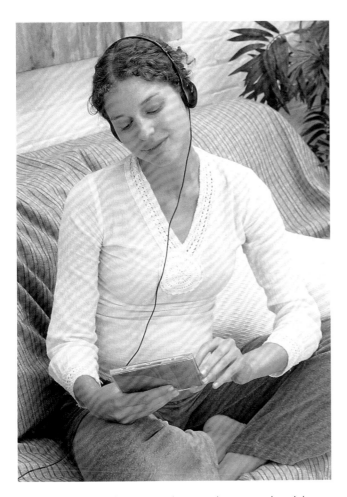

Necesitará pasar tiempo a solas, en el que pueda relajarse, siempre que sea posible. Puede pasar este tiempo escuchando música, leyendo o simplemente puede sentarse en silencio y disfrutar del embarazo.

" Es muy frecuente que las mujeres se sientan felices y al minuto siguiente se echen a llorar. Muchas mujeres pasan por todo el espectro de emociones. "

Es importante que los dos tengan la oportunidad de tratar sus sentimientos, ya sean negativos o positivos. Si dejan cosas sin decir, esto puede acabar generando tensiones en la relación. Usted puede sentir ansiedad también sobre temas como la pérdida de libertad y sobre su capacidad para conciliar trabajo y familia. Comunicar sus sentimientos permite mostrarle a su pareja su comprensión y apoyo.

Muchos hombres no expresan sus sentimientos tan libremente como las mujeres. No hay por qué preocuparse, por ejemplo, si el futuro padre se ocupa de preparar el cuarto para el bebé en lugar de compartir sus sentimientos. Al fin y al cabo, las acciones dicen mucho más que las palabras.

su interior. También puede visualizar cómo su cuerpo alimenta al bebé que está desarrollándose.

Muchos futuros padres perciben al bebé como algo muy real en esta etapa y empiezan a hablarle. Existen pruebas que sugieren que los bebés son capaces de aprender a reconocer la voz de su madre antes de nacer. Puede poner música, cantar o aplicar caricias suaves en la zona del vientre. Todo esto le ayudará a crear un vínculo con el niño mucho antes de que nazca. Incluso si el bebé apenas recibe una mínima parte de lo que intenta comunicarle, esto puede tener un profundo efecto sobre sus propias emociones y le ayudará a prepararse para el papel más importante que va a desempeñar en su vida.

AYUDAR A SU PAREJA A LA HORA DE CREAR VÍNCULOS CON EL BEBÉ

Tiene que animar a su pareja a que sienta cómo se mueve el bebé y las patadas que da colocando su mano sobre su vientre. La primera vez que sienta al niño puede ser una experiencia muy emocionante. Sin embargo, no es extraño que el padre se sienta un poco apartado de todo lo que es el embarazo en esta etapa. Desde luego, parece que todos los grandes cambios están relacionados con usted en lugar de con él. Es posible que incluso él sienta desplazado de la experiencia porque es usted la que recibe más atención.

Su pareja puede sentir ansiedad ante la idea de convertirse en padre, los cambios que esto supondrá para él y lo que puede significar para su relación. Después de todo, pronto serán una familia y no sólo una pareja.

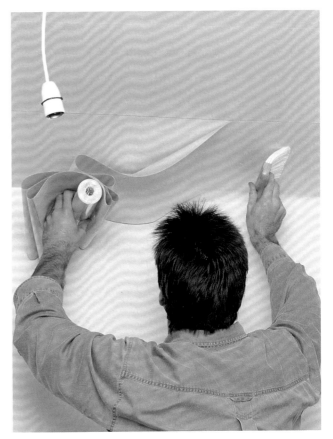

Es posible que su pareja no quiera pasar horas hablando sobre el embarazo, pero puede mostrar su interés encargándose de preparar el cuarto del bebé.

La aromaterapia para el embarazo

Es importante dedicar tiempo a cuidarse durante el embarazo. Esto puede ayudarla a adaptarse a los cambios que experimenta su cuerpo y también mejorará el bienestar emocional. La aromaterapia puede ser una opción excelente para sentirse mejor para el segundo trimestre. Al inicio del embarazo, apenas hay algunos aceites cuyo uso se considera seguro (algunas personas opinan que no se debería utilizar ningún tipo de aceite) y, en cualquier caso, las náuseas matutinas pueden hacer que no le gusten algunos de los olores que desprenden estos aceites. A las 16 semanas de embarazo lo normal es que ya no sienta náuseas y la mayoría de las mujeres pueden utilizar una amplia variedad de aceites.

Los aceites esenciales se pueden utilizar para aliviar una serie de molestias relacionadas con el embarazo, la tensión y el insomnio. También influyen de forma considerable en el estado de ánimo. Esto se debe a que procesamos los olores con la parte del cerebro que se encarga de las emociones y la memoria, lo que hace que el olfato sea el sentido más evocador de todos.

Es especialmente importante cumplir las precauciones básicas de seguridad cuando se utilizan aceites esenciales durante el embarazo. Sólo se deben utilizar aceites puros de los que sepamos que son seguros y hay que diluirlos en una base de aceite antes de masajear la piel o de añadir el acei-

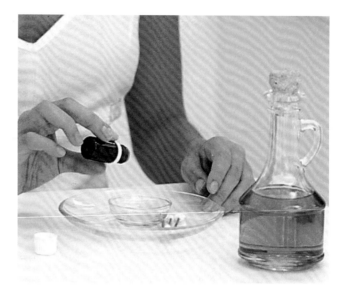

Hay que diluir siempre los aceites de aromaterapia antes de aplicarlos a la piel. Debe elegir una base de buena calidad como el aceite de almendra, de germen de trigo o de girasol.

te al agua del baño. No se deben aplicar los aceites sobre la piel y nunca se deben ingerir.

Hay varios aceites cuyo uso durante el embarazo no es adecuado, otros sólo pueden usarse en momento específicos o siguiendo los consejos de un profesional cualificado. Por ejemplo, la salvia romana puede ser útil durante el parto pero peligrosa si se utiliza antes. Puede consultar la página 230, donde aparece una lista con todos los aceites que es mejor evitar durante el embarazo. Consulte con un profesional si no está del todo segura sobre si es seguro utilizar un aceite concreto.

DILUIR LOS ACEITES DE LA AROMATERAPIA

Hay que utilizar una baja dilución de los aceites esenciales durante el embarazo, es decir, no más de una gota por 2 cucharaditas de té (10 ml) de aceite de base. Es mejor usar un aceite vegetal ligero, como el de girasol o el de germen de trigo como base. Si utiliza aceites esenciales en el baño, es mejor diluir el aceite o la leche entera y luego puede añadirlo al baño de agua templada.

Puede hacer una prueba con una zona de piel sensible para comprobar si su piel presenta cualquier tipo de reacción la primera vez que utilice cualquier aceite: tiene que aplicar un poco de la mezcla diluida en la cara interior de la muñeca, luego hay que esperar 24 horas. Si no hay reacción entonces puede usar el aceite con seguridad. La piel se vuelve más sensible con el embarazo, de modo que es mejor realizar la prueba incluso si ha utilizado el aceite antes de concebir. No debe utilizar ningún aceite si aparece algún tipo de reacción al realizar la prueba.

USAR LOS ACEITES EN EL MASAJE

Puede utilizar los aceites esenciales para mejorar cualquiera de las secuencias de masaje que se describen en las

---

SEIS ACEITES QUE SE PUEDEN UTILIZAR

No todo el mundo puede utilizar aceites esenciales y es una buena idea consultar con un profesional de la aromaterapia para que le ayude a elegir los aceites, en especial si quiere usarlos para tratar un problema concreto. Los siguientes aceites se suelen considerar seguros para ser utilizados durante el embarazo.

Aceites que aportan energía

- **Mandarina,** es un aceite refrescante, que levanta el ánimo y que se obtiene de la cáscara madura de la fruta.
- **Jengibre,** es un aceite cálido y estimulante que puede mejorar el sistema inmunológico. Es bueno usarlo para masajes o en baños de pies, pero no se recomienda su uso en el baño.
- **Azahar,** es un aceite que levanta el ánimo, de olor dulce, hecho a base de las hojas del naranjo amargo (el neroli se obtiene de las flores).

Aceites relajantes

- **Ylang ylang,** es un aceite de aroma exótico con propiedades relajantes. A menudo se utiliza para reducir la hipertensión.
- **Neroli,** es un aceite relajante que también levanta el ánimo. Tiene un efecto rejuvenecedor sobre la piel.
- **Lavanda,** es un aceite versátil con propiedades calmantes y reconstituyentes, que a menudo se utilizan para tratar el insomnio y la tensión. Se puede utilizar a partir de la semana 16.

siguientes páginas y en cualquier otro capítulo del libro. Puede experimentar combinando diferentes aceites: los especialistas en aromaterapia suelen usar hasta un máximo de cinco aceites pero si es la primera vez que los usa es mejor no combinar más de dos o tres cada vez. Las mezclas de aceites relajantes se pueden utilizar después de la semana 16, utilizando neroli y lavanda, o ylang ylang y sándalo. También puede usar palo de rosa, que es un aceite suave y relajante.

A menudo se recomienda darse un masaje con aromaterapia para evitar la aparición de estrías, aunque muchos médicos opinan que el masaje no supone una diferencia considerable. Si quiere probar esta opción, puede mezclar aceite de mandarina y neroli diluido en aceite de germen de trigo. Esta combinación tendrá un efecto hidratante. Si añade un poco de aceite de aguacate, ésta aumentará sus propiedades hidratantes.

ACEITES EN CASA

Utilizar un quemador para aceites de aromaterapia puede llenar su hogar con aromas relajantes o llenos de energía. Tiene que llenar el cuenco con agua y luego debe añadir unas gotas de aceite y aplicar calor. Por la noche puede usar sándalo, se dice que tiene propiedades afrodisíacas. La lavanda es útil si tiene problemas a la hora de conciliar el sueño (también tiene propiedades antisépticas). El limón puede ser una opción si aún sufre náuseas.

Si quiere un atomizador de aromaterapia para la habitación sólo tiene que añadir algunas gotas de un aceite esencial en un atomizador y pulverizar el cuarto con él varias veces, igual que haría con un ambientador de hogar. El ylang ylang, la mandarina y la lavanda crean una mezcla refrescante en caso de que sufra fatiga.

EN EL BAÑO

Los baños pueden ser una buena forma de relajarse al final de la tarde, basta con añadir unas gotas de aceite diluido en un baño de agua templada (no se debe añadir el aceite mientras el agua sigue corriendo).

Para sentirse mejor de forma rápida cuando llegue a casa, puede preparar un baño con aromaterapia para los pies que dure aproximadamente diez minutos. Puede añadir dos gotas de jengibre y otras dos de mandarina, o bien

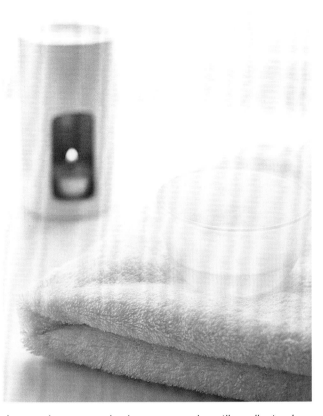

A menudo, un vaporizador es un modo sutil mediante el que puede disfrutar de los aceites esenciales. Puede quemar aceites en el dormitorio antes de irse a dormir o en el baño mientras se da un largo baño.

con lavanda y té verde para relajar los pies cansados. Añada los aceites a leche entera y vierta la mezcla en un cuenco grande con agua templada.

Si quiere añadir otro elemento al baño de pies puede introducir un puñado de piedras pequeñas para así obtener un mini masaje.

PRIMEROS AUXILIOS CON AROMATERAPIA

La mayoría de los fármacos que se pueden comprar en farmacia sin receta para los resfriados no son adecuados para las mujeres embarazadas, pero inhalar aceites de aromaterapia puede proporcionar un alivio eficaz. Basta con añadir unas gotas de aceite de té verde en un cuenco de agua caliente. Se coloca una toalla sobre la cabeza y se aspira .

Las compresas humedecidas con agua templada y con aromaterapia son útiles para aliviar las molestias y dolores generales, mientras que una compresa fría puede aliviar un dolor de cabeza o cualquier hinchazón. Tiene que diluir el aceite esencial en leche entera, luego verterlo en un cuenco con agua caliente o fría (puede añadir cubos de hielo si está utilizando agua fría). Hay que empapar un trozo de tela de algodón en el agua y aplicar la compresa en la zona afectada.

Puede usar una compresa fría con lavanda para aliviar el dolor de cabeza o una compresa grande con agua caliente y jengibre para la espalda.

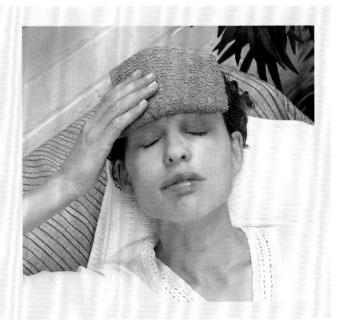

Alivio mediante masajes

Instintivamente usamos el tacto para crear una conexión con otras personas, para fortalecer y expresar sentimientos de amor. Es por esto que incluso la forma más sencilla de masaje puede resultar muy reconfortante. Un toque positivo y suave puede tener también efectos muy beneficiosos para la salud. Se sabe que mejora la circulación, relaja los músculos, ayuda a hacer la digestión y regula el sistema nervioso.

El masaje es especialmente útil durante el embarazo, siempre que no se aplique demasiada presión en el abdomen o en la parte inferior de la espalda. El objetivo principal del masaje es relajar cuerpo y mente, de modo que pueda servir para aliviar las tensiones y cargas de la vida diaria durante el embarazo. También puede aliviar muchas de las molestias relacionadas con el embarazo, como el insomnio, los problemas de circulación, hipertensión, piernas hinchadas y el dolor de cabeza.

RECIBIR UN MASAJE PROFESIONAL

Un masaje profesional puede ser un modo excelente de cuidarse. Hay que elegir a un especialista cualificado que tenga experiencia con mujeres embarazadas (la comadrona puede recomendarle a alguien).

La mayor parte de los terapeutas trabajan en consultas, que en ocasiones están en sus propias casas. Otros acuden a domicilio, sobre todo si tiene problemas para desplazarse. Si recibe el masaje en casa, debe asegurarse de que la habitación tiene una buena temperatura, la temperatura corporal se reduce después de haber estado tumbada un rato. El masajista debe traer la camilla y las toallas para el masaje.

> ❝ Incluso la forma más sencilla de masaje puede resultar muy reconfortante. ❞

Antes de recibir el masaje, el masajista comprobará si tiene algún dolor o molestia en concreto o si tiene cualquier otro problema de salud. Debe preguntarle sobre su historial médico. Es importante que le comente que está embarazada y que le informe sobre cualquier problema médico que pueda tener.

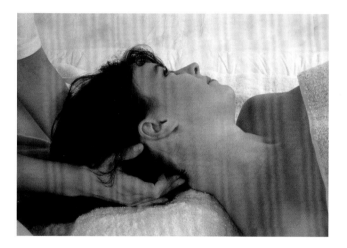

Un masaje en la zona de la cabeza es especialmente útil para aliviar la tensión que se suele acumular en la zona superior de la espalda, los hombros y el cuello.

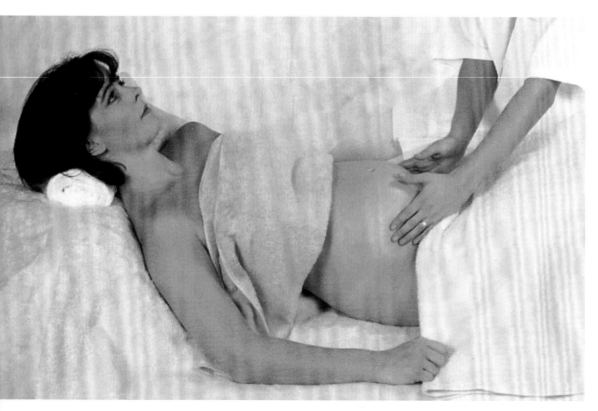

Puede ir a un masajista que esté especializado en mujeres embarazadas y masajes pre-parto para que pueda relajarse sabiendo que está en buenas manos. ¡Disfrútelo!

El masajista le pedirá que se desnude y se tumbe en la camilla o mesa de masaje, cubierta por una toalla. Si no quiere, puede realizar el masaje con los pantalones puestos (aunque es posible que se manchen de aceite).

El masajista calentará un poco de aceite en las manos y luego lo extenderá por la superficie de la piel antes de empezar el masaje.

La mayoría de las sesiones incluyen un masaje completo de todo el cuerpo pero el terapeuta puede masajear sólo determinadas áreas del cuerpo, dependiendo de sus necesidades. Cada masajista tiene un modo diferente de combinar las distintas técnicas del masaje y de trabajar con el cuerpo.

Una sesión de masaje completo normalmente dura aproximadamente una hora, pero puede durar hora y media si además recibe un masaje en la zona de la cara y de la cabeza en la misma sesión. Al final de la sesión debe descansar durante unos minutos, cerrar los ojos y relajarse. No planifique ninguna actividad que requiera mucha energía después de la sesión, si es posible, es mejor que aproveche la oportunidad para poner los pies en alto y descansar el resto del día.

RECIBIR UN MASAJE CON AROMATERAPIA

Los especialistas en aromaterapia trabajan del mismo modo que los masajistas, pero añaden una mezcla de aceites esenciales al aceite de masaje. Se pueden elegir diferentes aceites dependiendo de las necesidades de cada persona. Es importante que compruebe que le gustan los aromas de los aceites que se van a utilizar, por esto el especialista le pedirá que los huela antes de mezclarlos. Puede pedirle al especialista asesoramiento para utilizar aceites esenciales en casa. Tiene que comprobar que los aceites que utiliza son seguros para las mujeres embarazadas, para eso puede pedir la ayuda de un profesional que tenga experiencia con mujeres embarazadas puesto que algunos aceites pueden tener un efecto muy peligroso.

RECIBIR UN MASAJE EN CASA

Usted con su pareja o con una buena amiga puede practicar los masajes suaves en casa. Un masaje sencillo puede ser muy útil para aliviar las molestias generales y reducir la tensión.

Cualquiera puede dar un masaje agradable. La clave es usar movimientos lentos y relajantes. Hay que centrarse en lo que se está haciendo y pedirle a la persona a la que se está dando el masaje que exprese lo que siente. No se debe masajear una zona que esté directamente encima del hueso y es importante no aplicar demasiada presión en la zona del abdomen o la parte inferior de la espalda de una mujer embarazada.

Para dar un masaje general hay que calentar un poco de aceite entre las manos, el suficiente como para hacer que las manos se deslicen por la piel, pero no demasiado, para evitar que las manos estén goteando. Hay que aplicar el aceite a la piel con movimientos suaves a modo de caricias, para que resulten muy relajantes. Hay que alternar el uso de las yemas de los dedos y toda la palma de la mano. Luego hay que aplicar más presión para aliviar las áreas que soportan más tensión, realizando movimientos circulares cortos con las yemas de los pulgares.

A menudo es bueno realizar un masaje en las piernas después de masajear la espalda, pero debe dejar que la

Puede pedirle a una amiga o a su pareja que le dé un masaje rápido para aliviar el dolor en la parte inferior de la espalda.

CUÁNDO ES MEJOR NO RECIBIR UN MASAJE

Normalmente los masajes son muy beneficiosos pero en algunos casos concretos es mejor no recibir un masaje, no debería recibir uno si:

- Tiene una infección o enfermedad.
- Tiene una infección cutánea.
- Tiene fiebre.
- Tiene un dolor intenso de espalda, especialmente si el dolor se pasa a los brazos y piernas.

intuición le guíe en lugar de seguir una rutina establecida. Puede añadirse un poco más de aceite, siempre que se note que la piel empieza a estar tirante al tacto.

Un masaje de espalda

El dolor de la parte inferior de la espalda es probablemente una de las molestias más frecuentes del embarazo, pero un masaje puede ayudar a la hora de aliviar el dolor. El mejor modo de recibir un masaje de espalda durante el embarazo es sentarse a horcajadas en una silla, de modo que tenga el respaldo contra el pecho. Coloque un cojín entre el respaldo y el abdomen y apóyese en el cojín, dejando caer los hombros para liberar la tensión acumulada.

Además de aliviar el dolor de espalda, un masaje también puede darle una sensación agradable al sentir cómo la cuidan con cariño, lo que resulta doblemente beneficioso. También puede probar con el masaje de hombros al mismo tiempo, puede pedirle a la persona que le está dando el masaje que adapte la rutina de auto-masaje que proponemos en las siguientes páginas.

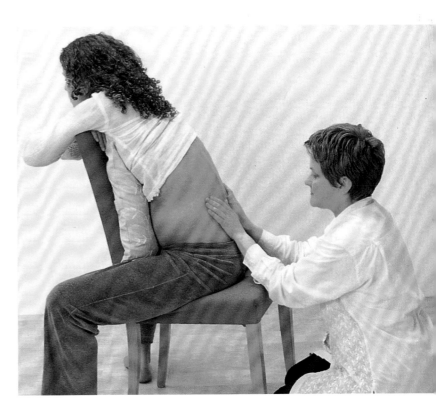

Cómo masajearse uno mismo

La técnica de auto-masaje resulta muy relajante y beneficiosa. Además, puede darse un masaje siempre que
quiera. Puede utilizar los masajes para recargar su energía
antes de un acudir a una cita durante el día o bien para liberar tensión por la noche antes de acostarse. El masaje también nos proporciona bienestar si se realiza en el baño. Las
siguientes rutinas también se pueden adaptar para que sea
su pareja la que le dé el masaje.

Relajar las piernas cansadas

Masajear las piernas es especialmente beneficioso si le
duelen después de estar un rato de pie.
El masaje estimula la circulación y reduce el cansancio
o la hinchazón. No se debe aplicar demasiada presión y
hay que usar movimientos suaves en la parte interna
del muslo.

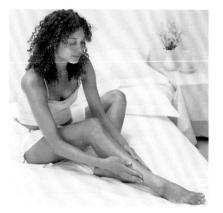

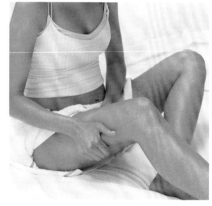

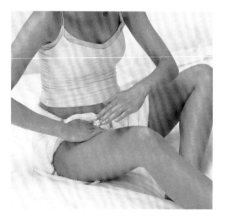

1 Apoye el pie de la pierna que vamos
a masajear y doble la rodilla para llegar a la zona inferior de la pierna. Se
acaricia la pierna primero con una
mano y luego con la otra, una a cada
lado de la pierna. Empiece desde el
pie hasta la parte superior del muslo.
Repita el ejercicio cinco o seis veces.

2 Ahora use primero una mano y
luego la otra para masajear el muslo.
Hay que apretar ligeramente y soltar
la carne, con ritmo desde la zona
que se encuentra por encima de la
rodilla hasta la parte superior del
muslo. Repita este movimiento dos o
tres veces y luego en la otra pierna.

3 Acaricie el muslo, empezando desde
la rodilla y subiendo por el mismo, primero con una mano y luego con la
otra. Disfrutará de este modo de las
suaves y fluidas caricias, en contraste
con el masaje energético anterior.
Ahora debe repetir los mismos movimientos en la otra pierna.

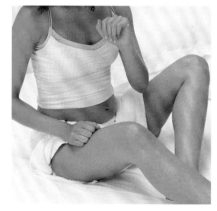

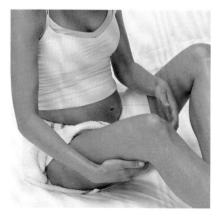

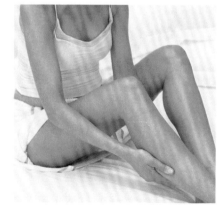

4 Cierre el puño sin demasiada fuerza
y de golpecitos en la parte externa y
delantera del muslo subiendo por éste
unas cuantas veces. Después, pasando a la otra pierna. Con este ejercicio
eliminamos agarrotamientos.

5 Use las yemas de los dedos para
acariciar la zona que rodea la rodilla.
Sujete el muslo con la otra mano para
que no se mueva. Acaricie la parte
interior de la rodilla y luego suba por el
muslo. Luego pasamos a la otra pierna.

6 Masajee el músculo de la pantorrilla
con las dos manos, primero se aprieta
y luego se suelta. Acaricie la zona con
suavidad, con una mano siguiendo a
la otra hasta la parte posterior de la
pierna. Luego en la otra pierna.

El masaje de hombros para aliviar la tensión

La tensión tiende a acumularse en los hombros, provocando dolor en la zona, y hace que el cuello esté rígido y produce dolor de cabeza. Este rápido masaje debería relajar los músculos. Es especialmente beneficioso si tiene que trabajar delante de un ordenador.

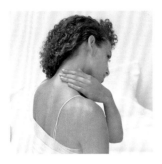

1 Acaricie con la mano izquierda el hombro derecho, empezando por el cuello y hasta el codo. Repita el movimiento. Luego con el otro hombro.

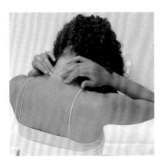

2 Use las yemas de los dedos para hacer círculos en la parte superior de la columna vertebral. Con una presión firme pero que no resulte dolorosa.

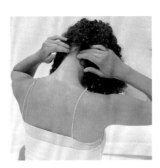

3 Realizando los mismos movimientos circulares suba por el cuello hasta la base del cráneo. Mantenga los dedos a ambos lados de la columna.

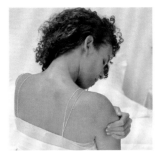

4 Apriete con suavidad y luego suelte la carne del hombro y de la parte superior del brazo. Despues, repita estos mismos movimientos en el otro hombro.

Un masaje facial que aporta bienestar (auto-masaje)

Un masaje facial puede aliviar el dolor de cabeza, además de liberar tensión y ansiedad. Debe utilizar un aceite facial de buena calidad para evitar arrastrar la piel. Tiene que realizar todos los movimientos al menos dos o tres veces, puede hacerlo más veces si quiere.

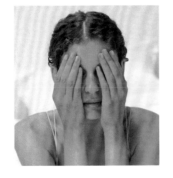

1 Hay que colocar las manos sobre la cara, con los dedos sobre la frente. Debe mantenerlas así durante un rato, luego, poco a poco, tiene que moverlas hacia las orejas. No debe tirar de la piel.

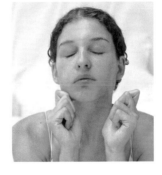

2 Utilice los pulgares y los nudillos y páselos dibujando la línea de la mandíbula. Empiece justo por debajo de la barbilla hasta las orejas. Luego pellizque la zona cerca del hueso.

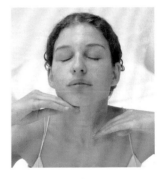

3 Hay que dar unos golpecitos con el dorso de las manos en la zona que se extiende debajo de la barbilla. Este es un movimiento estimulante y puede ayudar a prevenir la aparición de la papada.

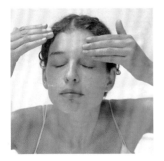

4 Acaricie la frente con las manos, una después de la otra. Empiece en el caballete de la nariz y subiendo hasta la línea de crecimiento del cabello. Cierre los ojos al hacerlo.

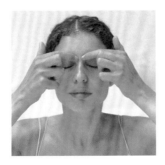

5 Coloque los dos dedos índices sobre el caballete de la nariz y acarícielo con firmeza con un movimiento ascendente y luego con un movimiento descendente más suave.

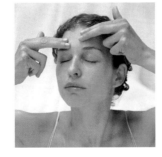

6 Utilizando las yemas de los dedos índice y corazón realice movimientos circulares por la frente. Presione con firmeza, pero no debe tirar de la piel.

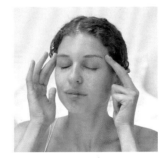

7 Utilice las yemas de los dedos para masajear la frente con suavidad, empezando por el centro y hasta las sienes. Finalmente, presione la zona de la sien.

Tratar las molestias en casa

Algunas mujeres rebosan salud durante el embarazo pero la mayoría experimentan molestias en algún momento. Prácticamente todos estos problemas de salud no son motivo de preocupación, pero pueden resultar muy molestos. Por ejemplo, tanto la indigestión como el estreñimiento pueden ser problemas dolorosos e irritantes.

Es mejor evitar por completo el consumo de fármacos durante el embarazo, si es posible. Algunos remedios naturales ofrecen un modo seguro y no agresivo para aliviar las molestias. También pueden ser utilizados a la hora de encontrar un equilibrio en medio de los cambios de ánimo que sufre la mujer, y refuerzan la estabilidad emocional.

Normalmente se considera que los siguientes remedios son seguros para el embarazo. A pesar de eso, no todos los tratamientos son adecuados para todas las embarazadas. Por tanto, es una buena idea consultar con un profesional cualificado que tenga experiencia tratando a mujeres embarazadas. Siempre debe informar a su médico sobre los remedios naturales que está pensando utilizar.

TÉS DE HIERBAS

La mayor parte de los remedios a base de hierbas deben utilizarse bajo la supervisión de un experto en herboristería con fines médicos, sin embargo, algunos de estos remedios son suficientemente suaves como para que los utilice por su cuenta. Entre estos últimos se incluye el diente de león, el bálsamo de melisa, *Spiraea ulmaria* (llamada "reina de los prados"), hinojo y té de tilo. Están disponibles en bolsitas de té en las tiendas especializadas de alimentación sana y en algunos supermercados, o puede prepararse usted misma una infusión (consulte las instrucciones de la caja). Sin embargo, no debe beber demasiado té de hierbas, el límite que normalmente se recomienda es el de un máximo de tres tazas al día. Los tes más populares son:

- **Té de bálsamo de melisa o *Spiraea ulmaria*.** Estas dos opciones alivian los problemas de indigestión, que las mujeres embarazadas suelen experimentar en algún punto del embarazo. Es bueno beber una taza entera después de cada comida. El bálsamo de melisa también

ayuda a calmar las emociones, por lo que este té puede ser muy útil si sufre tensión o ansiedad.

- **Hinojo.** Es una hierba con propiedades calmantes que también actúa sobre el sistema digestivo y como un laxante suave, de modo que puede ser útil si sufre estreñimiento. Tiene que preparar una infusión con 5 ml (1 cucharita de té) de semillas machacadas en una taza de agua hirviendo, y luego filtrar las semillas y beber el té antes de acostarse. Beber una taza de té caliente con una rodaja de limón antes del desayuno también puede aliviar el estreñimiento. De cualquier modo, debería estar bebiendo muchos líquidos, al menos ocho vasos diarios de agua.
- **Tilo.** Este té puede ayudar a aliviar la tensión y la ansiedad, con lo que a la vez soluciona los problemas de insomnio. También puede ayudar con la congestión nasal. La camomila es otra buena opción para liberar tensión y mejorar la calidad de sueño.
- **Té de diente de león.** Es útil si se siente hinchada. Tiene propiedades diuréticas, de modo que ayuda a la hora de eliminar el exceso de fluido del cuerpo. También es una buena fuente de hierro, por lo que puede ser beneficioso si tiene anemia.

LOS TIPOS DE TÉ QUE ES MEJOR EVITAR

En general, no es bueno beber siempre el mismo tipo de té de hierbas, la claves está en tener una selección variada. Puede pedirle a un especialista en herboristería que le asesore sobre las hierbas que debe evitar o usar con moderación durante el embarazo, puesto que algunos fomentan las contracciones uterinas y hay que evitar por entero estos tés o consumirlos sólo al final del embarazo y en el parto.

Siempre debe leer la lista de componentes de las cajas de té que compre y evitar cualquier té que contenga apio, canela, *Cimifuga racemosa,* artemisa, nuez moscada, poleo-menta y salvia (también debe evitar la salvia si está amamantando). El té de hoja de frambuesa es un conocido tónico para el útero y un estimulante que ayuda al útero a prepararse para el parto. Por ello, no es recomendable consumirlo hasta las últimas seis u ocho semanas del embarazo y durante el parto. Existen otras variedades menos conocidas de hierbas, antes de usarlas debe pedir asesoramiento profesional.

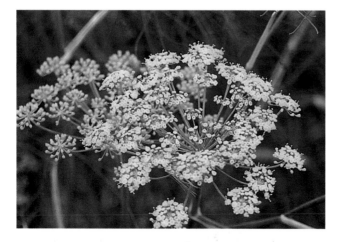

El hinojo sirve para solucionar los problemas digestivos, como el estreñimiento y también tiene propiedades calmantes.

CÓMO PREPARAR UNA INFUSIÓN

Hay que colocar 5 ml (1 cucharadita de té) de la hierba seca en una taza o en una tetera de cerámica (es mejor no usar aluminio o estaño). Luego añada una taza llena de agua caliente y se deja reposar entre cinco y diez minutos. Retire la hierba y luego beba el té lentamente. Para ahorrar tiempo puede preparar una cantidad suficiente como para tres tazas y guardar el té en un termo cerrado al vacío. También puede dejar que se enfríe en la nevera.

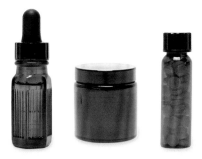

Los remedios home-opáticos suelen guardarse en frascos oscuros. Esto previene su deterioro.

TENER CUIDADO
Nunca deber asumir que un remedio no es peligroso sólo porque esté hecho a base de ingredientes naturales, muchos pueden ser dañinos durante el embarazo. Puede consultar las páginas 228-247, donde encontrará listas de hierbas, aceites y otros remedios que es mejor evitar.

REMEDIOS HOMEOPÁTICOS

Los remedios homeopáticos, naturales, normalmente medicinas a base de plantas, son diluidos de tal manera que sólo permanece la más mínima parte cantidad del ingrediente activo. Generalmente se considera que su uso es seguro durante el embarazo pero, al igual que con cualquier otro remedio, hay que usarlos con cuidado.

Los remedios homeopáticos están disponibles en las farmacias y las tiendas especializadas en alimentación sana, también son muy utilizados en las terapias de auto-ayuda. Sin embargo, puede ser muy difícil elegir el remedio adecuado para sus circunstancias concretas sin el asesoramiento de un especialista. Por ello, es mejor pedir consejo a un homeópata profesional y cualificado, que tenga varios años de formación, en lugar de intentar auto-diagnosticar el problema y prescribir el tratamiento. No todas las mujeres necesitan el mismo remedio, incluso cuando sufren lo que parece el mismo problema. El homeópata también tiene que tener en mente el hecho de que el bebé no nato recibe el tratamiento junto con la madre.

Los remedios homeopáticos más frecuentes para las molestias relacionadas con el embarazo son los siguientes:
- *Nux vomica,* carbo veg, *Pulsatilla* o azufre para la indigestión y el ardor de estómago.
- *Aconitum napellus,* belladona, *Natrum mur, Bryonia* o *Sepia* para el dolor de cabeza.
- Bryonia, *Natrum mur, Nux vomica* o Sepia para el estreñimiento.
- *Nux vomica, Hamamelis,* castaño de indias o azufre para las hemorroides.
- Calc. Flúor o hamamelis para mejorar el problema de varices.
- Calc. Flúor para mejorar la elasticidad de la piel, con lo que se evita la aparición de estrías.

REMEDIOS DE LOS RAMILLETES DE FLORES

Estos remedios compuestos a base de flores y plantas tienen que diluirse en gran medida, con lo que su uso resulta seguro durante el embarazo. Pueden ser muy útiles en el caso de problemas de tipo emocional, como la ansiedad. Los remedios a base de flores se conservan en brandy, de modo que debe diluirlos en agua. Sólo tiene que añadir un par de gotas a un vaso de agua y beber pequeños sorbos a lo largo del día.

Existen 38 remedios a base de flores entre los que puede elegir el que prefiera. Los siguientes pueden ser muy útiles durante el embarazo:
- La aceituna puede ayudar contrarrestando la falta de energía y la fatiga.

Los remedios de flores, al igual que los homeopáticos, se diluyen en gran medida. Sólo tiene que añadir dos o tres gotas del remedio en un vaso de agua y luego beber pequeños sorbitos durante todo el día.

- La flor del nogal ayuda a adaptarse a los cambios.
- El castaño rojo alivia la ansiedad que puede sentir la futura madre sobre el bienestar del bebé.
- El manzano silvestre sirve si tiene pensamientos negativos sobre su aspecto físico.
- El mímulo ayuda con la ansiedad relacionada con el parto o con el efecto que tiene el embarazo sobre su vida.
- El remedio de rescate se usa para los momentos de pánico y cuando sienta la necesidad de echarse a llorar.

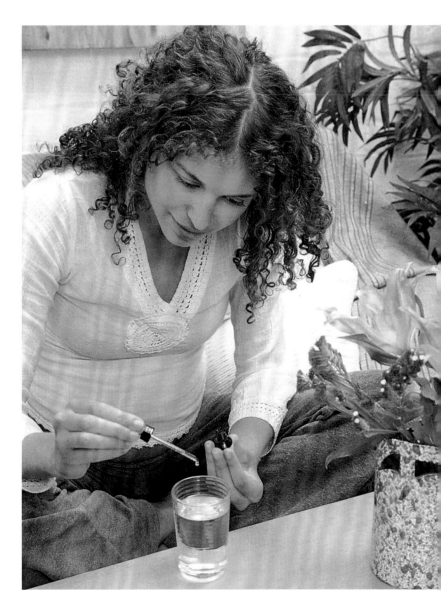

Yoga para el segundo trimestre

Las mujeres embarazadas tienden a sentir que tienen más energía y que gozan de mejor salud en el segundo trimestre, pero el peso del bebé que está creciendo puede alterar el sentido del equilibrio y hacer que adopten una mala postura. El yoga fomenta la postura correcta y además refuerza los músculos de la espalda, evitando así el dolor en la zona. También fomenta la respiración correcta y mejora la circulación, de modo que el bebé recibe sangre fresca y llena de nutrientes. Es una buena idea asistir a clases especializadas para las mujeres embarazadas durante el segundo trimestre. También puede practicar en casa algunas de las posturas más sencillas.

Encontrar el centro

Lograr que sean las piernas, y no la parte inferior de la espalda, las que soporten el peso del bebé que crece es probablemente el ajuste más importante que se puede hacer con respecto a la postura durante el embarazo, puesto que evitará el dolor de espalda. Tiene que permanecer de pie, con la espalda recta y metiendo la barbilla de forma natural. Tiene que meter el cóccix. Luego extienda el cuerpo hacia arriba a través de la columna vertebral, relajando la tensión acumulada en la parte superior del cuerpo. Al mismo tiempo, tiene que doblar las rodillas e imaginar que el peso cae hacia abajo, bajando por las piernas.

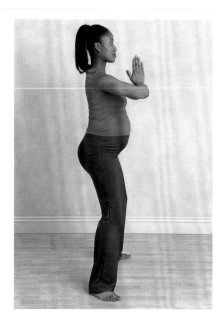

1 De pie, con los pies separados, doble las rodillas. Junte las palmas de las manos a la altura de la garganta, con los codos hacia fuera. Inhale para abrir sus costillas.

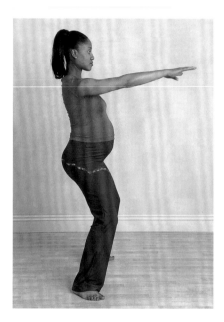

2 Cuando exhale estire los brazos hacia delante y doble más las rodillas. Permanezca erguida. Mántengase en esta posición, respire y repita el ejercicio.

El estiramiento del tigre y la relajación

Este ejercicio es una buena manera de aliviar el dolor de la parte inferior de la espalda. También ayuda con la ciática, en la que el dolor de espalda baja por la pierna.

Tendrá que mantener el equilibrio sobre unas muñecas fuertes y las palmas de las manos mientras levanta la pierna paralela al suelo.

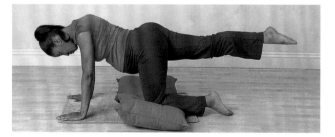

1 Colóquese en el suelo, de rodillas, con las manos en línea con los hombros y con un cojín bajo las rodillas. Extienda la columna vertebral (no hunda la espalda). Lentamente levante la pierna derecha paralela al suelo, y extiéndala hacia atrás para liberar tensión. Estire los dedos del pie.

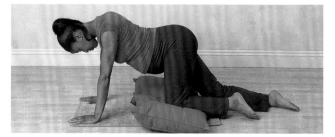

2 Deje que la pierna baje hasta el suelo. Debe mantener el equilibrio y la fuerza en la columna, pero no deje caer la cadera derecha. Ha de sacudir suavemente la pierna desde la cadera hasta los dedos de los pies para liberar la presión del nervio ciático. Luego repita el ejercicio con la pierna izquierda.

Balancear y soltar

En este ejercicio lleno de energía, las palmas de las manos se juntan, presionando con firmeza, para reforzar los músculos del brazo y los músculos de la parte superior de la columna. Tener fuerza en estas áreas hace que sea más fácil mantener la postura correcta.

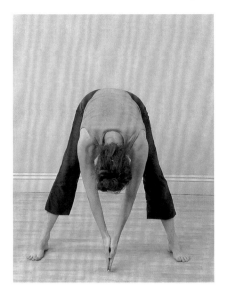

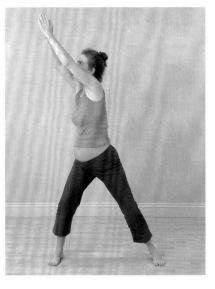

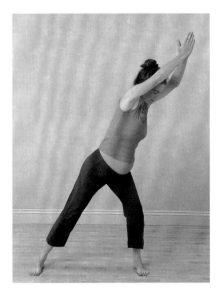

1 Hay que ponerse de pie, con los pies separados por una distancia cómoda. Doble las rodillas. Junte las palmas de las manos e inclínese hacia delante desde las caderas, hasta que las yemas de los dedos toquen el suelo. Exhale cuando esté en esta posición.

2 Estire los brazos hacia arriba, empujando con las palmas juntas. Respire levantando la cabeza, los brazos y el tronco e inclinando el cuerpo hacia la derecha. Poco a poco gire la parte superior del cuerpo a la derecha. Mantenga la postura presionando las manos y sintiendo cómo los músculos trabajan juntos a lo largo de la columna vertebral.

3 Exhale por la boca, haciendo un sonido "AH" y luego regrese a la posición de inicio con las rodillas dobladas. Mantenga las manos juntas con firmeza. Inhale y exhale en esta posición para relajarse. Después tiene que inhalar aire de nuevo y repetir el estiramiento a la izquierda. Repita todo el ejercicio unas cuantas veces.

Posiciones modificadas para relajarse en profundidad

Este es un ejercicio importante para relajar el cuerpo después de realizar cualquier rutina de yoga. A medida que el bebé crezca, tumbarse boca arriba dejará de ser cómodo. También restringirá la circulación, de modo que no es una buena idea hacerlo, en especial después de la semana 30. En lugar de tumbarse boca arriba con el cuerpo recto, es mejor que doble las rodillas y colo-que un cojín o unas mantas bajo las caderas, tumbada sobre un lateral o puede inclinarse hacia delante senta-da en un sillón tipo *puff*. Incluso se puede relajar profundamente mientras está sentada, siempre que tenga un buen apoyo para la espalda y las piernas no estén colgando. Tiene que buscar con calma la postura que le resulte más cómoda.

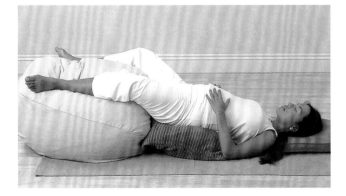

1 Hay que colocar un sillón debajo de las piernas y un cojín debajo de las caderas. El tener las piernas en alto mejora el flujo sanguíneo que llega al corazón y debería reducir la hinchazón y el dolor en las piernas. Elevar las caderas ayuda a descargar tensión en la zona inferior de la espalda.

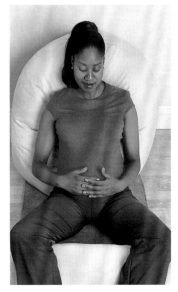

2 Empuje el sillón contra una pared para obtener un mejor soporte para la espalda y luego tiene que reclinarse sobre éste para estar lo más cómoda que pueda. Al sentarse, doble las rodillas y deje que las piernas se abran hacia los laterales. Coloque cojines debajo para abrir la zona de las caderas y expandir toda la zona pélvica.

El embarazo y la vida sexual

La pregunta más frecuente sobre las relaciones sexuales durante el embarazo es si es o no seguro mantener relaciones. Los expertos afirman que sí lo es y que nada prueba lo contrario. El embarazo es un estado bastante más resistente de lo que se solía pensar. Algunos médicos incluso opinan que es seguro montar a caballo, un deporte que normalmente se recomienda evitar durante el embarazo. Los médicos aseguran que si la mujer sufre un aborto de esta manera, esto es porque de todos modos iba a perder al bebé, es decir, que el embarazo no estaba seguro. De modo que no hay por qué pensar que si se mantienen relaciones sexuales, esto pueda provocar un aborto.

La siguiente gran pregunta es si tanto usted como su pareja desean hacer el amor. Algunas mujeres pierden el deseo sexual durante el embarazo mientras que otras disfrutan del sexo más que antes. Del mismo modo, algunos hombres encuentran a su pareja mucho más atractiva cuando está embarazada. A otros les pone nerviosos hacer el amor cuando el embarazo ya es visible, y prefieren esperar a que nazca el bebé. Sin embargo, para muchas parejas la frecuencia con la que hacen el amor apenas cambia independientemente de si la mujer está o no embarazada.

Si ha perdido el interés por el sexo al inicio del embarazo, lo que le pasa a muchas mujeres que sufren náuseas matutinas, no debe preocuparse, probablemente recupe-

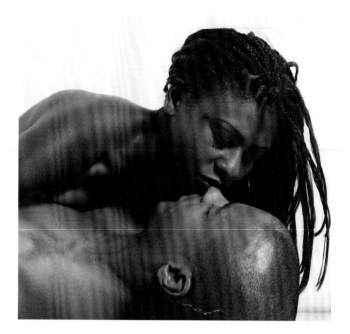

Puede resultarle más sencillo colocarse encima de su pareja cuando estén haciendo el amor. De esta manera, se reduce la presión sobre la zona del abdomen y puede tener un mejor control.

rará más adelante el deseo sexual. Algunas mujeres se excitan antes y tienen orgasmos más intensos durante el embarazo. Es posible que sean las hormonas del embarazo las responsables de esto, pero el sentimiento general de bienestar y felicidad también puede ser un factor influyente.

LAS MEJORES POSTURAS DURANTE EL EMBARAZO

Ahora que su cuerpo ha ido aumentando en tamaño, es posible que tenga que probar con diferentes posturas para poder hacer el amor. Tumbarse sobre la espalda ya no le resultará muy cómodo. Debe probar distintas posturas hasta que encuentre la que funcione en su caso.

Una postura que se puede probar es la de la cuchara, en la que el hombre y la mujer se tumban de lado, la mujer de espaldas al hombre, que se acurruca alrededor de la mujer, orientado hacia la espalda de ella. De esta manera, puede penetrar a su pareja sin poner ninguna presión en la zona del abdomen. Puede resultar más sencillo utilizar la llamada postura del perro, en la que la mujer se apoya sobre las manos y las rodillas y el hombre se coloca detrás. Otra buena opción es que la mujer se coloque encima, así el abdomen tampoco recibe demasiada presión.

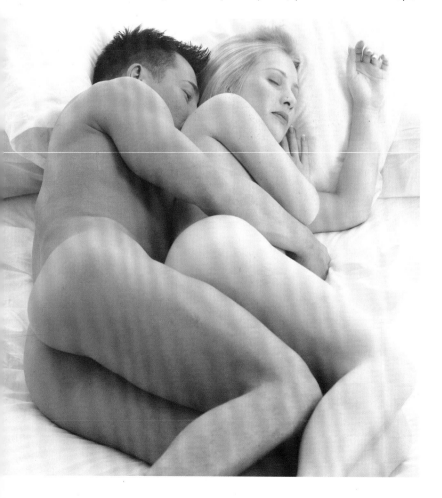

A menudo el embarazo influye considerablemente en la vida sexual de la pareja, pero esto no tiene que ser necesariamente negativo. Este es el momento para experimentar con otras posturas hasta que encuentren la más cómoda. Una buena opción es la postura de la cuchara, en la que la mujer se tumba dando la espalda a su pareja.

SI LA MUJER PIERDE EL DESEO SEXUAL

Si siente que su deseo sexual ha disminuido debe intentar mostrar amor y afecto por su pareja de otras maneras. Por supuesto, su pareja respetará sus deseos, pero es posible que de todos modos se sienta rechazado o le parezca que usted se está distanciando de él. Es en estos momentos cuando es más importante demostrarle que le quiere. Tiene que hacer que se sienta seguro de lo que usted siente por él. Puede darle un masaje lleno de cariño, preparar algo delicioso para comer, o enviarle una tarjeta o un correo electrónico mientras está en el trabajo.

SI EL HOMBRE PIERDE EL DESEO SEXUAL

Para hacer el amor uno tiene, necesariamente, que respetar los deseos de la otra persona. Puede resultarle difícil que su pareja le rechace sexualmente mientras está embarazada, sobre todo si antes del embarazo tenían una vida sexual muy activa. Debe intentar hablar con él cuando no esté cansado, ni ocupado y explicarle cómo se siente. También debe interesarse por saber cómo se siente él.

Tiene que demostrar a su pareja que le quiere de otros modos que no estén relacionados con el sexo. Por ejemplo, debe asegurarse de que le presta tanta atención como a su embarazo y al bebé que aún no ha nacido. Es posible que su pareja sienta que lo han dejado a un lado, mientras que usted está recibiendo mucha atención.

También puede ser útil intentar recordar qué es lo que hizo que su pareja se fijase en usted al principio de la relación. Trate de buscar un modo sutil de recrear ese momento ¿Qué llevaba puesto? ¿Dónde fueron? ¿Qué comieron? Muchas veces el esfuerzo por centrarse en su pareja y sus necesidades reaviva la atracción.

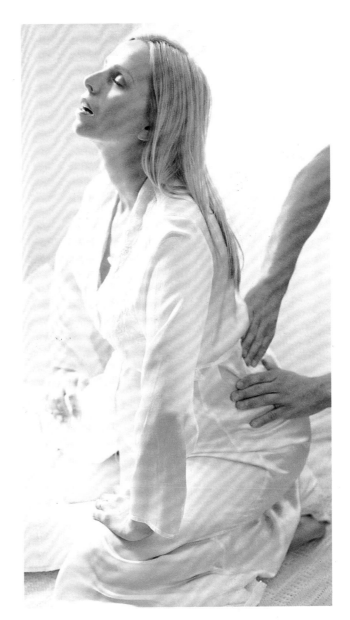

Un masaje es una buena manera de tener un momento juntos, en el que además de estrechar vínculos pueden relajarse.

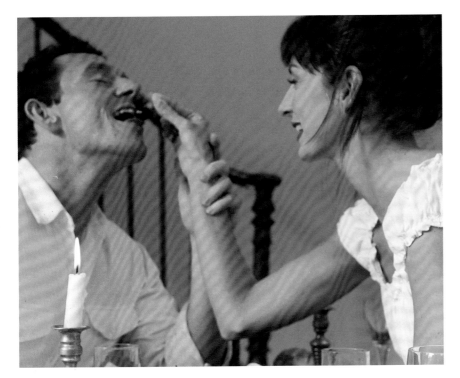

Tiene que demostrarle a su pareja que sigue tan interesada en él como siempre. Dedíquele algo de tiempo y diviértanse juntos.

Cuidados prenatales rutinarios

Muchas mujeres embarazadas sienten ansiedad ante las revisiones regulares y pruebas que se llevan a cabo durante el embarazo. A veces, esta ansiedad es tan grande que se olvidan de los beneficios de los cuidados prenatales rutinarios.

Es importante recordar que los cuidados prenatales son un tipo de cuidado preventivo de la salud, de eficacia demostrada, y que ha sido sometido a múltiples estudios, cuyo objetivo es proteger los intereses de la madre y del bebé. Hoy en día tener un bebé es diez veces más seguro que hace cien años. Sin embargo, usted siempre tiene el derecho a negarse a someterse a una prueba que no considere adecuada para su caso concreto.

A la mayoría de las mujeres les resulta útil estar bien informadas y dedicar algo de tiempo a pensar en la importancia de cada prueba, las posibles consecuencias y cualquier riesgo asociado a las mismas. Tiene que tratar todos los temas médicos que le preocupen con el médico o con un especialista del hospital. Puede resultarle beneficioso tomar notas en este tipo de consultas y tratar en profundidad estos temas luego con su pareja, una buena amiga o un familiar. Si no se siente segura antes de someterse a alguna de las pruebas, puede pedir más información o tiempo para pensar en las opciones disponibles.

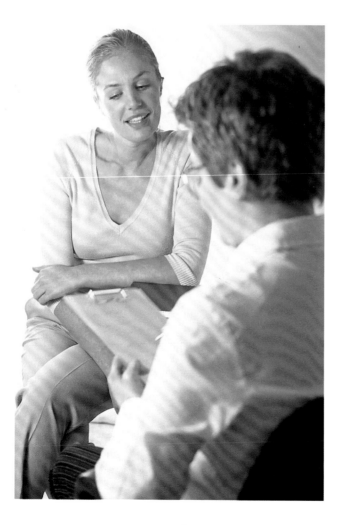

TERMINOLOGÍA MÉDICA
Los médicos pueden utilizar los siguientes términos cuando se refieren al bebé:
- **Feto:** 8 semanas antes del parto (antes de las últimas 8 semanas, el término es embrión).
- **Neonato:** desde el nacimiento hasta que han pasado 4 semanas.
- **Bebé:** hasta que cumple dos años.
- **Niño pequeño:** durante el primer año.

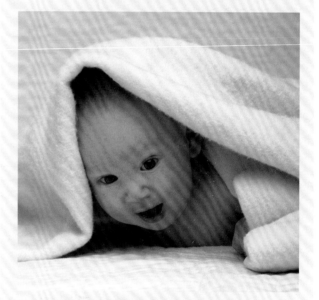

Puede parecer que todavía quede bastante tiempo hasta que llegue el bebé, pero pronto podrá tenerlo en sus brazos.

CONTROL RUTINARIO
En las revisiones que se realizan durante el embarazo se suele comprobar el peso, la presión sanguínea, el nivel de azúcar y se llevan a cabo análisis de orina, puesto que los cambios en este tipo de controles pueden ser una indicación temprana de problemas frecuentes.

El peso
Se controla el peso durante todo el embarazo para así poder evaluar el crecimiento del bebé, la fecha en la que se calcula que se producirá el parto y la cantidad de fluido amniótico, aunque, en muchas clínicas ya no es tan común realizar controles de forma tan regular porque algunos médicos no consideran que esto sea tan importante. Se sabe que empezar un embarazo con problemas de sobrepeso plantea serias desventajas, por ejemplo, la mujer corre un mayor riesgo de sufrir una diabetes relacionada con el embarazo e hipertensión, así como un riesgo más elevado

Las revisiones prenatales son una buena oportunidad para tratar cualquier ansiedad que tenga, incluso aunque parezca una preocupación de poca importancia.

de tener problemas en el parto y de que el bebé sea demasiado grande. Además de todo esto, también aumenta el riesgo de que surjan complicaciones relacionadas con la anestesia, que pueden darse en los casos en los que se practica una cesárea. Estas complicaciones a menudo se presentan si la mujer sube de peso en exceso durante el embarazo.

La presión sanguínea

La presión sanguínea se comprueba de manera regular. Si es demasiado alta se puede bajar mediante fármacos que no dañen al bebé que está creciendo. La hipertensión es un signo típico de preeclampsia. Si no se trata puede dar lugar a un caso de eclampsia, que puede poner en peligro la vida de la futura madre y del bebé. En esta etapa tan avanzada del embarazo la eclampsia presenta síntomas como hipertensión, intensos dolores de cabeza y ataques. Los síntomas de la preeclampsia son hipertensión, los tobillos y las manos se hinchan, presencia de proteínas en la orina y ganar peso de forma repentina.

Análisis de orina

Se le pedirá que traiga una muestra de su orina a las revisiones prenatales. Se analizará la orina en busca de varias sustancias: proteínas, azúcar, bilis, sal y sangre. Los análisis de orina se utilizan para detectar una serie de enfermedades que pueden influir negativamente en el embarazo, como las enfermedades renales, la diabetes y las infecciones en el tracto urinario, como la cistitis.

Para poder llevar a cabo este análisis de la manera más eficaz posible, tiene que llevar al hospital una muestra de orina recogida en ayunas. Para obtener una muestra válida primero hay que ir a orinar al aseo de forma normal, mientras se orina hay que contraer los músculos para detener el flujo durante un par de segundos. Luego hay que continuar orinando, dejando que parte de la orina caiga en el envase especial para dicho cometido. Luego se retira el envase y se termina de orinar.

Análisis de sangre

Se comprueba su nivel de azúcar para ver si ha desarrollado diabetes relacionada con el embarazo. Este análisis también se utiliza para detectar otras posibles enfermedades, dependiendo del historial médico de cada persona.

HAY QUE COMPROBAR LOS CONSEJOS

Tan pronto como diga que está embarazada recibirá cientos de consejos, sobre todo de mujeres que ya han tenido hijos. Puede resultar muy útil hablar con otras mujeres que ya han experimentado el embarazo. Sin embargo, tiene que tener en cuenta que los procedimientos prenatales y los conocimientos sobre lo que constituye un cuidado correcto durante el embarazo están en continuo cambio y desarrollo. Tiene que comprobar siempre que los consejos que recibe son beneficiosos y para eso puede preguntar a la comadrona.

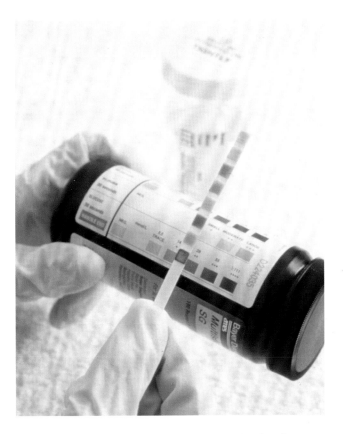

Se utiliza una prueba múltiple para comprobar la orina en cada revisión médica. El color de cada almohadilla del bastoncillo de la prueba se compara con la tabla de colores para comprobar que los niveles de proteína, sangre, bilirrubina, glucosa, cetona y acidez son normales.

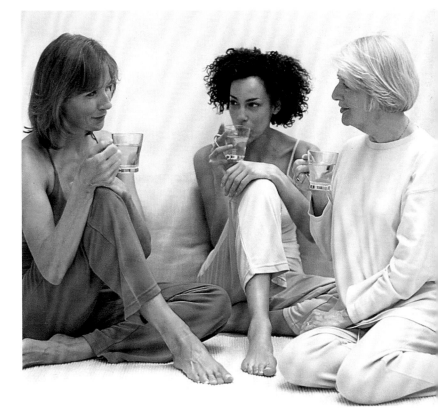

Hablar sobre el embarazo con su madre o con otra mujer de edad similar puede solucionar algunas de las dudas y los miedos que tenga. Sin embargo, no siga aquellos consejos que claramente estén desfasados.

Pruebas y procedimientos

Dentro del seguimiento previo al parto podrá someterse a diversas pruebas que su médico le ofrecerá para comprobar que el bebé está sano. Algunas de estas pruebas son las habituales y se ofrecen a todas las mujeres, otras sólo se recomiendan si existe un mayor riesgo. Ninguna de estas pruebas es obligatoria, es decisión suya si quiere hacer alguna de las pruebas o no. Sin embargo, la mayoría de los hospitales recomiendan las pruebas de rutina.

La ecografía

A las mujeres embarazadas les suelen ofrecer una segunda ecografía de rutina aproximadamente a las 20 semanas de embarazo. Esta importante ecografía se utiliza para evaluar el crecimiento del bebé, para confirmar la fecha del parto que se ha calculado, y para comprobar que el bebé se está desarrollando de forma normal.

En la ecografía se puede ver claramente el perfil de la cabeza del bebé y se puede medir su diámetro en la pantalla de la ecografía y correlacionarlo con la media conocida. Al inicio del embarazo resultaba difícil medir la cabeza pero luego, cada bebé desarrolla su propia forma y tamaño. En este punto, sin embargo, la mayor parte de las cabezas de los bebés tiene el mismo tamaño. Una vez que se ha medido el diámetro de la cabeza, se incluye en un gráfico y se plantea una ecuación con el valor medio conocido para calcular con mayor precisión la fecha en la que se producirá el parto.

Se comprueba el estado del bebé, incluido su corazón, los miembros, la columna vertebral y la cabeza, lo que permite buscar cualquier anomalía posible como espina bífida, anomalías del riñón, del cerebro y defectos cardíacos. Algunos defectos se pueden detectar en esta etapa y es posible tratarlos mientras el bebé sigue en el útero materno *(in utero)*. Otros requieren una medicación especial o cirugía una vez que el bebé ha nacido.

Medición de translucencia nucal

Se lleva a cabo una ecografía más detallada aproximadamente entre la semana 11 y la 14 que puede indicar la posi-

bilidad de que el bebé tenga síndrome de Down. Puede encontrar más información en la página 108.

Muestras de vellosidad corial

Esta prueba se suele realizar durante las diez primeras semanas de embarazo. Es una manera de detectar la posibilidad de que el bebé tenga síndrome de Down. Puede encontrar más información en la página 108.

La prueba de alfafetoproteína

La sustancia llamada alfafetoproteína (AFP) aparece en la sangre en niveles que varían durante todo el embarazo. Aproximadamente entre la semana 15 y la 18 el nivel es bastante constante en la mayoría de las mujeres (antes o después de este periodo, el nivel varía mucho). Un nivel superior al normal puede indicar que el bebé sufre un defecto en la columna, como espina bífida o cualquier otra anomalía en el desarrollo del cerebro. Un nivel bajo se puede encontrar en los casos de bebé con síndrome de Down. La prueba de alfafetoproteína no invasiva pueden hacerse antes de la amniocentesis. Si la prueba de alfafetoproteína da un buen resultado, es posible que considere innecesario someterse a la amniocentesis. Sin embargo, la prueba de la alfaproteína se realiza cada vez menos, puesto que las ecografías son más precisas.

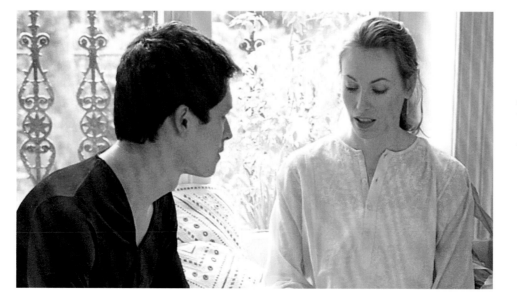

Las personas a menudo tienen dudas sobre la amniocentesis y es importante hablar para poder solucionarlas, por eso puede tratar este tema con su pareja y con el personal del hospital antes de tomar la decisión con respecto a esta prueba.

La prueba Bart

Esta prueba, conocida en los Estados Unidos como "prueba triple", consiste en tomar una muestra de sangre de la mujer embarazada aproximadamente entre las semanas 16 y 18 y luego se miden los niveles de tres hormonas que normalmente se segregan durante el embarazo. Estas hormonas son la alfafetoproteína, el estriol (que indica cuánto estrógeno circula en la sangre; en Estados Unidos se mide el estriol conjugado) y la gonadotropina coriónica humana (presente en elevados niveles durante el embarazo).

La prueba de Bart es esencialmente un análisis que identifica anomalías en el feto, la más habitual es el síndrome de Down. Un resultado elevado indica que existe riesgo de que el niño nazca con el síndrome de Down pero no es un diagnostico absoluto de que el niño vaya a nacer con el síndrome. La ventaja de esta prueba, como pasa con la prueba de la alfafetoproteína, es que no es invasiva y puede hacer que resulte innecesaria la amniocentesis.

La amniocentesis

Esta prueba normalmente se realiza en la semana 16. Implica tomar una muestra de fluido que se obtiene del saco amniótico utilizando una aguja. La ecografía se utiliza para guiar la aguja al lugar correcto. El fluido se analiza para determinar la probabilidad de que el bebé tenga síndrome de Down y otras anomalías fetales. La prueba y sus implicaciones se describen de forma detalladas en las siguientes páginas.

Análisis de una muestra de la sangre fetal (cordocentesis)

Este procedimiento (también llamado "toma percutánea de sangre umbilical" en los Estados Unidos) se lleva a cabo tomando una muestra de sangre del cordón umbilical y analizando las células de la sangre del bebé. Del mismo modo que la amniocentesis, se utiliza la ecografía para guiar la aguja hasta el lugar correcto. La cordocentesis puede realizarse desde la semana 18 de embarazo para determinar el estado del bebé e identificar las mismas enfermedades hereditarias que identifica la amniocentesis.

La ventaja de la cordocentesis es que los resultados se obtienen en una semana, mientras que en el caso de la amniocentesis normalmente hay que esperar hasta tres semanas. La cordocentesis se puede utilizar si una de las últimas ecografías indica la presencia de un problema o si la prueba de alfafetoproteína muestra un nivel de proteína demasiado bajo o elevado. También resulta útil cuando es vital averiguar el grupo sanguíneo del bebé antes de su nacimiento, como en el caso de los bebes con distintos tipos de anemia congénita, o cuando es necesario analizar la sangre del bebé para determinar si ha desarrollado una infección, por ejemplo la toxoplasmosis.

Igual que la amniocentesis, la cordocentesis conlleva un pequeño riesgo de causar un aborto (puede ser un 1-2%), así que es mejor que hable sobre esta prueba con su médico. Las mujeres con Rh negativo reciben una inyección de protección con una dosis de inmunoglobulina anti-D después de la prueba en caso de que las células del feto hayan sufrido cualquier problema, lo que podría aumentar el riesgo de que se desarrollen anticuerpos.

Fetoscopia

Este procedimiento se utiliza en pocas ocasiones e implica insertar un tubo de fibra óptica dentro del útero a través de un corte que se realiza en el abdomen. Se puede añadir una cámara microscópica al final del tubo para fotografiar al feto. El fetoscopio también se puede usar para tomar una muestra de tejido, que permitirá diagnósticar diferentes enferme-

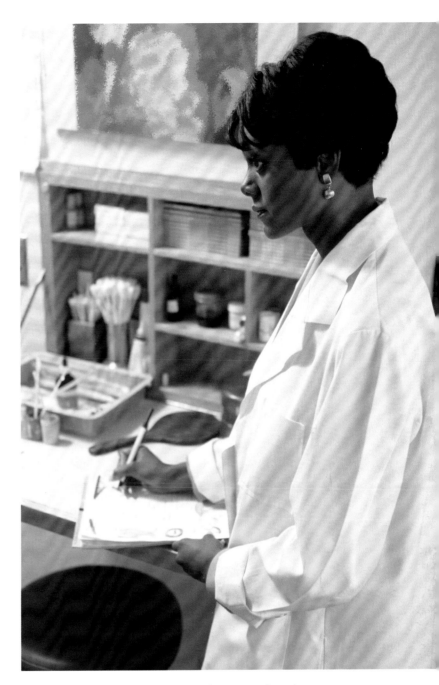

Las muestras tomadas para las pruebas se envían a los laboratorios del hospital para ser analizadas e interpretadas. Es posible que tenga que esperar varias semanas antes de obtener los resultados.

dades de la sangre y la piel que la amniocentesis no puede detectar. En algunos centros, determinadas enfermedades fetales se pueden tratar antes del parto mediante la fetoscopia. Por ejemplo, en el caso de los bebés que tienen un exceso de fluido en el cerebro, se puede insertar una desviación para drenar el fluido. También se pueden tratar otras enfermedades, como la obstrucción del tracto urinario.

Tener en perspectiva la amniocentesis

La amniocentesis es un procedimiento que se lleva a cabo durante el embarazo, que se puede ofrecer a aquellas mujeres con un mayor riesgo que la media de tener un bebé con anomalías. Por ejemplo, puede ofrecérsele a mujeres que han estado en contacto con el virus de la rubéola durante los tres primeros meses del embarazo. La prueba de la amniocentesis también se puede ofrecer a aquellas mujeres que ya tienen más treinta y cinco años y casi siempre se recomienda a las mujeres que tienen más de cuarenta.

QUÉ ES LA AMNIOCENTESIS

Normalmente se lleva a cabo alrededor de la semana 16, aunque se puede realizar un poco antes o unas cuantas semanas después. Normalmente se utiliza la ecografía para localizar el saco amniótico, la placenta y el bebé. Es mejor no realizar la amniocentesis sin la ecografía disponible, dado que hacerlo aumenta el riesgo de sufrir un aborto. Además, la prueba puede no tener éxito si no se obtiene suficiente líquido amniótico.

Es necesario que tenga la vejiga llena para que se pueda llevar a cabo la ecografía y por lo tanto se le pedirá que beba un vaso alto lleno de agua una hora antes de la cita (y que no orine durante esa hora). Es posible que se aplique un anestésico local en la zona del abdomen y luego se inserta una aguja fina a través del abdomen. Puede notar algunas molestias en este punto.

La imagen de la ecografía se utiliza para localizar la mejor zona para recoger líquido en el saco amniótico y para asegurarse de que la aguja no penetra ni en la placenta ni al bebé. Esto es especialmente importante en el caso de las mujeres que tiene Rh negativo, puesto que el procedimiento podría hacer que la sangre del feto y la de la madre se mezclen, lo que provocaría que el cuerpo de la madre tuviera reacciones de rechazo en futuros embarazos. Se suele inyectar una dosis de inmunoglobulina anti-D como protección al mismo tiempo que se realiza la amniocentesis, en el caso de que el grupo sanguíneo de la mujer sea Rh negativo.

> **"** La mayoría de las personas reciben resultados positivos después de la amniocentesis. **"**

La aguja se utiliza para recoger un poco de fluido amniótico. La aguja no daña al bebé porque éste flota en el fluido y tiende a alejarse de cualquier objeto que se le acerque.

Después de la prueba, es recomendable descansar el resto del día para no irritar el útero y evitar así que se produzca una fuga de fluido por el diminuto agujero que ha hecho la aguja.

Una vez finalizada la prueba se analiza el fluido amniótico de diferentes maneras para detectar las anomalías fetales. También se mide el nivel de la hormona alfafetoproteína. Se cultivan células en un laboratorio y posteriormente se analizan los cromosomas.

Los resutados del análisis de la alfafetoproteína están listos al cabo de un par de días pero los resultados del análisis de los cromosomas de una amniocentesis suelen tardar hasta cuatro semanas, puesto que el cultivo de células lleva tiempo.

¿ES LA AMNIOCENTESIS UNA PRUEBA SEGURA?

La principal desventaja de la amniocentesis es que conlleva un riesgo de provocar un aborto. Retirar fluido en ocasiones puede causar un trauma en el útero, que puede empezar a contraerse. Hace veinte años, el riesgo de que una mujer que esperase un bebé sano sufriera un aborto debido a la amniocentesis era de un caso de cada 100. Los procedimientos mejorados han logrado que en la actualidad el riesgo sea de uno de cada 200.

El riesgo depende hasta cierto punto de la experiencia que tenga el médico a la hora de realizar esta técnica, algunos médicos son más hábiles que otros. También depende de si se utiliza o no la ecografía para guiar la aguja. Si está pensando si debe someterse a una amniocentesis, debe

¿A QUIÉN SE LE OFRECE LA POSIBILIDAD DE LA AMNIOCENTESIS?

Es decisión de la mujer realizar o no la prueba, una vez ha tratado el tema con su pareja. La prueba se le suele ofrecer a:

- Todas las mujeres de más de 37 años, puesto que corren un mayor riesgo de tener bebés con síndrome de Down.
- Las mujeres que ya han tenido un hijo con síndrome de Down o con cualquier otra anomalía cromosómica.
- Las mujeres cuyos resultados del análisis sangre han mostrado un alto riesgo de que el bebé tenga anomalías cromosómicas.

- A veces, a las mujeres que ya han tenido un hijo con espina bífida o hidrocéfalo. Sin embargo, las sofisticadas técnicas de ecografía pueden hacer que sea innecesario realizar la amniocentesis en estos casos.
- Las mujeres que ya han tenido un hijo con una enfermedad ligada al sexo del bebé, como la hemofilia.
- Aquellas mujeres con un historial familiar de anomalías poco comunes y que acuden a asesoramiento genético, y que se han sometido a pruebas genéticas tanto ellas como sus familiares.

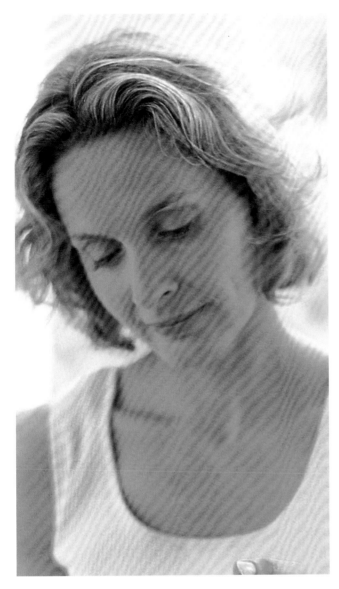

La mayoría de hospitales le ofrecen la prueba de la amniocentesis a las mujeres de más edad, a veces a las que han cumplido más de 35 años y casi siempre se le ofrece a las que ya han cumplido 40.

preguntarle al especialista las siguientes preguntas antes de tomar la decisión de hacerse la prueba:

- ¿Se va a utilizar la ecografía?
- ¿Quién va a realizar la prueba? ¿Va a ser el especialista, el especialista en formación de categoría superior u otro médico?
- ¿Cuál es la tasa personal de abortos del médico? ¿Acaso es superior a la media?

Cuando tome la decisión de hacer o no la prueba debe sopesar el riesgo de sufrir un aborto contra el valor de la información que se obtiene. Una mujer de veinte años tiene una posibilidad entre 2000 de tener un hijo con síndrome de Down y una entre 200 de sufrir un aborto como el resultado directo de la amniocentesis. Por eso, es posible que piense que la prueba no vale la pena. Por otra parte, una mujer de 41 años corre el mismo riesgo de sufrir un aborto debido a la prueba, pero tiene un riesgo de uno entre 50 de tener un bebé con síndrome de Down. Por lo tanto, esta mujer corre un riesgo cuatro veces mayor de tener un hijo con síndrome de Down que de sufrir un aborto por culpa de la amniocen-

tesis. En esta situación, muchas mujeres deciden que sí están interesadas en correr el riesgo de someterse a la prueba.

PENSAR EN TODOS LOS ASPECTOS DE LA AMNIOCENTESIS ANTES DE TOMAR LA DECISIÓN

La amniocentesis es una prueba útil, que puede ofrecer la tranquilidad que necesita para poder disfrutar del resto del embarazo. También proporciona valiosa información para el personal médico y de enfermería, gracias a la que serán capaces de saber cuáles son las posibles anomalías, de haberlas, con las que se van a encontrar y de este modo podrán estar mejor preparados. Las dificultades relacionadas con la amniocentesis son:

- Puede provocar un aborto y la pérdida innecesaria de un bebé sano.
- Puede dar lugar a otro dilema, verse en la situación de tener que decidir si quiere seguir adelante con el embarazo si el bebé tiene síndrome de Down u otro problema.

Es importante que hable de lo que le preocupa con su pareja y con el especialista, debe preguntar cualquier duda que tenga antes de tomar la decisión. Lo ideal es que la decisión que tome contente a todo el mundo.

LAS OPCIONES DE LAS QUE DISPONE

Las opciones de las que dispone son las siguientes:

- No someterse a la amniocentesis.
- Realizar la amniocentesis para obtener información, incluso si está segura de que no interrumpirá el embarazo aunque espere un bebé con síndrome de Down.
- Realizar la amniocentesis, una vez que ya ha decidido interrumpir el embarazo si el bebé tiene una anomalía grave.
- Realizar la amniocentesis para obtener información, aunque no esté segura de lo que va a hacer si el bebé presenta alguna anomalía.
- Puede someterse a otras pruebas, que conlleven un menor riesgo de sufrir un aborto, para evaluar la probabilidad de que el bebé tenga una anomalía. Entonces tendrá la opción de decidir si quiere someterse a la amniocentesis si el riesgo es alto. Otras pruebas útiles incluyen la medición de translucencia nucal, la prueba de alfafetoproteína y la prueba Bart.

LOS RESULTADOS

La mayoría de las personas reciben resultados positivos después de la amniocentesis. La prueba muestra que existe algún problema sólo en un 3% de los casos. Casi la mitad de este 3% está relacionado con los bebés con síndrome de Down.

Es posible que se recomiende la interrupción del embarazo si la amniocentesis muestra que existen problemas graves en el feto y que su calidad de vida se verá severamente afectada por esto. Si la amniocentesis detecta una discapacidad menos grave o una deformidad que se puede operar, muchas mujeres deciden continuar con el embarazo.

Cuando algo va mal

Si las pruebas muestran que hay algún problema grave con el bebé que espera, se le preguntará si quiere interrumpir el embarazo. Obviamente, interrumpir un embarazo deseado es una decisión difícil y compleja. Únicamente usted y su pareja saben cuál es la opción más adecuada para su caso.

Algunas personas están convencidas de que pase lo pase no querrán interrumpir el embarazo. Por ejemplo, las personas que tienen profundas creencias religiosas o humanitarias seguramente optarán por continuar con el embarazo, incluso si existe alguna anomalía de tipo grave. Las mujeres que creen que este embarazo es su última oportunidad para tener un hijo tampoco estarán dispuestas a interrumpir el embarazo. Algunos padres sienten que son capaces y que están dispuestos a cuidar de un niño con una discapacidad, independientemente del grado de discapacidad.

Sin embargo, muchas parejas considerarán que interrumpir el embarazo es la opción más factible, si los resultados de la amniocentesis o de la prueba de la muestra de vellosidad coriónica han determinado que el bebé no se está desarrollando con normalidad. Existen varias razones por las que se puede interrumpir el embarazo. A continuación exponemos algunas de las más frecuentes:

- Es posible que los padres sepan que no serán capaces de hacer frente a las necesidades de un hijo con discapacidades.
- Los padres pueden considerar que es un error traer un hijo a este mundo si va a desarrollar una enfermedad incurable, para la que no hay tratamiento posible.
- El bienestar físico y mental de la madre puede correr riesgo. Si el niño tiene una discapacidad tan grave que es inevitable que muera antes de nacer o poco tiempo después del parto, la madre y el padre pueden ahorrarse parte de ese sufrimiento optando por interrumpir el embarazo.
- Lo que le pasaría a los padres y a los otros hijos que la familia pueda tener. Un bebé con un grado elevado de discapacidad puede tener una importante influencia sobre su familia. Necesitará cuidados continuos y puede suponer una importante carga emocional, física y económica para la familia.
- El niño puede sufrir continuamente y morir durante la infancia o en la adolescencia.

Es posible que quiera hablar con el médico, con el especialista del hospital o con la comadrona antes de plantearse la opción de interrumpir el embarazo. El personal sanita-

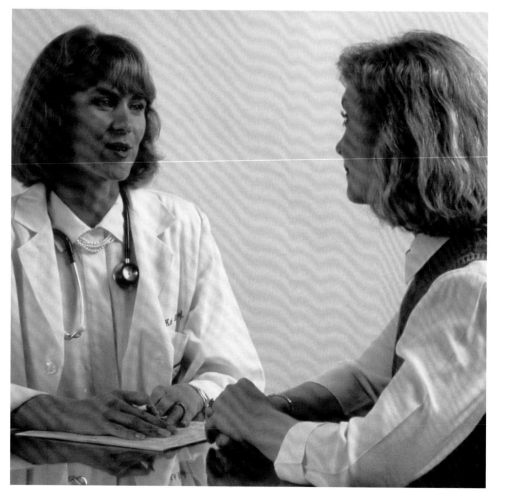

Todas las personas relacionadas con el cuidado de la unidad de maternidad saben que elegir interrumpir el embarazo es una de las decisiones más difíciles que una mujer puede tomar. Se le ofrecerá todo el apoyo que necesite.

rio entenderá perfectamente que necesita obtener tanta información como sea posible y tiempo para tomar esta decisión. No tiene que preocuparse puesto que nadie la persuadirá de que interrumpa el embarazo si usted decide que no quiere hacerlo.

INTERRUMPIR EL EMBARAZO
El procedimiento para interrumpir el embarazo varía dependiendo de si se lleva a cabo al final de la semana 13 o más adelante. Si está planteándose la opción de interrumpir el embarazo después de recibir los resultados de la amniocentesis, necesitará que una interrupción tardía del embarazo.

Interrupción temprana del embarazo
El embarazo se interrumpe a las 13 semanas o antes y se trata de una intervención sencilla y rápida, con un riesgo mínimo para la salud física de la mujer. Se puede hacer después de conocer los resultados de una de las pruebas que se realiza al inicio del embarazo, como la prueba de la muestra de vellosidad coriónica.

La interrupción temprana del embarazo se realiza con anestesia general. Se dilata el cuello del útero de la mujer para que sea posible extraer el feto mediante succión. Normalmente la mujer puede volver a casa el mismo día que se realiza la intervención, pero se aconseja quedarse en observación 24 horas.

Interrupción tardía del embarazo
El embarazo se interrumpe cuando ya está más avanzado, en el caso de aquellas mujeres que quieren interrumpirlo después de conocer los resultados de la amniocentesis o de otras pruebas. En esta etapa del embarazo no es posible dilatar el cuello del útero hasta el punto que sería necesario, sin que con esto se corra el riesgo de dañarlo de manera permanente. Por este motivo, muchos médicos prefieren utilizar la técnica en la que se imita el proceso natural del parto.

A la mujer se le administra prostaglandina sintética en forma de gel vaginal o un pesario, o en forma de infusión que se aplica directamente dentro del útero a intervalos regulares. Este proceso se conoce como inducción con prostaglandina y hace que la mujer experimente lo que, de hecho, es un mini-parto. El útero empieza a contraerse para hacer que el feto salga y, en respuesta a esto, el cuello del útero se dilata. Si el embarazo se interrumpe después de 20 semanas, se inyecta una sustancia irritante directamente dentro del saco amniótico que rodea al feto.

Es posible que tarde varias horas hasta que expulse al feto, exactamente igual que en un parto. El feto normalmente nace muerto. Después, lo normal es que la mujer se someta a una intervención de dilatación y a un legrado, en el que se eliminan todos los contenidos del útero. Esto se hace para asegurar que no queda ninguna parte de la placenta ni cualquier otro resto relacionado con el embarazo.

Lo más probable es que tenga que pasar una noche en el hospital y deberá descansar en cada durante unos días.

Los riesgos
Existen determinados riesgos relacionados con la interrupción del embarazo, estos son más elevados cuanto más tardía sea la interrupción. El médico le explicará estos riesgos de manera detallada, algunos son:
- Riesgo de infección en aproximadamente 3 de cada 100 mujeres.
- Riesgo de sangrar durante un periodo prolongado de tiempo en aproximadamente 4 de cada 100 mujeres.

- Riesgo de sufrir una coagulación de la sangre anómala en aproximadamente una de cada 200 mujeres.
- Trauma operatorio, como tejidos dañados o la perforación del útero. Esto ocurre en menos de un caso por cada 100 mujeres.
- Sentir remordimientos por lo que podría haber pasado. Muchas mujeres necesitan tiempo para aceptar que se ha interrumpido un embarazo deseado.

SENTIR REMORDIMIENTOS
En los casos en los que el bebé que se está desarrollando presenta o puede presentar anomalías graves, la opción de interrumpir el embarazo puede ser la mejor para todos. Sin embargo, esto no significa que los futuros padres no vayan a llorar la pérdida del bebé. Al final, descubrirán que este es un acontecimiento de la vida que no se olvida nunca por completo y tampoco se termina de aceptar del todo.

Es muy importante que, inmediatamente después, se tome todo el tiempo que necesite para llorar su pérdida y para explorar y expresar por completo todo lo que siente. Debe hablar con su pareja sobre lo que está sintiendo y animarle a que él también comparta sus sentimientos.

Es posible que quiera realizar una ceremonia de despedida o un ritual que le ayude a despedirse. Lo que decida a este respecto es una cuestión totalmente personal, pero puede acudir a su parroquia o a un centro religioso para despedirse allí del bebé. Otra opción positiva que puede hacerle sentirse mejor y que además puede ser útil es hacer una donación a una organización benéfica que ayude a la infancia, o quizás quiera plantar un árbol que viva durante muchos años.

BUSCAR APOYO
Es posible que tanto usted como su pareja necesiten el apoyo de otras personas, no tienen por qué pensar que lo que sienten sólo pueden tratarlo dentro de la pareja. Los amigos y familiares pueden ser una buena fuente de ayuda, aunque es posible que se trate de personas demasiado cercanas. Si lo prefiere, puede acudir a un asesor o consejero, el médico de familia puede enviar su caso a un especialista. Existen centros con los que puede ponerse en contacto directamente, que ofrecen asesoramiento especializado para el periodo después de la interrupción del embarazo, y también hay líneas telefónicas de ayuda que tratan su información de manera confidencial. Tiene que recordar que los consejeros están ahí para tratar en profundidad lo que siente con respecto a la interrupción del embarazo, incluso años después de que haya tenido lugar.

Un terapeuta complementario también puede ofrecer apoyo. La acupuntura y el zero balancing, que es una terapia en la que se utilizan toques suaves para liberar las emociones más difíciles, pueden ser útiles en cierta medida a la hora de ayudarle a aceptar lo que le ha sucedido. El reiki es otro método no intrusivo de curar las heridas emocionales, que podría ser beneficioso en este caso.

Control de problemas frecuentes

En el segundo trimestre, las mujeres normalmente se sienten mejor y más seguras acerca del embarazo. Es probable que sienta que tiene más energía y habitualmente las náuseas matutinas ya han desaparecido. Sin embargo, es posible que aún experimente algunas de las molestias propias del embarazo como el estreñimiento y la indigestión.

Las siguientes soluciones deberían servir para aliviar cualquier molestia pero también puede consultar los consejos de seguridad relevantes en la sección cuatro.

Algunos tratamientos pueden funcionar mejor que otros y es posible tener que probar hasta que encuentre el que sea más adecuado para su caso. Si cualquier molestia persiste o si se convierte en un problema, o si no está segura sobre lo que debe hacer, es mejor que consulte con el médico. En cualquier caso, debe contarle a la comadrona sobre el problema en la siguiente revisión.

Dolor de espalda. Muchas mujeres sufren dolor de espalda durante el embarazo (y casi todas lo experimentan durante los últimos meses). Sin embargo, existen varias opciones mediante las que puede minimizar el dolor. En primer lugar, debe asegurarse de que tiene un buen colchón que ofrece el soporte necesario, si no es así, debe plantearse el comprar uno nuevo. Tiene que prestar atención a la postura y comprobar la postura que adopta de manera regular y cambiarla si se da cuenta de que está sentada de forma inadecuada. Puede probar con el yoga y Pilates, que refuerzan los músculos de la espalda.
Si el dolor de espalda persiste debe acudir a la consulta del osteópata, de un especialista en técnica Alexander o de un quiropráctico. La terapia de flotación puede ser un modo agradable de aliviar el dolor de espalda. El reiki, un masaje o la acupuntura también son buenas terapias.

Varices. Es necesario mantener una dieta sana, que incluya muchos alimentos ricos en vitamina E, como el germen de trigo, los cereales integrales, las semillas de girasol y los aceites vegetales prensados en frío. Hay que intentar evitar estar de pie durante largos periodos, es mejor caminar en el sitio o flexionar y girar los tobillos. Tiene que caminar todos los días para ayudar a la circulación, y descansar los pies poniéndolos en alto al menos dos veces al día, durante 20 minutos. Pasar un cepillo suave por la piel todos los días también puede ser útil, hay que realizar movimientos largos y hacia arriba.

A modo de alivio temporal se puede aplicar en la zona afectada una compresa que se compra ya preparada con hamamelis o aloe vera. Puede preguntarle al médico si debe utilizar medias especiales. La homeopatía, la acupuntura y la aromaterapia también pueden resultar beneficiosas. Las varices a menudo remiten después del parto.

Las estrías. Tiene que mantener una dieta sana y equilibrada, rica en vitamina E, sílice y otros nutrientes que pueden prevenir la aparición de las estrías (consulte también la página 121). Masajear la piel con suavidad con un aceite de buena calidad enriquecido con vitamina E para mantener la flexibilidad. Puede añadir un par de gotas de un aceite esencial, como el neroli o el aceite de mandarina, al

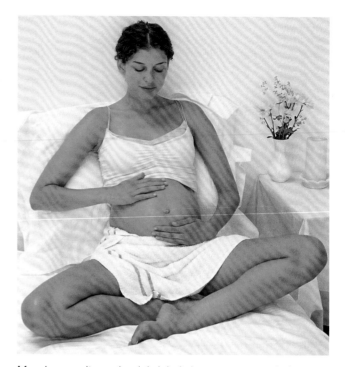

Masajear aceite en la piel del abdomen, con movimientos circulares en el sentido de las agujas del reloj, puede ayudar a prevenir la aparición de estrías.

aceite para el masaje. También puede usar flores de ranúnculo o lavanda. Hay que sumergir las flores en aceite de germen de trigo durante dos semanas, luego se retiran. Debe aplicar el aceite a diario, frotándolo con delicadeza por la piel con movimientos circulares. Un homeópata puede recomendar el calc. flúor como medida preventiva.

Estreñimiento. Debe empezar el día con un vaso de agua caliente con un poco de zumo de limón fresco. Incluya mucho cereal integral, varias piezas de fruta y verduras en la dieta y beba mucha agua. Es mejor evitar los plátanos y los huevos muy cocidos y no es recomendable comer tarde de noche. Tiene que practicar más ejercicio, sobre todo caminar, y puede probar con el yoga, algunas de las posturas del yoga trabajan específicamente con la digestión.

A modo de alivio temporal puede probar con un masaje en el abdomen con aceite esencial de jengibre diluido en aceite de germen de trigo (consulte las páginas 124-7): aplíquelo con movimientos circulares y suaves, empezando en la zona inferior del costado izquierdo y moviendo las manos en el sentido de las agujas del reloj (sólo debe hacer una ligera presión). Los remedios de hierbas, la homeopatía, la acupuntura, los quiroprácticos y la osteopatía también pueden ser opciones útiles.

Hemorroides. A menudo el estreñimiento causa las hemorroides, de modo que debe seguir los pasos que se le ofrecen en este libro. Tiene que intentar descansar el peso en el costado izquierdo de manera regular, esto puede aliviar la presión sobre las venas de la zona de la pelvis. Mantenga la zona limpia lavándose con jabón no perfumado después de ir al aseo. Las compresas frías de *Hamamelis* pueden aliviar el picor. Debe comentar el problema con el médico o la comadrona.

Dolor de cabeza o migraña. Debe comer con regularidad y asegurarse de que bebe suficiente agua, un nivel bajo de azúcar en sangre y la deshidratación pueden dar lugar a dolores de cabeza. Debe identificar qué activa la migraña en su caso, puede ser el queso, el chocolate, los cítricos y la cafeína, por lo que es mejor evitar estos elementos. Compruebe que mantiene una postura correcta, relaje los hombros con regularidad, puesto que la tensión que se acumula en esta zona puede causar dolores de cabeza. Un masaje de hombros puede aportar un alivio temporal, lo mismo que aplicar una compresa de aceite de lavanda a la sien. Plantéese la posibilidad de acudir a un especialista en la técnica Alexander, un quiropráctico, un osteópata o un osteópata especializado en el cráneo. El Reiki, la reflexología y la acupuntura también pueden ser útiles.

Cistitis. Las infecciones urinarias requieren tratamiento de inmediato, debe acudir a la consulta del médico si siente más ganas de orinar de lo habitual y dolor cuando orina. Beber mucha agua y dos vasos de zumo de arándanos al día ayuda a prevenir y a aliviar la cistitis. Los aceites de té verde y lavanda tienen un efecto curativo, hay que diluir dos gotas de cada en un aceite base o en leche entera y añadirlo al agua templada del baño. No debe utilizar aceite de lavanda si aún no lleva 16 semanas de embarazo.

Un homeópata puede recomendar remedios como *Cantharis* o *Apis mel,* que se pueden tomar junto con antibióticos. La reflexología y los remedios basados en las hierbas también pueden ser útiles como opciones complementarias al tratamiento médico convencional.

Aftas. Es mejor acudir a la consulta del médico para que compruebe el diagnóstico, incluso si ya ha tenido aftas antes (otras infecciones vaginales también causan picores,

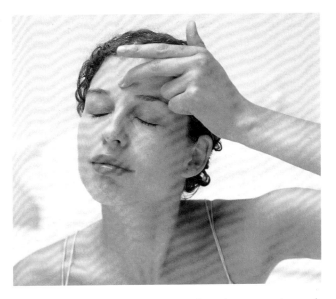

Puede aliviar el dolor de cabeza aplicando un masaje en las zonas de acupuntura que se encuentran encima del caballete de la nariz y en la punta exterior de cada una de las cejas.

enrojecimiento y descargas de fluidos). Asegúrese de que utiliza productos sin perfume.

El yogur fresco es un remedio natural con propiedades calmantes, puede aplicarlo en la zona afectada cada dos horas. Los aceites esenciales de té verde y lavanda también pueden ser útiles, hay que diluir dos gotas de cada en un aceite base o en leche entera y añadirlo al agua templada del baño. Si lleva menos de 16 semanas embarazada es mejor que sólo utilice aceite de té.

Indigestión. Debe comer poco y a menudo en lugar de hacer dos comidas pesadas al día. Limite el consumo de líquidos durante las comidas y coma despacio. No debe inclinarse o acostarse después de comer y es mejor que se asegure de que cena al menos dos horas antes de acostarse. Si la indigestión persiste por la noche, debe colocar más almohadas para mantener la parte superior del cuerpo más elevada que el resto del mismo. Puede probar a beber té de bálsamo de melisa después de las comidas, y preguntar al medico si debería tomar pastillas basadas en calcio. La homeopatía, la acupuntura, la osteopatía, la técnica Alexander y un quiropráctico pueden ser útiles.

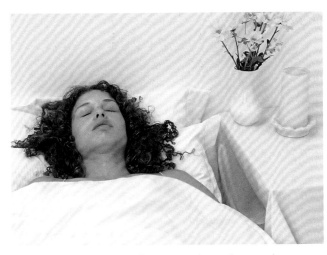

Si sufre de ardor de estómago por la noche, no duerma tumbada sobre la espalda, sino apoyada en un costado y con la parte superior del cuerpo más elevada. No debe comer durante las dos horas antes de acostarse.

LLAMAR AL MÉDICO

Hay que pedir ayuda si:
- Está sangrando por la vagina, tiene que ser algo más que manchar un poco.
- Siente un dolor agudo en el abdomen o está vomitando en exceso.
- Se hinchan manos y tobillos de forma repentina o tiene visión borrosa con un intenso dolor de cabeza.
- Ha roto aguas.

Debe acudir a la consulta del médico si:
- Tiene fiebre alta (38,5° C o más).
- Se le hinchan las manos y los tobillos.
- Nota dolor al orinar.

Preguntas y respuestas frecuentes

P: Me molesta el hecho de que todo el mundo y en todo momento me esté dando consejos, y también luego están todas esas pruebas que te ofrecen en las revisiones médicas. ¿Es necesario todo esto?

R: Es importante que sepa distinguir entre los consejos llenos de buena voluntad de los amigos y familiares y los del médico y la comadrona. Tiene que recordar que los amigos y familiares pueden no estar al día en estos temas, algunas de las cosas que le van a recomendar no son correctas. Sin embargo, el cuidado que se ofrece antes del parto es esencial. Hoy en día, la mayoría de las mujeres en el mundo occidental esperan tener un embarazo seguro que dé lugar al nacimiento de un bebé sano, lo que contrasta con la situación que vivieron nuestras abuelas y bisabuelas. Antes de 1935, uno de cada 200-250 embarazos ocasionaba la muerte de la madre, la mayor parte de las veces debido a una infección. En la actualidad, es poco frecuente que una mujer muera en el parto, lo que se ha conseguido, en gran parte, gracias a las revisiones regulares a las que se somete a las embarazadas y a los procedimientos mejorados para el parto.

P: Mi hermana lleva tres años intentando tener un bebé. Ahora que estoy embarazada ella me evita. ¿Qué puedo hacer?

R: Esta es una situación difícil, sobre todo para su hermana. Es posible que le ayude hablar con ella sobre lo que está pasando, quizás deba decirle que comprende lo doloroso que debe ser para ella estar con usted ahora que está embarazada y que entiende su comportamiento. También puede asegurarle que muchas parejas logran concebir después de llevar varios años intentándolo, y tiene que animarla a que acuda a la consulta del médico para que realicen pruebas, para averiguar la causa por la que no ha podido concebir.

Es posible que necesite y quiera tener el apoyo de su hermana en este momento tan importante de su vida, pero probablemente es mejor dejar que ella decida por su cuenta hasta qué punto quiere estar relacionada con su embarazo. Si decide permanecer distante, es posible que la situación cambie cuando nazca el bebé y su hermana disfrute de la experiencia de tener un sobrino o sobrina.

P: ¿Cómo puedo saber si le pasa algo al bebé?

R: El principal modo para comprobar que todo progresa de forma adecuada es acudir a las revisiones médicas regularmente. Por eso estas revisiones son muy importantes. Si hubiera algo que fallase, se podría identificar y tratar de manera rápida.

Si realmente le pasase algo grave al bebé, el cuerpo se encargará de decírselo. Tiene que estar atenta a las señales y los síntomas de peligro, que aparecen enumerados en la página 145. También tiene que estar pendiente de los movimientos del bebé. Si el feto se queda quieto durante un periodo de 24 horas o más debe acudir a la consulta del médico sin demora.

P: Estoy embarazada de cinco meses y apenas se me nota. ¿Me pasa algo?

R: No todas las mujeres aumentan de tamaño de la misma manera y si tiene una complexión física menuda y delicada es muy probable que tenga un bebé con una complexión similar a la suya. Sin embargo, si está preocupada por esto, lo mejor que puede hacer es tratar estos problemas con el equipo que lleva su embarazo, ellos deberían poder comprobar que todo va bien.

Una de las ventajas de las revisiones del embarazo y de toda la investigación que se ha hecho es que el equipo de especialistas del hospital sabrá con certeza si hay algo que va mal. También serán capaces de decirle si está esperando lo que se conoce como un bebé pequeño. También sabrá, a través de los análisis de orina y de sangre y las ecografías, si el embarazo no se está desarrollando como debiera.

P: Me resulta incomoda la idea de hacer el amor ahora que el embarazo está tan avanzado y me preocupa dañar al bebé ¿Acaso estas preocupaciones son ridículas? ¿Es realmente seguro?

R: Hay algunas circunstancias en las que es mejor no practicar el sexo, como por ejemplo, en los embarazos de alto riesgo o durante el tercer trimestre de un embarazo múltiple. El médico le recomendará y avisará sobre esto. Sin embargo, en la mayoría de los casos, los expertos opinan que no existe peligro ninguno al hacer el amor en esta etapa del embarazo, siempre que tengan cuidado.

Descubrirá que tienen que probar distintas posturas a medida que aumenta el tamaño del vientre, para que así esté lo más cómoda que sea posible. También, tiene que asumir la posible pérdida de deseo sexual en algunos momentos debido a los cambios hormonales o a la fatiga. Debe tomarse algo de tiempo para explorar las opciones que no incluyen la penetración y mantener abiertas la conexión de cariño que ha establecido con su pareja.

P: No logro decidir si quiero o no someterme a la amniocentesis. Sería demasiado duro para mí perder al bebé a causa de la prueba.

R: Esta es, sin lugar a dudas, una decisión muy difícil. Debe hablar sobre este tema con el especialista del hospital, para que le explique todos los riesgos de su caso concreto, teniendo en cuenta su historial médico y su edad. Luego, debe tomarse algo de tiempo para pensar con su pareja sobre el riesgo que puede correr el bebé de nacer con una anomalía grave como el síndrome de Down. Si el riesgo es bajo, puede no hacerse la prueba. Si el riesgo es elevado o muy elevado, quizás es mejor que se lleve a cabo la prueba. Sin embargo, si sabe que le resultaría muy duro perder al bebé, independientemente de si tiene o no síndrome de Down, claramente es mejor que no realice la prueba.

P: Si tuviera que interrumpir el embarazo, ¿cuánto tiempo debería esperar antes de volver a quedarme embarazada?

R: Los médicos están divididos a la hora de opinar sobre este tema. El periodo mínimo de espera abarca el tiempo que transcurre hasta que vuelve a tener la menstruación de forma normal. Después de todo, el consenso general es que debe esperar entre tres y cuatro meses antes de intentar concebir de nuevo. Si espera algo más de tiempo, tanto usted como su pareja tendrán la oportunidad de recuperarse tanto física como emocionalmente después de la interrupción del embarazo. Algunos especialistas recomiendan esperar seis meses, pero esto no es estrictamente necesario.

P: Mi médico dice que necesito tomar antibióticos para curar un caso grave de sinusitis. Me preocupa tomar fármacos mientras estoy embarazada. ¿No pasará nada si los tomo?

R: Obviamente es mejor evitar los tratamientos con fármacos innecesarios durante el embarazo. Sin embargo, si la infección es grave, debe tratarse antes de que afecte a su estado general de salud y a su nivel de energía. Si el médico le receta un fármaco durante el embarazo tendrá en cuenta su estado y escogerá un tratamiento acorde al mismo. Debe recordarle al médico que está embarazada, por si no ha revisado su historia médica y especialmente si en su caso el embarazo aún no se puede percibir con facilidad.

El tercer trimestre

“ Es importante que el descanso
y la relajación sean prioritarios. ”

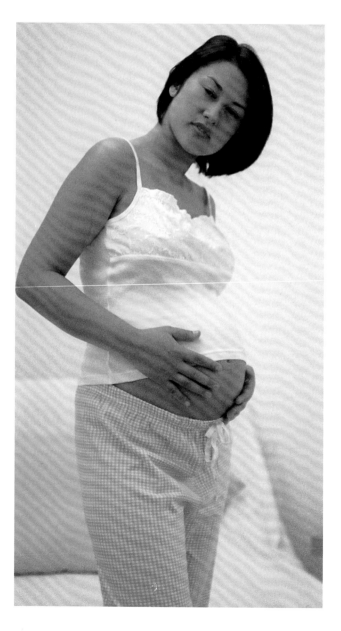

Está empezando el último trimestre del embarazo, a partir de la semana 27. Ésta es una época emocionante y llena de eventos para usted y su pareja. Ahora que el bebé está completamente formado, le resultará más fácil imaginarse cómo será está pequeña personita.

La duración normal de un embarazo es de 40 semanas, pero es posible que en su caso sólo dure 38, menos aún si el bebé es prematuro, o puede que supere las 42 semanas. Una vez que el embarazo ha superado las 42 semanas se suele recomendar que se someta a una intervención médica. Si espera gemelos (o más bebés) lo más seguro es que dé a luz antes, normalmente aproximadamente a las 37 semanas.

Durante estas últimas semanas tendrá la sensación de llevar toda la vida embarazada. Es posible que se quede sin aliento al inclinarse, que se despierte si se gira o porque tiene que ir con frecuencia al servicio, o porque el bebé esté dando patadas.

Es importante que el descanso y la relajación sean prioritarios. Debe descansar todos los días y hablar con el bebé o poner música mientras le

Puede sentir un vínculo muy fuerte con el bebé durante las últimas semanas. Ahora puede esperar con ilusión el momento en el que podrá conocer al bebé en persona.

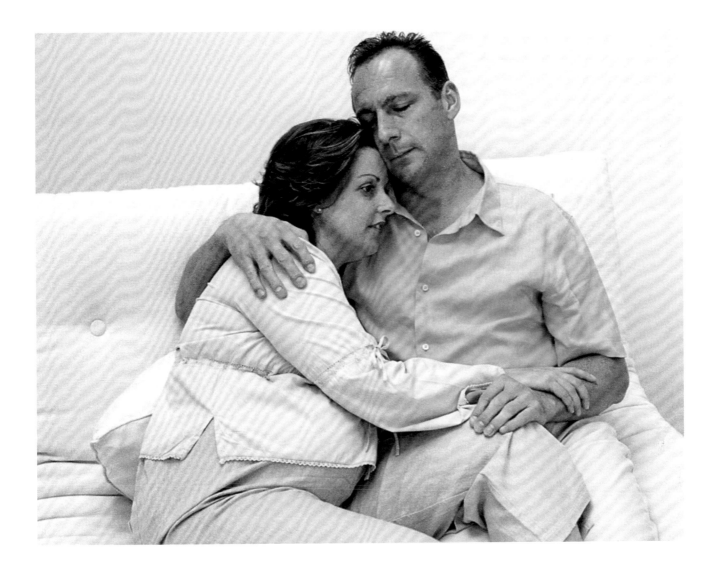

habla. Las terapias complementarias pueden ser especialmente beneficiosas durante los tres últimos meses. Algunas de las mejores opciones son el reiki, el yoga, el masaje, la aromaterapia y la técnica Alexander. Estas terapias fomentan la relajación, mejoran la postura y ayudan a la hora de aliviar el dolor de espalda que pueda estar experimentando.

No debe intentar hacer más de lo que pueda, evitando sentirse incomoda, pero recuerde la importancia del ejercicio. Dar un corto paseo cada día mejorará su estado físico y al mismo tiempo aumentará su energía y le preparará para el parto.

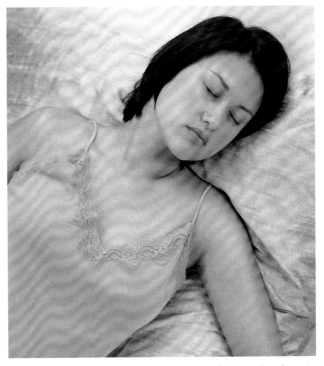

Foto de la parte superior: Es posible que sienta menos ganas de salir fuera de casa a medida que avanza el embarazo. Pasar las tardes tranquila en casa con su pareja puede parecer un plan más interesante.

Es posible que su ciclo de sueño sea más irregular durante los últimos meses. Debe relajarse tanto como pueda y, si es posible, dormir la siesta por la tarde para compensar la pérdida de horas de sueño.

Cómo se está desarrollando el bebé

Durante estos últimos meses del embarazo el bebé seguirá creciendo y engordará bastante.

Semanas 26-27
Los párpados se abren durante un breve periodo de tiempo al final del segundo trimestre y se quedan abiertos a partir de la semana 27. El iris del ojo es azul en esta etapa y se quedará así hasta que hayan pasado algunos meses después del parto. El bebé parece muy delgado y en la semana 26 pesa aproximadamente 500 g. A lo largo de las siguientes semanas el peso del cuerpo del bebé se duplicará a medida que desarrolla más músculos y grasa.

Semana 28-31
En la semana 28 el bebé mide 36 cm y pesa aproximadamente 900 g. Sentirá que da muchas patadas y se mueve bastante. Los movimientos que hace el bebé al respirar empiezan a ser rítmicos a partir de la semana 30 pero puede ser que tenga ataques de hipo, que a usted le parecerán pequeñas sacudidas, cuando el fluido amniótico entra por el conducto equivocado.

Si el bebé tuviera que nacer en este momento del embarazo, tendría bastantes probabilidades de sobrevivir. Sin embargo, la falta de grasa corporal supondría que el bebé experimentaría dificultades a la hora de regular la temperatura del cuerpo. También tendrá dificultades para respirar y necesitará permanecer en la incubadora conectada a un ventilador (respirador). El sistema inmunológico del bebé y el funcionamiento del hígado aún serán débiles, lo que hará que el bebé será propenso a sufrir infecciones. El bebé necesitará cuidados especializados durante varias semanas más mientras sigue desarrollándose fuera del útero.

Semana 32
El bebé ya está perfectamente formado, con los pulmones completamente desarrollados. Se ha demostrado, en experimentos, que el bebé ya es capaz de prestar atención a los estímulos externos, por ejemplo, una aguja. Lo normal es que desde este momento hasta la semana 34 el bebé se gire para cambiar la postura, colocándose boca abajo, preparándose para el parto. Antes de esta semana, la mayoría de los bebés están colocados de nalgas, con la cabeza hacia arriba. El bebé pesa aproximadamente 1,8 kg.

Semanas 33-36
El bebé está engordando y gana aproximadamente 14 g de grasa cada día. La grasa asegura que el bebé sea capaz de regular el calor y el frío cuando salga del entorno controla-

LAS ETAPAS FINALES
Su cuerpo empezará a aumentar su tamaño durante el último trimestre mientras el bebé crece rápidamente. El útero al ir expandiéndose presionará los intestinos y el estómago, lo que dificultará la digestión y también se notará la presión en los pulmones, lo que ocasionará una ligera falta de aliento. El bebé ya está completamente formado a las 36 semanas pero necesita engordar antes de nacer.

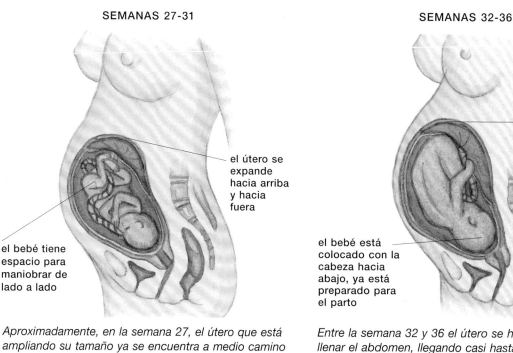

SEMANAS 27-31

el útero se expande hacia arriba y hacia fuera

el bebé tiene espacio para maniobrar de lado a lado

Aproximadamente, en la semana 27, el útero que está ampliando su tamaño ya se encuentra a medio camino entre el ombligo y las costillas.

SEMANAS 32-36

el útero se encuentra en la zona superior del abdomen y puede comprimir los pulmones

el bebé está colocado con la cabeza hacia abajo, ya está preparado para el parto

Entre la semana 32 y 36 el útero se ha expandido hasta llenar el abdomen, llegando casi hasta las costillas.

do del útero. Los dedos de las manos y de los pies tienen uñas suaves y que llegan hasta el extremo del dedo. El cabello en la cabeza del bebé puede medir hasta 2,5 cm de largo y es muy resbaladizo para que así ayude al bebé cuando tenga que pasar por el canal en el momento del parto. En la semana 36 el cráneo del bebé es firme pero no duro, puesto que tiene que comprimirse cuando el bebé pase por el canal en el parto.

El bebé mide aproximadamente 46 cm y pesa casi 2,75 kg. Si se trata de su primer hijo, la cabeza pronto se encajará, es decir, bajará hacia la zona superior de la pelvis, preparándose para el parto. Si ya ha dado a luz antes, es posible que el bebé no se encaje hasta dentro de varias semanas más, y en ocasiones no lo hace hasta un poco antes del parto.

Semanas 37-39

El sistema nervioso del bebé ya está maduro y listo para el momento del nacimiento. La capa de grasa debajo de la piel ya puede regular la temperatura corporal cuando el niño nazca. Los pulmones están revestidos con agentes tenso-activos, que parecen burbujas de espuma. Esto mantiene los pulmones parcialmente inflamados cada vez que el bebé exhala después de nacer, sin estos agentes los pulmones se colapsarían. El latido del corazón del bebé es prácticamente el doble de rápido que el de su madre, entre 110-150 latidos por minuto.

Otras personas ahora pueden oír el latido del corazón del bebé sólo con acercar la oreja al abdomen. El bebé ya pesará aproximadamente 3,1 kg.

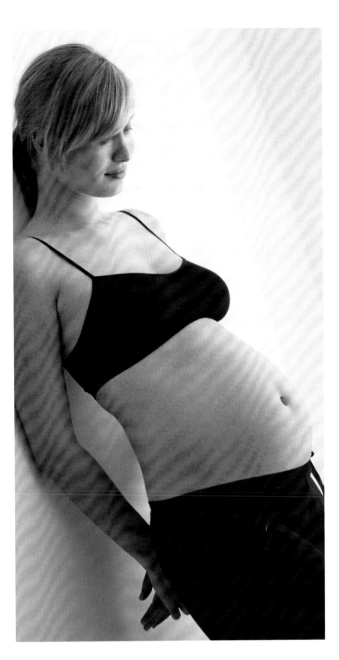

Durante estas últimas semanas sentirá una variedad de movimientos a medida que el bebé se gira, mueve las manos y los pies e incluso tiene ataques de hipo. A menudo, sentirá estos movimientos mientras está descansando.

Semana 40

Los movimientos del bebé se reducen a partir de este momento, puesto que hay menos espacio en el útero para que se mueva. Es posible que note la ausencia de esos movimientos, aunque aún note las fuertes patadas y los manotazos del bebé. Cuando el niño esté despierto, mantendrá los ojos abiertos durante bastante rato. Si es un varón, lo más probable es que ya le hayan bajado los testículos. El bebé puede medir ahora aproximadamente 51 cm y pesará alrededor de 3,5 kg.

SEMANAS 37-40

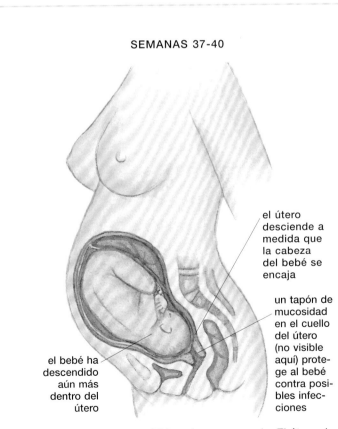

el útero desciende a medida que la cabeza del bebé se encaja

un tapón de mucosidad en el cuello del útero (no visible aquí) protege al bebé contra posibles infecciones

el bebé ha descendido aún más dentro del útero

A partir de la semana 36 la cabeza se encaja. El útero desciende aún más, liberando la presión sobre los pulmones.

Qué es lo que el bebé puede oír y sentir

Hasta hace poco, en la década de los setenta, algunas personas creían que los bebés nacen sordos y ciegos. Sin embargo, ahora sabemos que aprenden a reconocer el sonido de la voz de su madre varias semanas antes de nacer.

El útero no está completamente a oscuras ni en silencio, los bebés perciben la luz a través de la pared uterina y también pueden sentir las vibraciones que provocan la música y las voces. Pueden aprender a asociar determinados sonidos con el estado anímico de su madre, incluso pueden desarrollar preferencias por ciertos tipos de sonido.

EL TACTO

El sentido del tacto del bebé no nato empieza a funcionar antes que el resto de los sentidos. Los experimentos han demostrado que el feto responde cuando algo toca sus labios en cuanto ya han pasado siete semanas de embarazo. Esta receptividad se extiende a las mejillas, la frente y las palmas de las manos, luego a los brazos. En la semana 14-15, la mayor parte del cuerpo del bebé responde al tacto.

Es difícil evaluar si el bebé siente o no dolor. Sin embargo, se ha detectado que el ritmo cardíaco del feto aumenta cuando se están realizando pruebas invasivas como cuando se toman muestras de la sangre tomadas del cuero cabelludo fetal y aumenta su movimiento durante la amniocentesis.

EL OÍDO

Las investigaciones han demostrado que el sentido del oído del bebé empieza a funcionar antes del nacimiento. Lo que oye es una mezcla de sonidos (quizás un leve murmullo y el latido distante del corazón de la madre), además de la voz de su madre, que el bebé será capaz de reconocer y a la que responderá una vez nazca.

Las orejas del bebé empiezan a desarrollarse a partir de la cuarta semana de embarazo y están bastante bien formadas al final de la séptima semana. Se sabe que los sonidos externos se filtran hasta el bebé, aunque es poco probable que su calidad cambie. Sin embargo, los ritmos de los sonidos permanecen iguales. Las ecografías muestran que un feto de 24-25 semanas responde si se aplica un sonido al abdomen de la madre. De cualquier modo, el sonido externo tiene que ser suficientemente potente como para que el bebé pueda oírlo en medio del ruido que hacen los sistemas digestivo y cardíaco de la madre.

Al final del embarazo, el bebé aprenderá a reconocer la voz de la madre, familiarizándose con las vibraciones del

> **El útero no está completamente a oscuras ni en silencio, los bebés perciben la luz a través de la pared uterina y también pueden sentir las vibraciones que provocan la música y las voces.**

habla. La experiencia del bebé no nato con los patrones del habla y con las vibraciones puede iniciar el proceso por el que adquirirá la capacidad para hablar.

LA VISTA

Los experimentos han demostrado que el sentido de la vista funciona mientras el bebé está dentro del útero a partir de la semana 26. Los bebés parpadean o cierran los ojos si se acerca una luz al abdomen de la madre. Entrenan la visión centrándola en sus propias manos y pies y en el cordón umbilical.

EL GUSTO Y EL OLFATO

Es imposible distinguir entre el sentido del gusto y el del olfato del bebé mientras está dentro del útero, puesto que los dos reciben estímulos químicos presentes en el fluido

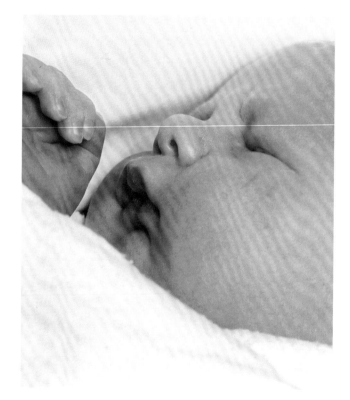

El bebé podrá reconocer el sonido de la voz de su madre apenas nazca. Al parecer, los bebés empiezan a aprender cuando todavía están dentro del útero.

¿CUÁNTO SABEMOS?

Las nuevas tecnologías nos ha aportado mucha información sobre cómo se desarrollan los bebés físicamente. Sin embargo, tan sólo podemos especular sobre lo que son capaces de percibir. Un destacado experto, el catedrático Peter G. Helpert, afirma que el 98% de lo que se dice sobre la percepción del feto son conjeturas y sólo el 2% son hechos comprobados.

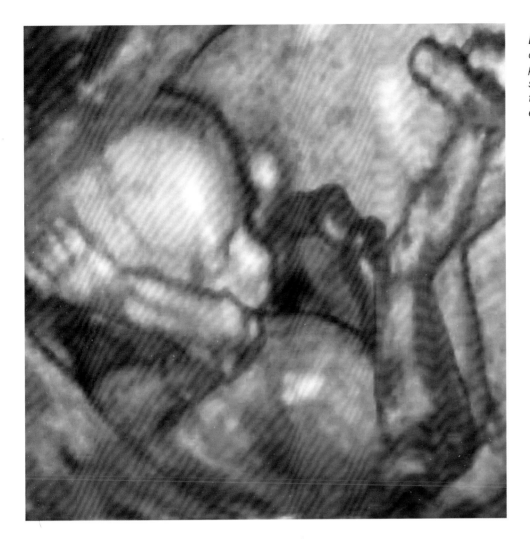

amniótico. Por este motivo, los investigadores tienden a estudiar estos dos sentidos juntos. Sabemos que los bebés practican el movimiento de chupar y absorber dentro del útero, preparándose para cuando tengan que alimentarse después de nacer y al parecer tienen predilección por los sabores dulces. Cuando se añade sacarina al fluido amniótico, se observa que el bebé incrementa los movimientos que realiza para tragar.

Un estudio descubrió que un recién nacido responde a un olor que ya ha percibido previamente dentro del útero. En este experimento, a una madre se le administraron cápsulas de comino con cada comida durante los últimos 12 días del embarazo. Después del parto, se expuso al recién nacido al olor del comino, el limón y aire limpio mientras se medía el ritmo cardíaco del bebé para evaluar su respuesta ante los olores. Se observó un mayor cambio en el ritmo cardíaco cuando se le presentó el olor del comino. Lo que prueba que el sentido del olfato empieza a funcionar antes de que el bebé nazca.

APRENDER DENTRO DEL VIENTRE MATERNO

Los estudios han proporcionado algunas pruebas que demuestran que la habilidad para aprender ya está presente en el feto en la semana 22 o 23 del embarazo. Se cree que el sistema sensorial se ha desarrollado lo suficiente dentro del útero como para permitirle al bebé que crece discriminar entre los diferentes estímulos y también se considera que la memoria del bebé ya es lo suficientemente buena como para acumular toda esta información.

Un estudio investigó los bebés de mujeres que, durante el embarazo, veían de forma regular una serie de televisión muy conocida que se emitía cinco veces a la semana. Los investigadores descubrieron que los bebés parecían reconocer la sintonía musical con la que empezaba la serie en cuestión. Lo que nos sugiere que el bebé no nato es capaz de aprender y recordar los estímulos sonoros que le son familiares dentro del útero y retiene dicha información después de nacer. Posteriores estudios han confirmado la capacidad del bebé no nato para aprender estímulos auditivos dentro del útero *(in utero)*.

El estudio continuo del comportamiento fetal puede aportar importantes contribuciones en el futuro para que logremos comprender cómo se desarrolla la mente del bebé.

¿LOS BEBÉS SON CAPACES DE PENSAR?

Apenas hay duda alguna de que los sistemas sensoriales del bebé están funcionando, hasta cierto punto, mientras aún está dentro del útero. La gran pregunta es saber si el bebé también posee la capacidad de la percepción. En otras palabras, ¿es posible que ya en ese momento pueda comprender lo que percibe a través de los sentidos como el oído, el olfato, el gusto o el tacto? Hasta el momento, no existe ningún modo que nos permita dar respuesta a esta pregunta.

Los cambios que experimenta el cuerpo

Experimentará cambios tanto emocionales como en su aspecto físico durante los últimos tres meses. Las emociones a menudo poderosas que va a sentir son el modo natural en el que se prepara para todos los cambios y los retos que va a tener que hacer frente a partir de ese momento. Un aumento en la sensibilidad y una tendencia a sentir necesidad de llorar son los signos de que se encuentra en un estado anímico que hará que esté más receptiva hacia todo lo relacionado con el bebé. De esta manera la naturaleza se asegura de que cuidará del niño cuando nazca, que atenderá sus necesidades cuando el recién nacido llore, que le alimentará, lo mantendrá cerca y lo protegerá del resto del mundo.

Usted y su pareja comprobarán, con curiosidad, como su cuerpo va cambiando de manera regular tanto en forma como en tamaño. Durante el tercer trimestre, los cambios son aún más pronunciados. Hay cinco signos principales que nos ayudan a saber que el bebé está bien y que se desarrolla de manera normal mientras se prepara para el parto. Estos signos son:

Las pataditas del bebé
Sentirá que el feto le da muchas patadas. Muchos bebés son muy activos a determinadas horas del día, lo que sugiere que han desarrollado un patrón regular de sueño y actividad. A menudo, los bebés están más activos cuando la madre descansa.

Quedarse sin aliento
Es frecuente quedarse sin aliento durante el embarazo, sobre todo durante las últimas semanas. Puede sentir que le falta el aliento mientras realiza un esfuerzo relativamente

Hacia el final del embarazo, las contracciones de Braxton Hicks pueden resultar molestas, pero no duran mucho tiempo. A diferencia de las contracciones del parto, estas son irregulares y no aumentan en intensidad. Colocar las manos sobre el vientre y respirar profundamente puede aliviar las molestias. Las contracciones suelen detenerse si se da un baño o si se tumba a descansar.

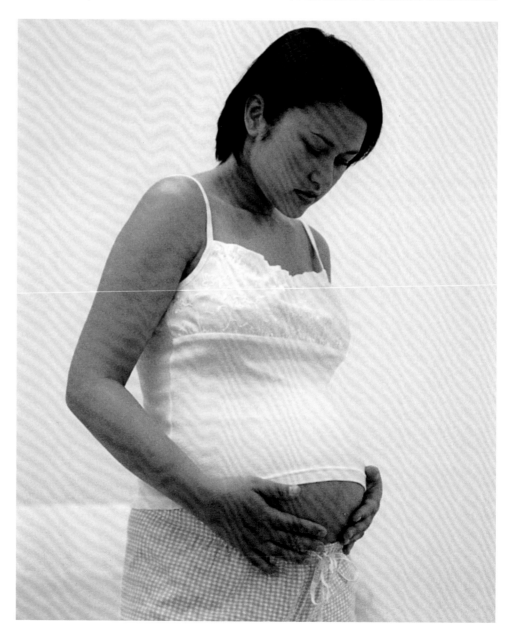

menor. Esto ocurre por dos motivos. Los pulmones están esforzándose el doble de lo normal para proporcionarle a la madre y al bebé todo el oxígeno que necesitan, y además ello cuesta ahora más trabajo debido a que el bebé ya es tan grande que está presionando los pulmones. Puede estar tranquila porque el bebé obtendrá todo el oxígeno que necesita, aunque a veces usted se quede sin aliento al realizar un esfuerzo.

La necesidad de orinar con frecuencia
Lo más probable es que sienta la necesidad de orinar con frecuencia y es posible que a veces esta necesidad sea urgente. Esto se debe en parte a que el bebé está presionando todos los órganos internos, incluyendo la vejiga, y en parte porque los músculos han empezado a suavizarse y volverse más flexibles, para prepararse para el parto, momento en el que tendrán que estirarse al máximo. Cuando uno orina de manera normal lo que hace es relajar los músculos. Durante el embarazo estos músculos tienden a relajarse por sí mismos, quiera usted o no. Eso hace que sienta la necesidad de orinar con frecuencia y es también lo que causa una ligera incontinencia.

Contracciones cortas e irregulares
Los "pódromos" o contracciones falsas pueden empezar desde la semana 23 o incluso antes, aunque algunas mujeres no llegan a experimentar estas molestias. Se siente cómo la zona abdominal se estrecha. Cuando el embarazo está en la recta final este tipo de contracciones recibe el nombre de contracciones de Braxton Hicks y son más intensas, aunque son muy leves si las comparamos con las contracciones durante el parto. Estas contracciones falsas no duran más de 20 segundos aproximadamente. Cuando se ponga de parto, las contracciones serán más fuertes y durarán 40 segundos o más. Algunos especialistas opinan que las contracciones tienen lugar durante el embarazo para fomentar el flujo sanguíneo en la placenta, que es el encargado de proporcionar el oxígeno al bebé.

La cabeza del bebé se encaja
La cabeza del bebé se encaja en la parte superior de la pelvis, normalmente después de la semana 36. Durante todo el embarazo, el útero va creciendo hacia arriba dentro del cuerpo para albergar al bebé que no cesa de desarrollarse. El bebé está colocado en la parte inferior del cuerpo durante el primer trimestre, después sube hasta la semana 36. Luego, la parte inferior del útero se expande, preparándose para el momento del nacimiento y el bebé se mueve ligeramente hacia abajo.

La cabeza del bebé se encaja en la parte superior de la pelvis, lista para el parto que tendrá lugar unas pocas semanas después. Sentirá una presión contra el cuello del útero. En el caso de mujeres que ya han tenido hijos antes, el bebé tardará algo más en encajar la cabeza, no lo hará al menos hasta la última semana del embarazo o incluso hasta que no empiece el parto.

El aumento de tamaño de su cuerpo y la frecuente actividad del bebé pueden hacer que necesite apoyo adicional para sentirse bien. Las terapias naturales pueden ser muy útiles a la hora de aliviar cualquier problema de insomnio, estrés, tensión, fatiga y ansiedad que pueda estar experimentando. También puede servir para hacer que se sienta mejor consigo misma y que disfrute del creciente tamaño de su vientre. Después de todo, esto es una buena señal de que el bebé se está desarrollando de forma correcta.

TERAPIAS NATURALES DE APOYO
Una sesión semanal con un terapeuta con experiencia puede servirle para hacer frente a los mejores y los peores momentos que conforman el embarazo. La acupuntura, la aromaterapia, el masaje y la reflexología pueden ayudarle a mantener un sentido del equilibrio y el bienestar.

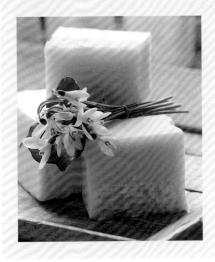

Pequeños caprichos que le aporten bienestar, como jabones impregnados con el aroma de aceites esenciales o suaves tratamientos caseros a base de hierbas pueden levantarle el ánimo y aliviar la tensión de las últimas semanas.

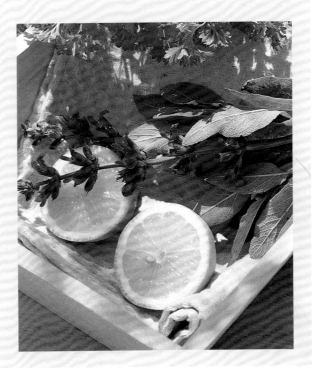

Cambios en el estado de ánimo

Los últimos meses del embarazo son una época llena de expectativas. Se está preparando para ser padre tanto emocional como mentalmente. Desde el punto de vista físico, el cuerpo también se prepara para el parto y a la vez hace frente a las necesidades del bebé, que sigue creciendo de forma rápida. Desde el punto de vista práctico, sentirá una gran urgencia por crear un hogar acogedor para el bebé.

No es sorprendente que muchas mujeres se centren más en sí mismas durante el tercer trimestre. Es posible que le cueste centrarse en algo y que se le olviden las cosas, o simplemente, que se sienta ligeramente separada del resto del mundo. El trabajo, la familia y la vida social pierden importancia puesto que va centrar su atención más en todo lo que rodea al momento del nacimiento del bebé.

Sin embargo, aunque tenga muchas ganas de tener al niño, es posible que se aburra de estar embarazada, sobre todo durante las últimas semanas, es decir, que puede ser que sienta que lleva una eternidad embarazada. Ahora que se acerca el parto, es posible que tenga ganas de terminar con este proceso para así poder empezar con su nueva vida.

> **❝** Es importante que exprese las emociones, dudas y ansiedades que se repiten con más frecuencia, para así poder hacer frente a estos problemas y liberar la posible tensión que crean. **❞**

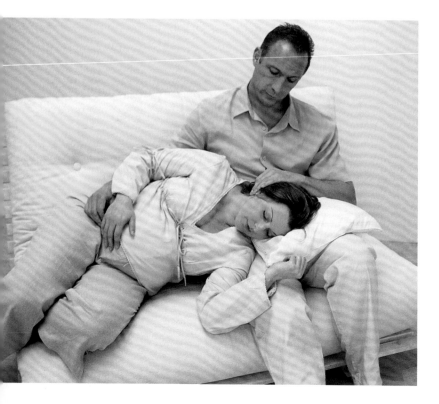

UNA TRANSICIÓN EN LA VIDA

Las fuertes y fluctuantes emociones que se asocian con el embarazo pueden intensificarse aún más durante los últimos meses, a pesar de que muchas mujeres aseguran que se sienten más tranquilas a medida que se va acercando el momento del parto.

Algunas mujeres sienten cierta tristeza ante la pérdida de libertad que supone tener el primer hijo, incluso cuando se trata de un bebé muy deseado. Muchas mujeres se preocupan por cualquier pequeño detalle, como por ejemplo el lugar donde van a guardar la ropa del bebé o de dónde van a sacar tiempo para practicar ejercicio después de que el niño nazca. Casi todas las embarazadas sienten ansiedad por el dolor del parto y les preocupa que no logren dar a luz del modo que desean.

Todos estos sentimientos son normales y naturales. Sin embargo, es importante que exprese las emociones, dudas y ansiedades que se repiten con más frecuencia, para así poder hacer frente a estos problemas y liberar la posible tensión que crean.

Tiene que hablar con su pareja para que entienda lo que está sintiendo y para que le ofrezca su apoyo. Esto puede servir para animarle a que él también comparta con usted cualquier emoción ambivalente o difícil que pueda estar experimentando. Si no tiene pareja siempre puede hablar con una buena amiga o un familiar. También puede ser muy beneficioso compartir sus experiencias con otras mujeres embarazadas o con otras madres. La comadrona es otra buena fuente de apoyo y tranquilidad.

SU RELACIÓN

El embarazo va a tener una influencia en su relación. Para muchas parejas el embarazo hace que se sientan más unidos y que su relación sea más cariñosa. Su pareja puede comportarse de forma muy protectora, cuidando de usted. Al mismo tiempo, es posible que se dé cuenta de que se siente más vulnerable y dependiente, una situación que les puede resultar extraña a los dos.

La turbulencia emocional que es el embarazo puede suponer una carga de presión para la relación de pareja. El futuro padre puede echar de menos la camaradería que solían tener y le puede resultar más difícil hacer frente a sus cambios de humor; también es posible que usted espere, de forma irracional, que la gente se comporte de una determinada manera con respecto a usted, o bien puede sentirse decepcionada si cree que su pareja no parece tener el mismo interés en el embarazo que tiene usted.

Del mismo modo que pasa con otros aspectos del embarazo, es útil aceptar e incluso disfrutar de estos cambios. Tiene que seguir pasando tiempo a solas con su pareja y entre los dos deben tratar lo que sienten.

La cercanía física también es importante. Un masaje puede ser un modo maravilloso y sensual de mantener la intimidad. Por supuesto, hacer el amor ayudará a explorar

Las parejas a menudo se sienten más unidas en la última etapa del embarazo, y los hombres suelen sentirse muy protectores con su pareja.

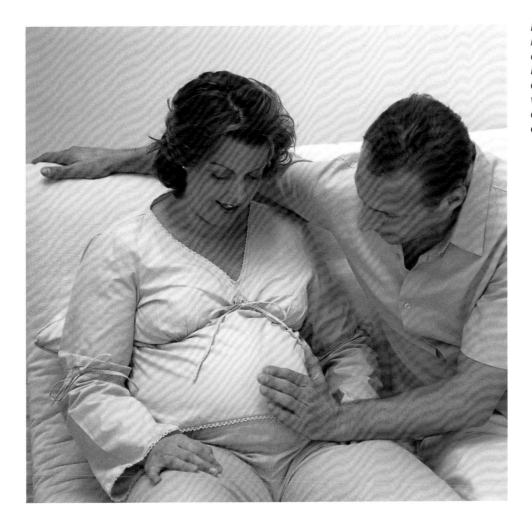

Hablar al bebé de manera regular le ayudará a conocer la voz de sus padres. Incluso puede sentir cómo el bebé responde a las voces dando pataditas en el momento en el que empieza a hablar.

cualquier sentimiento nuevo en la pareja. A las mujeres embarazadas a menudo les preocupa que sus parejas ya no las encuentren atractivas, sobre todo al final del embarazo. Sin embargo, es posible que descubra que a su pareja le gustan sus nuevas curvas y su voluptuosidad. Algunas parejas sienten una ternura especial creada por el embarazo, además la necesidad de probar nuevas posturas añade un elemento novedoso a sus relaciones sexuales. A otras parejas les resulta muy difícil considerar la opción de hacer el amor al final del embarazo.

No existen opciones correctas o equivocadas en este caso, lo mejor es hacer aquello que resulte más cómodo. Pero si los dos quieren hacer el amor pueden seguir manteniendo relaciones sexuales hasta que usted rompa aguas, siempre que el embarazo se desarrolle de forma normal. Consulte con su comadrona o con el médico si tiene dudas.

EL FUTURO PADRE

El tercer trimestre puede ser una época llena de emociones para los padres. El bebé es una presencia cada vez más visible y ahora es muy activo, además también puede responder al sonido de la voz de su padre.

Sin embargo, los últimos meses del embarazo también plantean retos. De manera inevitable, la atención se centra en la mujer embarazada y algunos hombres se sienten un tanto aislados e inútiles. Esto es una impresión falsa, la mujer necesita su apoyo y amor más que el de ninguna otra persona.

Los nuevos padres tienen que hacer frente a muchas cosas, y rara vez se les reconoce el esfuerzo. Si van a ser los que se encarguen de traer el dinero a casa durante un tiempo, tendrán que ocuparse de ver cómo van a enfrentarse a las demandas de la carga adicional para la economía familiar. Además, los hombres también se sienten nerviosos al pensar en el modo en el que el bebé influirá en sus vidas. Es posible que se pongan a pensar si podrán volver a salir fuera a tomar algo una vez que hayan tenido el bebé.

Convertirse en padre es un acontecimiento muy importante, y es normal que los padres sientan ansiedad. Expresar esos miedos hará que la ansiedad sea más llevadera y ayudará a los padres para que puedan apoyar a sus parejas.

Además de hablar con su pareja, el padre puede intentar hablar con otros padres. Puede ser útil tratar el tema con otra persona que esté pasando por lo mismo. Otro hombre tendrá un punto de vista similar y es posible que esté experimentando el mismo tipo de sentimientos.

ACUDIR A UN CONSEJERO

Es posible que le interese plantearse la opción de buscar asesoramiento profesional si lo que siente es demasiado para usted y no se ve capaz de hacer frente a la situación sin ayuda.

Reposo, reposo y más reposo

Es normal sentir cansancio durante el embarazo. El peso adicional que está soportando, que puede llegar a los 13,5 kg., no sólo supone que va a sentir fatiga de forma más rápida, sino que además cada vez tendrá que hacer más esfuerzo con los músculos para realizar hasta los movimientos más pequeños. El cuerpo también se esfuerza más de lo normal, por ejemplo, el corazón bombea un 25% más de sangre por todo el sistema para poder hacer frente a las necesidades del bebé.

A pesar del hecho de que necesita mucho reposo, es muy probable que le cueste conciliar el sueño. El tamaño de su vientre puede hacer que le resulte difícil encontrar una postura cómoda para dormir y la necesidad de orinar con mayor frecuencia supone que tendrá que levantarse varias veces por la noche.

Es importante que haga frente a las necesidades del cuerpo y que se relaje todo lo que pueda durante todo el día. Relajarse ayuda a mantener un buen estado de salud y ayuda a la hora de enfrentarse a los cambios de humor. El bebé también necesita relajarse. Cuando los músculos alrededor del útero están descansando, el bebé recibe más sangre y oxígeno, lo que le ayuda a crecer.

AUMENTAR EL TIEMPO DE REPOSO

Si sufre insomnio puede beneficiarse del consumo de tés de hierbas, remedios homeopáticos suaves o aceites de aromaterapia. Sin embargo, incluso si duerme bien de noche, necesitará igualmente descansar durante el día. Los siguientes consejos pueden ser útiles:

- Duerma una siesta siempre que se sienta cansada. No debe darle vergüenza si necesita acostarse un rato mientras está en casa de una amiga o de un familiar. La mayoría de las personas comprenden que las mujeres embarazadas necesitan cuidados adicionales y seguramente estarán encantados de ayudar.
- Debe dormir la siesta todas las tardes. Tenga en cuenta que su nivel de energía dará un bajón, normalmente entre las 14:00 y 16:00 horas, con lo que puede reservar estas horas para el descanso.
- Tiene que acostarse pronto. Es mejor no quedarse hasta tarde viendo la televisión o hablando por teléfono, para así prepararse para dormir.

- Levantarse tarde los fines de semana o cualquier otro día, siempre que pueda. Si ha pasado una mala noche, debe desayunar en la cama y luego intentar dormir un poco.
- Debe salir a tomar un poco de aire fresco cada día. Respire profundamente mientras camine para aumentar el suministro de oxígeno en todo el cuerpo.
- Siempre que pueda debe poner los pies en alto. Es mejor que esté sentada en lugar de estar de pie.
- Durante el día, a intervalos regulares, debe detener lo que esté haciendo y comprobar que la postura en la que está sentada o de pie. Fíjese si su postura no es correcta y muévase si es necesario hasta que adopte una posición más cómoda. En especial, tiene que soltar los hombros y echarlos ligeramente hacia abajo y hacia atrás, debe relajar cualquier tensión que se haya acumulado en el rostro, para eso basta con que sonría un poco. Debe respirar profundamente un par de veces.
- No debe esforzarse en exceso en ninguna actividad, ya sea de tipo social, ejercicio o simplemente las tareas domésticas. Respete las limitaciones del cuerpo y asuma que tendrá que dejar algunas cosas sin terminar cuando sea necesario.

TRABAJAR Y DESCANSAR
Cuánto tiempo puede seguir trabajando depende obviamente de las consideraciones económicas y de cómo se

---

MÉTODO RÁPIDO DE RELAJACIÓN
Un ejercicio corto de relajación o respiración puede ayudarnos a recuperar energía tanto como una siesta. Este ejercicio rápido de respiración con la zona del abdomen se puede realizar en cualquier lugar, incluyendo el transporte público o la oficina.

Tiene que colocar las manos sobre el abdomen y respirar profundamente, dejando que el abdomen suba al inhalar y descienda al exhalar. Debe centrarse en cómo las manos suben y bajan, esto le ayudará a concentrarse. Debe continuar con el ejercicio hasta que cuente diez respiraciones.

Puede ser difícil encontrar una postura cómoda para dormir cuando una está embarazada. Es mejor evitar tumbarse sobre la espalda, dado que esta postura aplica presión sobre la columna vertebral y también puede obstruir el suministro sanguíneo que le llega al bebé. Es mejor acostarse de lado, con almohadas que sujeten el vientre.

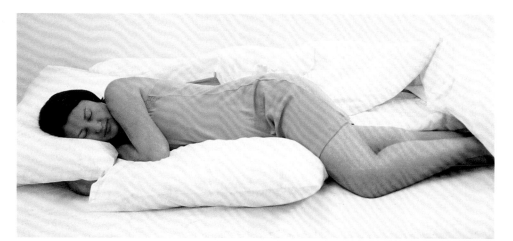

sienta. Muchas mujeres trabajan durante los últimos meses del embarazo, lo que puede hacer que les resulte complicado descansar todo lo que necesitan. Encontrar un sitio donde descansar a la hora de comida, trabajar desde casa o cambiar el horario de trabajo para evitar las horas punta de tráfico son posibles soluciones.

Puede plantearse la opción de tomarse algunos días libres por enfermedad de vez en cuando, no debe ir a trabajar si no se siente bien. Hable con el médico si su trabajo implica pasar muchas horas de pie, agacharse o recoger cosas, o si realiza jornadas rotativas, que pueden romper su patrón de sueño. En estos casos es posible que tenga que cambiar sus hábitos de trabajo.

De cualquier modo, debe dejar de trabajar en el momento en el que le resulte difícil realizar su trabajo al mismo tiempo que encargarse del embarazo, después de todo, el bebé es más importante que el trabajo. Lo ideal es que deje de trabajar unas cuatro o seis semanas antes de la fecha en la que se ha calculado que tendrá lugar el parto. Esto le proporcionará el tiempo que necesita para prepararse para el parto y, por otra parte, el bebé puede dar una sorpresa y nacer antes de lo previsto.

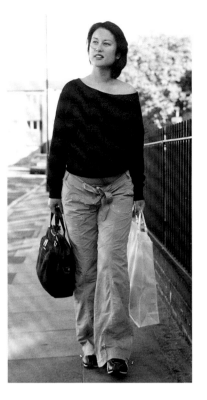

Debe adoptar un sentido de moderación y equilibrio en todo lo que haga. Por ejemplo, si tiene que cargar con la compra y con las cosas del trabajo, es mejor que reparta la carga entre las dos manos.

Ejercicio de relajación profunda

El punto de inicio de este ejercicio es tensar los músculos del cuerpo uno por uno. A medida que los vaya relajando, la tensión psicológica irá disipándose y podrá liberar estrés, como si fuera agua que fluye por el drenaje. Puede realizarlo cuando esté en la cama por la noche o siempre que necesite relajarse.

1 Tiéndase en una postura cómoda (sobre un costado o apoyada contra unas almohadas). Respire profundamente un par de veces, dejando que el cuerpo se hunda. Intente liberar cualquier tensión que note en el cuerpo, en especial, deje caer los hombros.

2 Apriete los dedos de los pies para que apunten hacia dentro. Debe soportar la tensión durante unos segundos y luego tiene que liberarla. Presione los talones hacia abajo hasta que los pies se estiren, con lo que se ponen a trabajar los músculos de las pantorrillas. Aguante la tensión y luego libere los músculos. Apriete los músculos del muslo, sujete y luego relaje la zona. Tiene que hacer lo mismo con los músculos de las nalgas.

3 Tiene que centrarse en el abdomen. Inhale un par de veces, deje que el abdomen se hunda mientras inhala. La zona central del cuerpo debería sentirse pesada y cálida.

4 Ahora tiene que pasar a la parte superior del cuerpo. Eche los hombros hacia atrás, respire profundamente, y sienta cómo la caja torácica se expande. Libere la tensión mientras exhala. Puede cerrar los puños, luego debe soltarlos y repetir el ejercicio. Suba los hombros, sujételos en ese punto y luego libere la tensión. Vuelva a repetir el ejercicio hasta que note que los hombros se han relajado. Empuje la barbilla hacia abajo, en dirección al pecho, mantenga la postura y luego libere la tensión.

5 Ahora tiene que trabajar con la cara. Debe fruncir los labios, mantenerlos así y luego relajar la zona. Sonría, mantenga la sonrisa y luego relaje la boca. Debe fruncir el ceño, mantenga el gesto y luego relaje la frente.

6 El cuerpo debería sentirse suave y pesado. Recuerde que tiene que seguir respirando profundamente y de forma regular durante otros 10 o 15 minutos. Si lo prefiere, puede practicar ejercicios de visualización: imagínese que está tumbada en el césped en un día cálido y soleado mientras respira.

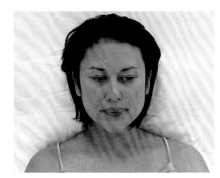

Frunza los labios.

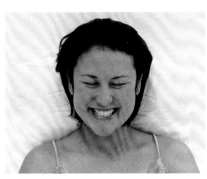

Esboce una amplia sonrisa.

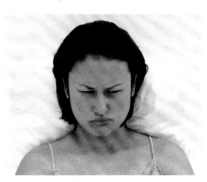

Frunza el ceño y relaje la zona.

Premios y terapias para sentirse bien

Muchas mujeres disfrutan de los cambios que conlleva el final del embarazo, como por ejemplo la nueva voluptuosidad del cuerpo. Sin embargo, otras mujeres se sienten incómodas al aumentar tanto de tamaño y se sienten pesadas, sobre todo si el peso ya era un problema antes de la concepción.

Sin duda, el embarazo puede representar un reto para la imagen que la mujer tiene de sí misma, a muchas mujeres les cuesta aceptar la aparición de las estrías, las varices y otras molestias visibles. Sin embargo, es importante desarrollar un sentido de aceptación y apreciación del cuerpo durante estos últimos meses. Esto no sólo la ayudará a disfrutar del embarazo sino que además mejorará su bienestar general.

El tacto es una de las mejores maneras que tenemos de sentirnos conectadas con nuestro cuerpo. Puede practicar el auto-masaje o bien puede disfrutar un masaje si se lo da su pareja. Un poco de ejercicio, sobre todo caminar, nadar o el yoga, puede hacer que se sienta bien. Sobre todo, debe darse caprichos, cuidarse. Incorporar pequeños premios a la rutina diaria y cuidar de su físico le ayudarán a aceptar el hecho de que su cuerpo está cambiando. Lo que, a su vez, le permitirá disfrutar del viaje que ha emprendido hacia la maternidad.

VERSE BIEN, SENTIRSE BIEN
Hacer un esfuerzo por tener un buen aspecto a menudo puede mejorar el modo en el que se siente. Puede probar los siguientes consejos:

- Puede ir a que le corten el pelo. Un buen corte de pelo es una de las maneras más rápidas de sentirse atractiva. Éste probablemente no es el momento para probar algo muy radical, es mejor elegir un estilo que ya sabe que le queda bien.
- Ir a que le hagan la manicura. Incluso si normalmente no se preocupa por el aspecto de sus manos, el final del embarazo es un buen momento para darse un capricho.
- Puede comprarse una prenda nueva. A estas alturas ya debe estar harta de la ropa de premamá que se ha comprado. Las mujeres suelen sentirse culpables al comprar ropa que sólo se pondrán durante unos meses,

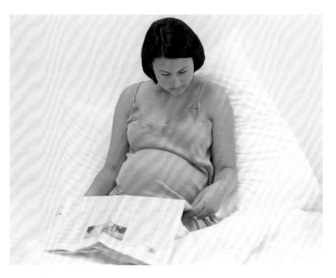

Las últimas semanas del embarazo son una época en la que puede disfrutar de hacer el vago sin sentirse culpable, después de todo, el bebé necesita que usted descanse. Puede meterse en la cama a media tarde con una revista o un periódico y disfrutar de la lectura.

por lo que pasan el embarazo usando siempre los mismos dos o tres conjuntos. Sin embargo, un conjunto nuevo puede aumentar su auto-estima y hacer que le guste su aspecto.
- Debe llevar ropa fabricada con tejidos naturales, que son más suaves y cómodos que los materiales sintéticos. Los terapeutas del color a menudo recomiendan el verde o el azul como dos buenas opciones para la ropa durante el embarazo por su efecto calmante. El amarillo es otra buena opción, dado que levanta el ánimo. Pero, lo más importante es que elija los colores de la ropa que más le gusten para sentirse mejor.

MIMARSE
Los últimos meses del embarazo son un buen momento para cuidarse más. Reserve algo de tiempo para llevar a cabo las cosas que le gusta hacer, como quedar con amigos para ponerse al día, leer una novela, salir a dar un paseo por el parque o una de las siguientes opciones:
- Debe comprarse un buen ramo de flores y colocarlas en un sitio donde las pueda ver con frecuencia.
- Reserve mesa en su restaurante favorito para usted y su pareja. Disfruten de una romántica velada. Es mejor reservar la mesa para la primera hora de la noche y que así no pierdan horas de necesario sueño.
- Puede permitirse pasar la tarde o todo el día en la cama. Olvídese durante unas horas de los preparativos para el bebé y deje atrás las cuestiones relacionadas con el trabajo. Disfrute de poder levantarse tarde, leer el periódico o un libro o simplemente pasar el día un poco adormilada.

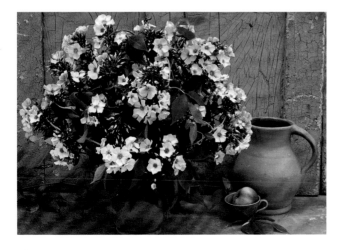

Dése el gusto de regalarse cosas, como un ramo de flores.

- Puede ir al cine, teatro, a la ópera o al ballet. Le resultará más complicado organizar veladas fuera de casa una vez que nazca el bebé, de modo que es bueno que aproveche estas últimas semanas. Puede ir a primera sesión o a la de media tarde si se siente luego muy cansada por la noche.

TERAPIAS NATURALES

Un tratamiento con un terapeuta complementario cualificado puede aumentar su nivel de energía y ayudar a la hora de aliviar algunas de las molestias de las últimas semanas del embarazo. Las siguientes terapias pueden ser opciones muy agradables:

- **Reflexología:** Hay pocas cosas tan relajantes como un tratamiento en los pies. Hay que encontrar un terapeuta profesional que esté especializado en tratar mujeres embarazadas, algunos puntos pueden estimular las contracciones en el útero.
- **Reiki:** Puede recibir un tratamiento de reiki mientras está sentada y completamente vestida. Es un tratamiento suave, relajante y no invasivo. El terapeuta coloca las manos sobre diferentes áreas del cuerpo. Puede sentir una sensación calida o una especie de hormigueo mientras la energía curativa fluye a través de las manos del especialista a las zonas donde se necesita.
- **Shiatsu:** El masaje japonés se da en el suelo, mientras sigue completamente vestida. Puede ser muy relajante, además se pueden utilizar los puntos de acupuntura para aliviar síntomas comunes como la fatiga. Puede consultar con un terapeuta que tenga experiencia trabajando con mujeres embarazadas. Debe informar al especialista si tiene varices o sufre cualquier otro tipo

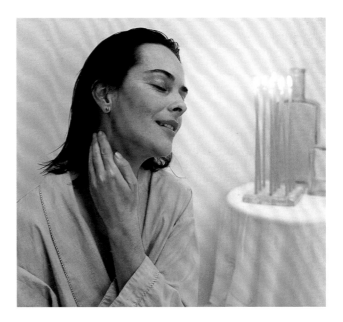

Tiene que dedicar tiempo a su cuidado por la noche, es bueno darse un baño con agua templada, ponerse el albornoz y luego aplicarse una mascarilla facial o un poco de crema hidratante en la cara.

de enfermedad que considere importante contar, puesto que no se debe aplicar presión directa sobre estas zonas. También tiene que evitar el trabajo abdominal y la fuerte presión en las piernas.

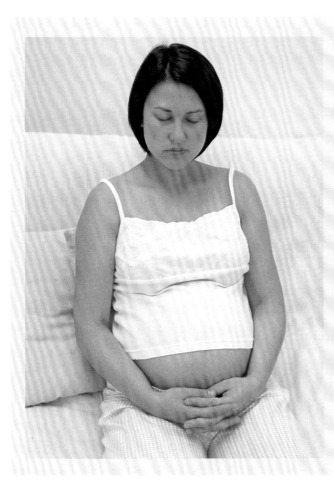

PENSAMIENTO POSITIVO

Si le cuesta aceptar los cambios físicos que conlleva el embarazo debe intentar realizar el siguiente ejercicio durante cinco o diez minutos a diario.

Siéntase en una postura cómoda, lo ideal es que tenga la espalda recta. Si tiene dolores de espalda o se siente cansada puede apoyar la espalda en una pila de almohadones. Respire profundamente un par de veces para dejar que el cuerpo libere tensiones.

En silencio, céntrese en una frase afirmativa sobre los cambios físicos que está experimentando. Debe ser una frase breve, positiva y el verbo debe estar en tiempo presente. Puede crear la suya propia o usar una de las siguientes opciones:

Cada día soy más guapa.
Le doy la bienvenida a los cambios.

Debe seguir respirando profundamente mientras repite la afirmación una y otra vez. No se preocupe de sentir que lo que dice no es cierto, sólo debe seguir repitiendo la afirmación en silencio. Cuando esté lista para terminar el ejercicio, debe volver a centrarse en la respiración. Abra los ojos muy despacio. Siga sentada tranquilamente durante un minuto más.

Las afirmaciones positivas cambian los sentimientos negativos y le ayudarán a disfrutar más del embarazo.

Masaje para la zona perianal y los pechos

Los masajes en la zona perianal y los pechos son tanto placenteros como beneficiosos durante el último trimestre. Los masajes regulares en el perineo, el área entre la vagina y el recto, pueden ayudar a reducir la posibilidad de sufrir un desgarro durante el parto. Masajear los pechos le ayudará a prepararlos para el momento en el que tenga que amamantar al bebé. Necesitará aceite para masajear estas zonas, aunque le resultará fácil hacerlo. Tiene que usar aceites puros y simples como el de germen de trigo, el de oliva o el de almendra, siempre con cuidado de evitar aquellos aceites cuyo uso esté contraindicado durante el embarazo. Si quiere usar aceites que no aparezcan mencionados en esta sección, es mejor que antes consulte con un especialista en aromaterapia.

MASAJE DE LA ZONA PERIANAL

El perineo tiene que estar en un buen estado para soportar todo lo que el abdomen contiene, especialmente a medida que el bebé sigue creciendo. Sin embargo, al mismo tiempo, el perineo también tendrá que ceder y estirarse para dejar paso al bebé que desciende por el canal de parto. La naturaleza se encarga de permitir el cambio de textura liberando hormonas que permitan "aflojar" los ligamentos que aumentan su flexibilidad. También puede mejorar la elasticidad de esta zona con los auto-masajes. Masajear con suavidad puede aumentar en gran medida la comodidad y la facilidad con la que se desarrollará el parto, y posiblemente le permita evitar que la zona sufra desgarros o la necesidad de realiza un corte quirúrgico (episotomía).

Es realmente increíble lo rápido que los tejidos, habitualmente firmes, del perineo y la vagina se estiran gracias a los masajes regulares. Cuanto más prepare los tejidos de la zona antes del nacimiento, mejor y más rápido recuperarán su estado original después del parto.

Durante las últimas semanas del embarazo (aproximadamente desde la semana 36), debe masajear la zona perianal una vez al día durante cinco o diez minutos, siempre con cuidado y sin dañar los tejidos. Lo ideal es dar el masaje después de un baño con agua templada (no caliente) para hacer que la zona esté más suave y que la vejiga esté vacía. Si utiliza aceite, una buena opción es el aceite de germen de trigo y los especialistas en aromaterapia recomiendan añadir unas gotas de lavanda al aceite.

CÓMO SE DEBE APLICAR UN MASAJE EN LA ZONA PERIANAL

Cuando uno empieza a practicar el masaje en la zona perianal hay que usar dos dedos, si lo prefiere pueden usar acei-

Para masajear la zona del perineo y la vagina debe colocarse en una postura cómoda y relajada. Recostarse sobre un lado, apoyada sobre la cama o un sofá es una buena opción, al igual que también es útil sentarse de cuclillas o apoyarse en las rodillas mientras se mantiene una pierna en alto.

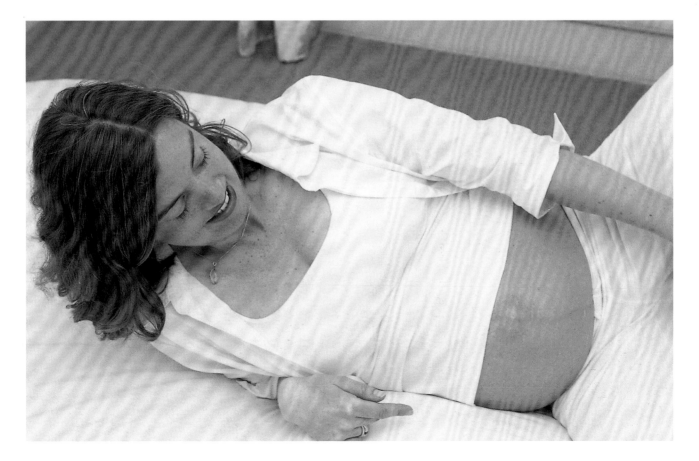

te para humedecer los dedos. Tiene que insertar dos dedos dentro de la vagina hasta el primer nudillo, luego hasta el segundo poco a poco. Puede usar tres o cuatro dedos y aplicar cierta presión una vez que se ha acostumbrado a esta técnica. Utilice el tacto con cuidado para explorar las capas de tejido que se encuentran en la pared posterior de la vagina y la piel que separa la vagina del ano. Esta es la zona que se estirará más durante el parto y la que es más propensa a sufrir desgarros.

Mientras ejerce cierta presión contra la pared posterior de la vagina y con ello contra la columna, debe respirar profundamente. Sentirá una especie de hormigueo y percibirá los músculos bajo los dedos mientras exhala el aire. A medida que vaya creando un espacio de forma gradual, debe ir avanzando y ejerciendo poco a poco más presión, utilizando la respiración para conseguirlo. Nunca debe forzar el ejercicio más allá del punto en el que deje de sentirse cómoda.

Probablemente, al principio, le parezca que no pasa nada, pero pronto descubrirá que los tejidos del perineo empiezan a ceder y a estirarse. Se sorprenderá de lo mucho que se puede estirar la zona con tan sólo respirar usando los espacios que va creando con los dedos.

MASAJES EN LOS PECHOS

Aproximadamente a partir de la semana 36 descubrirá que aplicar con regularidad masajes en los pechos es un buen modo de conseguir un cierto tono muscular, fuerza y elasticidad para los tejidos de la zona, preparándose así para el momento en el que tenga que darle el pecho al bebé. Tiene que recordar que debe evitar la zona que rodea al pezón. Si decide utilizar aceite la mejor opción es usar aceite de almendra. La crema con aceite de caléndula también es una opción segura y que resulta suave al tacto.

Para masajear los pechos debe utilizar toda la mano, con los dedos unidos. Empiece el toque con la base de la palma y luego mueva la mano para masajear la piel con los dedos. Mantenga la presión para que sea suave y uniforme, no es necesario presionar en exceso.

Para comprender la técnica, lo que necesita es imaginar los conductos por los que pasa la leche materna como si se tratasen de los radios de una rueda, que rodean a un punto central, que sería el pezón. La leche se desplaza por estos conductos hasta llegar al pezón, y el masaje debe trabajar desde la parte más exterior del pecho en dirección al mismo punto central. Los movimientos deben ser lentos, rodeando todo el pecho, en la dirección de las agujas del reloj. Muchos libros que tratan sobre el embarazo comparan el pecho con la esfera de un reloj y recomiendan empezar en

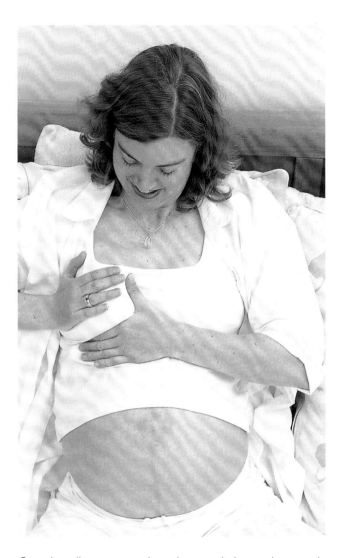

Cuando aplique un masaje en la zona de los pechos puede hacerlo vestida o puede aplicar el masaje directamente sobre la piel. Además de los masajes, también sentirá alivio si se descubre el pecho de vez en cuando.

el punto que representaría las 13:00 horas y de ahí moverse de afuera hacia dentro en dirección al pezón; al terminar esta vuelta habría que volver a iniciar el masaje colocando la mano en el punto inicial que representaría las 14:00 horas.

MASAJES EN OTRAS ZONAS

Mientras se sienta relajada y tenga a mano aceites esenciales aptos para su uso en esta etapa del embarazo, es una buena idea seguir con la rutina de masaje. Siempre es agradable disfrutar de un masaje facial y puede intentar un masaje suave en la zona del abdomen para evitar la aparición de estrías. Durante las últimas semanas debe masajear la zona que se extiende entre las costillas hasta el ombligo con las dos manos y con movimientos circulares, para luego seguir con las caderas y bajar a los muslos. Puede usar mucho aceite si quiere, puesto que en el caso del masaje en el abdomen su uso suele hacer que el masaje sea más agradable.

RECORDATORIOS DE SEGURIDAD

Debe tener mucho cuidado al realizar un masaje en la zona perianal o vaginal y no debe estirar en exceso o tirar a propósito de los delicados tejidos.

No debe realizar el masaje en los pechos hasta la semana 36 de embarazo. Cuando se masajean los pechos hay que tener siempre mucho cuidado y es mejor realizar movimientos suaves y evitar la zona de los pezones. Sin embargo, dar un leve pellizco al pezón cuando se acerca el momento del parto puede ser apropiado, se cree que al pellizcar el pezón se estimula la producción de la hormona oxitocina y, por tanto, puede ayudar a que el parto se produzca antes.

Yoga para el tercer trimestre

Se dará cuenta de que el bebé percibe su estado de ánimo, comparte sus alegrías y toma parte de muchas de sus actividades. Cuanto más baile y se estire, cuanto más flexione y tonifique su cuerpo, en mejor estado se encontrará el bebé. Su centro de gravedad está dentro de la zona de la pelvis. Abrir los músculos de las caderas y la pelvis impulsa al bebé a buscar la mejor postura para el nacimiento.

Reservar un poco de tiempo todos los días para unos minutos de baile con posturas de yoga, seguidos por unos estiramientos de la zona perianal, es uno de los mejores modos para prepararnos para el parto y una forma de liberar tensión. Los movimientos deben realizarse cuando tenemos la postura adecuada, es decir, con las rodillas ligeramente flexionadas. Hay que respirar profundamente durante estos ejercicios.

Dibujar círculos con las rodillas

Este es un ejercicio de equilibrio que sacude las caderas y las piernas mientras se balancea la rodilla. Libera tensión y refuerza los músculos, lo que mejora la circulación y el estado anímico. Si le preocupa perder el equilibrio, pruebe a realizar el ejercicio apoyando una mano en una pared.

Mantenga los brazos, hombros y cuello relajados. La pierna que se levanta tiene que mantenerse sin tensión en la medida que sea posible, y la rodilla que dibuje los círculos debe moverse con suavidad. Antes de empezar, permanezca de pie con la espalda recta y respire profundamente durante unos momentos.

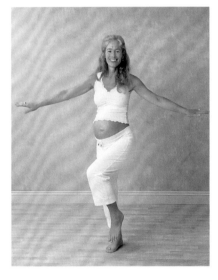

1 Tiene que levantar la pierna izquierda, doblando la rodilla. Apoye el peso del cuerpo en la pierna derecha, estire los brazos a ambos lados para mantener el equilibrio y asegúrese de tener la espalda recta. Balancee la rodilla izquierda tan alto como pueda.

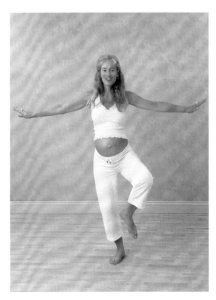

2 Lleve la rodilla izquierda a un lado para abrir la zona de la cadera izquierda y así podrá crear algo de espacio en el abdomen y la pelvis.

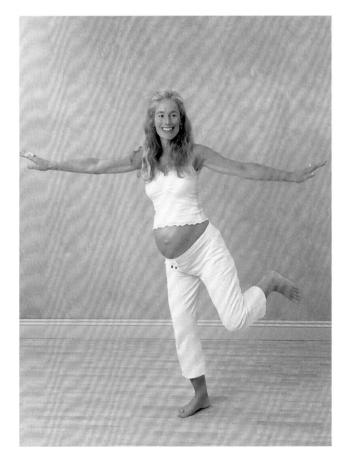

3 Tiene que balancear el pie izquierdo lentamente hacia atrás y luego ha de dar una patada con este pie. Finalmente, debe balancear la rodilla hacia delante y luego estirar la pierna izquierda y apoyar con firmeza el pie en el suelo. Puede repetir el ejercicio con la pierna derecha.

Empujar el cielo

En esta postura llena de energía empujamos extendiendo las palmas hacia el cielo. El objetivo es levantar y reforzar los músculos de la parte superior del cuerpo y dejar espacio libre en la parte inferior, con lo que puede flexionar los músculos de los muslos. Tiene que usar el diafragma y respirar profundamente, para que así utilice todos los músculos del abdomen.

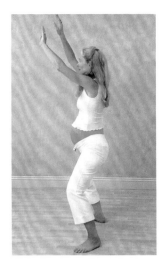

1 Con los pies separados y los dedos apuntando hacia fuera, flexione las rodillas y mantenga la postura con comodidad. Tiene que tener la columna vertebral recta y meter el cóccix a la vez que levanta los brazos. Empuje primero con una palma y luego con la otra. Gire las palmas de la mano hacia arriba si puede. Sentirá cómo se estira cada uno de los laterales del cuerpo.

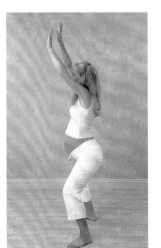

2 Tiene que mantener los brazos por encima de la altura de la cabeza. Empuje con las dos manos hacia arriba mientras flexiona las rodillas un poco más, casi hasta quedar en cuclillas. Este movimiento debe hacerlo mientras exhala, así sentirá cómo se estira la parte central del cuerpo.

Girar el cuerpo

Este ejercicio libera tensión en la zona del cuello y los hombros, y hace las veces de contra-postura a los círculos con la rodilla, que pone todo el esfuerzo en los laterales. Debe respirar profundamente y girar todo el torso.

Estirar el perineo mientras está sentada

Necesita un taburete bajo y varias almohadas o cojines para apoyarse a la hora de llevar a cabo este estiramiento suave de la zona perianal, que es un ejercicio útil para prepararse para el parto. Coloque un cojín en el taburete y el resto en el suelo, donde va a apoyar la rodilla, como se indica en el paso 2. La respiración es muy importante cuando se lleva a cabo un estiramiento en yoga. De lo contrario, sólo estaría estirando ligeramente la zona de la ingle. Recuerde que los movimientos deben ser lentos y suaves.

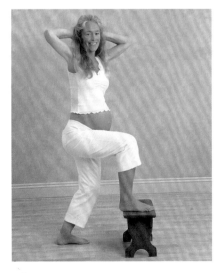

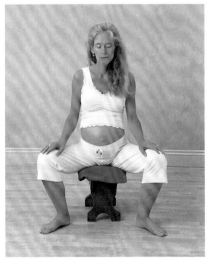

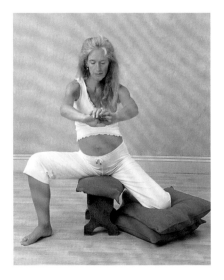

1 Coloque el pie derecho sobre un taburete con el muslo paralelo al suelo. Levante los brazos y apunte con los codos hacia fuera. Coloque las palmas detrás de la cabeza, con el cuello recto. Respire y cuando exhale gire cabeza y hombros a la derecha. Deje que el pecho siga a los hombros, pero mantenga la parte inferior del cuerpo fija. Vuelva al centro, cambie la pierna y repita el ejercicio en la otra dirección.

1 Coloque un cojín sobre el taburete y luego debe sentarse a horcajadas sobre el mismo, con las rodillas separadas y los pies apoyados con firmeza en el suelo. Estire el cuerpo siguiendo la dirección de la columna vertebral y presione la palma de las manos sobre los muslos. Respire con normalidad pero de forma regular mientras realiza el estiramiento.

2 Aplique presión sobre el pie derecho y baje la rodilla izquierda al suelo, colocándola encima de los cojines. Este es un buen ejercicio para estirar la zona del perineo y la ingle izquierda. Junte las manos. Inhale mientras aleja las palmas, aplicando un poco más de presión sobre el pie derecho. Empuje un poco al exhalar y levántese al inhalar de nuevo. Repita este ejercicio varias veces cambiando de pierna.

Ejercicios para las caderas en el agua

Ofrecemos aquí algunos ejercicios de yoga para realizar en la piscina. Flotar en el agua permite que sea ésta la que soporte el peso, lo que hace que los estiramientos sean más sencillos. Tendrá que elevar una de las piernas para girar y abrir la cadera, lo que supondrá poner en movimiento los músculos de la parte inferior de la espalda, al tiempo que utiliza los músculos de la pelvis. Estos ejercicios evitan y alivian problemas de espalda como la ciática y la inflamación. Empiece dibujando pequeños círculos con la rodilla, amplíe el tamaño y dibújelos con las caderas. Practique poco a poco, arrastrando tanta agua como sea posible.

Dibujar círculos con las rodillas

Para este ejercicio, debe ponerse de cara a la pared y sujetar una de las barras de la escalerilla o el borde de la piscina, o bien, colóquese de cara al agua y descanse los brazos sobre un tipo de flotador alargado. También puede llevar a cabo el mismo ejercicio de cara a la piscina sujetándose a la barra de la escalerilla desde atrás o colocando el flotador bajo los brazos y detrás de la espalda. Cuando esté de cara a la pared la parte del cuerpo que se estira más es la parte inferior de la espalda, mientras que cuando está de cara al agua hace más esfuerzo con la pelvis.

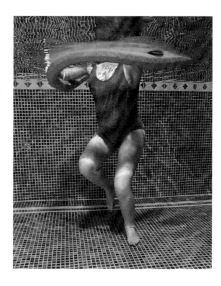 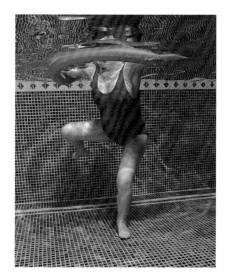

1 Empiece de pie. Flexione ligeramente la rodilla de la pierna de apoyo. Eleve la otra pierna, flexione la rodilla mientras lo hace. Mantenga la parte superior del cuerpo relajada.

2 Mueva la rodilla para dibujar pequeños círculos uniformes en el agua. Mantenga todo el cuerpo relajado y perciba la resistencia del agua. Cambie la pierna de apoyo y repita el ejercicio.

Dibujar círculos con las caderas

Empiece de pie, de cara a la pared, y sujete la barra de la escalerilla o el borde de la piscina, o bien apoye los brazos sobre un flotador alargado colocado frente a usted. Flexione las piernas algo más que en el ejercicio en el que se dibujan círculos, para así permitir que la otra pierna tenga más espacio mientras utiliza una cadera para realizar el movimiento rotatorio.

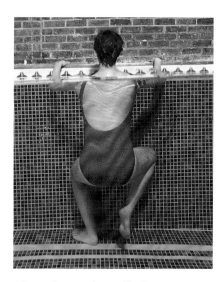 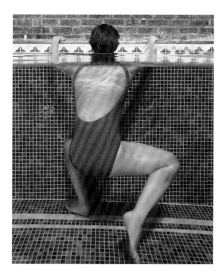

1 Levante una pierna, flexione una rodilla. Lentamente, dibuje un círculo con la cadera y la rodilla, percibiendo la resistencia del agua. Puede empezar con pequeños círculos.

2 Aumente gradualmente el tamaño de los círculos empujando la rodilla que ha levantado. Exhale cada vez que abra la rodilla. Luego debe repetir el ejercicio con la otra pierna.

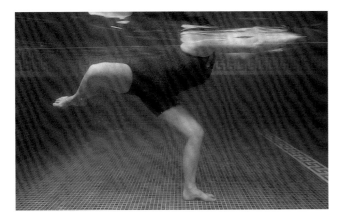
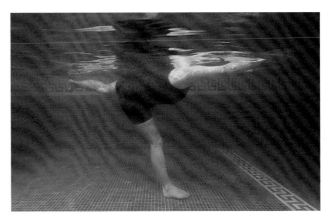

3 Debe alejarse del lateral de la piscina. Puede hacer círculos más amplios, estirando la pierna hacia un lado, luego la flexiona de nuevo para volver a traer la pierna de vuelta al centro. Realice este ejercicio unas cuantas veces. Respire profundamente, utilizando los músculos del abdomen.

4 Ahora debe extender hacia atrás la pierna que ha elevado antes y luego debe volver a colocarla en su sitio. A medida que mejore su forma física podrá extender la pierna hasta una mayor altura, hacia la superficie del agua, mientras que estira la pierna en la que se apoya.

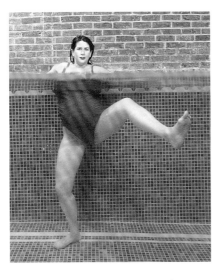
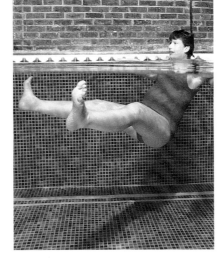
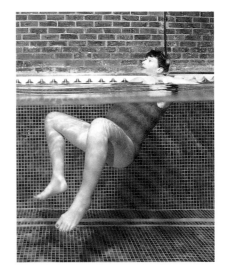

5 Desplácese hasta que apoye la espalda contra el lateral de la piscina, o bien coloque un flotador detrás de los brazos. Dibuje círculos con la pierna, abriendo las caderas hacia los laterales mientras mantiene la espalda recta.

6 Extienda los brazos mientras se sujeta a la barra, el borde de la piscina o se apoya en un flotador, luego debe trabajar con toda la cadera al mismo tiempo, utilizando las piernas y un movimiento amplio desde atrás.

7 Ahora debe estirar las piernas hacia fuera, colocándolas delante. Flexione las piernas hacia dentro al exhalar. Mantenga la parte superior del cuerpo tan relajada como sea posible.

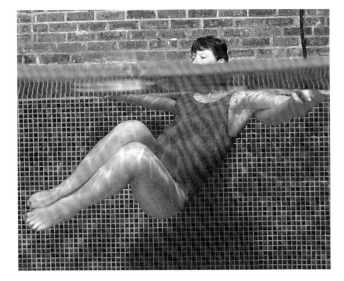

8 Complete la rutina juntando las piernas y realizando un movimiento giratorio con las mismas. Al principio, debe dibujar pequeños círculos, luego, de forma gradual, debe aumentar el tamaño de los círculos, respirando profundamente durante todo el ejercicio. Con práctica, el movimiento con el que dibuja los círculos empezará a ser más uniforme y regular.

Cuidados prenatales

Los tres puntos en los que se basa el cuidado prenatal en esta etapa del embarazo son: acudir a las revisiones prenatales, ir a las clases de preparto y cuidar el estado general de salud.

REVISIONES PRENATALES

La mayoría de las mujeres acuden a la clínica para realizar una revisión cada mes hasta la semana 28, cada quince días hasta la semana 36 y luego semanalmente hasta el parto. Durante las revisiones, se llevan a cabo los siguientes controles:

- Control del peso.
- Control de la presión sanguínea, para detectar la preeclampsia.
- Análisis de orina, para detecta signos de preeclampsia y diabetes.
- Comprobar el latido del corazón del bebé.
- Comprobar el tamaño de su vientre, para monitorizar el crecimiento continuo del bebé.
- Comprobar el estado de sus manos y pies para detectar cualquier signo de inflamación, que puede indicar que existe preeclampsia.

La presión sanguínea

El embarazo trae consigo enormes cambios en el volumen del flujo de sangre y la presión sanguínea, en parte debido a que el corazón ahora late mucho más rápido y con más frecuencia de lo normal, y también por los cambios hormonales en los vasos sanguíneos. La presión sanguínea habitualmente vuelve a la normalidad pocos días después del parto.

Tener problemas de hipertensión al inicio del embarazo puede indicar la existencia de una serie de problemas, incluyendo enfermedades renales y diabetes. Al final del embarazo, no suele suponer un problema tener hipertensión, a no ser que exista otra complicación. La hipertensión combinada con la inflamación de los tobillos y los pies, si además ha ganado mucho peso y aparece proteína en la orina, son signos de preeclampsia, que aparece en uno de cada de 20 embarazos.

¿Qué es la preeclampsia?

La preeclampsia es un problema del que aún no conocemos todos los datos, pero se cree que sea debido a anomalías en la secreción de hormonas, la secreción de los riñones o a que la placenta produce sustancias anormales. Una preeclampsia leve suele ser fácil de tratar, normalmente basta con descansar. Si no se trata puede llegar a ser una eclampsia, que es una complicación peligrosa del embarazo.

Un ataque de eclampsia reduce de manera dramática el suministro de oxígeno que recibe el feto y también puede poner en peligro la vida de la madre. Si tiene un ataque, el niño tiene que nacer de inmediato, de modo que hay que inducir el parto de inmediato o llevar a cabo una cesárea de emergencia. Es posible que no perciba ningún síntoma si tiene preeclampsia, por este motivo es tan importante que acuda a las revisiones periódicas. Los síntomas de estas complicaciones son:

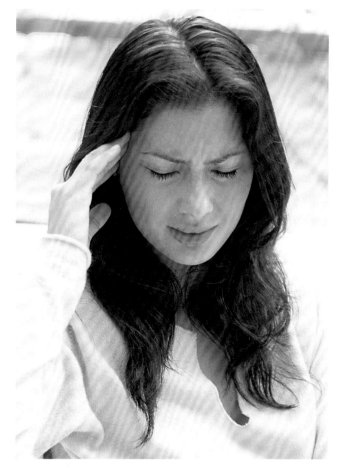

Un dolor de cabeza intenso acompañado por episodios de visión borrosa o luces que parpadean pueden ser síntomas de una preeclampsia.

- Dolores de cabeza intensos.
- Molestias visuales como luces parpadeantes o visión borrosa.
- Vómitos.
- Dolor intenso en la parte superior del abdomen.
- Los pies, tobillos o las manos se inflaman de forma repentina.

En caso de que tenga cualquiera de estos síntomas durante el embarazo debe buscar ayuda médica de inmediato, si cualquiera de estos problemas es grave debe llamar a una ambulancia.

> ❝ Si usted o su pareja tienen cualquier duda sobre su salud, la del bebé o los cuidados prenatales, es mejor que consulte con un profesional. ❞

La ecografía en la semana 32

Lo más probable es que le hayan hecho una ecografía en la semana 20 del embarazo. Si está recibiendo algún cuidado prenatal especial porque se ha identificado un factor de riesgo en el embarazo, le realizarán otra ecografía en la semana 32. Esto permite medir de manera precisa la cabeza y el abdomen del bebé. La información que se obtenga de la ecografía en esta etapa del desarrollo es más precisa que la que se obtiene a través de un examen físico.

CUIDAR DE LA SALUD

Durante el tercer trimestre debe seguir comiendo de forma sana todos los días, practicando ejercicio y evitando las zonas cargadas de humo y el alcohol. En esta etapa es muy importante que haga todo lo que pueda para no estresarse y trate de relajarse, descanse y duerma muchas horas cada día. Esto no sólo ayudará a prepararla para el parto, sino también a ser capaz de hacer frente a las necesidades del recién nacido.

Si usted o su pareja tienen cualquier duda sobre su salud, la del bebé o los cuidados prenatales, es mejor que consulte con un profesional. El médico, la comadrona, el personal del hospital o el profesor de las clases de preparto están ahí para responder a todas las preguntas que pueda tener.

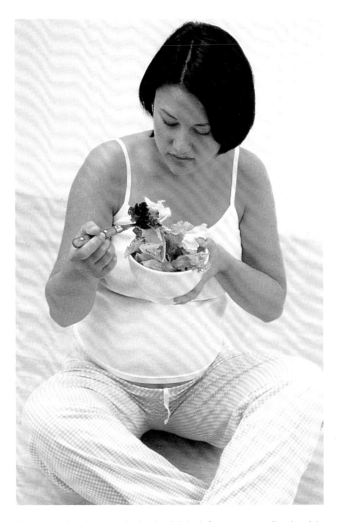

Debe cuidar de su salud y la del bebé con un estilo de vida sano, lo que come y las horas que dedica al ejercicio y a la relajación son muy importantes.

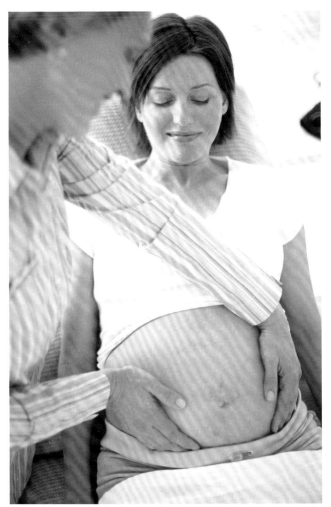

CUANDO UN BEBÉ LLEGA ANTES DE TIEMPO

Un bebé pretérmino es el que nace de forma natural o el que nace tras un parto provocado por razones médicas unas tres semanas antes de la fecha que se había calculado para el parto. Un bebé prematuro es el que nace más de tres semanas antes de la fecha del parto. Estos bebés tienen un mayor riesgo de sufrir problemas respiratorios durante los primeros días de vida y es posible que necesiten cuidados especiales. Se les pueden administrar fármacos para activar de forma artificial los pulmones y hacer que maduren de manera más rápida. Estos fármacos funcionan únicamente si se administran al inicio del tercer trimestre (aproximadamente en la semana 29-33) y sólo si el médico decide provocar el parto prematuro. Una vez que el bebé ha nacido, existe la opción de conectarlo a un respirador. También necesitará mantenerse en un ambiente cálido mientras acumula las reservas de grasa que debería haber ido creando antes del parto.

Durante cada una de las revisiones periódicas, la comadrona palpará el abdomen para comprobar el tamaño del útero y de ese modo saber cómo está creciendo el bebé.

Clases de preparto

Los distintos tipos de clases de preparto son muy diferentes de las revisiones periódicas, que se suelen llevar a cabo en la clínica. Mientras las revisiones clínicas se centran principalmente en los aspectos relacionados con la salud, las clases de preparto tratan cuestiones prácticas y de tipo anímico relacionadas con el embarazo y el parto. Las clases suelen tratar una amplia variedad de temas, desde el sexo durante el embarazo hasta las posibles opciones para aliviar el dolor del parto.

Muchas mujeres consideran que estas clases son útiles. No sólo aportan información importante, sino que además le proporcionan la oportunidad de preguntar las dudas que pueda tener, y de compartir experiencias con otras mujeres que se encuentren en la misma etapa del embarazo que usted. A menudo las mujeres crean amistades en estas clases que se mantienen después de que los niños hayan nacido. Ésta también puede ser una buena fuente de apoyo durante los primeros meses de la vida del niño.

Las clases de preparto reciben distintos nombres: clases para futuros padres, clases para el parto o clases de preparación para ser padres. También es posible elegir clases activas para el parto, que suelen fomentar la práctica del yoga. Las clases las organizan diferentes organizaciones, como las autoridades sanitarias, las organizaciones benéficas y también hay profesores independientes. El médico le informará sobre los tipos de clases y las ofertas disponibles para que pueda elegir el sistema que más le convenga.

Las clases suelen realizarse cada semana durante cinco o seis semanas o quizás ocho y asistirá a las mismas durante los últimos dos meses del embarazo. La mayoría de las clases animan a los futuros padres a que acompañen sus parejas en las clases y ofrecen consejos específicos para ellos. Sin embargo, también puede ir sola o llevarse a una amiga o a un familiar.

Las clases de preparto ayudan a comprender exactamente lo que ocurre durante el embarazo y el parto. Aquí vemos cómo la profesora usa un modelo de un bebé y de una pelvis para explicar cómo nacen los bebés en posición de nalgas (primero los pies o las nalgas).

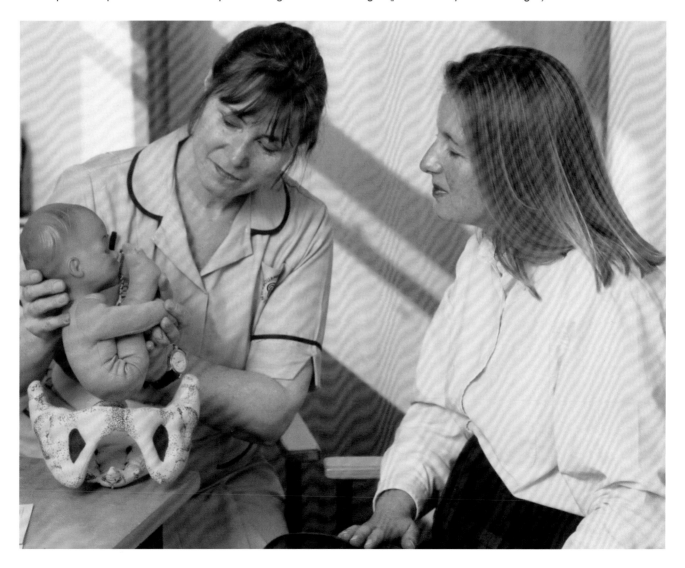

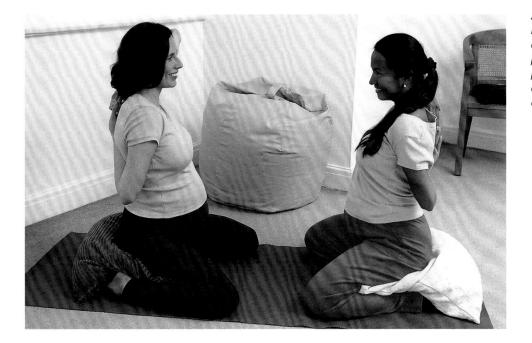

Aprenderá ejercicios sencillos para aliviar el dolor de espalda y preparar el cuerpo para el parto. Puede practicar estos ejercicios de forma regular en casa con una amiga.

LOS TEMAS QUE SE TRATAN EN LAS CLASES DE PREPARTO

Las clases de preparto siempre le van a ofrecer a usted y a su pareja la oportunidad de preguntar cualquier duda que puedan tener. Las clases normalmente tratan una serie de temas cada semana, que incluirán todos o casi todos los que vamos a enumerar a continuación:

El embarazo

- Dieta, salud y estado físico durante el embarazo.
- Cuidado de los dientes y encías.
- El baño durante el embarazo.
- Postura y problemas de espalda.
- Ropa premamá.
- Relaciones y el sexo durante el embarazo.
- Hablar con la pareja sobre el embarazo, el parto y la paternidad.
- Cómo está creciendo el bebé, los puntos fundamentales del desarrollo del feto.
- Cómo hacer frente a las molestias comunes del embarazo, como las hemorroides, el estreñimiento y el dolor de espalda.
- Ejercicios, incluyendo ejercicios en el suelo para la zona de la pelvis, que le ayuden a prepararse para el parto y a prevenir problemas como la incontinencia por estrés.

El nacimiento

- Ejercicios de respiración para el parto. En las clases de preparto se enseña cómo cambiar el ritmo de la respiración de forma deliberada durante el parto, adaptándose a las características cambiantes de las contracciones. Esto le ayudará a controlar el parto y hacer frente al dolor. Para sincronizar la respiración con las señales que recibe del útero deberá concentrarse completamente y es importante que practique las técnicas con regularidad antes del parto. Muchas clases incluyen asesoramiento especial para los futuros padres o amigos que ayudan a las embarazadas y que serán las personas encargadas de apoyar y ayudar a la madre durante el parto.
- Una visita a la sala de maternidad y al paritorio. Esta visita le ayudará a comprender la tecnología empleada en el momento del parto: se le explicarán los términos médicos y tendrá la oportunidad de ver parte del equipo. También podrá ver las opciones disponibles en su unidad de maternidad (por ejemplo, zonas preparadas para dar a luz en el agua) y se familiarizará con la sala de maternidad y el paritorio.
- Lo que se necesita si se quiere dar a luz en casa.
- Cómo reconocer los signos que indican que el parto ha empezado.
- Qué ocurre durante el parto.
- Las opciones para aliviar el dolor durante el parto.
- Los partos cuando el bebé viene de nalgas.
- Intervenciones médicas, tales como inducir el parto, la cesárea y los partos asistidos.

Después del nacimiento

- Dar el pecho o alimentar al bebé con biberón.
- Cómo cuidar de los pezones cuando se está dando el pecho, hacer frente a otros problemas relacionados, como la mastitis.
- Qué necesita después del parto, sujetadores especiales y otras prendas de ropa.
- Qué necesita para el bebé, equipamiento y ropa.
- Indicaciones básicas para cuidar de un bebé, incluyendo cómo se cambia un pañal y cómo se baña un bebé.
- Cómo reconocer los síntomas de la depresión postparto.
- Consejos sobre métodos anticonceptivos después del parto, porque es fácil que vuelva a quedarse embarazada con rapidez después del nacimiento del bebé. Es mejor retrasar el siguiente embarazo hasta que hayan pasado al menos unos nueve meses del anterior parto.

Control de problemas frecuentes

El bebé casi ha duplicado su tamaño durante el tercer trimestre y el cuerpo de la madre ha tenido que estirarse y crecer para poder albergar al feto. No es de extrañar que muchas mujeres sientan que su cuerpo pesa mucho y estén incómodas durante esta etapa del embarazo.

Puede resultar difícil encontrar una postura cómoda para dormir, por lo que puede sentir cansancio. También es posible que se quede sin aliento, dado que el útero que sigue creciendo presiona los pulmones, y puede tener problemas circulatorios, como que se le inflamen los tobillos.

Debe asegurarse de descansar todo lo posible durante el día, especialmente si no concilia bien el sueño de noche y debe poner los pies en alto de forma regular. Si experimenta otras molestias de poca importancia puede recurrir a las terapias complementarias, que a menudo son beneficiosas a la hora de aliviar estos problemas. Sin embargo, siempre debe consultar los consejos de seguridad relevantes de la Sección Cuatro de este libro y hablar con la comadrona o el médico antes de utilizar cualquier remedio.

Durante las revisiones periódicas debe informar a la comadrona sobre cualquier síntoma que esté experimentando. Consulte primero con el médico en caso de que los síntomas en cuestión sean graves, persistentes o le supongan un motivo de preocupación.

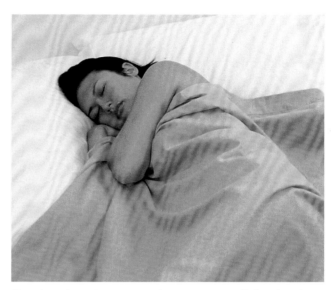

Dormir es la mejor manera de recuperarse. Debe dormir tanto como pueda durante las últimas semanas del embarazo. Necesitará estar descansada para prepararse para el parto.

Calambres. A menudo se tienen calambres en las piernas al final del embarazo. Puede deberse a una falta de calcio y magnesio, por lo que es mejor que consuma productos lácteos, sardinas y verduras de hoja verde (para obtener calcio) y muchas nueces y semillas (para obtener magnesio). La vitamina B2 también puede ayudar, esta vitamina se encuentra en el yogur, la carne magra y los cereales enriquecidos para el desayuno. Debe beber mucha agua y practicar ejercicio con regularidad. Si tiene un calambre debe masajear con energía la pantorrilla. Puede intentar flexionar el pie al mismo tiempo que aplica el masaje para que los dedos se queden orientados hacia arriba.

Incontinencia por estrés. Las perdidas de orina pueden ser un problema especialmente molesto, pero es muy común entre las embarazadas. Normalmente se debe a que se debilita la zona de la pelvis que sujeta el cuello de la vejiga. Para evitar la incontinencia por estrés debe practicar ejercicios con la zona inferior de la pelvis varias veces al día, apretando los músculos que rodean la vagina y el ano, como si mientras orinase se esforzase por detener la orina. Debe mantenerse así mientras cuenta hasta cinco y luego puede soltar. Tiene que repetir este ejercicio cinco veces o más.

Es muy probable que tenga perdidas de orina cuando levante peso, se ría, tosa o estornude. Por tanto, debe sujetar la parte inferior de la pelvis cada vez que realice una de estas acciones. El ejercicio regular y el yoga también pueden ayudar a reforzar las paredes de la zona de la pelvis.

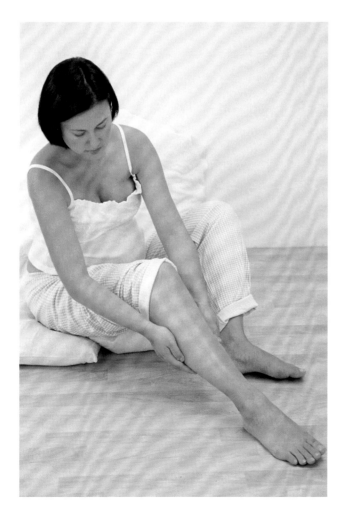

Si tiene un calambre en la pantorrilla, debe masajear la zona con fuerza y luego apretar la zona. Debe realizar un poco de ejercicio cada día, por ejemplo, un paseo de media hora.

Dolor de espalda. Casi todas las mujeres embarazadas sufren dolor de espalda en el tercer trimestre y algunas incluso antes. El peso del bebé que va creciendo en el útero altera el centro del equilibrio y para compensarlo es posible que camine o se siente con posturas poco adecuadas. Un profesor de técnica Alexander puede ayudarle a cambiar la postura y un quiropráctico o un osteópata también pueden aportar ideas beneficiosas. Practicar con regularidad yoga o Pilates a menudo ayuda, debe pedirle a su instructor que le recomiende ejercicios específicos para que pueda hacerlos en casa. Un masaje suave también puede aliviar las molestias. La osteopatía y los quiroprácticos son opciones a tener en cuenta.

Dolor en la sínfisis púbica. La articulación de la pelvis (la sínfisis púbica) se suaviza para prepararse para el parto, lo que hace que se cargue la zona de la columna y la pelvis. Esto puede causar dolor en la zona del pubis y a menudo en la parte inferior de la espalda y en la ingle. Debe informar al médico si experimenta dolor para que le recomiende un fisioterapeuta que le recete una faja de sujeción. Otra opción útil es acudir a sesiones regulares con el quiropráctico o con el osteópata. Otras terapias que también pueden ayudarle son la acupuntura, el reiki, la reflexología y la técnica Alexander.

Quedarse sin aliento. A medida que el útero se vaya expandiendo presionará los pulmones, lo que la dejará sin aliento o hará que empeore cualquier problema respiratorio anterior, como el asma. Puede ser muy útil practicar ejercicios de respiración para mejorar el control de la respiración, para esto es bueno practicar yoga, Pilates y la técnica Alexander. Si el problema es peor cuando se tumba, debe colocar varias almohadas debajo para elevar la parte superior del cuerpo. Si sufre asma debe comer pescados grasos, el aceite de pescado previene los ataques. La homeopatía, aromaterapia, acupuntura, reflexología y el reiki puede ayudar en caso de tener asma o que se quede sin aliento.

Indigestión o ardor de estómago. Estos problemas pueden empeorar en el tercer trimestre, cuando el útero que sigue creciendo presiona el estómago. Comer poco, a menudo y despacio es la manera más sencilla de evitar estas molestias, además debe evitar los alimentos picantes o con muchas especias. Beber una taza de té de bálsamo de melisa o de reina de los prados después de cada comida también puede ayudar. Si sufre ardor de estómago es mejor que no se incline ni tampoco es bueno que se tumbe hasta que no pase una hora después de la última comida.

Picores en la piel. Los cambios hormonales durante el embarazo pueden hacer que tenga problemas cutáneos, sobre todo en el tercer trimestre. Si tiene la piel seca y con tendencia a picores es mejor que coma más pescados grasos, nueces y semillas. Debe hidratar la piel con una loción de onagra o, si lo prefiere, puede usar aceites esenciales de lavanda o de camomila diluidos en una crema o en un aceite base. La homeopatía es otra opción interesante: un homeópata puede recetarle azufre o kali arsenicum. Si la sensación de picor empeora debe consultar con el médico.

Retención de líquidos. Las mujeres embarazadas suelen notar una cierta inflamación en los tobillos, especialmente durante el tercer trimestre. Si tiene los tobillos hinchados, debe descansar con los pies en alto al menos 15 minutos dos veces al día. Dos opciones que pueden resultar útiles es aplicar masajes regulares en las piernas y beber té de diente de león. Si la inflamación es grave y además le duele la cabeza, debe acudir a la consulta del médico de inmediato.

Hipertensión. La presión sanguínea se comprueba en todas las revisiones periódicas, cuando la hipertensión va acompañada por la retención de líquidos y la presencia de proteína en la orina es un síntoma de preeclampsia. Esto puede afectar al embarazo de modo que es importante seguir los consejos del médico. Puede mantener una presión sanguínea saludable si practica deporte de manera regular y sigue una dieta sana y nutritiva que incluya pescados grasos y mucha fruta y verdura; también es recomendable mantener una dieta baja en sal. Reducir el estrés y practicar técnicas de relajación, meditación, yoga o t'ai chi suele ayudar. También puede probar con la medicina basada en las hierbas, la aromaterapia, la cromoterapia, el reiki y la reflexología.

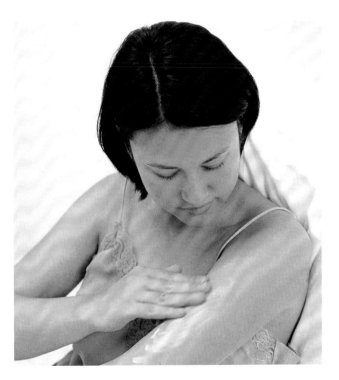

Si desea aliviar de forma inmediata el picor en la piel, puede usar una crema de onagra. También debe aumentar la cantidad de pescado grasos en su dieta.

CUÁNDO HAY QUE LLAMAR AL MÉDICO
Si nota síntomas repentinos o graves debe ponerse en contacto con el médico o llamar a los servicios de emergencia de inmediato. Consulte la página 145 donde aparece una lista de los síntomas que indican que el embarazo puede correr peligro.

Preguntas y respuestas frecuentes

P: Me he peleado con mi pareja/ con mi madre: ¿puede esto afectar o dañar al bebé de alguna manera?, ¿el bebé se da cuenta de este tipo de cosas?

R: En el sentido literal de la palabra, el bebé no se "va a dar cuenta" de que está discutiendo con alguien. No hay manera de que pueda contextualizar lo que usted dice y que logre encontrar su significado. Sin embargo, el hecho de que su corazón lata más deprisa y que aumente su nivel de ansiedad sí se trasmitirá al bebé.

Es mejor hacer todo lo posible para evitar el estrés durante el embarazo y le será útil intentar resolver las disputas de una forma más calmada, hablando, negociando y llegando a compromisos. Una vez que el bebé ha nacido, el niño sí se da cuenta cuando hay una pelea en casa, incluso antes de que pueda hablar.

P: Mi cuerpo está enorme, me siento como si fuera de otro mundo, no me reconozco, me encantaría terminar ya con esto y ver la cara del bebé.

R: Muchas mujeres se sienten del mismo modo en las últimas semanas del embarazo, lo que siente probablemente es del todo normal. Sin embargo, no es una mala idea comentarlo con el médico por si estos sentimientos pueden estar asociados con un caso de depresión o ansiedad grave. Es posible tener una depresión antes del parto, al igual que después, y es mejor tratar el problema lo antes posible.

P: No sé si seré capaz de sobrellevar la pérdida de privacidad que supone el parto. Soy muy reservada y me preocupa el dolor, el no saber nada sobre ese momento. Me da la impresión de que mis amigas han hecho frente a estos miedos mejor que yo.

R: Su pregunta plantea varios temas. En primer lugar, sería una buena idea que comunicase sus miedos y sentimientos a su médico y a la comadrona que se encarguen de su caso para que sepan lo que siente sobre este tema. Ellos pueden asegurarle de que muchas mujeres se sienten igual que usted. Esto también le permitirá decidir si no quiere que haya estudiantes de medicina presentes en el parto.

En segundo lugar, es posible que crea que todas sus amigas han llevado mejor este tema de lo que supone que lo hará usted. Sin embargo, esto puede ser sólo una suposición por su parte. ¿Les ha preguntado lo que sintieron? ¿Sabe si se pusieron nerviosas? Puede ser muy útil tratar estos temas y preguntarles cómo superaron el dolor y la pérdida de privacidad.

En tercer lugar, es posible que la autoestima sea uno de los problemas en su caso. ¿Es usted una persona segura de sí misma? ¿Sufre a menudo de falta de confianza o baja autoestima? Sin duda, usted será capaz de experimentar el momento del nacimiento del bebé. No pasa nada si grita o llora, el personal médico ha asistido a muchos otros partos y ha visto a otras mujeres que han hecho lo mismo. También tiene que recordar que esas personas están ahí para ayudar y cuidar de usted. Debe quedarse tranquila y asegurarse de que va a recibir la mejor ayuda y el mejor apoyo profesional posible.

En cuarto lugar, debe recordar que este será sólo un día y que pasará. Trate de ver el parto como un medio para llegar a un objetivo, que no es otro que ver la cara de su precioso bebé.

P: Estoy embarazada de siete meses pero no me parece que tenga un vínculo emocional con el bebé como le pasa a otras mujeres. ¿Esto es extraño?

R: No. Algunas mujeres sienten cierto alejamiento del embarazo, casi como si el bebé que estuviera creciendo no tuviera nada que ver con ellas. Muchos futuros padres no sienten un vínculo con el bebé hasta que ha nacido.

Sin embargo, muchos padres sienten la necesidad de querer a ese bebé después del parto. Las hormonas se hacen con el control y permiten que la madre sea capaz de alimentar al niño y de sentir el amor protector que se suele sentir al tener un hijo.

Si después del parto sigue teniendo dudas es mejor que trate estos temas con el médico o con un profesional sanitario.

P: Ahora que estoy embarazada, todo el mundo cree que puede venir y tocar mi estómago. Odio que la gente me toque y se atreva a acariciar mi barriga pero no sé cómo evitar esto. ¿Qué puedo hacer?

R: Esta reacción es perfectamente normal y les sucede a muchas mujeres, a veces la gente se cree que la barriga de una embarazada es propiedad pública en lugar de una parte de su cuerpo. Aparte de quedarse en casa no hay mucho más que pueda hacer, excepto explicarle amablemente a la gente que su embarazo es un tema muy personal y que preferiría si no la tocasen.

P: ¿Cómo sabré en qué momento tengo que ir al hospital?

R: Debe memorizar los signos de aviso del parto y hacer que su pareja o una amiga también los memorice. Estos signos son:
- Romper aguas.
- Mucosidad de color rosado tintada con un poco de sangre.
- Las contracciones son regulares y cada vez más dolorosas, duran aproximadamente 40 segundos o más. (Una falsa alarma suele venir acompañada de contracciones irregulares que duran menos de 20-30 segundos).

Si tiene cualquier duda puede llamar por teléfono a la comadrona para que le aclare si ya ha empezado el parto o no.

P: ¿Qué pasa si me pongo de parto, por ejemplo, en el tren o en el autobús? ¿Debo tomar medidas desde este momento?

R: El parto es un proceso que lleva tiempo y hay que recordar que los trenes se detienen. Varios niños han nacido en coches, autobuses, aviones y barcos, aunque está claro que uno prefiere evitar este tipo de situaciones. Para eso es útil llevar consigo un móvil con batería y saldo en todo momento. A partir de la semana 38, es mejor evitar los viajes largos fuera de casa y de la ciudad en la que ha decidido tener al bebé. Si espera gemelos debe empezar a tener cuidado a partir de la semana 35.

P: He empezado a preocuparme puesto que es posible que mi pareja no esté conmigo cuando nazca el bebé, tiene que viajar mucho por trabajo y a veces le avisan de un día para otro. Últimamente me da pánico pensar que él no estará en el parto.

R: En este caso, es posible que prefiera que una amiga o un familiar se quede con usted durante la última etapa del embarazo, de manera que es mejor que pregunte si alguien está dispuesto a hacerlo. Si no tiene amigas o familiares que vivan cerca de su casa puede preguntarle a una vecina si quiere ayudarla y comentar la situación con el médico o la comadrona. Es posible que estos últimos puedan darle información sobre los servicios locales de apoyo a las mujeres embarazadas.

La cuenta atrás hacia el parto

" Lo más importante es centrarse
y prepararse para el parto. "

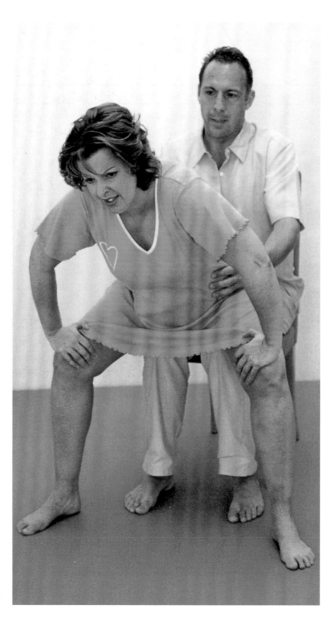

Ver la cara del bebé por primera vez es un momento mágico, feliz y que te deja sin aliento, un acontecimiento que recordará durante el resto de su vida. Apenas le quedan unas semanas para poder disfrutar de ese momento.

Mientras espera, lo más importante es centrarse y prepararse, tanto como sea posible, para el parto y las primeras semanas del bebé. Cualquier otro tema, el trabajo, la vida social, las tareas domésticas, debe quedar relegado a un segundo plano.

Su cuerpo abulta más que antes y es posible que se sienta cansada constantemente. Ahora es más importante que nunca centrarse en descansar y relajarse. Debe evitar la fatiga porque luego le va a costar más recuperar fuerzas, una vez que el bebé haya nacido lo más seguro es que el niño interrumpa su sueño con frecuencia. Si puede debe dormir un poco a media tarde. Tiene que beber mucha agua cada día para eliminar las toxinas del cuerpo y para reducir la sensación general de fatiga.

La práctica hace al maestro. Puede probar con su pareja las diferentes posturas del parto, ya sea de pie, en cuclillas, o de rodillas. De esta manera, ya sabrá lo que prefiere cuando llegue el momento. Mientras practica debe tener cuidado y no empujar ni ejercer una presión considerable hacia abajo.

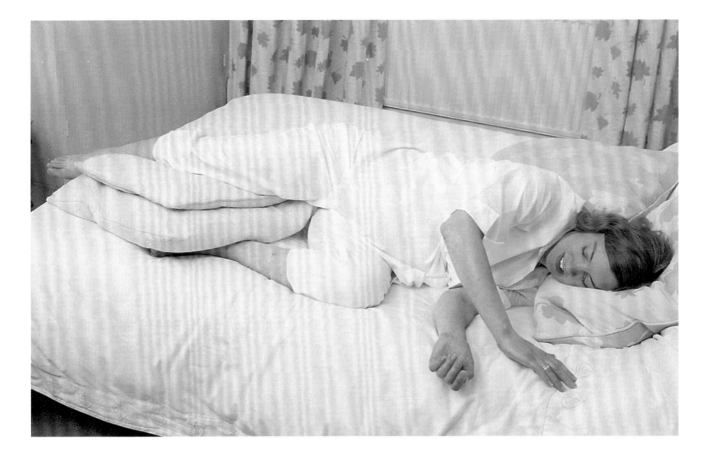

Tiene que alimentarse de manera regular y con una dieta sana. Esto le ayudará a sobrellevar mejor las horas de parto. Es importante llevar a cabo algo de actividad y practicar ejercicios no muy agotadores durante las últimas semanas. Hay que intentar realizar algo de ejercicio a diario. También es beneficioso prepararse mentalmente para el parto, mediante ejercicios de respiración, relajación y visualización, además de disfrutar de periodos de contemplación en silencio cada día.

Desde el punto de vista práctico, lo más seguro es que ya haya decidido dónde va a dormir el bebé. Estará decorando su cuarto o su espacio dentro de la casa y comprando todo lo que el niño va a necesitar. Crear un espacio acogedor para el bebé puede ser una experiencia emocionante y es una oportunidad para que comparta los preparativos de forma práctica con su pareja.

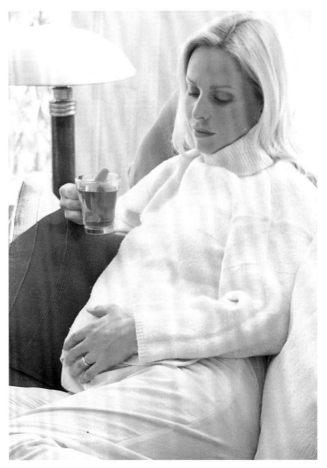

Foto de la parte superior: Esta postura para descansar le puede parece muy cómoda al final del embarazo. Debe colocar algunos cojines, dos o más, debajo de la pierna que se encuentra arriba para aliviar la presión en los vasos sanguíneos del abdomen.

Debe reservar algo de tiempo todos los días para sentarse y relajarse en compañía del bebé que aún no ha nacido. Esto ayuda a crear vínculo entre la madre y el hijo.

El plan para el parto

Dar a luz es la experiencia más personal e intensa en la vida de una mujer. Es natural que quiera que dicha experiencia sea tan cómoda y libre de ansiedad como sea posible. A menudo, las mujeres tienen diferentes puntos de vista sobre el parto y en la actualidad tanto las comadronas como los hospitales tratan de adecuarse a las preferencias de las madres dentro de lo posible.

Un plan de parto es tomar nota del modo exacto en el que quiere dar a luz y de lo que quiere hacer después del parto. El plan debe incluir detalles sobre el tipo de método o fármaco que quiere para aliviar el dolor y quién quiere que esté presente. También se especifica si quiere tener al niño en casa o en el hospital.

El plan para el parto es algo muy personal, lo que funciona para una mujer puede no ser la opción más adecuada para otra. Es fácil sentirse un poco agobiada por todas las posibles opciones que se ofrecen, pero preparar el plan para el parto puede ser útil para que aclare las ideas y decida lo que quiere. También puede ayudarle a descubrir las dudas que pueden surgir sobre lo que puede hacer. Podrá tratar cada aspecto del parto con la comadrona. Recuerde que la comadrona puede ayudarle a tomar las decisiones adecuadas para su caso.

Puede hablar sobre el plan para el parto con su pareja o con la persona que quiere que la acompañe en el momento de dar a luz, para que esa persona conozca lo que desea hacer. Sin embargo, debe tener en cuenta que las circunstancias pueden cambiar. Es bueno mantener una actitud flexible para sobrellevar mejor todo lo que pueda pasar si el parto no sale exactamente como había planeado.

ELEMENTOS QUE COMPONEN UN PLAN PARA EL PARTO

Dependiendo del país y del hospital, los planes para el parto pueden ser muy diferentes. Los elementos que casi todos los planes suelen incluir son:

Preparar un plan para el parto suele ayudar a la hora de plantearse de forma seria todas las opciones disponibles. Esto puede ayudar a la madre a identificar lo que realmente es importante, por ejemplo, que el especialista en aromaterapia esté presente en el parto y asegurarse de que puede recibir la epidural si fuera necesario.

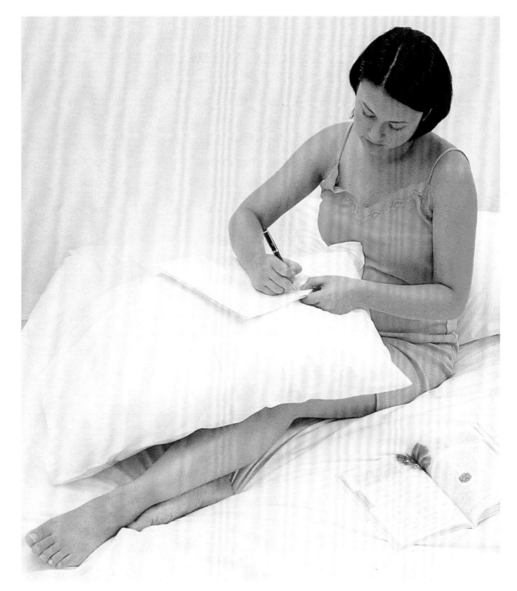

- Dónde quiere dar a luz.
- Anotar quién quiere que esté presente en el parto (su pareja, un(a) amiga/o, un familiar, un especialista en acupuntura, en hipnoterapia, etc).
- Qué posición quiere adoptar durante el parto.
- Lo que opina sobre monitorizar al bebé.
- Lo que opina sobre la inducción del parto.
- Lo que opina sobre la episiotomía.
- Detalles sobre el tipo de alivio para el dolor que quiere.
- Si quiere que le dejen el bebé en los brazos apenas nazca o si prefiere que antes lo limpien.
- Si quiere darle el pecho o alimentar al bebé con biberón.
- Lo que opina sobre quedarse en el hospital después del parto.

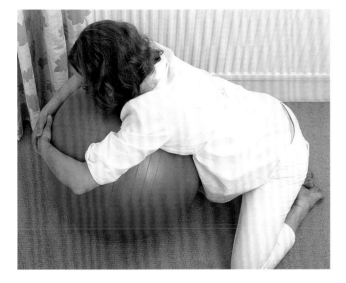

UN PLAN FLEXIBLE

Tiene que recordar que un plan para el parto es una lista de sus preferencias no un programa obligatorio para el día con lo que va a pasar. Las circunstancias durante el parto pueden cambiar en cada caso, cada momento tiene su propia velocidad. El que se cumpla o no el plan para el parto depende de todo lo que ocurra antes, durante y después del nacimiento del bebé.

Algunas mujeres prefieren no preparar un plan para el parto y no pasa nada si se presenta en el hospital sin tener un plan hecho. Del mismo modo, muchas mujeres cambian de opinión sobre algunas de las cosas que habían elegido. Por ejemplo, la mayoría de las mujeres prefiere evitar una episiotomía. Sin embargo, si el bebé está sufriendo mucho (le falta oxígeno) y necesita nacer de forma rápida mediante el uso del fórceps, es posible que sea necesario realizar una episiotomía. Del mismo modo, algunas mujeres deciden que quieren dar a luz sin ningún método que alivie el dolor. No hay manera de saber el grado de dolor que va a sentir ni tampoco predecir cómo va a hacer frente a ese dolor. En algunos casos, las mujeres cambian de opinión sobre esto y piden que le den algo para aliviar el dolor.

El plan para el parto es por tanto provisional. No supone un compromiso por su parte con un tipo de procedimiento concreto, puede desviarse del mismo todo lo que quiera. El personal médico y de enfermería también estará preparado para desviarse del plan si es necesario para cuidar de su salud y la del bebé.

Debe incluir dentro del plan para el parto todos los detalles de lo que quiere llevar consigo al paritorio, desde una bola antiestrés para el parto hasta aceite de camomila o pastillas homeopáticas.

QUIÉN DEBE ESTAR EN EL PARTO

La mayoría de las mujeres quieren tener a alguien conocido en el parto, normalmente, aunque no siempre, el futuro padre. El acompañante puede ofrecer un valioso apoyo emocional, actuar de intermediario con el personal del hospital y hacer pequeñas cosas que mejoren su estado de bienestar, como acariciarle la espalda o servir un vaso de agua cuando tenga sed.

Tiene que pensar cuidadosamente antes de decidir a quién quiere tener con usted en el parto, y también debe hablar del tema con su pareja. Muchos hombres quieren estar presentes en el nacimiento del bebé, pero otros no se sienten capaces de apoyar a su pareja de este modo. Normalmente es mejor pedirle a una amiga o a un familiar que la acompañe, en lugar de presionar a su pareja.

También puede plantearse la opción de pedir a un especialista de una terapia complementaria que la acompañe en el parto. Por ejemplo, un especialista en acupuntura puede estimular algunos puntos para aliviar el dolor, y un especialista en homeopatía puede recetar algunos remedios para las contracciones.

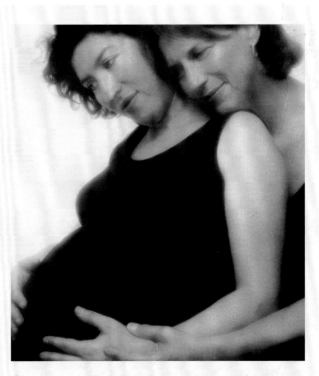

Si va tener el niño sola o si su pareja no se siente capaz de estar presente en el parto, puede pedir a una buena amiga o a un familiar que la acompañe en el parto.

Dónde tener al bebé

La primera cosa que tiene que decidir al planificar el nacimiento es el lugar en el que quiere tener al bebé, en casa o en el hospital. Lo que sienta en este caso es muy importante, pero también tiene que tener en cuenta los temas médicos, además de las instalaciones que tiene que tener en casa para poder dar a luz.

Debe hablar sobre este tema con su pareja, que también puede tener una opinión al respecto. Si quiere tener al niño en casa es muy importante que cuente con el apoyo de su pareja.

DAR A LUZ EN EL HOSPITAL
La mayoría de las mujeres prefieren tener el niño en un hospital, donde disponen de recursos médicos para tratar cualquier complicación que pueda surgir. También se tiene acceso a una amplia variedad de opciones para aliviar el dolor si el parto tiene lugar en el hospital, además de contar con apoyo y asesoramiento después del nacimiento del niño. Lo normal es tener un parto natural (vaginal) con la comadrona en lugar de con el médico. Sin embargo, los médicos estarán a su disposición en caso de que necesite ayuda médica para dar a luz.

Si el parto no tiene complicaciones se le permite volver a casa una vez transcurrido un periodo de entre 6 y 48 horas. Las mujeres y los bebés que no se encuentran del todo bien deben quedarse ingresados más tiempo. Las comadronas de su zona pueden seguir ayudando con las curas en casa durante los siguientes diez días o incluso, en ocasiones, siguen visitando a la madre 28 días después del parto si lo consideran necesario.

DAR A LUZ EN CASA
A algunas mujeres les resulta menos estresante la idea de tener al niño en casa, en su propio entorno. Una de las ventajas de tener al bebé en casa es, por supuesto, que usted es la que manda. Puede ver la televisión al inicio del parto, no tiene por qué ver a nadie si no quiere. Puede poner la música y la cantidad de luz que más le apetezca. Además puede tener tantas personas en la habitación como quiera.

Sin embargo, hay algunos puntos en contra de tener al bebé en casa. La principal desventaja es que no tiene acceso inmediato a cuidados médicos especializados en caso de que algo vaya mal. Esta es la razón principal por la que

ESTAR PREPARADA PARA IR AL HOSPITAL
Es recomendable tener lista una pequeña bolsa unas semanas antes de la fecha en la que se calcula que dará a luz, de modo que si el bebé llega antes de tiempo ya esté preparada. Si espera gemelos debe tener la bolsa lista desde la semana 35 de embarazo. Dentro de la bolsa debe tener entre otras cosas lo siguiente:

- Una bata.
- Unas zapatillas.
- Un par de camisones (mejor que se puedan abrir por delante si quiere dar el pecho).
- Ropa que no sea ajustada y que sea cómoda, como una camiseta amplia, un par de pantalones de chándal o una falda.
- Ropa interior, incluyendo calcetines y un sujetador especializado por si quiere dar el pecho.

- Compresas para después del parto.
- Un poco de lectura.
- Una bolsita de aseo, con un cepillo de dientes y pasta dentífrica, desodorante, una toalla de cara, jabón, champú, maquillaje, pañuelos de papel, limpiadora, hidratante, bolas de algodón, colonia, toallitas húmedas, quita esmalte y peine.
- Aceites esenciales aromáticos, un vaporizador eléctrico, remedios florales y homeopáticos.
- Tés de hierbas (por ejemplo, té de camomila, o de hoja de frambuesa para el parto).
- Spray facial rehidratante.
- Libreta con direcciones y teléfonos.
- Tarjeta telefónica y monedas para llamar desde una cabina (a menudo no se permite el uso del teléfono móvil dentro del hospital).
- Música y un equipo estéreo portátil.
- Botellas de agua.
- Algo para comer durante su estancia en el hospital (frutos secos, nueces y pasas, plátanos, uvas, palitos de zanahoria, galletas tipo cracker, queso, extracto de levadura, barritas de cereales).
- Pijamas para el bebé.
- Una mantita o un chal que no pesen mucho.
- Unos guantes, un gorrito de lana y un traje para el bebé.
- Una sillita para el coche para llevar al bebé a casa de manera segura.

No debe olvidar llevar más de un conjunto de ropa de bebé al hospital.

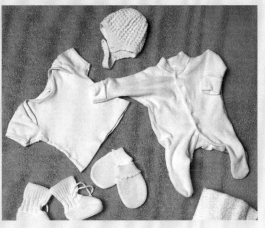

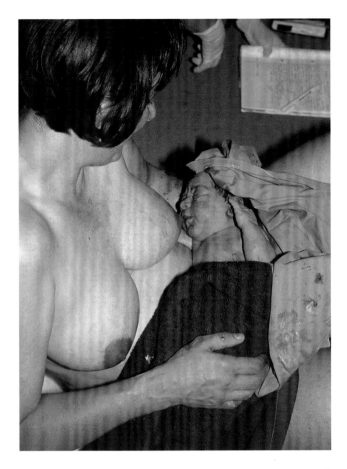

Dar a luz en casa le proporciona un mayor control sobre el entorno. También supone que lo primero que el bebé va a ver, oír y oler formará parte de su hogar.

a muchos médicos no les gusta a idea de que nazca el bebé en casa.

Otro tema que tiene que tener en cuenta es si en casa viven otros niños. Puede resultar difícil o angustiante para ellos oír los gritos típicos del parto, aunque no hay duda de que estarán emocionados al ver al recién nacido. Es mejor que se encargue de que alguien cuide de los niños mientras esté de parto.

Si decide dar a luz en casa puede ser más complicado librarse de la responsabilidad de las tareas domésticas. Debe asegurarse de que alguien la ayuda con el manejo de la casa y de su cuidado. No querrá tener que responder a las llamadas telefónicas y atender a las visitas, horas después del parto. También necesitará que alguien se encargue de limpiar y cambiar la ropa de cama.

LOS MÉDICOS Y LOS PARTOS EN CASA

Muchos médicos comprenden el que algunas mujeres prefieran tener a su bebé en casa. Sin embargo, a menudo tratan de convencer a la futura madre de que no opte por un parto en casa, sobre todo si algún síntoma apunta a que es posible que se presenten complicaciones o si el embarazo corre un riesgo mayor que la media.

Si se produce un problema durante un parto en casa, se puede perder un tiempo muy valioso al llamar a la ambulancia para que recoja a la futura madre y la lleve al hospital. Si las complicaciones son de tipo grave, este retraso puede poner en peligro tanto la vida de la mujer como la del bebé.

Es posible que el médico de familia no acepte realizar las revisiones periódicas de su embarazo si usted ha decidido

dar a luz en casa. Si esto ocurriese, la comadrona debería ser capaz de encontrar un médico que esté dispuesto a hacerlo. En el parto contará con dos comadronas que la asistirán mientras da a luz.

¿Es posible tener el bebé en casa?

Usted tiene todo el derecho de optar por dar a luz en casa. Sin embargo, si se trata de su primer hijo o si su embarazo ha sido clasificado como de alto riesgo, es recomendable que el parto tenga lugar en el hospital. Normalmente no se recomienda el parto en casa en los siguientes casos:

• Mujeres de más de 35 años de edad.
• Embarazos múltiples (gemelos o más).
• Madres primerizas.
• Mujeres que ya tuvieron un parto complicado con el primer hijo.
• Mujeres que han tenido un parto con cesárea, han dado a luz a un bebé ya muerto o que ha muerto al poco de nacer.
• Cualquier mujer que tenga una enfermedad grave que pueda tener una influencia negativa sobre el resultado del embarazo y del parto, como por ejemplo, mujeres con hipertensión, cardiopatías, diabetes, un soplo en el corazón o una enfermedad renal.

QUÉ NECESITA PARA DAR A LUZ EN CASA

No necesita muchas cosas para dar a luz en casa pero los siguientes elementos son esenciales:

• Un sistema de regulación de la temperatura, la habitación debe tener una temperatura de unos 20° C.
• Teléfono, para llamar a los servicios de emergencia en caso necesario.
• Una lámpara regulable para la comadrona.
• Sábanas y toallas limpias que no le preocupe manchar.
• Un camisón limpio para después del parto.
• Compresas.

Estos elementos pueden ser también muy útiles:

• Una silla y un taburete bajo.
• Varios cojines y un gran sofá tipo.
• Una esponja de materiales naturales.
• Agua mineral o zumo de frutas.
• Aceites esenciales aromáticos y un vaporizador, remedios homeopáticos.
• Tés de hierbas.
• Algo para comer durante el parto (fruta seca, nueces y pasas, plátanos, uvas, palitos de zanahoria, galletas tipo cracker, queso, extracto de levadura, barritas de cereales).

Dar a luz en el agua

Independientemente de si quiere tener el niño en casa o en el hospital, puede interesarle la opción del parto en el agua. Las comadronas saben desde hace mucho tiempo que un baño puede ayudar a la futura madre a relajarse y que además alivia el dolor al inicio del parto. Desde la década de los ochenta un número cada vez mayor de mujeres ha escogido pasar gran parte del parto sumergidas y dar a luz en el agua. Uno de cada doscientos partos en el Reino Unido se lleva a cabo en el agua y cada vez son más populares en los Estados Unidos.

Los defensores de este tipo de partos afirman que las mujeres que dan a luz sumergidas en agua templada se benefician de lo siguiente:

- El agua templada ayuda de forma natural a relajarse y calmar los nervios. Una piscina proporciona un espacio privado para dar a luz, lo que ayuda a la futura madre a sentir que tiene el control.
- El agua soporta el peso de la madre, lo que facilita la relajación y hace que cambiar de posición sea menos complicado.
- El agua ayuda aportando soporte al suelo de la pelvis y suaviza la zona del perineo, lo que reduce el riesgo de sufrir desgarros o de que sea necesario practicar una episiotomía.
- Las contracciones son menos dolorosas porque el cuerpo soporta menos tensión, el cuerpo libera endorfinas que alivian el dolor cuando la madre está relajada.
- Cuando el dolor se reduce, la mujer se concentra con más facilidad en la respiración, lo que hace que el parto sea más corto.
- El padre puede meterse en la piscina, con lo que el parto se convierte en una experiencia que pueden compartir en mayor medida.

Los bebés normalmente se sacan del agua apenas nacen, ya sea la madre, el padre, la comadrona o el médico el que se encargue de sacarlos, para que puedan respirar. Sin embargo, la familia se queda dentro del agua después del parto para reafirmar los vínculos familiares.

¿SON SEGUROS LOS PARTOS EN EL AGUA?

Los partos en el agua pueden resultar controvertidos, hay muchos médicos que no aprueban esta opción. Sin embargo, el *British Medical Journal* ha llevado a cabo un estudio sobre los partos en el agua que se realizaron en el Reino Unido entre 1994 y 1996. El estudio descubrió que la tasa de mortalidad de los bebés no era superior a la de los partos convencionales. No se han llevado a cabo estudios importantes sobre este tipo de parto en los Estados Unidos y el American College of Obstetrics and Gynecology no ha adoptado una postura clara sobre este tema.

No se han llevado a cabo muchos estudios de investigación sobre los partos en el agua, de modo que no es posible saber con certeza todos los posibles riesgos que entrañan. Un problema relacionado con este tipo de partos es que resulta difícil mantener la temperatura del agua. Si el agua está demasiado caliente puede hacer que el corazón del bebé lata más deprisa. Otro problema es que el bebé corre el riesgo de ahogarse. Los defensores de este tipo de parto aseguran que esto no es posible puesto que el bebé no res-

> **"** Las comadronas saben desde hace mucho tiempo que un baño puede ayudar a la futura madre a relajarse y que además alivia el dolor al inicio del parto. **"**

pira hasta que entra en contacto con el aire. Sin embargo, un informe de Nueva Zelanda sugiere que algunos bebés han sufrido problemas respiratorios como resultado de haber inhalado agua. Muchas mujeres deciden salir del agua en el momento preciso del nacimiento para evitar este problema.

Si está planteándose si le interesa un parto en el agua, tiene que hablar con la comadrona sobre las ventajas y los riesgos. Las clases de preparto pueden proporcionar información sobre este tema, también suele ser útil ponerse en contacto con otras mujeres que ya han dado a luz de este modo. Puede preguntarle a su profesora de las clases de preparto, buscar en Internet o consultar con los grupos de apoyo de su localidad.

¿PUEDO DAR A LUZ EN EL AGUA?

Si el embarazo no ha presentado complicaciones y no se espera que tenga problemas en el parto no hay motivo por el que no pueda dar a luz en el agua. Muchos hospitales tienen piscinas especiales para este tipo de partos, de modo que en teoría es posible dar a luz en el agua en muchos sitios.

Sin embargo, en la práctica, la piscina puede no estar disponible en el momento que la necesite. Por ejemplo, si la están limpiando o si la está utilizando otra mujer. Puede estar disponible sólo si el parto coincide con el turno que le toca a una comadrona concreta.

Algunos hospitales prefieren convencer a la mujer para que no tenga el bebé en el agua, incluso aunque tenga las

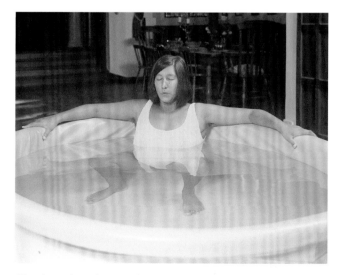

Si quiere dar a luz en el agua y en casa, debe alquilar una piscina hinchable unas semanas antes de la fecha del parto. Es recomendable que llene la piscina para poder llevar a cabo un ensayo unos días antes.

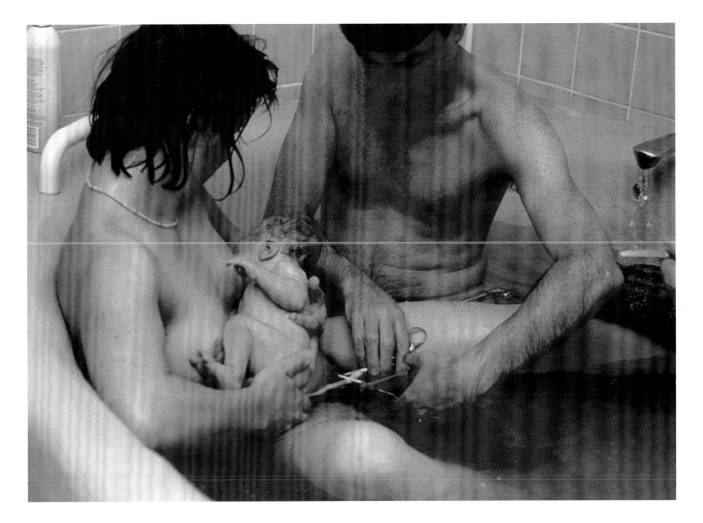

instalaciones necesarias. Pregunte los siguiente para saber si podrá tener el parto en el agua:

- ¿Cuántas mujeres usan la piscina para este tipo de partos al año?
- ¿Cuántas mujeres dan a luz en esta piscina?
- ¿Cuántas comadronas están preparadas para ayudar en este tipo de partos?
- ¿Estará la piscina disponible?

Si cree que el personal del hospital no está muy interesado en facilitarle las cosas para que tenga un parto en el agua debe hablar con la comadrona. Es posible que existan buenos motivos para esto, o que el hospital no apruebe este tipo de partos. Si ese es el caso, puede plantearse si quiere tener el bebé en otro sitio. Sin embargo, tiene que asegurarse de que en el parto contará con una comadrona cualificada con experiencia.

DAR A LUZ EN EL AGUA EN CASA
Si quiere dar a luz en casa puede alquilar su propia piscina. La comadrona puede conocer los datos de empresas que alquilen este tipo de piscinas. Es necesario comprobar que la comadrona está de acuerdo con este tipo de parto y que se siente segura de poder ayudar.

Tendrá que alquilar la piscina durante varias semanas, para que la tenga lista cuando llegue el momento.

CASOS EN LOS QUE NO ES RECOMENDABLE DAR A LUZ EN EL AGUA
No se recomienda tener al bebé en el agua si este viene de nalgas, si espera gemelos, si el bebé llega con más de dos semanas de antelación, si tiene una infección o cualquier

Es posible que el padre quiera meterse en la piscina para compartir con la madre los primeros minutos de vida del bebé o para cortar el cordón umbilical siguiendo las instrucciones de la comadrona.

otra enfermedad o bien si hay meconio (las primeras deposiciones del bebé) en el fluido amniótico.

También es importante que la mujer no se meta en la piscina demasiado pronto. Es mejor esperar hasta que haya dilatado 5 cm, o de lo contrario, los efectos relajantes del agua podrían hacer que el parto fuera más lento.

ES NECESARIO SER FLEXIBLE
Si quiere dar a luz en el agua, tiene que recordar que el parto no siempre es como tenía planeado. Si se presentan complicaciones será necesario que salga de la piscina para que pueda recibir asistencia médica. También debe tener en cuenta que el principal objetivo del parto en el agua es la relajación y el bienestar de la madre, no debe permitir que se convierta en una experiencia estresante.

Prepararse para el parto

Muchas mujeres se sienten cada vez más seguras y tranquilas a medida que se acerca la fecha del parto. Sin embargo, aún pueden tener momento de ansiedad relacionados con el nacimiento. También es posible sentir cierto aburrimiento, las últimas semanas parecen durar una eternidad. Es normal tener cambios de ánimo durante el embarazo. Sin embargo, le será útil para hacer frente al parto sentirse tan fuerte como sea posible desde un punto de vista emocional. Debe intentar resolver cualquier miedo o ansiedad que tenga para así poder concentrarse en el parto cuando llegue el momento.

Si algo le preocupa en particular debe buscar toda la información disponible sobre ese tema. Por ejemplo, si no está segura de si será capaz de aguantar el dolor, puede informarse acerca de los distintos métodos que existen para aliviar el dolor. No debe descartar ninguna opción, incluso si quiere tener un parto natural, puede darle más seguridad saber que tiene acceso a fármacos en caso de necesitarlos.

PREPARACIÓN MENTAL

Debe reservar algo de tiempo cada día para pensar en el parto. La visualización puede ser muy útil, debe intentar imaginar que está de parto, adoptando las posturas que prefiere usar. Imagine cómo hará frente a las contracciones, puede pensar en ellas como vallas u obstáculos que tiene que saltar o como poderosas olas que la acercan a su bebé. Puede pensar en la apertura de la pelvis y en expandirla, para que el bebé pase con más facilidad por el canal del parto. Imagine la llegada del niño y la alegría que sentirá cuando vea al bebé. Piense en el parto como un evento que la llenará de fuerza en lugar de pensar que se trata de una experiencia preocupante.

PREPARACIÓN FÍSICA

En general debe tener un estado físico y de salud tan bueno como sea posible. Debe dormir muchas horas y relajarse, para así poder empezar el parto descansada y mentalmente despierta. Si sigue trabajando debe plantearse la opción de pedir ya la baja por maternidad (lo ideal es que deje de trabajar en la semana 34-36 del embarazo para que disponga de tiempo para prepararse para el parto). Debe beber mucha agua para permitir que el cuerpo elimine toxinas. Debe comer sano y de forma regular, le resultará más fácil digerir la comida si come poco y a menudo. Tiene que comer muchos carbohidratos, como pan y arroz integral, para poder almacenar reservas de energía. Debe asegurarse de que come alimentos ricos en hierro y proteínas a diario y que incluye una amplia variedad de frutas y verduras en la dieta, para así recibir todo el espectro de nutrientes necesarios.

Practicar yoga o Pilates le ayudará a mejorar su flexibilidad y estado general de salud. También es una buena idea practicar las posturas que más le gustan para el parto y dar un breve paseo todos los días para mantenerse en forma.

EJERCICIOS DE RESPIRACIÓN

Controlar la respiración le ayudará considerablemente en el parto. En las clases preparto le explicarán las técnicas de respiración, y debe practicar antes de la fecha en la que se calcula que dará a luz. Lo que se pretende con estas técnicas es evitar que "respire en exceso", lo que suele dejar a la futura madre tensa y asustada, puesto que si respira aspirando aire que va a los pulmones y luego dejando salir el aire a bocanadas cortas y rápidas acabará agotada y ni usted ni el bebé recibirán el oxígeno necesario para hacer frente al parto.

Cualquier ejercicio de respiración debe centrarse en mantener la respiración uniforme y rítmica. No debe tardar más al inhalar que al exhalar, más bien lo contrario. Puede probar los siguientes ejercicios sencillos:
- Inhale el aire por la nariz y exhale por la boca, sin forzarla. Trate de emitir un sonido similar a "Aaaaah" cuando deje salir el aire.
- Mientras inhala debe contar lentamente hasta tres o cuatro y luego debe hacer lo mismo cuando deje salir el aire.

Al empujar al bebé para que salga es posible que, de forma automática, aguante la respiración mientras empuja. Esto puede causar daños en la garganta y no debe aguantar la respiración a la vez que empuja, aunque a veces se aconseja hacer esto, porque resulta agotador y reduce sus reservas de oxígeno. La mejor opción es inspirar profundamente mientras empieza la contracción, luego debe respirar o dejar salir el aire poco a poco mientras empuja.

Si siente la necesidad de empujar antes de que el cuello del útero se haya dilatado del todo debe intentar evitar

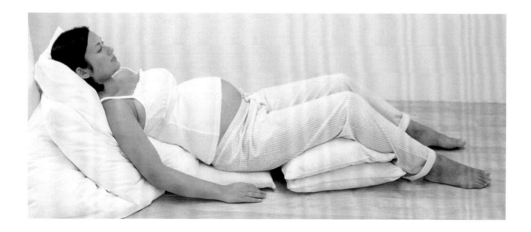

No debe tumbarse sobre la espalda en esta etapa del embarazo. Coloque varios cojines para elevar la parte superior del cuerpo, coloque más cojines debajo de las rodillas. Tiene que tumbarse primero sobre un costado y luego sobre el otro descansando la pierna que esté más elevada sobre un cojín.

empujar haciendo lo siguiente: resople cuatro veces con jadeos cortos cuando sienta la contracción, luego debe inhalar aire de forma rápida, inmediatamente después debe repetir los cuatro jadeos. Tiene que respirar de forma normal entre las contracciones.

TERAPIAS NATURALES PARA LAS ÚLTIMAS SEMANAS

Un modo tradicional de prepararse para el parto mediante el uso de hierbas es tomar té de hoja de frambuesa (consultar página 130), mientras aplica un masaje en la zona del perineo para mejorar la flexibilidad de la piel (consultar páginas 162-63). Puede ser muy beneficioso acudir a una sesión de acupuntura, con un especialista que tenga experiencia trabajando con mujeres embarazadas. Se pueden utilizar determinados puntos para reforzar las emociones, ayudando así a que se prepare para el parto. El especialista también puede enseñarles a usted y a su pareja cómo aplicar acupresión en los puntos indicados.

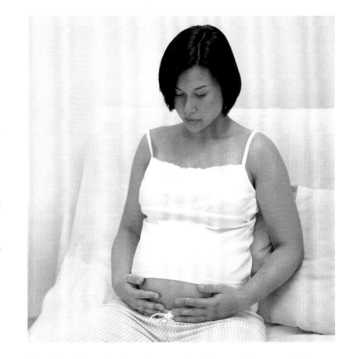

Practique las técnicas de respiración que ha aprendido en las clases de preparto cada día.

EQUIPO DE REMEDIOS NATURALES PARA EL PARTO

Los siguientes remedios naturales pueden ser útiles durante el parto. Consulte con un especialista cualificado antes de nada para asegurar que dichos remedios se adecuan a sus necesidades concretas. También debe hablar con la comadrona sobre los remedios que le gustaría meter en el paritorio y debe incluirlos en el plan para el parto.

Aceites esenciales

Una mezcla de 10 gotas de salvia romana, 10 gotas de lavanda y 5 gotas de jazmín en 100 ml de aceite base es un excelente aceite de masaje para la parte inferior de la espalda durante el parto, puede fomentar que las contracciones sean más fuertes a la vez que ayuda a que se calme. Los aceites más útiles que se pueden quemar en un vaporizador incluyen el de incienso (para el dolor y la hiperventilación), el de lavanda (para la ansiedad), el de rosa (para el miedo y la duda), el de jengibre (para el cansancio) y el de camomila (para la irritabilidad).

Tés de hierbas

Algunos tés pueden ser muy beneficiosos durante el parto, como por ejemplo el té de hoja de frambuesa (que fomenta las contracciones regulares), el de camomila, flores de lima o bálsamo de melisa (para inducir a la relajación) y el de ginseng (para aumentar la energía). Debe comprobar que sea posible preparar té en la zona del paritorio, si no es así, debe llevar dos termos con agua caliente y una taza.

Remedios de flores

Los remedios a base de flores son suaves y pueden ser una opción muy cómoda, basta con colocar unas pocas gotas en una vaso de agua y debe beber un poco a intervalos. Pruebe el remedio rescate para el miedo y el pánico, aceite de oliva para el agotamiento, o cerasifera si no se siente capaz de seguir con el parto.

Remedios homeopáticos

Puede buscar asesoramiento sobre remedios que puedan resultar beneficiosos para tomarlos antes, durante o después del parto. El homeópata puede recomendar *Arnica* (para los hematomas, *Cauphyllum* (para fomentar las contracciones regulares), *Nux vomica* (para el dolor de espalda) o *Hypericum* (para mejorar el estado de salud).

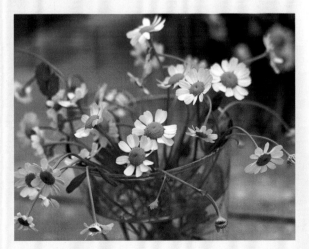

Las flores de la camomila se utilizan para preparar un té o aceite calmante.

La habitación del bebé

Uno de los mejores modos para que usted y su pareja estén listos para la llegada del nuevo bebé es preparar su cuarto. Lo ideal es que el bebé tenga una habitación propia. Sin embargo, si no tiene mucho espacio en casa no tiene por qué preocuparse. Puede crear un espacio acogedor para el bebé en una esquina de su dormitorio.

Preparar la habitación del bebé pueda ayudarle a adaptarse a la idea de que va a traer una nueva vida a este mundo, algo que quizás aún le cueste creer. Compartir esta momento con su pareja les ayudará a prepararse juntos para recibir al nuevo bebé con el que van a compartir su vida.

A muchas mujeres les preocupa no tener tiempo suficiente para tener el cuarto del bebé a tiempo. Si este es el caso, debe recordar que preparar el cuarto del niño es una actividad que le resulta más beneficiosa a usted que al bebé. Al niño le va a dar igual si la casa está desordenada, lo que único que importa es que esté con usted. De todos modos, durante las primeras semanas el bebé dormirá en su dormitorio.

UNA HABITACIÓN TRANQUILA

Lo principal es que el cuarto del bebé debe ser un lugar limpio y luminoso. Puede pedirle a su pareja o a una amiga que le ayude a limpiar la habitación a conciencia (o directamente puede pedir que limpien la habitación sin su ayuda). No olvide que tiene que limpiar las ventanas por dentro y por

> **Preparar la habitación del bebé puede ayudarle a adaptarse a la idea de que va a traer una nueva vida a este mundo.**

fuera. Así permitirá que entre más luz en el cuarto, lo que hará que sea un lugar más alegre. Las cortinas o persianas deben ser sencillas, nada demasiado complicado que pueda oscurecer la luz natural del sol.

Vale la pena instalar un interruptor que permita regular el voltaje de la luz o colocar una lámpara de bajo voltaje en el cuarto. Esto le permitirá cuidar del bebé por la noche sin llenar la habitación de luz, con lo que evitará que el bebé se despierte del todo. Una luz tenue le ayudará a trasmitir al bebé el mensaje de que aún es hora de dormir y así el niño podrá asociar antes la oscuridad con el descanso, lo que será muy útil para toda la familia.

Debe utilizar pintura no tóxica y pensada para niños a la hora de decorar las paredes. La pintura mate suele crear un efecto más suave que la brillante. Las habitaciones de los bebés suelen pintarse con colores primarios, aunque probablemente sea mejor usar colores relajantes que induzcan al sueño, como el color lavanda o el azul claro.

Puede plantearse colocar un suelo de parqué de una madera clara en lugar de moqueta, porque es mucho más

Al bebé le dará igual el diseño de interiores. Pero los bebés se desarrollan más y mejor en una habitación luminosa, que esté bien ventilada y que sea un lugar tranquilo. Puede colocar un juguete móvil encima de la cuna, así tendrá algo interesante en lo que centrar su atención durante los próximos meses.

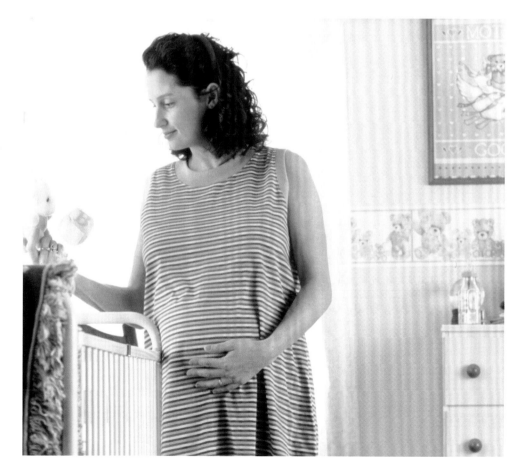

Un cristal de cuarzo rosa es un complemento precioso para el cuarto del bebé. Se cree que evoca un sentido de comodidad y amor que ayuda a que el bebé duerma tranquilo.

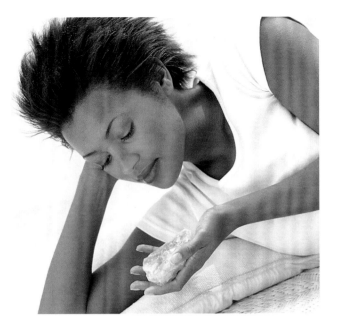

fácil de limpiar. Sin embargo, puede colocar una alfombra debajo de la cuna, por si el bebé se cae. También necesitará una alfombra más grande (con protección anti-deslizante) cuando el niño empiece a caminar.

Debe mantener el cuarto lo menos abarrotado que pueda, tenga sólo lo imprescindible, una cuna, una silla para usted, una mesa para cambiar al niño y un mueble para guardar lo que pueda necesitar. Una buena idea es tener una mecedora, puesto que le ayudará a calmar al bebé. Siempre que sea posible, es mejor elegir materiales naturales como la madera y el algodón para la decoración del cuarto del bebé.

Debe colocar la cuna contra una de las paredes. Lo idea es que la cuna se encuentre situada en un lugar que le permita verla desde la puerta, con lo que podría acercarse a comprobar qué tal está el niño mientras duerme. No debe colocar la cuna debajo de la ventana porque el bebé podría quedar expuesto a las corrientes de aire.

FENG SHUI PARA LA HABITACIÓN DEL BEBÉ

El arte oriental del feng shui se utiliza para aportar salud y felicidad a los habitantes de un hogar. Hace que se promueva el flujo de la energía positiva (chi) alrededor de cada habitación, eliminando los elementos que la bloquean y añadiendo otros elementos que la fomentan (las "curas"). Puede probar los siguientes consejos para crear una atmósfera positiva en la habitación del bebé:

- Hay que limpiar la ventanas con regularidad. Tiene que abrirlas al menos 10 minutos todos los días para permitir que entre energía fresca.
- No es bueno abarrotar la habitación con cosas, que impiden el flujo del chi (y pueden suponer un peligro).
- Tiene que cubrir las esquinas afiladas, que causan un exceso de chi. Es mejor usar muebles con formas suaves y redondeadas siempre que sea posible.
- Hay que incluir algunos elementos de colores brillantes, como el rojo o el naranja, especialmente en los rincones oscuros.
- Puede colgar un juguete o adorno móvil encima de la cuna, se cree que los objetos móviles mejoran el flujo del chi y esto además le proporciona al bebé algo que mirar mientras está tumbado en la cuna.
- Puede colocar un macetero en la ventana con hierbas curativas, como la lavanda, la albahaca o nebeda. También puede colocar una planta de interior de hoja verde (es mejor sacarla cuando el niño crezca). Tiene que cuidar bien de las plantas y reemplazarlas si enferman.
- Puede incluir un amuleto de la suerte en forma de un animal, los osos y perros simbolizan la protección, la cigüeña es un símbolo clásico del nacimiento y las golondrinas representan la alegría y las ganas de jugar.
- Puede colocar un cristal en la habitación del niño, el cuarzo rosa se asocia con el amor y la comodidad (los especialistas en curar mediante el uso de los cristales a menudo lo usan para curar el insomnio).

LIMPIAR EL ESPACIO

En China, es habitual limpiar el cuarto del bebé de energía gastada antes de decorarlo y luego se vuelve a limpiar justo antes de que llegue el bebé. Si quiere hacerlo, siga estas recomendaciones:

- Limpie el cuarto a conciencia y abra todas las ventanas durante un día soleado, esto hace que entre energía fresca en la habitación.
- Póngase de pie o sentada en medio del cuarto. Pase algunos minutos ahí, en silencio, respirando y centrando su energía.
- Vaya a cada uno de los rincones de la habitación. Haga sonar una campanilla o dé una palmada en cada rincón. Mientras lo hace, imagine que está limpiando la energía vieja, estancada y dejando espacio libre para la nueva energía. Siga su instinto.
- Para terminar, debe colocarse en el centro del cuarto de nuevo durante unos minutos. Es posible que quiera practicar un poco de meditación o visualización o decir una oración para el bienestar y la felicidad de su bebé.

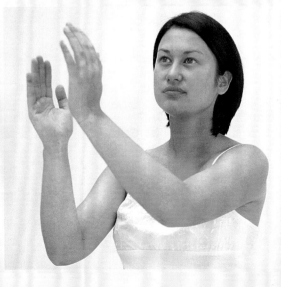

Puede dar una palmada para alejar la energía usada.

Lo que el bebé va a necesitar

Ir de compras es parte de la diversión de esperar la llegada del bebé. A menos que ya haya tenido un hijo antes, necesitará comprar el equipo para la habitación del bebé, es decir, una cuna, una mesa donde cambiar al bebé y una cómoda. También necesitará varios conjuntos de ropa (recuerde que el bebé va a crecer de forma muy rápida, de modo que no debe comprar demasiada ropa al inicio), pañales y productos de aseo para las primeras semanas. Existen una gran cantidad de opciones naturales, por lo que puede optar por lo que le parezca.

QUÉ ES NECESARIO COMPRAR PARA...

La habitación del bebé.

- Una cuna que tenga un lateral que se pueda bajar. Es bueno asegurarse de que sea posible bajarlo con una sola mano (para cuando tenga que sujetar al bebé con la otra).
- Puede querer comprar un moisés para los primeros cuatro meses. Como puede transportarlo se podrá mover con facilidad. Es una buena idea comprar un soporte para colocar el moisés por la noche. Le permitirá coger al bebé en brazos sin necesidad de agacharse.
- Un colchón nuevo para la cunita o el moisés.
- Dos mantitas de algodón que mantengan al bebé caliente pero sin que pase demasiado calor.
- Sábanas de lino y de algodón que se ajusten a la cuna o al moisés. El bebé no necesitará una almohada y no debe tener una colcha hasta que no cumpla 12 meses.
- Cortinas gruesas y oscuras para que duerma la siesta.
- Un termómetro para saber la temperatura de la habitación.
- Una silla para usted o para su pareja o incluso un pequeño sofá.
- Una mesa para cambiar al bebé.
- Una cómoda para guardar la ropa y los pañales.
- Una lamparita de noche y un monitor para bebés, debe comprobar que tenga suficientes enchufes.

La cocina o en la habitación donde se encuentra la lavadora.

- Papel de cocina y un producto desinfectante en spray, así como toallitas para limpiar las superficies.
- Hay que comprobar que la lavadora, la secadora, las cuerdas para tender la ropa, el tenderete y la polea funcionan correctamente. Tendrá que lavar mucha más ropa que antes de que llegase el bebé. Debe comprobar que no utiliza detergentes biológicos puesto que este tipo de jabón puede irritar la sensible piel del bebé.

Alimentar al bebé.

- Almohadillas para colocar en el sujetador para las pérdidas de leche.
- Crema a base de hierbas para los pezones.
- Una bomba extractora de leche, para que la use si se encuentra en un lugar donde no puede dar el pecho, esto además le permite a su pareja la posibilidad de alimentar al bebé.
- Leche de fórmula (hay variedades orgánicas disponibles) y biberones.
- Cepillo para limpiar biberones y cepillos pequeños para limpiar la tetilla del biberón.
- Equipo de esterilización (a menos que use agua hirviendo). Consulte páginas 214-215.
- Porta-biberones y soportes para los biberones.
- Toallas viejas para proteger la ropa mientras se alimenta al bebé.

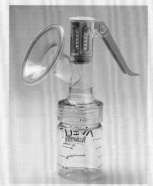
Bomba manual para extraer leche.

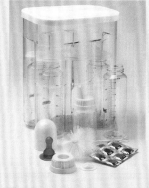
Tanque y pastillas de esterilización.

La ropa del bebé.

- Camisetas, trajecitos de cuerpo entero y pijamas.
- Petos.
- Vestidos.
- Chaquetas de punto, que son más fáciles de poner que los jerséis.
- Calcetines y patucos.
- Guantes, si es invierno.
- Un gorrito cálido o un gorrito para el sol, dependiendo de la estación.
- Pañuelos de muselina.
- Trajecitos de una sola pieza para salir a la calle.
- Mantita que no pese mucho.

Jugar.

- Música.
- Juguetes blandos y sonajeros.
- Una pelota.
- Un juguete móvil (para colgar encima de la cuna).

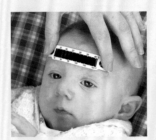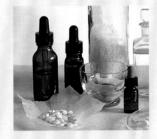

Lavar al bebé.

- Bañera para bebés (puede elegir entre las opciones disponibles para introducir dentro de una bañera o ducha normal o entre las opciones de bañeras independientes).
- Gel de baño natural, champú, crema hidratante y aceite, sin aroma o colorantes.
- Toallitas para limpiar al bebé si está fuera de casa (si está en casa es mejor usar agua y una crema suave).
- Algodón hidrófilo.
- Toallitas de gran tamaño.
- Pañales y accesorios relacionados (consulte páginas 216-217).
- Cremas y aceites suaves a base de hierbas para tratar el sarpullido causado por el pañal (evitar el uso de talco, consulte las páginas 216-217).
- Tijeritas para el bebé o un cortauñas.

Cuidar de la salud del bebé.

- Un termómetro de frente infrarrojo para el bebé.
- Un equipo y un libro de primeros auxilios básico.
- Solución medicinal para aliviar el cólico en los bebés.
- Tratamiento de hierbas, homeopático o convencional, para el cólico.
- Sirope de paracetamol para niños.
- Cuchara para que el niño tome la medicina.
- Solución medicinal para la tos y el resfriado en los bebés.

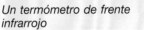

Un termómetro de frente infrarrojo

Remedios homeopáticos

Salir con el bebé fuera de casa.

- Una sillita de bebé para el coche, debe encajar perfectamente en su vehículo, no recomendamos que la compre de segunda mano.
- Una cuna para viajar con el bebé (siempre puede usar el moisés).
- Un cochecito de bebé con cubierta transparente para la lluvia o una sillita de niño (a la que se pueda colocar un canastillo que se pueda utilizar como cuna móvil al inicio).
- Accesorios para el cochecito o la sillita del bebé, ya sean sábanas, mantitas, una cubierta para proteger al bebé de la lluvia o una sombrilla).
- Una mantita para cambiar al bebé en cualquier mesa o superficie plana, incluido el suelo.

- Lista con los teléfonos útiles, como el del médico y el del auxiliar sanitario.

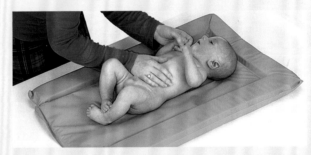

Mantita para cambiar al bebé

Lugares donde puede encontrar todo lo que necesita.

Prepararse para la llegada del bebé puede ser muy caro pero no hay por qué comprarlo todo nuevo. Puede ir de compras y buscar algunos de estos artículos en los siguientes sitios:

- Amigos y familiares.
- Tiendas de segunda mano y de organizaciones de beneficencia.
- Internet.
- Farmacias grandes y supermercados (que a menudo venden artículos de bebé a un precio más asequible).

Tiene que recordar que es muy probable que los amigos y familiares le den ropa de bebé. Si tiene amigos o familiares que han tenido niños recientemente, lo más normal es que le pase la ropa y los artículos que ya no estén utilizando, especialmente si no tienen planeado tener más hijos.

RECUERDE

- No compre equipos electrónicos de segunda mano.
- Si le ofrecen artículos de segunda mano debe asegurarse de que han sido pintados recientemente y que no contienen pintura con plomo.
- Compruebe pestillos y cerraduras de seguridad.
- El algodón y la lana suave son tejidos más cuidadosos con la piel que los sintéticos.
- Es mejor evitar usar ropa con demasiados botones.
- Debe asegurarse de que la ropa es suficientemente amplia como para que entre el pañal del bebé.

Antes del parto

A medida que se acerca el momento del parto se lleva a cabo una monitorización del bebé dentro del cuidado prenatal. Durante el último mes del embarazo, lo más probable es que acuda a revisión una vez a la semana, para realizar los análisis de sangre y orina rutinarios y el control del peso. Además, se comprueba el latido del corazón del bebé en cada una de estas revisiones y se evalúa si su crecimiento y movimiento es el adecuado.

Se realizará una evaluación tanto de su estado de salud como del estado del bebé antes del parto, de acuerdo con los siguientes criterios:

- Saber si el bebé podrá soportar el rigor del parto, esto se evalúa comprobando el estado general de bienestar del bebé y el latido de su corazón.
- Saber si el bebé está colocado o no de forma adecuada para poder tener un parto vaginal normal.
- Saber si el bebé será capaz de pasar por el canal de parto, esto se evalúa al medir el tamaño de la cabeza del bebé y el tamaño de la pelvis de la futura madre.

Se puede plantear la opción de llevar a cabo una cesárea si:
- La cabeza del bebé es demasiado grande en relación con el tamaño de la pelvis de la madre.
- El bebé ha adoptado una postura que hará que sea difícil que pase por el canal del parto.
- Es posible que aparezcan otras complicaciones durante el parto.

LA POSICIÓN EN EL MOMENTO EL NACIMIENTO

Cuando el personal médico habla de la posición del bebé en el momento del nacimiento hablan de la situación, la presentación y la postura del feto. Todo esto hace referencia a diferentes cosas.

La situación fetal

Cuando los médicos y las comadronas usan este término, se refieren al modo en el que el bebé se encuentra dentro del cuerpo de la madre. Este término se refiere a la relación entre el eje de la cabeza al cóccix del feto y el eje de la cabeza al cóccix de la madre, el eje norte-sur. El bebé puede estar en situación longitudinal (vertical) con la cabeza hacia arriba o hacia abajo, o bien, puede estar en situación transversal, en medio del cuerpo de la madre.

La gran mayoría de los bebés cambian con frecuencia la postura en la que se encuentran colocados antes de la semana 32 de embarazo, de modo que durante las revisiones periódicas puede observarse una presentación de nalgas, es decir, una postura longitudinal en la que la cabeza está arriba y las nalgas abajo. Después de la semana 32 de embarazo, la mayoría de los bebés se colocan en la posición normal, con la cabeza hacia abajo. Sin embargo, aproximadamente un 3% de los bebés permanecen en la presentación de nalgas. Otro 1% de los bebés se queda en la postura transversal o presentación de hombros, en la que el bebé está en situación transversal en el interior del útero. En las ilustraciones de la página a continuación, puede ver claramente estas posturas.

Los bebés que nacen de nalgas o en situación transversal pueden experimentar algunas dificultades durante el parto vaginal, de modo que se realizan comprobaciones especiales antes para evitar estos problemas, sobre todo si es necesario establecer si la pelvis de la madre es suficientemente amplia como para permitir que el bebé pase sin complicaciones, si no es así, es recomendable realizar una cesárea. Esto suele ser el caso cuando el bebé está en situación transversal pero algunos partos en los que el bebé viene de nalgas es posible que la madre dé a luz mediante parto vaginal.

Es importante saber que existe un motivo por el que el bebé ha adoptado una postura equivocada. Por ejemplo, puede ser que la placenta esté colocada de tal manera que le resulte imposible ponerse en posición normal con la cabeza hacia abajo o puede ser que exista otra obstrucción, como un fibroma, en el útero de la madre. En estos casos se lleva a cabo una cesárea.

La presentación del bebé

Este término describe la relación de cada parte del cuerpo del feto entre sí dentro de la zona de la pelvis antes del nacimiento, es decir, qué parte del bebé será la primera en salir. La mayoría de los bebes adoptan la presentación llamada cefálica (de vértice). En esta postura, la cabeza del bebé está flexionada, con la barbilla pegada al pecho. Lo que hace que sea la coronilla de la cabeza la parte que toque el cuello del útero y la primera parte del bebé en salir.

Un reducido número de bebés, no más del 0,3%, nacen en posición cefálica pero con la cabeza extendida hacia atrás, con lo que la barbilla, la cara o la frente saldrán primero. Este tipo de presentaciones son conocidas como presentación de cara o de frente. Si se trata de una presentación de cara, el niño puede nacer por parto vaginal, pero sólo si el niño nace con la cara en dirección a la columna de su madre. Las presentaciones de frente suelen requerir que se lleve a cabo una cesárea porque el bebé no puede pasar por el canal del parto.

La posición del bebé

La posición del bebé describe el modo en el que bebé se ha colocado antes de nacer. Si está colocado con la cabeza hacia la columna vertebral de la madre se dice que la posición es anterior y el parto será más sencillo, aunque esto no sea siempre así. Si el bebé mira hacia la otra dirección, dándole la espalda a la columna vertebral de su madre, la posición recibe el nombre de posterior. En este caso, el parto suele ser más lento y es más probable que la madre sienta dolor de espalda durante el parto.

LA POSICIÓN DEL BEBÉ

Es posible que sea difícil visualizar la diferencia entre la presentación de nalgas, la presentación transversal y la cefálica. Las siguientes ilustraciones muestran las diferentes posiciones que puede adoptar un bebé en el interior del útero durante los últimos días antes del parto. Todas estas posiciones son perfectamente cómodas para el feto y ninguna de ellas debería causarle molestias a la madre.

POSICIÓN NORMAL

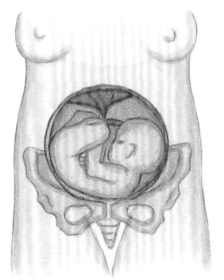

Aquí podemos ver a un bebé en posición normal, con la cabeza hacia abajo, listo para nacer. El feto está apoyándose ligeramente en el costado derecho y su cara está situada frente a la columna vertebral de la madre. La barbilla está pegada al pecho, de modo que lo primero que saldrá será la parte más estrecha de la cabeza.

POSICIÓN DE NALGAS

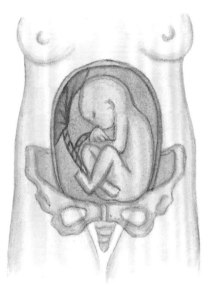

Este bebé está colocado en posición de nalgas, por lo que lo primero que saldrá serán precisamente las nalgas. Tiene la cabeza colocada hacia arriba y las piernas cruzadas sobre el pecho. Los bebés que están colocados de esta manera suelen tener las piernas hacia arriba, con los pies delante de la cara, o bien, pueden tener una pierna colocada hacia abajo.

POSICIÓN TRANSVERSAL

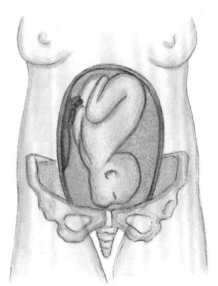

Cuando el bebé está en una postura transversal es que está atravesado en medio del útero. Lo que significa que lo primero que saldrá será el hombro si se intenta realizar un parto vaginal. A menudo se intenta conseguir que el bebé modifique su postura, pero, si esto no funciona, puede que sea necesario realizar una cesárea.

PRESENTACIÓN DE CARA

Aquí vemos al bebé colocado con la cabeza hacia abajo pero en lugar de tener el cuello flexionado, con la barbilla pegada al pecho como en la posición normal, en este caso, el cuello se extiende de tal manera que la cara sea lo primero que salga. Una comadrona puede evaluar si es posible o no llevar a cabo un parto vaginal.

Ponerse de parto

El parto se divide en tres etapas principales: la dilatación del cuello del útero (dilatación) para dejar que el bebé pueda pasar, el parto en sí mismo y la expulsión de la placenta. Estas etapas se explican con más detalle en las próximas páginas.

A las mujeres les puede parecer difícil decidir si están o no de parto. Si tiene dudas puede ponerse en contacto con la comadrona, también puede llamar al hospital si no sabe si debe acudir al centro sanitario. Hay tres síntomas que indican que el parto ha empezado o que es inminente:

- Expulsión de una mucosidad de color rosado.
- Romper aguas.
- Las contracciones duran 40 segundos o más, cada vez son más fuertes y regulares.

MARCAR

El primer signo de que el parto es inminente suele recibir el nombre "marca o marcar", es cuando se produce la expulsión del tapón mucoso que sella el cuello del útero. Esta expulsión parece una descarga de mucosidad vaginal y puede aparecer tintada de sangre. Puede producirse unos días antes de que sienta las primeras contracciones o puede coincidir con el momento en el que rompa aguas. A menudo la madre no lo percibe.

ROMPER AGUAS

Las membranas que rodean al bebé se pueden romper al inicio del parto, poco después de que se inicie o al final de la primera etapa. Esto es lo que conoce como el momento en el que la mujer rompe aguas y no duele. Una vez que ha tenido lugar, debe ir al hospital o llamar a la comadrona si va a tener el bebé en casa.

Normalmente, la madre al romper aguas nota un chorro de líquido inconfundible. En ocasiones, hay mujeres que apenas notan un pequeño chorro y pueden creer que se trata de un problema de incontinencia, esto es más común en los embarazos entre mujeres de más edad. Si tiene dudas es mejor que consulte con la comadrona. En algunos casos, la mujer rompe aguas de forma espontánea pero no tiene contracciones. La mayoría de los hospitales ingresan a las futuras madres si esto ha sucedido porque el bebé ya no está protegido contra las infecciones y es necesario inducir el parto. Ocasionalmente, el agujero que se ha hecho en la membrana se puede sellar y así el embarazo sigue su curso. También es posible que la membrana la rompa un ginecólogo con una sonda. Esto último se suele hacer cuando se induce el parto para hacer que empiecen las contracciones.

Las mujeres pueden confundir el momento en el que rompen aguas con un episodio de incontinencia. Es mejor llamar a la comadrona si cree que es posible que esté de parto pero no está del todo segura.

ROMPER AGUAS

El término "aguas" se refiere al líquido contenido dentro de las membranas. El fluido amniótico es un líquido claro y de color amarillo que contiene la orina y las células muertas del bebé. Romper aguas significa que se rompen las membranas que rodean y protegen al bebé dentro del útero.

El bienestar del bebé depende del fluido amniótico. Este líquido desempeña varias funciones:

- Permite que el bebé se mueva y gire los miembros de su cuerpo con facilidad.
- Permite que el útero se extienda de manera que las paredes del mismo no ejerzan presión sobre el bebé que está creciendo.
- Garantiza una temperatura constante para el bebé, que es la temperatura corporal de la madre.
- Absorbe los productos de desecho del bebé.
- Absorbe los golpes y de este modo protege al feto de impactos si la madre se cae o recibe un golpe fuerte en el abdomen.

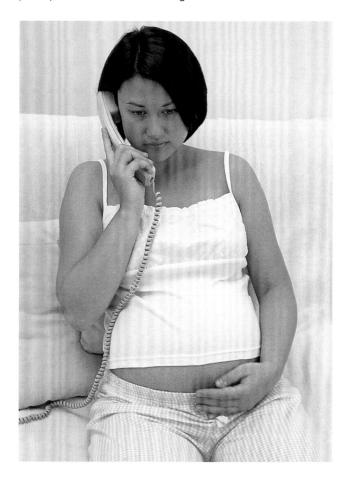

LAS CONTRACCIONES

Muchas mujeres experimentan contracciones de escasa duración y muy irregulares durante el embarazo. Hacia el final del embarazo estas contracciones cobran más fuerza y reciben el nombre de contracciones Braxton Hicks. Pueden ser dolorosas pero son irregulares y no hace que el cuello del útero se dilate, de modo que no son las contracciones del parto. Con las contracciones Braxton Hicks, el útero puede contraerse cada 20 minutos aproximadamente y dichas contracciones sólo duran unos 20-30 segundos. Las contracciones del parto durante la primera etapa duran entre 40-60 segundos y suelen aumentar en intensidad. Si nota este último tipo de contracciones debe llamar al hospital para informar que está de camino. Suele ayudar tomar nota de la frecuencia y la duración de las contracciones.

IR AL HOSPITAL

Tiene que llevarse las notas, el plan para el parto y la bolsa que ha preparado. Cuando llegue al hospital pasará por el proceso habitual para ser ingresada y luego la llevarán a maternidad, donde le tomarán el pulso, la temperatura y la presión sanguínea y donde el médico se encargará de realizar un examen externo e interno para evaluar la posición del bebé y comprobar la dilatación del cuello del útero.

El momento en el que entre en el paritorio dependerá de lo mucho que haya dilatado, del estado en el que se encuentre el bebé y el espacio disponible en el hospital. Es posible que pueda "personalizar" el paritorio si ya ha acor-

¿CUÁNTAS HORAS PUEDE DURAR EL PARTO?

	Primer parto	Siguientes partos
1ª etapa	4-24 horas	2–12 horas
2ª etapa	½–2 horas	10 minutos –1½ hours
3ª etapa	10 minutos–1½ hora	1½ hora

dado esto previamente con el personal del centro sanitario. Por ejemplo, podrá poner una radio portátil con música o podrá enchufar un quemador eléctrico de aromaterapia. Estos elementos deben estar anotados en el plan para el parto, siempre que antes haya hablado sobre el tema con la comadrona. Es posible que no tenga tiempo para este tipo de cosas si entra en el hospital por la zona de urgencias.

Un equipo de comadronas le proporcionará el cuidado médico que necesita durante el parto y se encargará de traer al niño a este mundo y comprobar que tanto usted como el bebé están bien después del nacimiento. Los médicos estarán disponibles durante todo el primer día y la primera noche para ayudar en caso de que apareciese una complicación.

LOS SIGNOS Y ETAPAS DEL PARTO

Como ya se ha explicado antes, hay tres signos o síntomas que nos indican que ha empezado el parto, que, a su vez, se divide en tres etapas. Los tres signos de aviso pueden tener lugar por separado o todos a la vez. De este modo, que puede estar en la primera etapa del parto, con contracciones que duren 40 segundos o más aunque aún no haya roto aguas. Las siguientes ilustraciones muestran cómo se dilata el cuello del útero durante el parto. Poco después, el cuello del útero empieza a reducir su longitud en respuesta a las contracciones. Un cuello uterino parcialmente dilatado aumenta la presión sobre la cabeza del bebé, lo que es un claro indicativo de que el parto ya está muy avanzado. Para cuando el cuello del útero ya se ha dilatado lo necesario como para permitir el paso de la cabeza del niño por la vagina, ya nos encontramos en la segunda etapa del parto. Esta etapa dura desde el momento en que el cuello del útero está totalmente dilatado hasta el nacimiento del bebé. La tercera etapa del parto es la expulsión de la placenta.

¿QUÉ LE OCURRE AL CUELLO DEL ÚTERO ANTES Y DURANTE EL PARTO?

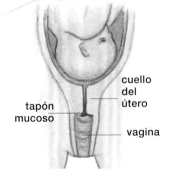

cuello del útero
tapón mucoso
vagina

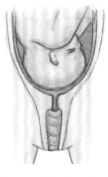

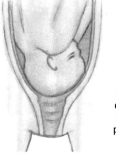

el cuello del útero se dilata por completo

Aquí vemos cómo el cuello del útero permanece cerrado. Está sellado por el tapón mucoso, que protege al bebé de las infecciones. Cuando se expulsa el tapón, el parto es inminente.

Se ha expulsado el tapón mucoso antes del parto, esta es la "marca", uno de los primeros signos de que el parto es inminente o que ya ha empezado. Cuando aparecen las contracciones, el cuello del útero reduce su longitud.

El cuello del útero empieza a dilatarse (abrirse). Esta es la primera etapa del parto, que puede durar muchas horas. Se calcula que una velocidad de dilatación normal es aproximadamente 1 cm por hora, pero esto varía.

A medida que el cuello del útero se dilata por entero (10 cm), permitiendo el paso del bebé, se inicia la breve etapa que recibe el nombre de transición y que tiene lugar justo antes de la segunda etapa del parto, el nacimiento.

Alivio y monitorización del dolor

La clave para tener una buena experiencia durante el parto, dentro de lo posible, es mantener una mente abierta y estar bien informada sobre lo signos que anuncian el inicio del parto, sobre cómo sobrellevar el nacimiento y sobre el tipo de métodos disponibles que se pueden utilizar para aliviar el dolor.

ALIVIO PARA EL DOLOR UTILIZANDO LAS TERAPIAS COMPLEMENTARIAS

Hay varios métodos naturales que no utilizan fármacos y que pueden ayudar a la hora de aliviar el dolor del parto. Algunos de estos métodos funcionan mediante la estimula-ción para liberar endorfinas, los analgésicos naturales propios del cuerpo. Para utilizar algunos de estos métodos, es posible que necesite la ayuda de un terapeuta especializado, que tendrá que entrar con usted en el paritorio. Si quiere probar esta opción es mejor que lo anote en su plan para el parto, junto con todos los detalles relacionados con las terapias naturales que le gustaría utilizar.

Debe asegurarse de que cualquier terapeuta que la trate o la ayude durante el parto tenga amplia experiencia en estos casos. También, es mejor que sólo use aquellas terapias que ya conoce y con las que ha obtenido buenos resultados, así sabrá lo que puede esperar de las mismas

MÉTODOS ORTODOXOS PARA ALIVIAR EL DOLOR

Método	Etapa del parto	Aplicación	¿Funciona?	Efectos secundarios
Gas y aire	1ª, 2ª	Se aspira mediante una boquilla	Hasta cierto punto, sólo ofrece un alivio limitado del dolor	Puede hacer que sienta un cierto mareo o somnolencia. Es difícil usar las técnicas de respiración si está usando una mascarilla
Petidina	1ª	Una inyección en vena en el brazo o en un músculo de la zona de la nalga	Es fundamental el momento en el que se inyecta; si es demasiado pronto, puede evitar que empuje y puede afectar al bebé	Es posible que sea necesario inducir el parto y usar los fórceps puesto que afecta a la capacidad de empujar. Muchas mujeres sienten somnolencia y/o mareos. El bebé también puede sentir somnolencia y tardar en respirar
Epidural	1ª y en las cesáreas	Se inyecta en el espacio epidural entre la médula espinal y la columna en la región lumbar	Normalmente es muy eficaz pero en ocasiones no hace efecto	Las opciones de que se tenga que inducir el parto y usar los fórceps, así como el riesgo de tener que realizar una episiotomía aumentan cuando se usa la epidural. Requiere la monitorización constante del bebé. Puede sentir que se le duermen las piernas durante algún tiempo después del parto. También puede provocar dolores de cabeza
El bloqueo del nervio pudendo	2ª, si es necesario inducir el parto usando fórceps	Se inyecta en la pared de la vagina	No siempre	Ninguno
Neuro-estimula-ción eléctrica transcutánea (TENS)	1ª, 2ª	Los electrodos se colocan en la espalda y se dirige una corriente de baja frecuencia hacia la madre	No siempre	Ninguno, a menudo lo recomiendan los terapeutas complementarios
Anestesia general	Si se realiza una cesárea	Inyección	Sí	A menudo la madre tarda en recuperarse

y tendrá más confianza en que harán efecto. A continuación ofrecemos una lista de algunos de los métodos, sin fármacos, que puede utilizar:

- **Posturas.** Puede moverse y probar varias posturas, como apoyarse en su pareja, contra la pared, etc., puesto que esto suele aliviar el dolor (consultar páginas 196-199).
- **Inmersión en agua.** La inmersión en agua templada a menudo resulta relajante, puesto que el calor del agua es calmante y el agua soporta el peso del cuerpo. Debe estudiar con anterioridad si es posible dar a luz en el agua en el hospital que ha elegido.
- **Masaje.** Un masaje puede tener un efecto calmante y aliviar las molestias, es un método fácil de hacer y puede encargarse su pareja. Es especialmente eficaz si se masajea la zona inferior de la espalda. Para fomentar la relajación, debe acariciar la piel con movimientos suaves pero firmes y usando la palma de la mano en dirección al corazón. Puede usar aceite de lavanda para aliviar el dolor o aceite de mandarina si lo que se quiere es animar a la madre.
- **Visualización/meditación.** Es mejor practicar este tipo de ejercicios con antelación. Los enfoques sencillos incluyen ejercicios en los que imagina una escena tranquila, en una playa soleada mientras empiezan las contracciones.
- **La acupuntura.** Se puede utilizar para controlar varios aspectos del parto, desde calmar los miedos a aliviar el dolor de espalda. En último caso, se pueden insertar agujas en los puntos de la parte inferior de la espalda. También se puede conectar estas agujas a un pequeño dispositivo eléctrico llamado máquina acutens que le permite controlar el nivel de estimulación.
- **TENS.** (Neuro-estimulación eléctrica transcutánea). Esta opción une los enfoques ortodoxos y naturales (consulte la tabla en la página anterior). Utiliza un pequeño dispositivo electrónico unido a unos electrodos colocados a ambos lados de la columna. Se usa la corriente eléctrica para bloquear los impulsos del dolor que viajan por los nervios y para estimular la liberación de endorfinas.

MONITORIZAR AL BEBÉ

Con cada contracción, los vasos sanguíneos que suministran oxígeno al bebé se estrechan, lo que obliga al bebé a contener la respiración. Algunos bebés no pueden contener la respiración durante mucho tiempo y se quedan sin suficiente oxígeno (sufren). Si esto ocurre durante un periodo prolongado, el bebé puede sufrir daños permanentes o incluso morir.

Durante el parto, la comadrona monitoriza el latido del corazón del bebé, para así detectar si el bebé está sufriendo. En un embarazo de bajo riesgo, el bebé se puede monitorizar durante breves periodos usando un estetoscopio de Pinard o un dispositivo para realizar ecografías en el abdomen de la mujer. En los embarazos de alto riesgo, los médicos recomiendan la monitorización constante del feto durante la etapa final del parto. Hay dos métodos para monitorizar continuamente el corazón del bebé: métodos externos e internos.

En la monitorización externa se colocan dos sensores sujetos al abdomen de la madre mediante dos fajas, uno de estos sensores registra cómo el abdomen se estira y encoge durante las contracciones, lo que permite medir la duración y la frecuencia de las contracciones. El otro registra el latido fetal. Los sensores de las fajas están conectados a un monitor, que registra los detalles del latido fetal y las contracciones uterinas.

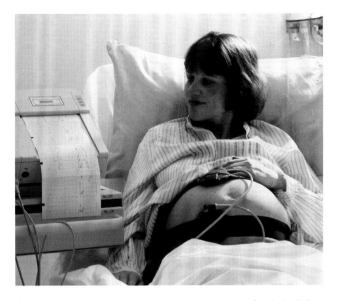

Aquí vemos cómo se ha sujetado un monitor fetal al abdomen de la madre para monitorizar el latido del bebé.

En la monitorización interna, una vez que el cuello del útero se ha dilatado, se aplica un electrodo a la cabeza del feto que se pasa a través de la vagina, y el extremo se fija debajo de la piel del cuero cabelludo o en las nalgas del bebé. Esto permite la lectura continua del latido fetal. Si dicho latido se ralentiza durante un minuto o más tiempo, es necesario llevar a cabo una intervención médica.

Si se percibe que el bebé está sufriendo, se puede obtener una muestra de sangre mediante un leve pinchazo en el cuero cabelludo del feto. Si fuera muy grave, hay que inducir de inmediato el parto, probablemente mediante una cesárea.

LA MONITORIZACIÓN
Si bien es cierto que monitorizar el parto aporta muchas ventajas para la salud del bebé, todo el equipo que se necesita para poder llevarla a cabo hace que todo parezca más clínico. También puede suponer que la madre no será capaz de moverse libremente y a menudo requiere que esté tumbada en un ángulo que no resulte natural o que dificulte el parto. Siempre debe decirle al personal médico qué opina sobre el proceso de monitorización, para que se pueda llegar a una solución satisfactoria.

Sin embargo, hay posturas para el parto que pueden permitir la monitorización. Debe ajustar la cabecera de la cama para estar sentada de forma cómoda, normalmente con un ángulo de 25°, flexione las piernas, primero una y luego la otra, cada 10 minutos, colocando la planta del pie de la pierna flexionada contra la cara interior del muslo de la pierna que mantiene estirada. También puede arrodillarse sobre la cama e inclinar el cuerpo hacia la cabecera utilizando almohadas. Otra postura posible es en la que descansa sobre un costado con una pierna flexionada sobre la otra y una almohada entre las rodillas. Es mejor cambiar de postura cada media hora para crear un ritmo que alivie el dolor del parto.

La primera etapa del parto

Durante la primera etapa del parto puede seguir su instinto y hacer aquello que le parezca más adecuado. Puede mecerse o balancearse durante las contracciones. A muchas mujeres les gusta darse un baño, la sensación del agua les resulta relajante.

Puede moverse y probar varias posturas hasta que encuentre una o dos que le resulten más cómodas. Cualquiera de las posturas que se exponen a continuación puede servirle.

Muchas mujeres prefieren moverse continuamente durante la primera etapa del parto, colocándose en su postura favorita cada vez que sienten una contracción. Hay que ocuparse de cada contracción en el momento que empieza, respirando hasta que se pase y también se puede utilizar la imaginación, por ejemplo, puede intentar visualizar cómo se dilata el cuello del útero como si se tratase de una flor que se abre.

LA ETAPA DE TRANSICIÓN

Este es el término con el que se designa el breve periodo de tiempo al final de la primera etapa del parto, justo antes de que comience la segunda etapa. Es la parte más corta del parto, pero puede ser muy intensa, las contracciones pueden ser incluso más dolorosas y también puede dar la impresión de resultar insufribles.

Puede desanimarse y pensar que no será capaz de seguir adelante sin fármacos para aliviar el dolor. Ésta es una etapa muy emocional y es posible que sienta enfado o irritación. Las piernas empezarán a sacudirse mientras el cuerpo experimenta temblores, incluso es posible que tenga que vomitar.

Además de todo esto sentirá ganas de empujar o echarse hacia delante pero no debe hacerlo hasta que la comadrona la examine y confirme que el cuello del útero ya se ha dilatado por entero. Gemir un poco puede ayudar a la hora de controlar las ganas de empujar.

Siempre que sienta que ya no puede más, recuerde que el bebé nacerá en poco tiempo. Debe repetirse que tiene que aguantar, mantenerse tranquila y todo saldrá bien.

BUENAS POSTURAS DURANTE LA ETAPA DE TRANSICIÓN

Es difícil encontrar una postura cómoda durante la etapa de transición. Cualquier postura que le resulte útil puede utilizarse. Es posible que quiera apoyarse en las rodillas y echar el cuerpo hacia delante apoyándose sobre un montón de cojines o si lo prefiere, puede quedarse de pie, sentarse, sentarse en cuclillas, o apoyarse en una silla de respaldo ancho.

Si el cuello del útero no se ha dilatado del todo y siente la necesidad de empujar y echar el cuerpo hacia delante, debe colocarse en el suelo y apoyarse en las rodillas y las manos, apoye la cabeza contra el suelo y eleve el trasero hacia arriba. Esta postura hace que la gravedad ayude para detener el descenso del bebé mientras le da más tiempo al cuello del útero para que se dilate. Esta postura también reduce la presión que siente en la parte inferior de la espalda.

AYUDAR A UNA MUJER QUE ESTÁ DE PARTO

Tiene que recordar que el parto puede ser una experiencia traumática y difícil para una mujer, de modo que debe estar preparado/a para presenciar cualquier comportamiento extraño o agresivo sin ofenderse por ello. Si la futura madre le pide que se vaya, puede alejarse unos pasos pero no se marche muy lejos. Aunque sienta que no puede hacer nada para ayudar, tiene un papel muy importante que cumplir.

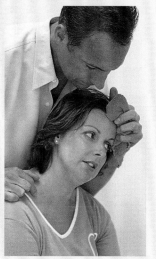

Acciones sencillas como pasar una esponja húmeda por la cara de su pareja y sujetar su mano pueden ser de gran ayuda. No se sorprenda si ella le grita o si grita al resto de las personas de la sala.

- Debe intentar ayudar a la madre a relajarse, especialmente entre las contracciones.
- Debe ayudar a la madre a que se refresque, para lo que puede usar un spray de agua termal o una esponja húmeda si tiene calor.
- Limpie el sudor de la frente de la madre.
- Anime a la madre diciéndole que lo está haciendo muy bien, nunca la critique.
- Debe estar alerta ante los cambios de humor.
- Si la madre se marea y dice que quiere vomitar, debe buscar una palangana rápidamente.
- Si le tiemblan las piernas debe sujetarlas con firmeza y ayudar a la madre a que se ponga un par de calcetines para mantener las piernas calientes y así mejorar la circulación.
- Si le duele la espalda, puede darle un masaje en la zona inferior de la espalda y ofrecerle una bolsa de agua caliente.
- Si dice que quiere empezar a empujar o emite gruñidos y empieza a empujar debe avisar a la comadrona de inmediato.
- Una vez que la comadrona le dice a la madre que ya ha dilatado por completo y que puede empujar, debe dejar que sea la comadrona la que guíe durante esta parte del parto.
- Debe beber mucha agua para mantenerse hidratado.

SENTARSE

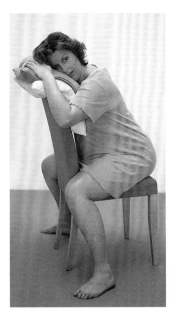

Tiene que sentarse a horcajadas en una silla, de frente al respaldo, con las rodillas separadas y la espalda recta. Debe colocar un cojín delante del respaldo de la silla y apoyarse en ese cojín. En esta postura, el cuerpo está vertical y bien sujeto y además mantiene la zona de la pelvis abierta.

QUEDARSE DE PIE

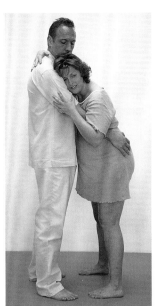

Tiene que quedarse de pie, con la espalda recta y ligeramente inclinada hacia la persona que la ayuda en el parto. La fuerza de la gravedad estimula las contracciones y agiliza el descenso del bebé. Le resultará útil hacer círculos con las caderas. La persona que la ayuda puede darle un masaje en la parte inferior de la espalda cuando esté en esta postura o puede mecerla con suavidad.

ARRODILLARSE

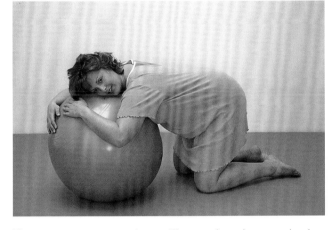

Tiene que apoyarse en las rodillas y echar el cuerpo hacia delante, apoyándose en un mueble cercano, unos cojines o un sofá de tipo puff. También puede usar una bola de parto para esto.

SENTARSE DE CUCLILLAS

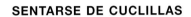
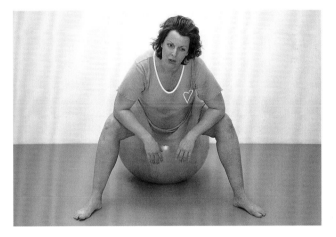

Tiene que ponerse de cuclillas sobre un taburete bajo o una bola de parto. Esta posición suele intensificar las contracciones. Además, permite abrir la pelvis y agiliza el descenso del bebé.

APOYARSE EN LAS RODILLAS Y LAS MANOS

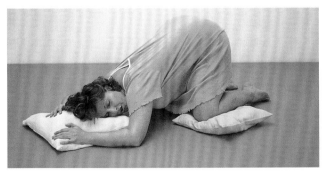

Tiene que ponerse de rodillas y apoyarse también en las manos mientras se mece hacia delante y hacia atrás durante las contracciones. Si estas son muy intensas debe arrodillarse y apoyar la cabeza sobre el suelo y elevar el trasero. También puede intentar mover las caderas.

TUMBARSE

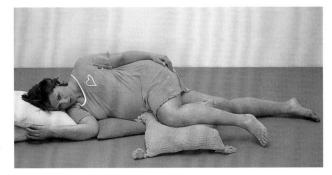

Es posible que le apetezca tumbarse, sobre todo si está cansada. Puede probar tumbándose sobre un costado, sujetando el "vientre" con cojines. No es una buena idea tumbarse sobre la espalda durante mucho tiempo, aunque no pasa nada si adopta esta postura mientras la examinan.

La segunda y tercera etapas

Cuando el cuello del útero se ha dilatado del todo (aproximadamente 10 cm) se inicia la segunda etapa del parto. Esta etapa puede durar apenas unos minutos o hasta dos horas, y finaliza con el nacimiento del bebé. Las contracciones de la segunda etapa suelen ser muy fuertes, todo el cuerpo siente una necesidad urgente e involuntaria de empujar. Se trata de un acto reflejo, causado por la presión que ejerce la cabeza del bebé en el suelo de la pelvis y el recto. Incluso si no ha leído nada sobre el parto, sabrá de manera instintiva cuándo tiene que inspirar hondo, para así bajar el diafragma y ejercer presión sobre el útero, lo que ayudará a empujar al bebé para que salga. A algunas mujeres esta etapa les parece más fácil que la primera, aunque puede ser difícil, sobre todo si el bebé es muy grande o si le preocupa la posibilidad de que se produzcan desgarros.

LAS MEJORES POSTURAS PARA EL NACIMIENTO

Empujar es más complicado si está tumbada sobre la espalda, porque en ese caso estaría empujando el bebé hacia arriba. Es mejor adoptar una postura vertical o semi-vertical, porque así la gravedad ayudará. La pelvis debe estar en una posición abierta, y el suelo pélvico y la vagina deben estar relajados. Muchas mujeres prefieren moverse y cambiar de postura durante toda la segunda etapa del parto, hasta que encuentran la postura que más les gusta para dar a luz. Las siguientes posturas, que se muestran con más detalle en la próxima página, son buenas opciones para el momento del nacimiento:

- **Tumbarse.** Esta postura es buena si se siente exhausta. Debe tumbarse sobre un costado mientras apoya la cabeza sobre un par de almohadas. Tiene que mantener las piernas abiertas sujetando una rodilla, la persona que la ayuda en el parto puede encargarse de hacer esto.

- **Sentarse.** En esta postura la mujer se sienta apoyada contra varios cojines acolchados, con las rodillas flexionadas y separadas, con la cabeza inclinada hacia delante, en dirección al pecho. Esta postura le permite ver cómo nace el bebé. Sin embargo, no es una postura natural para el parto y no ayuda al bebé, de modo que no es la mejor opción.

- **Colocarse de rodillas.** Muchas mujeres prefieren dar a luz adoptando esta postura. Puede colocarse sobre las rodillas y las manos, apoyándose sobre un sofá tipo *puff* o un cojín de gran tamaño. La comadrona recibe al bebé por detrás. Colocarse de rodillas alivia la presión sobre la zona del perineo, lo que permite que los tejidos blandos se expandan y estiren mientras nace el bebé.

- **Sentarse de cuclillas.** A menudo se elige esta postura. Se puede poner de cuclillas mientras la persona que la ayuda la sujeta por detrás o en el caso de que le ayuden dos personas, cada una puede sujetarla por uno de los lados. Esta postura abre al máximo la zona de la pelvis, relaja el suelo pélvico y aprovecha la fuerza de la gravedad. Si realiza esta postura con la ayuda de una

persona, ésta debe estar de pie, o mejor aún sentada, justo detrás y su posición debe ser estable. La persona que le ayuda debe soportar en los brazos todo su peso. Debe concentrarse durante la contracción, doblando las rodillas y colocando los pies separados para así abrir la pelvis. Esta postura normalmente hace que el parto sea más rápido y es muy adecuada si existe alguna razón por la que sea conveniente agilizar el nacimiento, como es el caso cuando el bebé sufre o el parto ya ha durado muchas horas. También es más cómoda si el bebé viene de nalgas.

APARECE EL BEBÉ

Empujar es un trabajo duro. Es mejor intentar hacerlo con suavidad y de forma gradual para que los músculos y tejidos de la vagina tengan la oportunidad de estirarse para permitir que la cabeza del bebé pase sin desgarrar los tejidos o sin que sea necesario llevar a cabo una episiotomía.

El primer signo de que el bebé está saliendo es notar una protuberancia en el perineo y el ano. Poco a poco va apareciendo la cabeza del bebé a través de la vagina, lo que se conoce como "la coronilla". En este punto del parto, es posible que sienta punzadas y cierto escozor mientras el bebé empuja contra la vagina. Esta sensación se puede aliviar respirando hondo o si la persona que la ayuda en el parto aplica una compresa caliente contra la zona del perineo, ayudando así a que los tejidos se estiren. A veces, una vez se ha llegado a esta parte, el bebé nace de forma rápida, la cabeza y el cuerpo salen con una sola contracción. El nacimiento también puede ser más lento y tardar una serie de contracciones más. Lo normal es que cuando aparezca la cabeza del bebé, esta se gire hacia un lado. Las contracciones cesarán momentáneamente, lo que le permite a las personas que la están ayudando tener la oportunidad de comprobar que el bebé no tiene el cordón umbilical enrollado alrededor del cuello, si esto fuera así, lo que deben hacer es recolocar el cordón de una forma más segura.

Con la siguiente contracción ya será capaz de ver los hombros del bebé y una vez que hayan salido, el resto del cuerpo del niño seguirá de forma rápida, lo que normalmente viene acompañado por un chorro de fluido amniótico.

EL BEBÉ YA HA NACIDO

Normalmente las enfermeras o el personal auxiliar del centro sanitario se encargan de envolver al bebé para que pueda sujetarlo en los brazos de inmediato. Apenas sale el bebé se pone a respirar y pronto empieza a llorar, incluso es

LA VELOCIDAD CON LA QUE NACE EL BEBÉ
Lo rápido que tenga lugar el parto dependerá de la postura y de la cabeza del bebé, así como del tamaño del mismo. Si el parto es lento y siente mucho dolor, el personal médico le ayudará con la respiración mientras empuja con cuidado para sacar al bebé sin tener desgarros. Si el médico teme que vaya a tener un desgarro importante llevará a cabo una episiotomía.

TUMBARSE

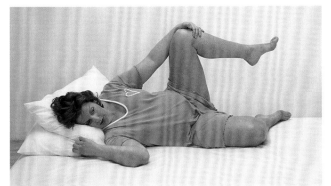

SENTARSE

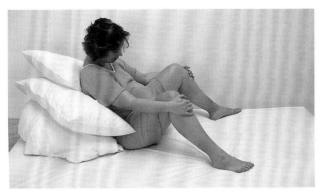

ARRODILLARSE

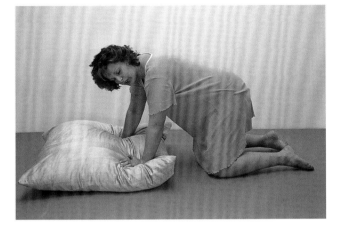

Estas imágenes muestran las cuatro posturas principales que se suelen utilizar durante la segunda etapa del parto. La mujer debe estar tan cómoda como sea posible, apoyada sobre almohadas y debe poder cambiar de postura hasta que encuentre la que le resulte más cómoda.

SENTARSE EN CUCLILLAS CON UNA PERSONA

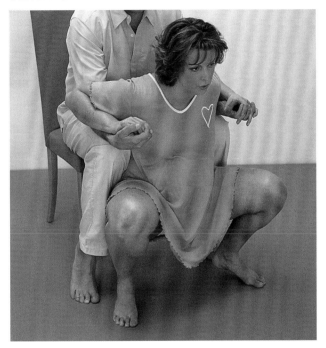

posible que no tarde en empezar a hacer gestos como si estuviera chupando.

Si ha tenido gemelos, el procedimiento es el mismo. Sin embargo, este tipo de partos es más complicado e implica más riesgos, tanto para los bebés como para la madre. Existe un mayor riesgo de que los bebés sufran, y es más probable que el médico realice una cesárea que si tan sólo esperase un bebé.

LA TERCERA ETAPA DEL PARTO

Esta etapa tiene lugar después de que el bebe nazca y se trata simplemente de la expulsión de la placenta. Una vez que el niño ha nacido, el útero descansa, pero aproximadamente 15 minutos después empieza de nuevo a contraerse, con unas contracciones que no son demasiado dolorosas y que se encargan de expulsar la placenta y las membranas. Puede ayudar a expulsar la placenta, tanto adoptando una postura en cuclillas y acercando el bebé al pecho, lo que hace que el útero se contraiga. El personal médico examinará cuidadosamente la placenta para comprobar que lo ha

Debe estar preparada para sentir un torbellino de emociones una vez que termine el parto; es perfectamente normal sentir alivio, alegría, sorpresa, agotamiento y ganas de llorar.

expulsado absolutamente todo, puesto que cualquier trozo que se quede dentro puede dar lugar a una hemorragia interna. Se comprueba también si se han producido desgarros importantes alrededor de la vulva y, de ser así, se procede a coserlos.

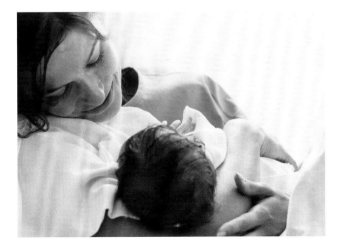

Intervenciones médicas

En algunas ocasiones, el parto es demasiado lento o aparecen otros problemas. El personal médico puede intervenir para agilizar el parto si considera que existe peligro para la madre o el bebé.

PARTO INDUCIDO CON FÓRCEPS

Los fórceps se pueden utilizar para agilizar el parto. Tienen el aspecto de un par de cucharas enormes para servir ensalada y a menudo se utilizan para ayudar al bebé a salir durante la segunda etapa del parto, cuando el cuello del útero ya se ha dilatado por completo y la cabeza del bebé ha descendido a la pelvis de la madre pero no ha logrado descender más. También se usan en los casos en los que el bebé o la madre están sufriendo y no disponen de oxígeno suficiente. Los fórceps se aplican de forma sencilla y no dañan al bebé si son colocados de forma adecuada, aunque es posible que le quede una marca en la cabeza al bebé.

Se colocan las piernas de la madre sobre los estribos y se inyecta anestesia local en el perineo. Se realiza una episiotomía (un corte) y se insertan los fórceps dentro de la vagina, los dos brazos de la pinza sujetan los laterales de la cabeza del bebé. La idea es que la madre empuje mientras el médico tira. Una vez que ha salido la cabeza se retiran los fórceps y el resto del parto se desarrolla con normalidad.

EXTRACCIÓN CON VENTOSA

En la actualidad más de un nacimiento de cada diez tiene lugar gracias al uso de la ventosa "extracción al vacío" (en Estados Unidos). Del mismo modo que los fórceps, sólo se utiliza la ventosa para agilizar el parto. Se coloca una copa de material flexible, que está conectada por un tubo a un aspirador automático, sobre la cabeza del bebé y se utiliza la succión para sacar con cuidado al niño poco a poco, aprovechando las contracciones y el esfuerzo que hace la madre para empujar.

No existe riesgo para el bebé y no es necesario utilizar fármacos. Las ventajas de este método en comparación el uso de los fórceps es que el cuello del útero no tiene por qué estar completamente dilatado y se considera que es una intervención menor. En este caso, la madre tiene que empujar bastante, de modo que no se siente inútil ante el uso de tecnología.

La principal desventaja es que puede llevar tiempo aplicar la succión necesaria. El bebé puede tener un pequeño bulto en la cabeza, como una ampolla grande, que le durará un par de días.

PARTO INDUCIDO

Algunas veces, es necesario inducir de forma artificial el parto. Primero se rompe la membrana para que la madre rompa aguas y luego se le administran fármacos, ya sea a través de la vagina o por vía intravenosa. Se puede inducir un parto si:

- La madre ya ha salido de cuentas y la placenta cada vez tiene más dificultades para hacer frente a las necesidades del bebé.
- La madre tiene hipertensión.
- Se trata de un caso de preeclampsia.
- Se trata de un caso de incompatibilidad del Rh.
- La madre ha sangrado al final del embarazo.
- Se trata de un caso de diabetes.
- El bebé ha dejado de crecer.

EPISIOTOMÍA

Una episiotomía es un corte que se realiza en la zona del perineo. Al principio, se aplica anestesia local y luego se hace el corte, utilizando unas tijeras, entre la piel y el músculo de la parte inferior de la vagina de la mujer. Después del parto es necesario dar unos puntos de sutura en el corte. Algunas personas creen que los desgarros naturales se curan antes que los cortes. La episiotomía es necesaria en los partos asistidos o si el médico considera que la mujer va a sufrir desgarros considerables.

Colocarse en una postura adecuada para el parto ayudará a minimizar las opciones de tener que recurrir a la episiotomía. Si quiere evitar tener que llevar a cabo este procedimiento, debe hablar con anterioridad sobre este tema con el equipo médico que se encargará del parto e incluir estos datos en el plan para el parto.

LA CESÁREA

La cesárea es una intervención importante en la que tanto el bebé como la placenta se expulsan a través de un corte que se realiza en el abdomen de la madre en lugar de a través de la vagina. Puede llevarse a cabo con anestesia general o

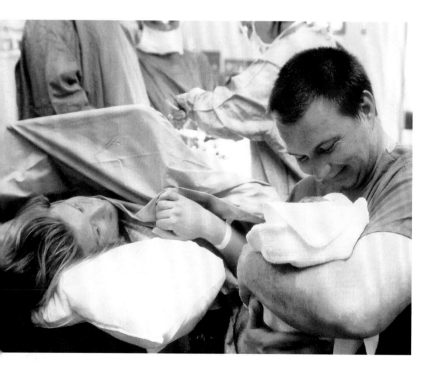

Un padre emocionado sujeta al bebé después de un parto por cesárea. A la madre le cuesta un poco más recuperarse de este procedimiento intervencionista, más o menos lo mismo que si se hubiera sometido a una intervención quirúrgica.

después de aplicar la epidural, en cuyo caso la madre estará despierta cuando nazca el bebé. Es posible que su pareja la acompañe durante esta intervención si se utiliza la epidural, pero no será posible si es necesario usar anestesia general.

Existen dos tipos de cesáreas: cuando se decide llevar a cabo una cesárea (voluntaria) y la de emergencia.

- **Cesárea voluntaria.** Este tipo de cesáreas se planifican durante el embarazo, normalmente después de que aparezca una complicación médica o ginecológica que hace que el parto vaginal no sea seguro. En determinadas ocasiones, las mujeres deciden tener al bebé por medio de una cesárea por cuestiones personales.
- **Cesárea de emergencia.** Es posible que sea necesario llevar a cabo una cesárea si aparecen complicaciones durante el parto, cuando el bebé está sufriendo y es necesario que el nacimiento se produzca de forma rápida y segura.

Razones por las que se realiza un cesárea

Hay varios motivos por los que se llevan a cabo las cesáreas. Entre otros se incluyen los siguientes:
- Si el bebé es grande y la pelvis de la madre pequeña, lo que hace que un parto normal sea virtualmente imposible.
- Si el bebé es prematuro, pequeño o especialmente sensible al sufrimiento y a la falta de oxígeno.
- Los embarazos múltiples.
- Bebés que se encuentran en determinadas posturas, como por ejemplo, en postura transversal, los que hace que el parto normal no sea posible.

- Contracciones de escasa eficacia, lo que significa que el parto no avanza.
- Se produce el desprendimiento de la placenta, que es cuando ésta se separa de la pared del útero. Esto suele causar dolor y provocar una hemorragia, por lo que es necesario que el bebé nazca de inmediato.
- Placenta previa, que es cuando la placenta se encuentra en medio del cuello del útero y puede romperse si se permite que el parto continúe, lo que ocasionaría una hemorragia grave (conocida como hemorragia preparto).
- Cuando la madre sufre una enfermedad como la hipertensión, preeclampsia o diabetes.
- Cuando se produce el prolapso del cordón umbilical y aparece a través de la vagina antes que el bebé, con lo que obstruye el nacimiento.
- Cuando se ha intentado inducir el parto sin éxito.
- Si hay tumores, como fibromas o quistes ováricos, que puedan suponer un obstáculo al bebé.
- Si en el embarazo anterior la madre dio a luz a un bebé muerto o si ya ha experimentado partos complicados y difíciles.
- Si el bebé está sufriendo mucho.

CUANDO EL MÉDICO TIENE QUE INTERVENIR

Cada vez es más frecuente que el médico intervenga en el parto, aproximadamente uno de cada cinco bebés en el Reino Unido nace mediante cesárea y la situación es similar en Estados Unidos. A algunos expertos esto les preocupa, consideran que el equipo médico se apresura a intervenir cuando algunos de los problemas que aparecen en el parto se podrían resolver de forma natural. Sin embargo, no hay duda de que las intervenciones médicas le han salvado la vida a muchos bebés.

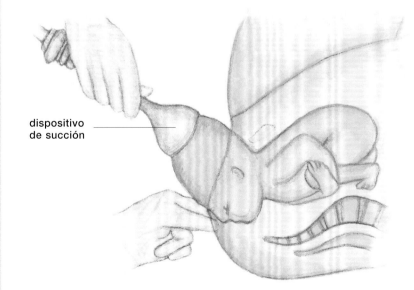

dispositivo de succión

Es posible que sea necesario ayudar en el parto si el progreso es demasiado lento, si el bebé sufre o si la madre está exhausta y ya no es capaz de empujar. Aquí puede verse como se utiliza una ventosa que se aplica a la cabeza del bebé para ayudar a sacar al niño del canal del parto.

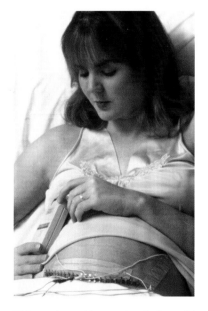

Esta mujer está usando el dispositivo TENS para el dolor y las molestias tras una cesárea. Los puntos de sutura son la cicatriz de la intervención quirúrgica.

Control de problemas frecuentes

Las últimas semanas del embarazo pueden resultar muy molestas y es posible que no vea la hora de que termine el parto. Tiene que recordar que cada día se acerca un poco más al momento en el que por fin podrá tener a su bebé en brazos. Es posible que aún experimente algunas de las molestias menos graves, como las hemorroides y el dolor de espalda, en esta etapa. Las terapias naturales a menudo pueden aliviar los peores síntomas y también pueden ayudarle a superar la tensión. Estas terapias también pueden ayudar al bebé para que esté mejor preparado cara al parto, principalmente gracias a que usted está más relajada.

Siempre es bueno hablar con la comadrona sobre cualquier terapia natural que le interese, tendrá que acudir a la revisión con la comadrona todas las semanas durante el último mes de embarazo, de modo que tendrá muchas oportunidades para tratar cualquier plan para el parto, ansiedad o problema que tenga. Si decide acudir a un terapeuta complementario, debe asegurarse de que se trata de un profesional cualificado y que tenga experiencia trabajando con mujeres embarazadas. Si presenta cualquier síntoma grave durante un periodo prolongado de tiempo o que le preocupe especialmente, es mejor que se ponga en contacto de inmediato con la comadrona o el médico. Puede consultar la página 145, donde encontrará una lista con los síntomas que avisan en caso de emergencia.

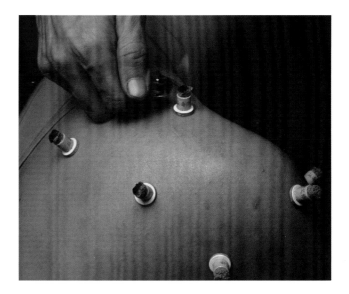

En la moxibustión se coloca una pequeña cantidad de moxa, que se va a quemar, sobre los diferentes puntos de energía del cuerpo. En el embarazo, los puntos que más se utilizan están situados en los dedos de los pies.

El bebé viene de nalgas. La mayoría de los bebés están colocados en la posición de nalgas (con las nalgas hacia abajo) antes de la semana 32 pero casi todos giran y se colocan de tal manera que la cabeza queda hacia abajo en preparación para el parto. Si después de las semana 32 el bebé sigue de nalgas es posible que se gire de forma espontánea antes del parto. También existen varios métodos naturales que se pueden usar para ayudar a que el bebé que está de nalgas o en postura transversal se gire. No debe intentar usar terapias naturales si espera gemelos o si está enferma.

- Debe dar un paseo de una hora de duración todos los días. Esto anima al bebé a cambiar de postura y colocar la cabeza hacia abajo. Puede practicar algunas posturas de yoga, como la del gato, que también pueden animar al bebé a moverse.
- Tiene que pasar algo de tiempo cada día visualizando al bebé mientras se mueve para colocarse en la posición correcta. Tiene que asegurarse de que está relajada y cómoda mientras lo hace, ralentice la velocidad de la respiración y libere primero toda la tensión que tenga acumulada en el cuerpo.
- El remedio homeopático de la *Pulsatilla* se utiliza con frecuencia para animar al bebé a que se mueva y cambie de postura. No debe auto-medicarse, es mejor consultar con un homeópata que le confirme que este remedio es adecuado para su caso y debe tomar la dosis correcta, además el homeópata puede monitorizar el resultado.
- La moxibustión es un método chino tradicional que se utiliza para hacer que los bebés que están de nalgas se giren. Hoy en día es una técnica que llevan a cabo varios terapeutas, aunque hay que tener en cuenta que los médicos en la actualidad prefieren no mover a los

fetos, por miedo a que se produzcan complicaciones. En la moxibustión se enciende un palillo de la hierba *Moxa* y se sujeta cerca de los puntos de acupuntura de las esquinas exteriores de cada uno de los dedos del pie, o se queman pequeñas cantidades de hierba sobre la piel. Se cree que el calor estimula el canal de energía de la vejiga, que está conectado con el útero. La moxibustión también tiene un efecto calmante general. Si quiere probar el tratamiento de moxibustión debe buscar a un acupunturista con experiencia a la hora de tratar mujeres embarazadas y no debe intentar realizar el tratamiento por su cuenta en casa.

Un bebé tardío. Cuando ya han pasado más de dos semanas desde que salió de cuentas es necesario inducir el parto en el hospital, también es recomendable inducir el parto cuando la madre rompe aguas antes de tiempo debido a un problema de hipertensión. Existen varios métodos naturales que puede probar si le avisan que va a realizarse una inducción del parto, aunque, por supuesto, antes de probar nada debe consultar con la comadrona:

- Mantenerse de pie y en movimiento, la actividad física a menudo hace que se inicien las contracciones, pero no debe esforzarse en exceso.

“ Las terapias naturales a menudo pueden aliviar los peores síntomas y también pueden ayudarle a superar la tensión. ”

- Hacer el amor. Tener un orgasmo puede ayudar a estimular las contracciones uterinas.
- Puede consultar con un acupunturista, hay varios puntos en la espalda que se pueden estimular, a veces con electricidad, para hacer que se inicien las contracciones. Necesitará varias sesiones a lo largo de una semana.
- El remedio homeopático cohosh azul (*Caulophyllum*) a menudo se utiliza para fomentar el inicio de las contracciones. Sin embargo, es necesario que acuda a la consulta de un homeópata cualificado para confirmar que este remedio es adecuado en su caso, y para que se monitorice el progreso.
- Tiene que practicar las técnicas de respiración para relajarse, luego tiene que visualizar cómo se pone de parto. Es útil se realiza estos ejercicios a diario.

Miedo y ansiedad. La ansiedad es un sentimiento común entre las futuras madres. Es importante tener la oportunidad de hablar de las preocupaciones concretas con la comadrona, que es la persona que puede tranquilizarla y aconsejar qué pasos prácticos debe tomar. Le puede interesar probar las siguientes sugerencias:
- Tiene que practicar las técnicas de relajación, como las del yoga, Pilates, la meditación y la visualización. Puede calmar sus miedos si se visualiza a diario con su bebé y a los dos les rodea una luz dorada con propiedades curativas.
- Puede plantearse usar terapias complementarias, como el reiki, la acupuntura o la reflexología, todas estas opciones puede ayudar a la hora de liberar estrés y preocupaciones.
- Puede probar con los remedios de las flores de Bach, que son muy suaves. El mímulo es útil si tiene miedos específicos, como ansiedad ante el parto, el álamo temblón (aspen) se utiliza cuando los miedos son vagos y no específicos. El castaño rojo se utiliza cuando el bienestar del bebé produce un exceso de preocupación y

el remedio rescate es excelente para los momentos de pánico y para cuando siente la necesidad de echarse a llorar.
- Debe usar aceites esenciales como el de lavanda o el de palo de rosa, que pueden ser muy relajantes al final del embarazo. Puede usar un quemador o diluirlos en el baño o en un aceite relajante para el masaje.

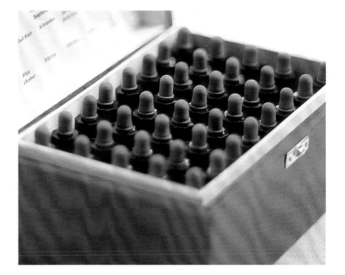

Los remedios de las flores pueden ser un modo natural y eficaz para aliviar la ansiedad y el miedo. Hay que guardarlos en una caja especial, por separado, para que cada uno conserve sus propiedades curativas.

Calmarse de manera instantánea

Si siente ansiedad o miedo debe probar este sencillo ejercicio que le permitirá liberar tensión y calmarse.

Sirve para activar el canal de energía del corazón y el resultado es un sentimiento relajante y lleno de amor.

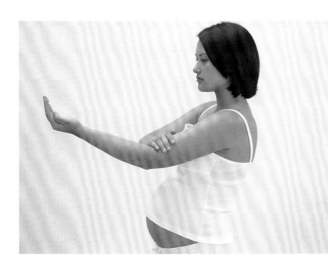

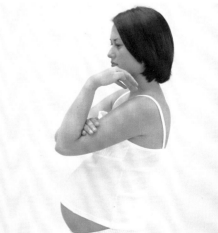

1 Estire el brazo izquierdo delante de usted. Mantenga el brazo suelto en lugar de rígido y deje caer los hombros para liberar la tensión que se acumula en esa zona. Con cuidado debe colocar la mano derecha sobre el antebrazo izquierdo, justo por encima del codo.

2 Ahora, suba el brazo poco a poco hacia el hombro, hasta que esté completamente apoyado sobre la mano derecha. Respire con calma unos minutos, debe centrarse en la zona del corazón y sienta cómo se libera la tensión.

Preguntas y respuestas frecuentes

P: Siento cómo empiezan las contracciones y mi pareja me lleva al hospital pero siempre me envían de vuelta a casa, me dicen que aún no es la hora. ¿Cómo es posible que esto suceda?

R: Es posible sentir contracciones que parecen las del parto, pero que son más breves y menos fuertes. En el hospital comprueban si ya ha dilatado el cuello del útero o no y así saben si realmente está de parto.

P: Quería tener un parto natural sin fármacos pero ahora me van a inducir el parto porque he salido de cuentas hace dos semanas. He oído que las contracciones son más intensas después de que se induzca el parto. ¿Es esto cierto?

R: No necesariamente. Depende de cada caso, de las razones por las que se ha tenido que inducir el parto, cuánto tiempo ha pasado desde que salió de cuentas, los fármacos que se han utilizado y cómo el hospital lleve a cabo el parto en lo relacionado con los métodos para aliviar el dolor. Es mejor inducir el parto que dejar que el bebé se quede demasiado tiempo dentro del útero, porque llegará un momento en el que la placenta no podrá seguir nutriendo al feto.

P: Mi primer parto fue muy largo y doloroso. El médico me ha ofrecido realizar una cesárea voluntaria. ¿Es esta una buena idea?

R: Depende de las razones por las que se le ha ofrecido esta posibilidad. Si el médico sabe que le espera otro parto largo y doloroso, es lógico pensar que lo mejor es elegir la cesárea. Si, por ejemplo, su pelvis y el canal del parto son muy estrechos como para que el bebé nazca por parto vaginal normal es mejor realizar una cesárea. Pero, por otra parte, si le ha ofrecido la cesárea sólo para que se quede tranquila, quizás sea mejor que opte por un parto natural y deje la opción de la cesárea para una ocasión en la que no le quede otro remedio. Lo mejor que puede hacer es preguntarle al médico la razón por la que le ha ofrecido esta posibilidad, piense sobre el tema y base su decisión en lo que le aconseje el médico.

P: Quiero dar a luz de forma natural y sin usar métodos para aliviar el dolor. Para mí no se trataría de un parto si dejo que los médicos se hagan con el control. ¿Cómo puedo evitar que esto suceda?

R: Si todo va bien no necesitará intervención médica alguna. Puede ampliar sus opciones de tener un parto natural si se prepara a conciencia para este evento. Para eso debe practicar los ejercicios de respiración de manera regular y debe dejar anotado todo lo que quiere en el plan para el parto.

Sin embargo, no existen garantías de que el parto no presente complicaciones. Si cualquier cosa va mal, lo mejor es que se beneficie de los conocimientos y la tecnología que la medicina moderna pone a su disposición. Al final, es más importante que el bebé nazca sano que el que usted tenga el tipo de parto que deseaba.

P: Tengo miedo de que no sea capaz de hacer frente económicamente al hecho de tener un bebé y esta preocupación no hace más que incrementarse ahora que el parto se acerca. ¿Cómo voy a poder pagar todo lo que necesita el bebé?

R: Al principio es natural obsesionarse con determinadas preocupaciones a medida que se acerca la fecha del parto, especialmente por el hecho de que se encuentra en un momento en el que es muy vulnerable. Debe centrarse en que lo más importante es que el bebé nazca bien. Un niño no necesita tantas cosas, basta con que esté caliente, se alimente y alguien lo cuide. Piense en soluciones positivas a cualquier preocupación, como preguntarle a la comadrona si existen tiendas de descuento en la zona donde pueda comprar artículos de segunda mano de buena calidad.

P: Mi pareja parece estar muy tranquila con el parto, pero me ha pedido que la acompañe y yo no estoy seguro de poder hacerlo.

R: Muchos hombres se sienten así. Algunos realmente no son capaces de hacerlo y no es una buena idea obligarles. Algunos hombres aseguran que ya no han podido ver a sus parejas del mismo modo después de acompañarlas en el parto. Sin embargo, para otros padres, ver a su pareja dando a luz ha sido uno de los momentos más importantes de la vida.

Debe explicarle a su pareja cómo se siente. Es posible que para cuando llegue el momento sí se sienta capaz de acompañarla. Por otra parte, puede prometer que estará cerca durante el parto, aunque no sea capaz de estar en la misma sala. También puede recomendar que otra persona la acompañe para que la ayude durante el parto. Esto hará que no sienta tanta presión y, al sentirse menos presionado, es posible que sea capaz de estar con su pareja al menos durante una etapa del proceso.

P: Acabo de romper con mi pareja a pesar de estar en la semana 36 de embarazo. Los dos sabemos que lo mejor es que no sigamos juntos pero me da pánico estar sola en el parto.

R: No tiene por qué estar sola. Puede escoger a cualquier amiga, a su hermana o a cualquier otro familiar para que la acompañe durante el parto. También puede preguntar si existe la posibilidad de tener una habitación individual en el hospital para cuando ya tenga al niño.

Debe intentar contratar a alguien para que la ayude después del nacimiento, o preguntarse si conoce a alguna persona que pudiera echarle una mano durante un par de semanas después de que haya dado a luz. Si no es así, es una buena idea pedirle a los amigos y familiares que la visiten al menos una vez al día. También puede explicarle su situación a la comadrona, porque ella podrá encargarse de buscar gente para que la ayude.

P: Me han pedido que forme parte de un estudio sobre embarazo y parto. ¿Tengo que aceptar?

R: Muchas de las unidades o salas de maternidad de los hospitales tienen que llevar a cabo proyectos de investigación sobre el cuidado clínico en el embarazo. Es posible que le pidan que forme parte del estudio pero no tiene la obligación de hacerlo. Algunos hospitales se encargan de preparar a los médicos y comadronas, que asisten a los partos bajo supervisión de otros profesionales con experiencia. Puede negarse a que la atiendan este tipo de médicos. Sin embargo, a muchas mujeres les gusta el apoyo que los estudiantes de medicina suelen proporcionar durante el parto.

P: Soy una madre soltera y estoy esperando mi segundo hijo. Me preocupa que las otras mujeres que se encuentren en maternidad y las enfermeras puedan tener prejuicios hacia mí. ¿Cuál es la mejor manera de enfrentarse a esta situación?

R: En la actualidad, muchas mujeres tienen hijos estando solteras, es muy probable que no sea la única madre soltera en el hospital. A nadie le sorprenderá si la persona que va a ayudarle en el parto es una amiga o un familiar en lugar del padre.

Es posible que le ayude hablar de estas preocupaciones con la comadrona y anotar en el plan para el parto que le gustaría disfrutar de tanta privacidad como sea posible. Puede pedirle a una amiga o a un familiar que la acompañen en el parto. Sobre todo tiene que recordar que se trata de su vida y de la de su bebé. Tiene que sentirse feliz y orgullosa de las decisiones que ha tomado en la vida.

Sección tres

La madre y el recién nacido

Los primeros días con el bebé representan uno de los momentos más memorables de la vida. Esta es una época de fuertes emociones, de nuevos descubrimientos y de un conocimiento que aumenta día a día sobre lo profundo que es el amor de los padres por su hijo. Muchos padres aseguran que nada les había preparado para la emoción que sintieron al estar con el bebé recién nacido. Su vida ha dado un giro completo y es inevitable preguntarse cómo era capaz de vivir antes sin el bebé.

Cuidar del recién nacido

❝ Las necesidades del bebé son ahora el aspecto más importante a tener en cuenta en su vida. ❞

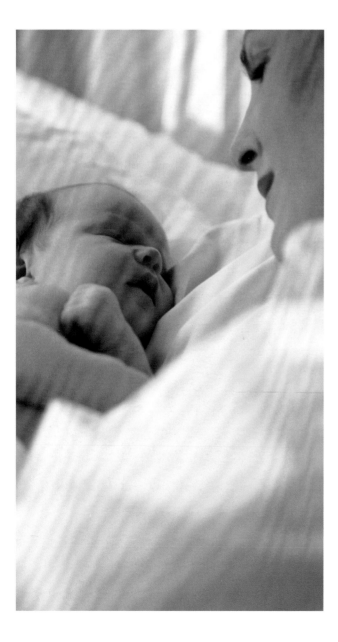

Los sentimientos y las necesidades del bebé son ahora el aspecto más importante a tener en cuenta en su vida. Cuando alimente por primera vez al bebé lo más probable es que sienta una mezcla de emociones, alegría, sorpresa, agotamiento y alivio al ver que todo ha salido bien.

Cuando hable, el bebé será capaz de reconocer los ritmos distintivos de su voz, que lleva varios meses oyendo mientras crecía en su interior. El bebé la mirará, conocerá su olor, su aspecto y la textura de su piel.

A su vez, tanto usted como su pareja pasarán muchas horas mirando al bebé, fijándose en sus ojos, sorprendiéndose de lo pequeños que son sus dedos y lo minúsculas que son las uñas. Examinará cada curva del cuerpecito del bebé, cada pliegue, incluso los cabellos.

Cuando bañe al bebé por primera vez, responderá ante su vulnerabilidad con el toque más suave. Apreciará la suavidad de la piel del bebé y su incapacidad natural para valerse por sí mismo. Querrá hacer todo lo posible para querer y cuidar del pequeño.

Los recién nacidos no ven a mucha distancia. Al principio sólo son capaces de ver lo que está colocado delante de ellos pero poco a poco amplían su campo de visión.

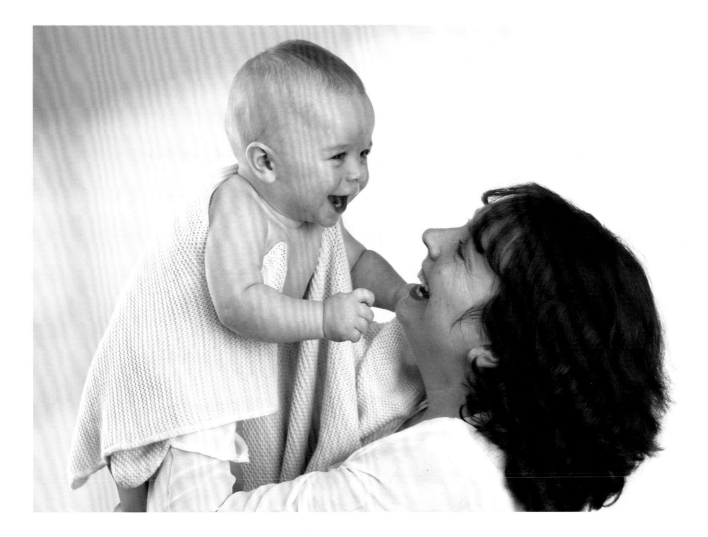

A pesar de lo mucho que va a querer al bebé, es posible que sienta algunas emociones difíciles de sobrellevar durante las primeras semanas. Muchas mujeres se sienten tristes, ansiosas o en ocasiones sienten que la maternidad es demasiado exigente y casi todas se sienten agotadas.

Es muy importante que no olvide cuidarse al mismo tiempo que cuida del bebé. Sobre todo, debe dormir siempre que tenga oportunidad. También debe comer de forma sana y a menudo y salir a dar un paseo al aire libre todos los días. Esto le ayudará a hacer frente a los retos que inevitablemente plantea el cuidado de un bebé recién nacido.

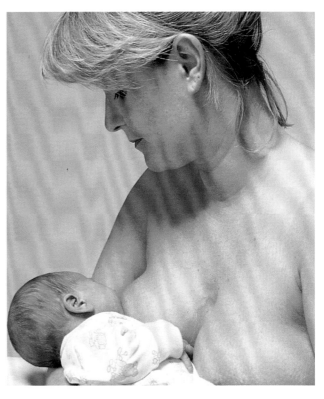

Foto de la parte superior: Disfrutar y reservar tiempo para jugar y pasarlo bien con el bebé es muy importante tanto para los padres como para el niño.

El bebé disfruta de la cercanía que se logra al dar el pecho, además la madre siente que está haciendo todo lo que puede para cuidar del niño.

El primer encuentro con el bebé

Por fin le entregan al bebé, éste es el momento que usted y su pareja estaban esperando. Las dificultades que ha superado durante el embarazo y el parto ya son cosa del pasado. Éste es el momento que va a recordar toda la vida, el inicio de la vida de su bebé y el comienzo de la experiencia de ser padres.

Si da a luz en un hospital, lo más probable es que se quede a solas con su pareja y el bebé durante unos minutos. Esto dependerá de su estado de salud y de qué tal ha superado el bebé el parto. En algún momento, el equipo médico comprobará el pulso y la tensión arterial y le tomarán la temperatura. También podrá darse una ducha. Mientras tanto se pesa al bebé y se mide la longitud del cuerpo y la circunferencia de la cabeza del niño, se toman las huellas de los pies y se le coloca una banda en la muñeca con el nombre. También es posible que se evalúe al bebé de acuerdo con el test de Apgar (consulte la tabla que aparece más adelante).

Se sujeta y corta el cordón umbilical una vez que ha dejado de pulsar después del parto y se fijará el muñón en la zona del ombligo del bebé que se caerá por sí solo al cabo de unos días. Se toma una pequeña muestra de sangre del bebé para realizar el test de Guthrie. Esta prueba se

Éste es el momento que hace que todo lo demás valga la pena, ya tiene en brazos a su precioso bebé. El personal médico tendrá la delicadeza de permitir que disfrute de unos momentos a solas con el bebé tan pronto como sea posible.

> " Éste es el momento que hace que todo lo demás valga la pena, ya tiene en brazos a su precioso bebé. "

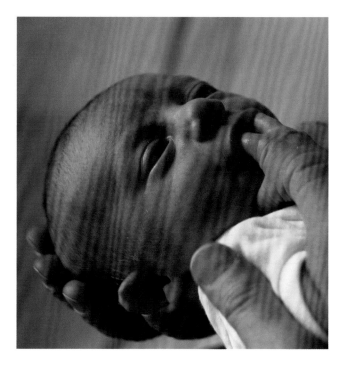

EL TEST DE APGAR

Apenas nace, hay que limpiar, pesar y medir al bebé. Si está en un hospital se le coloca una banda con el nombre en la muñeca. Se evalúa el estado de salud del bebé un minuto después del nacimiento. Esto se suele hacer valorando los parámetros del test de Apgar. La valoración va de 0 a 2 para cada uno de los cinco parámetros. El bebé que reúne 10 puntos goza de un buen estado de salud, si el bebé tiene menos de 10 puntos es posible que necesite cuidados especiales durante un tiempo. La prueba se puede repetir a los cinco minutos del nacimiento.

SIGNO	0 PUNTOS	1 PUNTO	2 PUNTOS
Regularidad de la respiración (respiración)	Ninguno	Llanto débil, respiración lenta	Llanto fuerte
Frecuencia cardíaca (nº de latidos por minuto)	Ninguno	Lento, por debajo de 100 latidos/minuto	Rápido, más de 100 latidos/minuto
Coloración de la piel	Azul o pálida	El cuerpo tiene un color rosado pero los dedos de las manos y los pies están azules	Todo el cuerpo tiene un color rosado
Tono muscular	Débil	Flexiona algo los dedos de las manos y los pies	Activo: flexiona con fuerza dedos de manos y pies
Reflejos o reacción a estímulos	Sin respuesta	Hace una mueca	Llora

utiliza para detectar la fenilcetonuria, una enfermedad que puede causar deficiencia mental si no se trata. Si la prueba da positivo es posible tratar al bebé para que se cure de esta enfermedad con éxito.

MARCAS Y ERUPCIONES EN LA PIEL

Cuando el bebé nace notará algunos pequeños bultos y pliegues causados por el desplazamiento a través del canal del parto. Es posible que tenga hematomas en algunas zonas, erupciones cutáneas e incluso que le hayan aparecido manchas en la piel, además algunos recién nacidos tienen los ojos hinchados. El bebé puede tener los genitales o el pecho hinchados a causa de las fluctuaciones hormonales que desaparecerán después del nacimiento. Todo esto es perfectamente normal.

Hay otros tipos de marcas en la piel que son más permanentes. Entre estas se incluyen los angiomas de color rosa claro que aparecen en la zona de la cara o el cuello y que suelen desaparecer al año. También es frecuente que aparezcan puntos azules en el caso de los bebés de tez más oscura y que desaparecen rápidamente. Luego están las marcas o manchas de nacimiento que empiezan a formarse a partir de un punto rojo y que pueden hacerse más grandes durante el primer año. Normalmente desaparecen cuando el niño tiene cinco años. Los angiomas planos, también conocidos como antojos, son zonas más amplias y planas de un color rojo o morado y son permanentes. Es mejor consultar con el médico si el bebé tiene una.

LOS PRIMEROS VÍNCULOS

Algunos padres primerizos experimentan de inmediato un gran sentimiento de amor por el recién nacido. Muchas mujeres ya han iniciado este vínculo semanas antes de dar a luz, quizás desde que vieron la primera ecografía o incluso antes. Para otras parejas y sobre todo para los padres el proceso de crear un vínculo con el bebé lleva más tiempo.

Mientras mira al bebé durante su primer minuto de vida seguramente se sienta embargada por las emociones, al mismo tiempo sentirá alegría, cansancio, curiosidad y quizás alivio. El bebé la estará mirando, aprendiendo su olor. Desde este primer día, usted y su pareja lo son todo para el recién nacido, son la fuente de calor, de refugio, de comodidad y seguridad. Le llevará tiempo crear un vínculo completo con el niño pero esto sucederá.

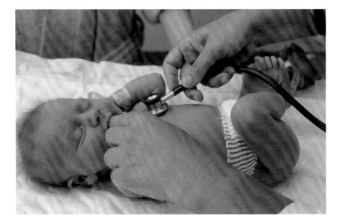

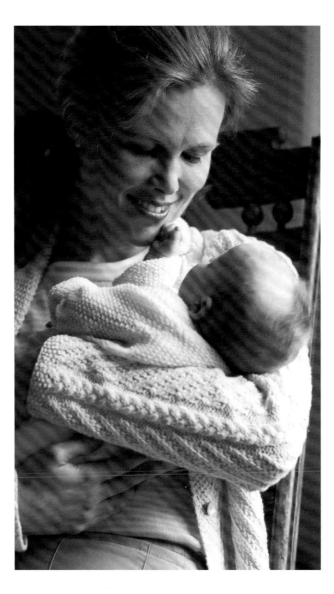

SUJETAR Y MOVER AL BEBÉ

A muchos padres primerizos les asusta mover al pequeño y frágil recién nacido, pero no hay nada que temer, siempre que sujete al bebé con cuidado y confianza, los bebés detectan rápidamente si la persona que los tiene en brazos no está segura de lo que hace y se sienten más cómodos y seguros si la persona que los tienen en brazos los sujeta con convicción.

Tiene que sujetar al bebé lentamente y con suavidad, es mejor evitar los movimientos bruscos. Hay que asegurarse de que la cabeza del bebé está bien sujeta en todo momento, puesto que los recién nacidos no pueden sujetar la cabeza por sí mismos durante las primeras semanas. Tiene sujetar al bebé cerca del pecho e inclinarse cuando lo levante, deslizando una mano por debajo de su cabeza y colocando la otra detrás de la parte inferior de la espalda.

El equipo médico monitoriza a los recién nacidos para comprobar que todas las funciones vitales estén trabajando correctamente.

Alimentar al bebé

Todos los nutrientes que el recién nacido recibe vienen de la leche. Las opciones para alimentar al bebé son o bien darle el pecho o alimentarle con biberón. Si se escoge la segunda opción se puede usar leche de "fórmula" (es decir, la leche especialmente preparada para bebés) o la leche materna extraída de los pechos de la madre (consulte la página 214).

Los expertos están de acuerdo en que dar el pecho es la mejor manera de alimentar al bebé. Lo ideal es que le dé el pecho al menos durante seis meses, aunque muchas mujeres no pueden amamantar al bebé tanto tiempo. Algunas mujeres no son capaces de dar el pecho por diversas razones, incluyendo el que la madre esté enferma o que le resulte difícil o imposible dar el pecho, además a algunas mujeres no les gusta la idea de amamantar al bebé. En estos casos, alimentar al bebé con biberón con leche de fórmula es la única opción disponible, incluso las madres que dan el pecho usan los biberones de vez en cuando porque les resulta cómodo, por ejemplo, cuando están fuera de casa.

La leche de fórmula más común es la leche de vaca modificada para que el bebé pueda digerirla. Aproximadamente uno de cada diez bebés es alérgico a la leche de fórmula de vaca. Algunas de las alternativas son la leche de fórmula de soja y la leche de fórmula con hidrolizados de proteínas, pero tienen menos en común con la leche materna que la leche de vaca. De modo que el bebé se alimentará mejor si su madre puede seguir dándole el pecho.

Finalmente, el modo en el que quiera alimentar al bebé es una cuestión muy personal. Debe tratar el tema con las enfermeras, que estarán encantadas de ayudar. Le darán consejos sobre cómo alimentar al bebé, pero debe tener claro que es usted la persona que toma la decisión final sobre qué es lo mejor para usted y para el niño.

DAR EL PECHO

Hay varias ventajas si se alimenta la niño de este modo y los pediatras están de acuerdo en los siguientes beneficios:
- La leche materna protege al niño de los virus, las enfermedades y las alergias, como los eccemas y el asma.
- Los bebés a los que se les da el pecho son menos propensos a tener problemas de estómago y estreñimiento.
- Dar el pecho ayuda a fomentar el movimiento facial del bebé. También es posible que sea una de las causas de que los bebés alimentados de este modo tengan un porcentaje menor de problemas dentales en etapas posteriores de la vida.
- Es menos probable que los bebés alimentados de este modo acaben con sobrepeso o siendo obesos en el futuro.
- La leche materna le aporta al bebé todo lo que necesita y quiere, tiene contacto físico con la madre, siente calor y recibe alimento. Un bebé que llora normalmente se calma antes y se siente más seguro si le dan el pecho que uno al que alimentan con biberón.
- La leche materna normalmente está esterilizada y a la temperatura correcta, de modo que la madre se ahorra la molestia de esterilizar el equipo de biberones y ase-

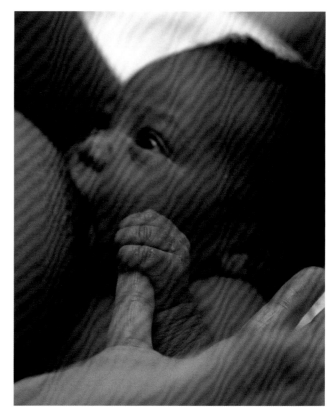

Dar el pecho es algo que hay que aprender poco a poco. Una vez que ya lo ha hecho, alimentar al bebé se convierte en una experiencia agradable para madre e hijo.

gurarse de que la leche está a la temperatura adecuada.
- Dar el pecho ayuda a la madre a recuperar su figura. Al dar el pecho, el cuerpo libera una hormona, llamada oxitocina, que reduce el tamaño del útero.
- Dar el pecho reduce el riesgo de la mujer de desarrollar cáncer de pecho más adelante.

Qué contiene la leche materna

La leche materna humana contiene todos los nutrientes que el bebé necesita, en la proporción adecuada. Tiene:
- Suficiente agua para saciar la sed del bebé.
- Proteínas para que el cuerpo se desarrolle.
- Grasa para que el bebé tenga energía y crezca.
- Carbohidratos, en forma de lactosa, para que tenga energía.
- Vitaminas y minerales.
- Anticuerpos y proteínas para almacenar hierro, que hacen que el intestino del niño sea menos vulnerable a las bacterias y le protegen contra diversas enfermedades graves.

Al inicio de una toma, el bebé recibe calostro, que contiene mucha agua. Si sigue chupando sale la leche materna propiamente dicha, esta leche es rica en calorías y ayuda al bebé a crecer. Por lo tanto, debe dejar que el niño se alimente del pecho todo el tiempo que quiera.

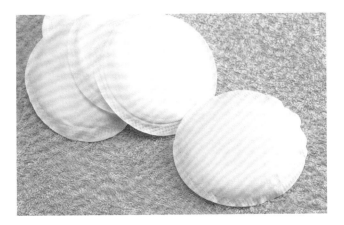

Las almohadillas para el pecho, que se colocan dentro de las copas del sujetador, son la respuesta al problema de las pérdidas de leche, que pueden ser engorrosas y también pueden ser la causa de que los pezones se agrieten y duelan. Existen almohadillas desechables y otras que se pueden lavar.

Acostumbrarse a dar el pecho

Al principio, dar el pecho puede resultar difícil, no siempre le resulta algo natural a la madre o al bebé. Puede llevar tiempo, hasta un par de semanas, el establecer una rutina para dar el pecho y hasta un mes para que esa rutina se convierta en un patrón de alimentación. Es importante aceptar que al principio no existirá una rutina. El médico o el personal del hospital pueden recomendarle un especialista en estos temas para que la asesore, o bien la comadrona se puede encargar de ayudarla.

SOLUCIONES NATURALES A LOS PROBLEMAS RELACIONADOS CON LA ALIMENTACIÓN DEL BEBÉ

Muchas mujeres tienen problemas al dar el pecho al bebé. Las terapias naturales pueden ofrecer algunas soluciones.

- Para aumentar la producción de leche materna puede consumir tés de hierbas, como el de hoja de frambuesa, el té de *Galega officinalis* o lila de Francia, té de hinojo, de eneldo, de borraja, de ortiga, de verbena, o canela. No beba más de tres tazas al día.
- Si tiene dificultades para dar el pecho, los remedios homeopáticos pueden serle útiles. Algunos remedios que puede utilizar son la brionia, la fitolaca, cicutina, o belladona, pero es mejor consultar con un homeópata.
- Se puede aliviar las molestias en los pezones con el remedio homeopático castor equi 30C. También puede ayudar la crema de caléndula, pero debe recordar que es necesario lavar bien la zona antes de dar el pecho al bebé.
- Puede aliviar las molestias colocando hojas de un repollo de hoja rizada directamente sobre los senos (otras opciones incluyen colocar un pañuelo frío o una bolsa de verduras congeladas envuelta en un paño).

Consulte con el médico si le preocupa la alimentación del niño o si presenta síntomas como fiebre, hinchazón o enrojecimiento alrededor del pecho.

Cómo sujetar al bebé

Tiene que sujetar al bebé en una postura que le resulte cómoda, relajada y que sea segura, es posible que quiera apoyar el brazo sobre un cojín. Coloque al bebé de tal modo que el cuerpo forme una línea recta con su pecho. De este modo, el bebé no tiene que girar la cabeza para alimentarse. Debe asegurarse de que sujeta al bebé a una altura que le permite llegar al pezón sin problemas.

Lo más importante es que el niño "se enganche" (se quede fijo) al pecho de manera adecuada. Esto nos garantiza que el bebé reciba la cantidad de leche que necesita, también minimiza problemas como el que los pechos estén hinchados porque tienen mucha leche (dado que la leche no está fluyendo bien) y las molestias en los pezones.

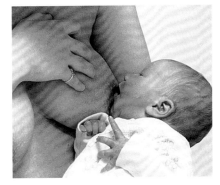

1 La boca del bebé debe estar totalmente abierta antes de que le presente el pecho para que se alimente. Acerque el pezón a su nariz y deje que el bebé se lo lleve a la boca. Sin embargo, hay que comprobar que el pezón debe estar dentro de la boca para que la mandíbula se aferre al pecho en lugar de al pezón.

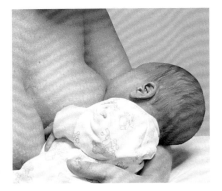

2 Tiene que dejar que el bebé se alimente de un pecho todo el tiempo que quiera. Luego se le ofrece el otro. Si el bebé no quiere seguir alimentándose, en la próxima toma deberá ofrecerle primero el pecho que rechazó. No debe preocuparle no saber cuándo debe parar, el bebé se encargará de decirle cuándo ha recibido suficiente leche.

Dar el pecho los primeros días

La tensión es quizás la principal causa de los problemas que se presentan cuando la madre empieza a dar el pecho, de modo que es mejor relajarse y tratar de disfrutar del bebé todo lo posible. Los pechos no producen leche hasta que una compleja reacción hormonal los estimula, y dicha reacción no tiene lugar hasta después del parto. Antes de que esto ocurra, los pechos producen un tipo de calostro que es más consistente y tiene un color amarillento que habrá notado durante los últimos meses de embarazo.

Durante los primeros días de vida del bebé, le estará alimentando con calostro. Esto le aporta una importante protección contra las infecciones bacterianas y las enfermedades que la madre ha tenido en el pasado o contra las que se ha vacunado. No es posible reproducir el calostro de forma artificial.

Extraer la leche materna

Hay varias ocasiones en las que es más cómodo alimentar al bebé con biberón, pero es posible que quiera usar leche materna. También es posible que tenga problemas para dar el pecho porque tenga los pechos demasiado hinchados.

Puede extraer leche de los pechos de forma manual o con una bomba de extracción (consulte página 188), este último método es más rápido y fácil. Siempre debe lavarse bien las manos antes de extraer leche y debe asegurarse de que el equipo de extracción está esterilizado. Si decide extraerla con una bomba, sólo tiene que colocar la boquilla o embudo encima de la aureola del pecho de modo que se adapte de forma correcta y firme. Una vez ha hecho esto, debe utiliza el émbolo o la manivela para extraer la leche. Debe conservar la leche extraída dentro de un envase con tapa con un cierre hermético y dicho envase debe guardarse en la nevera hasta que vaya a usar la leche. Puede almacenar la leche en la nevera hasta un máximo de dos días, pero si la guarda en el congelador puede durar hasta seis meses.

ALIMENTAR AL BEBÉ CON BIBERÓN

Muchas mujeres prefieren alimentar al bebé con leche de fórmula en lugar de darle el pecho porque consideran que esta opción es más cómoda y la leche de fórmula es una buena manera de nutrir al bebé si la madre no es capaz de dar el pecho. La leche de fórmula se puede preparar con unos polvos que básicamente son leche seca en polvo o se puede comprar ya en forma líquida. Esta última opción es más cara. Otras opciones incluyen varios productos de fórmula orgánica y de soja, para aquellos bebés que son alérgicos a la leche de vaca. Alimentar al bebé con leche de fórmula puede llevar más tiempo que dar el pecho y no tiene los mismos beneficios para la salud. Sin embargo, este método cuenta con varias ventajas:

- Cualquiera puede alimentar al bebé, no sólo la madre. Su pareja puede compartir la responsabilidad, lo que puede ayudar a crear el vínculo entre padre e hijo.
- Si tiene que volver al trabajo, alimentar al bebé con biberón le resultará más cómodo. Este método le permite salir de casa sin el bebé durante periodos de tiempo más prolongados.
- Alimentar al bebé con biberón puede ser útil si se está recuperando de la cesárea o de un parto difícil y si se encuentra enferma. También es mejor en el caso de que el bebé sea prematuro o esté enfermo y por eso no tenga fuerzas para chupar.

Qué contiene la leche de fórmula

- Agua, pero no suficiente, por lo que el bebé necesitará beber biberones con agua hervida.
- Proteínas, pero en una concentración tan elevada que es necesario diluirla. Este proceso reduce el contenido calórico del alimento que proporciona la lactosa.
- Grasa, que se absorbe con menos facilidad que la grasa de la leche materna.
- Carbohidratos, pero en una cantidad que no es suficiente, de modo que es necesario añadir lactosa.
- Vitaminas y minerales, pero no en las cantidades adecuadas, de modo que muchas fórmulas tienen que ser enriquecidas con vitaminas adicionales y más hierro.

HACER QUE EL BEBÉ ERUCTE

El objetivo de hacer que el bebé eructe, frotándole la espalda o dándole unas palmaditas, no es otro que hacer que expulse el aire que puede haber tragado al alimentarse, puesto que el aire que queda dentro puede provocarle molestias.

Es más frecuente que el bebé tenga problemas de gases si se alimenta con biberón, porque hay más oportunidades para que el aire entre por la boca. Cuando se da el pecho, la boca del bebé suele estar cerrada firmemente alrededor del pecho con lo que apenas puede entrar aire.

Los dos modos básicos de ayudar al bebé a que expulse el aire es sentar al niño sobre el regazo de modo que tenga el cuerpo echado hacia delante (no deben doblar la cintura) y mantener al bebé sujeto por el pecho. Luego se dan unas cuantas palmaditas suaves en la espalda. No debe dar palmadas fuertes, esto podría hacer que el bebé vomitase el alimento. Otro método es colocar al bebé sobre el hombro y frotarle la espalda con cuidado, con movimientos ascendentes. Hay que poner una toalla vieja sobre el hombro por si el bebé expulsa algo de leche con los gases (lo que se conoce como reflujo). No debe preocuparse si el bebé no eructa, sencillamente significa que no necesita hacerlo.

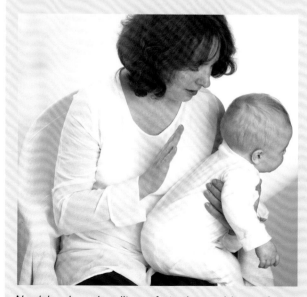

No debe dar palmaditas o frotar la espalda con fuerza, es mejor hacerlo con suavidad.

Preparar la leche de fórmula en polvo

Normalmente encontrará unas instrucciones claras en la lata o en el paquete de la leche y sólo tiene que seguirlas atentamente. No debe añadir nunca más polvo del que aparece especificado en las instrucciones con el objetivo de hacer que el alimento sea más nutritivo, porque esto le daría al bebé demasiada cantidad de proteínas y grasas y muy poca agua. Del mismo modo, no es recomendable reducir la cantidad especificada porque entonces el alimento no será suficientemente nutritivo. El agua que se va a añadir a la fórmula debe haber sido hervida previamente y luego hay que dejar que se enfríe. Hay que medir el agua una vez ha sido hervida y se ha enfriado. Si la mide antes corre el riesgo de usar menos agua de la que necesita, puesto que una parte se pierde por el proceso de evaporación.

MANTENERLO TODO LIMPIO

Todo el equipo que se utiliza para la alimentación del bebé debe mantenerse siempre lo más limpio y esterilizado que sea posible, para así reducir el riesgo de que el bebé sufra cualquier infección gastro-intestinal, dado que los recién nacidos son muy propensos a este tipo de infecciones. Tiene que asegurarse de que siempre se lava bien las manos antes de manipular el equipo de biberones y de alimentar al bebé. También es importante que mantenga los biberones y la leche de fórmula en la nevera, aunque no deben almacenar ahí la leche más de 24 horas, es mejor que la prepare en el momento.

Hay varios métodos para limpiar el equipo: colocarlo en agua hirviendo durante al menos cinco minutos (luego hay que dejar que se enfríe antes de volver a usarlo), usar un tanque de esterilización y productos químicos, usar una máquina de vapor, usar un equipo microondas esterilizador. Antes de esterilizar el equipo, debe lavarlo con agua templada con jabón o un lavavajillas. Debe comprobar que todo ha quedado bien aclarado y, en especial, que las tetinas de los biberones queden limpias.

Cuando use el tanque de esterilización, debe llenarlo hasta la mitad con agua fría y luego añadir la pastilla de esterilización. Cuando la pastilla se haya disuelto, debe meter el equipo. Llene los biberones con agua y deje que se queden sumergidos, luego llene el tanque hasta arriba con agua fría.

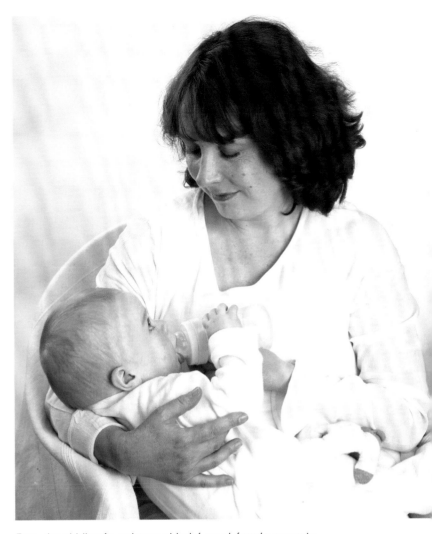

Para dar el biberón coloque al bebé en el ángulo correcto, con la cabeza en una posición ligeramente elevada, para que pueda tragar y respirar sin correr el riesgo de atragantarse. Caliente el biberón de leche de fórmula en un cuenco con agua caliente (no en el microondas), deje caer unas gotas sobre la cara interna de la muñeca para comprobar si está tibia y afloje un poco el anillo de la tetina para que no se cierre.

LIMPIAR LOS BIBERONES Y LAS TETINAS

Hay que usar agua caliente con jabón, limpiar a conciencia dentro del biberón con un cepillo especial y frotar las tetinas. En la actualidad, muchos de los cepillos que se pueden comprar para limpiar biberones vienen preparados con un extremo especialmente diseñado para limpiar las tetinas.

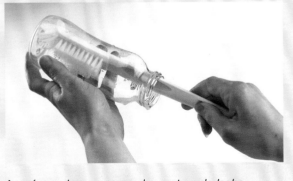

Asegúrese de que no quedan rastros de leche.

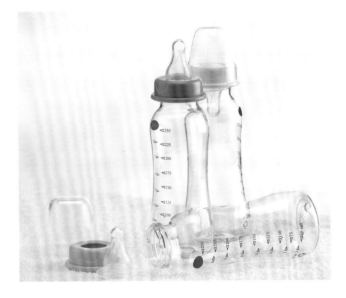

Esterilice con cuidado todos los biberones y tetinas para reducir el riesgo de infección.

Cambiar y bañar al bebé

Todos los padres a menudo se sienten intimidados por la idea de tener que cambiar y bañar al bebé, pero si tiene paciencia y está dispuesta a aprender a base de probar y equivocarse no tendrá demasiados problemas.

LOS PAÑALES
Nunca antes ha existido una variedad tan amplia de pañales, con lo que puede elegir el tipo que más le guste:
- Pañales desechables. Es mejor elegir los pañales que respetan el medio ambiente en lugar de los modelos normales. Los normales contienen productos químicos, como geles absorbentes, que pueden ser dañinos para el bebé. Estos pañales pueden suponer además un peligro para el medioambiente.
- Pañales de tela. Estos pañales que se pueden volver a usar se compran en varios formatos, desde la toalla de felpa que hay doblar, hasta los pañales de tela ya preparados que se cierran con los ajustes integrados (con elástico) o con cierres de plástico independientes (que serían los equivalentes modernos de los imperdibles para pañales). Muchos pañales de tela se pueden ajustar al cuerpo del bebé que está en continuo crecimiento y es posible enviarlos a centros de limpieza en seco y tintorerías, aunque en ese caso suelen aceptar pañales de tela con forma.
- Absorbentes y forros. Se pueden colocar dentro del pañal de tela. Algunos son desechables y se pueden tirar una vez se han manchado, esta opción es la preferida por los padres y además ahora es posible comprar forros biodegradables. También se pueden comprar forros de tela que se pueden lavar.
- Ropa interior y forros exteriores. Se pueden volver a utilizar y se colocan encima de los pañales. Lo más común es comprar un forro de algodón, con una capa impermeable dentro y que se ajuste, o bien con elásticos en los laterales o con cierres de velcro.
- Los pañales todo-en-uno. Normalmente son pañales de algodón que llevan una cubierta impermeable y que se ajustan con bandas elásticas. Se pueden lavar a máquina y meter en la secadora. Tardan algo en secarse y de entrada parecen un poco caros.

CAMBIAR Y LIMPIAR AL BEBÉ
Es necesario que siempre compruebe si el bebé tiene la piel enrojecida o erupciones cutáneas. Las erupciones o sarpullidos provocados por el pañal son muy frecuentes y se pueden tratar de forma rápida, puede probar con un poco de crema de caléndula y el remedio homeopático de polvo de aceite de caléndula. No debe utilizar talco en la piel del bebé (o en la suya), ni siquiera el talco que no tiene perfume, porque su uso se ha asociado con algunos efectos perjudiciales. Hay que lavar al bebé a menudo y es necesario cambiar el pañal con frecuencia. Debe dejar que el bebé se quede sin pañal durante unos breves intervalos de tiempo para que le dé aire fresco en la piel.

Para limpiar al bebé antes de colocarle un pañal nuevo, debe usar algodón con agua templada o una loción suave que no esté perfumada. Es mejor evitar el uso del jabón, en especial de los jabones que traen colorantes y aromas, y no hay que hacer demasiado uso de las toallitas desechables, porque arrastran los aceites naturales de la piel. A las niñas hay que limpiarlas con un movimiento desde delante hasta atrás para evitar que se pasen gérmenes a la vagina o la uretra. No hay que limpiar la vagina de la niña. Cuando se limpia el pene y los testículos de un niño no se debe tirar de la piel. Es mejor secarla con leves toques, usando una toalla suave.

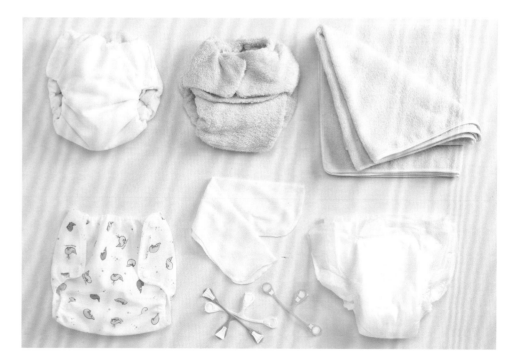

Fila superior, comenzando por la izquierda: pañal todo-en-uno que se puede lavar y que ya viene unido a la ropa interior del bebé, pañal de tela y toallas. Fila inferior, comenzando por la izquierda: forro impermeable que se coloca encima del pañal y se puede lavar, forro interno de tela lavable para colocar dentro e imperdibles de plástico para sujetar los pañales de tela (en lugar de los antiguos imperdibles de metal), pañal desechable biodegradable. Internet ofrece información sobre opciones que respetan el medioambiente.

Cambiar un pañal de tela hecho con una toalla de felpa

El tipo más sencillo de pañal de tela es el que antiguo modelo hecho con una toalla de felpa cuadrada, que hay que doblar y colocar para que adquiera la forma del pañal. El método que se muestra a continuación se llama método de la cometa, pero existen más opciones además de ésta.

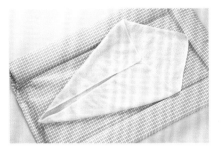

1 Abra la toalla. Doble los laterales como en la fotografía (dóblelos dos veces si se trata de un recién nacido, así tendrá más absorbencia).

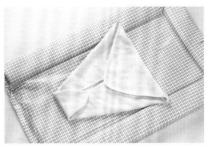

2 Ahora tiene que doblar el extremo superior y luego el inferior, dejando espacio entre ambos pliegues.

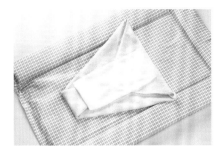

3 Coloque un forro encima de ese espacio, puede ser un forro desechable (en la imagen se usa un forro que se puede lavar).

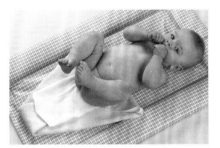

4 Coloque al bebé encima del pañal. La cintura del bebé debe estar en línea con el extremo superior del pañal doblado.

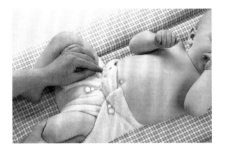

5 Acerque los extremos laterales y coloque la parte inferior entre las piernas del bebé. Meta la parte central del pañal bajo las esquinas y fije los extremos con los imperdibles.

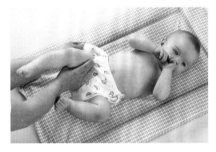

6 Ahora se coloca un forro exterior impermeable o la ropa interior del bebé encima del pañal para evitar que el niño se manche la ropa.

BAÑAR AL BEBÉ

El modo que se muestra en estas imágenes es una buena forma de sujetar al bebé mientras lo está lavando, al menos hasta que el bebé sea capaz de sentarse y jugar. No debe dejar al bebé sólo en la bañera en ningún momento, ni siquiera durante un minuto, ni aunque lo tenga sentado dentro de una bañerita especial. Tiene que comprobar la temperatura del agua antes de meter al bebé. No deje que nadie bañe al niño si no tiene experiencia en estos casos, a menos de que lo haga mientras usted esté presente.

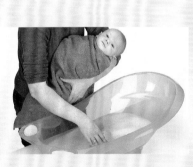

1 Acune al niño en su brazo izquierdo mientras comprueba la temperatura del agua (puede usar el brazo derecho si es usted zurda).

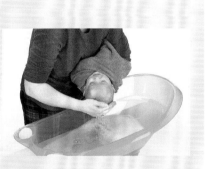

2 Sujete la espalda del bebé, su cuello y su cabeza mientras le lava el pelo con la otra mano.

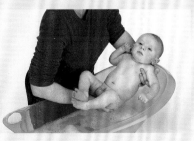

3 Sujete al bebé por debajo del brazo izquierdo y por el trasero mientras lo introduce en la bañera.

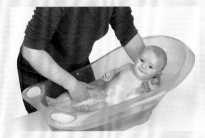

4 Siga sujetando al bebé por el brazo mientras lo lava con la otra mano.

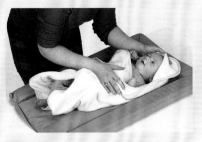

5 Saque al bebé de la bañera y envuélvalo con una toalla suave para secarlo.

Conocer al bebé

¿Quién es este nuevo bebé? Al verlo nos preguntamos qué son capaces de hacer los bebés, cómo se relacionan con el mundo que les rodea y con sus padres y cómo se comportarán y desarrollarán durante las primeras semanas.

LOS REFLEJOS DEL BEBÉ

El bebé nace con los reflejos básicos, poderosos reflejos que se han diseñado para proteger al bebé hasta que éste sea capaz de realizar movimientos conscientes. Algunos de estos actos reflejos duran uno o dos días, en otros casos pueden durar meses. El acto reflejo que les permite seguir respirando de forma involuntaria durará toda la vida.

Apretar con las manos, flexionar los pies y reflejo de la marcha automática

Todos sabemos que un bebé aprieta con fuerza los dedos o cualquier objeto que le ofrecen los adultos. El bebé puede soportar todo su peso en las manos si se aferra a los dedos de su madre, este acto reflejo es el que permite a los primates agarrarse al pelaje de su madre. Otro reflejo importante se localiza en los pies, los bebés flexionan las plantas de los pies si les tocan. Si sujeta al bebé para que esté de pie sobre una superficie firme, podrá ver otro acto reflejo, el bebé empezará a moverse como si quisiera dar pasos. Estos actos reflejos no están relacionados con aprender a estar de pie o a caminar.

El reflejo de Moro

Cuando algo sorprende al bebé o siente que puede caerse, el recién nacido extiende los miembros como si intentará aferrarse a algo. Esto les resulta muy molesto, de modo que es mejor mantener al bebé cerca del cuerpo.

¿ESTÁ SONRIENDO?

La mayoría de los bebés sonríen por primera vez cuando ya tienen entre cinco y seis semanas, normalmente sonríen delante de su madre. Sin embargo, algunas de las primeras sonrisas del bebé son sólo "sonrisas de viento", es decir, expresiones faciales que causa el viento en la cara del bebé. A las 12 semanas el bebe sonríe cuando le hablan y a las 16 semanas se ríe en voz alta. Hasta que no cumple 20 semanas el bebé no sonríe al ver su reflejo en el espejo y hasta que no cumpla cinco o seis meses de vida, no será capaz de expresar que reconoce a las personas y se siente feliz mediante una sonrisa.

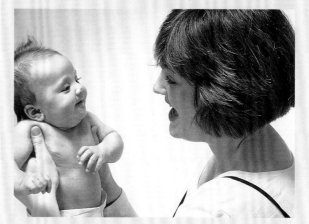

La primera sonrisa del bebé suele ser para su madre.

Reflejo de succión y el acto de tragar

Otro reflejo importante de los recién nacidos es el reflejo de succión, que se desencadena cuando se aplica presión en el paladar. Los bebés también nacen con un reflejo que les permite tragar, que ya está muy desarrollado porque ya han tragado fluidos mientras crecían en el útero materno. El reflejo de succión y el acto de tragar son herramientas fundamentales para su supervivencia, le permiten al bebé alimentarse desde el mismo momento del nacimiento. También se dará cuenta de que si acaricia la mejilla del bebé, este girará la cabeza en esa dirección con la boca abierta y esperando. Este es el reflejo de búsqueda por el que el bebé instintivamente busca el pecho para alimentarse.

Reflejo del parpadeo

Este reflejo protege al bebé de la luz brillante y evita que se haga daño en los ojos, por ejemplo, los bebés cierran los ojos automáticamente si le tocan los parpados.

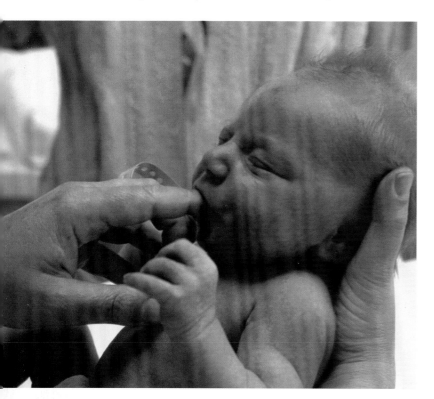

El reflejo de succión del recién nacido es muy fuerte, al igual que el acto de tragar, ambos son reflejos fundamentales para que empiece a alimentarse lo antes posible después del parto.

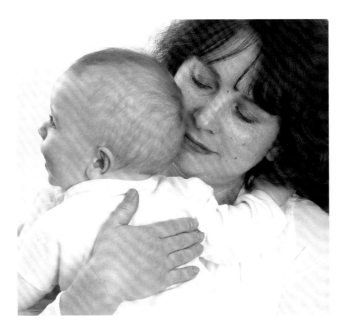

Hablar y abrazar al bebé le ayudan a sentirse seguro y a desarrollar los sentidos de forma natural.

LOS SENTIDOS DEL BEBÉ

En la actualidad disponemos de bastante información sobre lo que lo bebés pueden ver, oír y comprender del mundo que les rodea. Por ejemplo, sabemos que durante los días después del parto tanto la madre como el bebé son capaces de percibir claramente el olor y el tacto del otro.

Olfato, gusto y tacto

Los recién nacidos perciben los olores y también tienen muy desarrollado el gusto, que es el sentido que está relacionado con el olfato. Se sabe que los bebés al nacer pueden guiarse por el olfato hasta el pecho de su madre. Los bebés aprenden rápidamente a diferenciar el olor de su madre del de otras personas durante las primeras semanas. También les gusta tocar y sentir contacto físico. Durante las primeras semanas la boca se convierte en una herramienta muy sensible al servicio del tacto.

Oído y visión

Los recién nacidos tiene muy desarrollado el oído. A través de este sentido aprenden el idioma y adquieren la habilidad de comunicarse con las demás personas. El bebé inicia este proceso desde muy temprano y aprende a reconocer la voz de su madre mientras aún está en el útero semanas antes del parto. Una vez ha nacido, el bebé será capaz de diferenciar su voz de las de otras mujeres en poco tiempo. No se sabe mucho sobre la capacidad auditiva de los bebés durante los primeros meses de vida. Los pediatras afirman que es importante hablar al niño desde el momento que nace para que pueda ir desarrollando la capacidad de hablar y entender el lenguaje. Si la madre le llama por su nombre desde que nace, el bebé empezará a responder al oír ese nombre cuando tenga un mes de vida.

Un masaje es una buena manera de comunicarse con el bebé a través del tacto. Mientras le da el masaje, puede ir construyendo una relación estrecha y cercana con el bebé si además mantienen contacto visual.

> *Hablar y abrazar al bebé le ayudan a sentirse seguro y a desarrollar los sentidos de forma natural.*

Los ojos del bebé se abren aproximadamente en la semana 28 del embarazo. Puede percibir la luz, y las pupilas se dilatan en respuesta a esta luz. Después de nacer, el bebé sólo puede ver aquello que se encuentra delante de él, pero poco más. Cuando ya ha cumplido dos semanas de vida, el bebé reconoce a su madre. Los bebés recién nacidos tienen una plantilla mental simple sobre lo que es una cara humana. Se dedican a buscar y contemplar las caras durante los primeros dos meses y en poco tiempo se sienten unidos a las personas que les cuidan cuando son pequeños. Si la madre lo acuna en sus brazos, el bebé se encuentra a la distancia perfecta para poder ver su cara. Los bebés todavía no son capaces de enfocar la vista en objetos que se encuentran a mucha distancia.

COMPORTAMIENTO Y MEMORIA

El bebé mostrará una amplia e interesante variedad de patrones de comportamiento. Al principio, sus movimientos estarán controlados por el hecho de que no es capaz de soportar el peso de su cabeza, por ejemplo, colocará la cabeza de lado cuando le recuesten. Tendrá diferentes patrones de llanto, provocados por diferentes motivos (consulte página 222) y a menudo estornudará y tendrá ataques de hipo. El que un bebé estornude no significa automáticamente que se ha resfriado, la luz brillante estimula los nervios de la nariz y estornudar le permite mantener limpias las vías respiratorias. Los ataques de hipo frecuentes se deben únicamente a movimientos bruscos del músculo del diafragma mientras se desarrollan los mecanismos de respiración del bebé. Debe pasar mucho tiempo interactuando con el bebé y así pronto aprenderá lo que significan todas sus expresiones y tipos de llanto.

¿Cuánta memoria tiene un recién nacido? Los bebés recién nacidos registran mucha información, pero tienen una habilidad limitada para retenerla. Más adelante, cuando el niño empiece a integrar la imagen del mundo dentro de un contexto coherente, utilizando los cinco sentidos, empezará a usar la memoria de forma más eficaz. La comprensión general y la capacidad retentiva no son perceptibles hasta que el bebé cumple 16 semanas de vida.

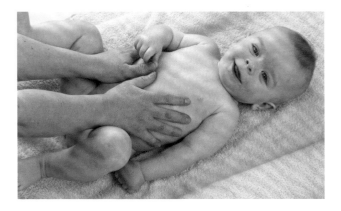

Superar los primeros días

Si ha dado a luz en un hospital, es posible que permanezca ingresada entre seis horas y tres días, incluso puede permanecer diez días si ha tenido complicaciones. Una vez vuelva a casa se sentirá bien y relajada al estar en un entorno conocido. Sin embargo, la mayoría de las mujeres se sienten abrumadas al volver a casa, en parte por culpa de las hormonas y en parte porque se está adaptando a la experiencia nueva de ser madre. Las mujeres que ya tienen otros hijos mayores pueden sentir exactamente lo mismo y muchas se sienten agotadas al pensar que tienen que hacerse cargo de las necesidades de todo el mundo. Las primeras semanas pueden ser un periodo de tiempo extenuante. Puede ayudarle saber que las cosas se van asentando poco a poco en los siguientes tres meses, aunque parezca mucho tiempo.

Puede pedir asesoramiento a la comadrona, al personal médico o al médico de familia si algo le preocupa, y debe encontrar un momento para hablar con su pareja sobre estos temas, los dos deben apoyarse mutuamente. Mientras tanto, debe comer sano (los alimentos ricos en vitaminas B2 y B6, zinc y magnesio le ayudarán a normalizar los niveles de las hormonas) y, si es posible, debe salir a tomar un poco de aire fresco todos los días. Puede dar un paseo corto con su pareja y el bebé, de este modo además disfrutarán de un momento familiar.

RECUPERARSE DESPUÉS DEL PARTO

Es posible que tenga que soportar varias molestias después del parto. Si se llevó a cabo una episiotomía o bien sufrió desgarros, el cuerpo necesitará tiempo para curarse. Puede ser útil usar un remedio homeopático, el remedio de árnica, si tiene hematomas, pero no debe aplicar este remedio directamente sobre el corte o los puntos de sutura. Limpie la zona dos veces al día y seque la herida usando el secador de pelo (pero no a máxima potencia) porque la humedad retrasa el proceso de curación. Si sufre de un problema

> « Es posible que se sienta más sensible de lo normal. Debe darse tiempo hasta que se recupere. »

doloroso de hemorroides, es mejor que acuda al médico. Debe comer alimentos ricos en fibra y aplicar compresas frías o una crema calmante adquirida en la farmacia.

Es posible que se sienta más sensible de lo normal y la fatiga puede ser un problema. Debe darse tiempo hasta que se recupere y pueda descansar. No intente hacerlo todo, tiene que centrarse en cuidar del bebé y debe dejar que otros la ayuden.

MELANCOLÍA

Muchas mujeres se sienten algo melancólicas y pueden echarse a llorar sin motivo aparente y se pueden sentir desamparadas. Esto suele darse al quinto día después del parto. Si se siente muy mal, debe decírselo a alguien, a su pareja, a la enfermera, al médico o a la persona que prefiera. Este sentimiento pasará.

LA DEPRESIÓN POSPARTO

Sentir cierta melancolía es normal y no dura mucho. Este sentimiento no debe confundirse con la depresión posparto. Este tipo de depresión se suele dar más adelante, y los síntomas son los mismos que los de una depresión clásica. La madre se sentirá mal, tendrá miedo y sentirá rabia, dirigida sobre todo hacia sí misma, hacia su pareja y el bebé o hacia cualquier otra persona de su círculo más íntimo. Otros síntomas son la irritabilidad, la fatiga y el insomnio. La depresión puede no aparecer hasta después de varios meses y entre algunos de los síntomas se incluyen:
- Pérdida de interés por la vida.
- Dificultad para conciliar el sueño.
- Despertarse temprano por las mañanas.
- Cambios en el apetito, se come más o menos de lo normal.
- Un sentimiento general de apatía.
- Dificultad en concentrarse.
- Pensamientos incontrolables.
- Desesperación y pensamientos suicidas.

La depresión posparto puede debilitar enormemente a la madre. En el peor de los casos, la madre puede llegar a hacerse daño a sí misma o bien puede dañar al bebé. Es necesario pedir ayuda profesional de inmediato, a través del médico de familia o del personal del hospital. Esto es importante, sobre todo, si la depresión hace que le resulte

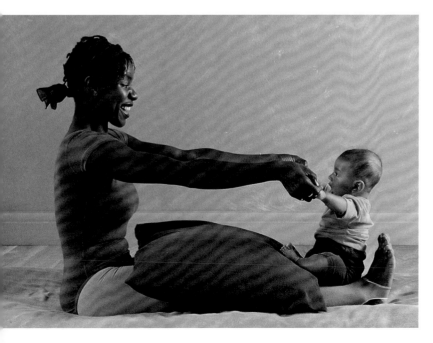

El yoga puede ser muy útil durante los primeros meses después del parto. Le ayudará a recuperar la forma física y a hacer frente a las obligaciones que conlleva ser madre. A medida que el bebé crece, es posible que desee practicar yoga con el pequeño. Puede consultar con el médico para que le aconseje cuándo puede empezar a practicar los ejercicios con el bebé.

difícil funcionar con normalidad o si hace que tenga pensamientos que pueden acabar en daños hacia su persona o la del bebé. No debe temer que la gente la juzgue por esto, la depresión es una enfermedad y el médico puede ayudar a que la supere y se recupere.

Las mujeres con casos leves de depresión pueden sentir una cierta apatía o tristeza, además de despertarse temprano por las mañanas y otros síntomas. Es igual de importante que comente esto con el médico o con el personal del hospital. Las terapias naturales, como la acupuntura, la aromaterapia o la osteopatía craneal a menudo pueden ayudar a aliviar algunos de los síntomas de la depresión.

Tareas sencillas pueden parecer abrumadoras si se sufre una depresión. Es mejor que le pida ayuda a su pareja, a sus amigos o familiares, por ejemplo, le pueden echar una mano con las tareas domésticas.

PATRONES DE SUEÑO

El mayor problema al que se enfrentan los nuevos padres suele ser la falta de sueño, es difícil funcionar si no se consigue descansar. Comprender el patrón de sueño del bebé puede ser útil para que usted y su pareja superen las interrupciones nocturnas. Un recién nacido está despierto una media de seis u ocho horas de cada 24, a menudo se mantiene despierto durante toda una hora seguida. Hay bebés más despiertos que otros. Lo que se mantengan dormidos depende de la edad y la personalidad del bebé, la necesidad que sienta de comer y también lo que duren sus siestas durante el día. Al principio, los bebés no suelen dormir más de tres o cinco horas seguidas. Sin embargo, cuando tienen cuatro meses suelen dormir entre seis y diez horas

Es poco probable que el bebé tenga sueño cuando usted quiera dormir. Lo que supone que muchos padres tienen que diseñar un horario para dormir que incluya siestas.

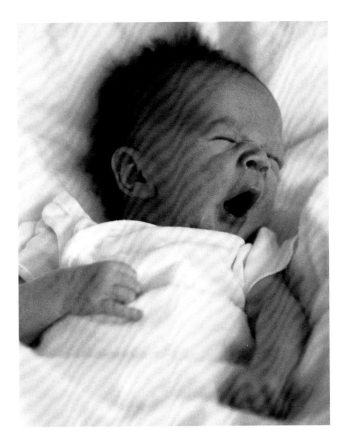

DORMIR DE FORMA SEGURA

Las siguientes medidas están pensadas para reducir el riesgo del síndrome de muerte súbita infantil (SIDS en sus siglas en inglés):

- Hay que colocar el bebé sobre su espalda para que duerma, nunca sobre el estómago.
- El bebé debe dormir en una habitación bien ventilada, que no esté a demasiada temperatura pero tampoco hay que dejar que el bebé se quede frío. La temperatura ideal ronda los 18° C.
- La cabeza del bebé debe permanecer descubierta.
- Hay que colocar al bebé y asegurarse de que las sábanas no están sueltas para que no haya opción de que le tapen la cabeza (como mucho debe estar tapado hasta los hombros), y debe tener los pies al final de la cuna o del cochecito.
- Tiene que elegir un colchón firme, plano y limpio, colocar una funda impermeable y sólo usar una sábana que no pese demasiado. No agobie al bebé con un exceso de sábanas, almohadas, colchas, cojines redondos, almohadones, cojines de lana o cualquier elemento que pueda perder pelo en la cuna.
- Es mejor no dormir con el bebé en la misma cama.
- No deje que nadie fume cerca del bebé. Los hijos de fumadores corren un mayor riesgo de fallecer por SIDS que los hijos de personas no fumadoras.
- Si cree que el niño no se encuentra bien, debe buscar ayuda profesional de inmediato.

seguidas. También pueden quedarse despiertos durante horas. Los bebés prematuros normalmente duermen más de dieciséis cada día, pero al cabo de un año necesitan el mismo número de horas de sueño que el resto de bebés.

La principal dificultad es que los patrones de sueño de los bebés normalmente no coinciden con los de sus padres. La mayoría de los adultos prefieren dormir entre siete y nueve horas por la noche, pero el bebé se puede despertar a la una de la madrugada y quedarse despierto hasta que salga el sol. Otros bebés se quedan dormidos hasta la cuatro de la madrugada y ya no duermen más en toda la noche. La única manera de hacer frente a esto es intentar dormir siestas a lo largo del día y tratar de mantener la calma dentro de lo posible.

Un bebé tiene que dormir para crecer y madurar. Si el bebé está cansado pero no tiene sueño, debe ayudarle a dormirse. Una opción es pasear al bebé en un canastillo para que se acune y le entre sueño. A los bebés les da una sensación de seguridad sentirse próximos a sus padres y sentir que están en un entorno cálido. Acunar al bebé y cantarle una nana o poner un poco de música también puede servir. Algunos padres descubren que a los bebés les gustan determinados ruidos, como el de la aspiradora; puede preparar grabaciones con estos sonidos y poner la cinta con un volumen bajo si ve que el bebé no quiere quedarse dormido.

Control de problemas frecuentes

Algunos de los problemas frecuentes que puede desarrollar el bebé aparecen detallados a continuación. Debe ponerse en contacto con el médico si le preocupa la salud del bebé. Los aceites esenciales que se mencionan en esta sección sólo deben usarse con bebés que ya tienen dos o tres meses de vida, puesto que los aceites esenciales están muy concentrados.

Llanto. Los bebés lloran por distintas razones:
• Cansancio.
• Hambre.
• Necesidad de consuelo físico.
• Aburrimiento.
• Frío.
• Calor.
• Se sienten incómodos (la ropa les aprieta, etc.)
• El pañal está sucio.
• Enfermedad o dolor.

Hay que asegurarse de que las necesidades básicas del bebé estén cubiertas. Si el bebé sigue llorando después de haber comido y de que se le cambie el pañal, puede probar las siguientes opciones: acune al niño de manera rítmica, puede darle una palmaditas, unas caricias, puede sonreírle. También puede tratar de calmar al niño con un masaje. Si el bebé llora mucho, puede añadir una infusión de hierbas al agua del baño, por ejemplo, camomila, lúpulo, lavanda o bálsamo de melisa. Antes de poner al niño a dormir, puede masajear los pies y los miembros con aceite de cualquiera de las hierbas antes mencionadas. Puede llevar al bebé al especialista en osteopatía craneal (consulte página 225), sobre todo si tuvo un parto difícil. El sonido a menudo es la solución al problema, puede poner un poco de música, cantar o tocar un instrumento.

No es recomendable ignorar a un bebé que llora, aunque resulte duro aguantar el llanto continuo del niño. Si siente que está a punto de perder el control, debe colocar al bebé en la cuna o en el cochecito y llamar al médico, a un familiar o a una amiga. Debe pedir ayuda si es necesario.

Cólico. Algunos bebés sufren dolorosos ataques de calambres en el intestino (cólicos), que suelen darse a los pocos días de nacer y pueden seguir apareciendo durante

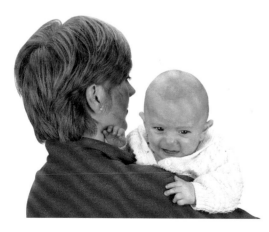

los tres primeros meses. El bebé aullará de dolor, posiblemente durante horas, subiendo las rodillas a la altura del estómago. El cólico suele darse por la tarde, después de que el bebé haya pasado el resto del día tranquilo y contento. Es importante alimentar al bebé con calma. Puede ayudar si le da al bebé un masaje con aromaterapia, con una gota de aceite de camomila romana diluida en 150 ml de aceite de almendra a media tarde. El hinojo es el remedio de hierbas tradicionalmente usado contra el cólico. Antes de alimentar al bebé, puede darle una infusión de 25 ml, tiene que añadir 1,5-2,5 ml de hierba prensada y picada a 100 ml de agua hirviendo y tiene que dejar que la infusión repose durante unos minutos, luego retira la hierba de la taza. Puede añadir la infusión restante al agua del baño del bebé. Los remedios homeopáticos usados en este caso incluyen la *Pulsatilla, Nux vomica,* acónito, dulcámara y la brionia, pero es mejor consultar con un homeópata cualificado antes de nada.

Dermatitis seborreica infantil (DSI). Se puede formar un círculo grueso de piel muerta alrededor del cuero cabelludo del recién nacido. Con el tiempo se caerá por su cuenta. Sin embargo, puede suavizar las escamas de piel para que empiecen a caerse de forma más rápida si usa aceite de masaje como el aceite de almendra, o se mezcla una gota de aceite de rosa y una gota de aceite esencial de camomila con 30 ml de aceite de almendra. Tiene que masajear el cuero cabelludo con mucho cuidado durante uno o dos días, justo antes de acostar al bebé. A la mañana siguiente tiene que lavar el cabello del bebé con un champú natural para bebés y aclararlo con 7,5 ml de vinagre de sidra que se añade al agua. No debe intentar quitar las escamas con las manos pues puede provocar una infección.

Erupción o sarpullido ocasionado por el pañal. Una de las mejores maneras de evitar que aparezca una erupción por el uso de pañales es dejar que el bebé pase todo el tiempo posible sin pañal. Además puede añadir una o dos gotas de aceite de camomila o lavanda, diluidas en leche entera, en el agua de la bañera. El aceite de jojoba es una opción excelente para tratar el sarpullido, deja una capa cerosa sobre la piel del bebé que es hidratante y calmante. Tiene que aplicar un poco de la siguiente mezcla al cambiar el pañal: una gota de lavanda y una gota de rosa o camomila romana en 30 ml de aceite base de jojoba. Si la piel está muy irritada, es mejor usar un aceite base que contenga un 10% de caléndula (maravilla de los campos). Las opciones homeopáticas incluyen la crema de caléndula y el remedio rescate.

Resfriados y la gripe. Si el bebé hace ruidos al inhalar o parece estar enfermo es mejor que le tome la temperatura.

Si el bebé sufre cólicos con frecuencia y llora durante largos periodos, es mejor que intente salir de casa de vez en cuando. También es recomendable que llame a amigos o familiares para que la ayuden.

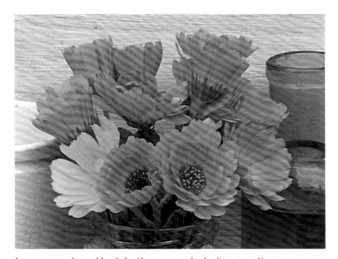

La crema de caléndula tiene propiedades curativas y puede aliviar la irritación del sarpullido causado por el pañal. Se puede adquirir en farmacias y en algunas tiendas especializadas en alimentación sana.

Si tiene fiebre, es mejor que consulte con el médico de inmediato. Si la fiebre es superior a 38,5° C es necesario que buscar asistencia médica. En caso de síntomas leves, normalmente una atmósfera cálida alivia los catarros. También puede dejar caer un poco de leche materna dentro de las fosas nasales del bebé para limpiar las vías respiratorias.

Tos. Nuevamente, una atmósfera cálida alivia las molestias. Si la tos persiste durante más de un día o parece grave, es mejor consultar de inmediato con el médico.

Laringotraqueobronquitis. Suele empezar cuando el bebé pierde la voz y la respiración suena forzada o rasposa. Estos pueden ser síntomas de laringotraqueobronquitis, que se caracteriza por accesos de tos y dificultad al respirar. El sonido que hace la laringe cuando el bebé tiene esta enfermedad es similar al que hace un león marino. Si el bebé tiene laringotraqueobronquitis puede aliviar las molestias al respirar con vapor. Ponga agua a hervir y deje que el vapor le llegue al bebé. Puede encender un vaporizador en el dormitorio del niño media hora antes de acostar al bebé (puede adquirir uno en cualquier farmacia), añada aceite de eucalipto si el bebé ya es más mayor. Es mejor mantener la calefacción central baja y no es bueno abrir demasiado las ventanas, para que el aire no esté demasiado seco. Si el bebé sigue teniendo problemas para respirar es mejor que hable con el médico (a veces se confunden los síntomas de esta enfermedad con los de la tos ferina). Si la respiración empeora rápidamente es mejor pedir asistencia médica urgente.

Diarrea y vómitos. En este caso el principal peligro es la deshidratación. La diarrea (en la que las heces del bebé son más liquidas y frecuentes de lo normal) es bastante común y puede deberse a diferentes causas. En cuanto a los vómitos, es bastante normal que los bebés vomiten después de comer. Si la diarrea y los vómitos son leves y pasan rápido, puede aliviar las molestias de la siguiente manera: si le da el pecho, es mejor que las tomas sean cortas y regulares, y si le da biberón, el bebé se beneficiará si bebe con frecuencia agua que ha sido hervida previamente. Si cualquiera de estas molestias persiste o va

acompañada de otros síntomas, como fiebre, es mejor que busque asistencia médica de inmediato.

Estreñimiento. Si el bebé sufre estreñimiento (se esfuerza pero no logra defecar), es bueno darle más liquido. Si se alimenta a base de biberones debe comprobar que la leche de fórmula se prepara de la manera adecuada. Si no se le pasa o aparecen otros síntomas, es mejor consultar con el médico.

Infecciones en los ojos. Hay que lavar los ojos con agua previamente hervida, usando dos trozos diferentes de algodón o dos toallitas de papel para cada ojo. Hay que limpiar el ojo empezando por la esquina interna hasta llegar al otro extremo (antes de nada, es importante lavarse bien las manos). También se puede usar leche materna, puesto que es anti-bacteriana. Siempre que la infección no sea leve y desaparezca rápidamente, es mejor consultar con el médico.

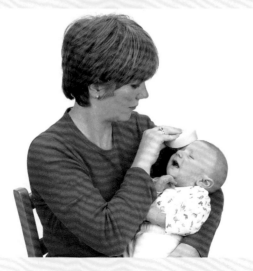

Si el bebé tiene calor puede refrescarle la cara con una esponja humedecida en agua fría.

Preguntas y respuestas frecuentes

P: **Mis pezones no salen para fuera y no sé cómo voy a ser capaz de alimentar al bebé. ¿Puedo hacer algo al respecto?**

R: Lo más probable es que no le pase nada. Los profesionales médicos suelen recomendar correctores o formadores para pezones planos o invertidos. Sin embargo, hoy en día rara vez los recomiendan porque lo normal es que la forma del pezón vaya definiéndose cuando el pecho tenga leche.

Suele ser el reflejo que permite la extracción de la leche el que se encarga por sí mismo de dar forma al pezón. Si no es así, puede ser útil salpicar el pecho con agua fría o pasar un cubito de hielo por la zona durante un minuto o dos, esto suele ayudar a sacar el pezón.

P: **Mi pecho es muy pequeño (65). ¿Podré dar el pecho al bebé?**

R: No tiene que preocuparse, el tamaño del pecho no es relevante y lo más probable es que pueda dar el pecho sin problemas. Debe empezar alimentando al bebé cada dos horas aproximadamente y así establecerá un buen flujo.

Muchas mujeres creen que no producen suficiente leche para alimentar al bebé y a menudo acuden al médico por este motivo. Sin embargo, los pediatras comprueban que los bebés están sanos y que ganan peso de forma correcta. El único problema es que la madre cree que no produce suficiente leche.

Puede quedarse tranquila por esto, el bebé se encarga de avisar a su madre si tiene hambre o si no está bien nutrido. Puede hablar con la comadrona si éste es el caso.

P: **Mis pechos se inflaman en el momento equivocado. Cuando tengo leche, el bebé no quiere comer y cuando el niño tiene hambre, no tengo suficiente leche. ¿Qué me pasa?**

R: Esto suele pasar durante los primeros días mientras usted y el bebé se están acostumbrando el uno al otro. Puede tardar varias semanas en lograr un patrón de alimentación que funcione para ambos. No se preocupe y no se desespere.

Puede pedir una consulta con el médico, la comadrona o un asistencia sanitario para que envíen su caso a la consulta de un asesor especializado en estos temas. A menudo los problemas que experimentan las madres al dar el pecho se deben a deficiencias en la técnica, tanto la de la madre como la del bebé.

P: **He tenido un parto muy difícil y no he podido dar el pecho o abrazar al bebé durante las primeras semanas. He oído tantas cosas sobre la importancia de crear un vínculos durante los primeros días que siento que le he fallado a la niña. ¿Cómo puedo compensarla?**

R: No es necesario que se sienta así. Obviamente, usted ha tenido una buena razón por la que no ha podido estar con su bebé durante las primeras semanas de vida. Esto suele pasar con los bebés prematuros, cuando se tiene que llevar al bebé a cuidados intensivos, incluso a la unidad de cuidados intensivos de un hospital universitario cercano, mientras la madre se queda en el hospital donde tuvo lugar el parto.

Si quiere compensar a la niña, para crear el vínculo basta con dedicarle sonrisas, abrazos y risas, alimentar y cambiar los pañales con cariño. El bebé no va a recordar las primeras semanas de vida pero sí responderá ante el cariño que le ofrezca. Sea positiva y disfrute de su hija.

P: Me pregunto cómo logran las otras madres superar la fatiga, yo me siento como si estuviera sonámbula.

R: El mejor consejo es ir paso a paso, hacer frente de los retos de cada día según vayan llegando. Cuando uno está realmente cansado debe dejarse llevar. Aproveche cualquier oportunidad para dormir una siesta y, si no puede dormir, al menos intente descansar.

Haga pocos planes y no se angustie si no logra hacer todo lo que se proponía. Si tiene la posibilidad de no incorporarse al trabajo de inmediato, es mejor que espere a que se sienta con más fuerzas.

P: El recién nacido se marea en el coche. ¿Cómo puedo evitar que pase esto?

R: En primer lugar, tiene que pararse a pensar si sale corriendo de casa. Si es así, es mejor que reduzca la velocidad. Salga de casa con calma, con tiempo de sobra para llegar al destino. Esto reduce su nivel de ansiedad, que obviamente se transmite al bebé.

Debe alimentar al bebé al menos una hora antes de salir si tiene pensado montar al niño en el coche. También vale la pena pararse a pensar si el bebé ha dormido suficientes horas antes de montarlo en el coche. Puede probar a darle una vuelta en coche si sabe que está dormido y descansado.

También influye el modo y la velocidad a la que conduce. Es mejor reducir la velocidad y evitar las maniobras bruscas, así como los adelantamientos.

Si el problema persiste, hay infusiones de hierbas y remedios homeopáticos que pueden tratar los mareos en el coche. Sin embargo, es mejor tratar la causa que los síntomas, sobre todo si el bebé aún es muy pequeño.

P: Tenemos un perro y un gato. ¿Podemos dejar que estén cerca del recién nacido?

R: Es mejor tener mucho cuidado y no asumir riesgos. Los perros pueden sufrir ataques de celos y se conocen casos en los que han atacado sin previo aviso. La reacción de los gatos también es impredecible. No debe dejar al bebé a solas con el perro o el gato y es mejor cerrar la puerta del cuarto del bebé mientras está durmiendo. Básicamente, si una mascota muestra signos extraños de agresión contra otro ser, es un aviso de peligro. Si le preocupa el comportamiento de uno de los animales, lo más seguro, aunque no sea lo mejor, es buscar otro hogar para esa mascota.

P: Muchas de mis amigas y otras de las mujeres de mi grupo de pre-parto han llevado a sus hijos a un especialista en osteopatía craneal. ¿Qué es esto?

R: Algunas personas llevan a sus hijos a este tipo de especialista para que compruebe su salud y trate cualquier trauma ocasionado durante el parto, especialmente en la zona del cuello y la cabeza. El tratamiento básicamente consiste en que el especialista coloca las manos sobre el cuerpo del bebé e identifica las zonas en tensión. Se utilizan movimientos suaves para liberar esa tensión. Puede ser una terapia muy eficaz para los bebés, sobre todo si tienen problemas para conciliar el sueño.

La osteopatía craneal es una rama de la osteopatía y los especialistas son profesionales muy cualificados. Tiene que asegurarse de que el especialista que trata a su bebé tiene la formación y experiencia necesaria para tratar recién nacidos.

Sección cuatro

Terapias naturales

Los remedios naturales pueden ayudar a la hora de concebir, alivian las molestias del embarazo y agilizan la recuperación después del parto. Sin embargo, hay que usarlos con cuidado, muchas terapias deben ser adaptadas para las mujeres embarazadas y otras es mejor no usarlas durante las primeras semanas del embarazo. Es importante encontrar a un terapeuta cualificado que tenga experiencia trabajando con mujeres embarazadas. Debe decirle al terapeuta si está intentando concebir o si está embarazada. Comente con el médico cualquier terapia que esté recibiendo y cualquier recomendación que le hayan hecho.

Herbalismo.

Muchas plantas tienen propiedades terapéuticas, que se pueden utilizar para mejorar el estado general de la salud y tratar ciertas enfermedades. En la actualidad, los estudios científicos están demostrando la veracidad de las afirmaciones que se han hecho con respecto a los remedios basados en las hierbas y plantas medicinales. Para las futuras madres, estos remedios pueden ser un apoyo en distintos casos, son capaces de aliviar molestias como las náuseas matutinas y mejorar el problema de las varices.

Muchos fármacos modernos están basados en las plantas medicinales. La ciencia ha hecho posible aislar los ingredientes activos o recrearlos por entero en versiones sintéticas. De modo que los fármacos actuales se han alejado considerablemente de los orígenes naturales. Por otra parte, los remedios basados en las hierbas utilizan partes de la planta, las raíces, las semillas, los pétalos o las hojas. Los especialistas en herbalismo afirman que la sutil interacción de todos los ingredientes naturales fomenta una curación integral (de todo el cuerpo) en lugar de atacar a un síntoma único o a una enfermedad, que es lo que hace la mayoría de los fármacos creados en los laboratorios.

EL HERBALISMO Y EL EMBARAZO

Las mujeres llevan años utilizando remedios herbales para aliviar las molestias del embarazo, preparar el cuerpo para el parto y recuperarse después de dar a luz. Los especialistas en herbalismo afirman que los remedios también se pueden usar para mejorar la fertilidad.

Los remedios basados en las plantas medicinales suelen ser menos agresivos que los fármacos, pero a veces no es así. Es importante tener en cuenta que estos remedios pueden tener efectos importantes. Esto es una cuestión fundamental si está embarazada, puesto que no puede usar todas las plantas. No es una buena idea auto-medicarse aunque se trate de remedios basados en plantas, sobre todo si quiere concebir o si ya está embarazada. Es mejor que acuda a la consulta de un especialista en herbalismo para que la asesore.

ACUDIR A LA CONSULTA DE UN ESPECIALISTA

Cuando acuda a ver a un especialista, éste preparará el historial médico y llevará a cabo un reconocimiento físico. Debe informarle sobre cualquier fármaco que esté tomando, puesto que algunos pueden presentar interacciones al usar remedios naturales, por esta misma razón, también debe informar al médico de familia sobre

cualquier remedio natural que esté tomando. Un especialista en herbalismo le asesorará sobre la dieta y el estilo de vida que tiene que adoptar, además de prescribirle remedios para sus necesidades concretas.

LOS REMEDIOS BASADOS EN PLANTAS

Algunos remedios son muy suaves y se pueden tomar en infusión. En el primer trimestre, el té de jengibre alivia las náuseas matutinas y ayuda a la digestión. Más adelante, el diente de león, la reina del prado, la flor de lima y la ortiga son útiles. No beba más de tres tazas de té al día.

Los ungüentos, las compresas y las cataplasmas basadas en las plantas medicinales pueden aliviar los síntomas del embarazo, el parto y dar el pecho. Por ejemplo, la crema de caléndula suele recomendarse para los pezones agrietados y el *Hamamelis* agiliza la curación del perineo. Algunas plantas se utilizan por entero, las hojas del repollo se pueden usar para aliviar la irritación de los pechos.

El hinojo es un buen remedio para los problemas digestivos, pero al igual que el resto de plantas medicinales, puede ser peligroso si se consumen grandes cantidades durante el embarazo.

HIERBAS QUE ES MEJOR NO USAR DURANTE EL EMBARAZO

- Angélica
- Agracejo
- Cohosh negro
- Sanguinaria
- Aladierna
- Apio
- Quina
- Canela
- Algodón indio
- *Camamilla*
- Celidonia
- Hidrastis (sello de oro)
- Enebro
- Senecio americano
- Helecho macho
- Mandrágora
- Muérdago
- Nuez moscada
- Poleo menta
- Artemisa
- Fitolaca
- Ruibarbo
- Romero
- Ruda
- Azafrán
- Salvia
- Abrótano macho
- Tanaceto
- Tuya
- Tomillo
- Ajenjo

Homeopatía.

Esta delicada terapia puede ayudar a aliviar muchos de los síntomas físicos y de las difíciles emociones que experimenta la mujer mientras intenta concebir y durante el embarazo. Los remedios se obtienen de sustancias naturales y su objetivo es estimular la capacidad del cuerpo para curarse y recuperar el bienestar.

La homeopatía se basa en la idea de que "lo que se parece a la enfermedad cura la enfermedad", es decir, una sustancia que provoca una enfermedad también puede ser usada para curar esa enfermedad. Los remedios han sido diluidos de manera que tan sólo permanece el mínimo rastro del ingrediente activo. En este estado, los remedios no tienen fuerza como para causar daño alguno pero los homeópatas creen que una minúscula dosis puede fomentar la auto-curación y el tratamiento de los síntomas mejor que si se tomase el remedio en grandes cantidades. Algunos médicos de familia se muestran escépticos cuando se trata de remedios homeopáticos, pero otros aceptan que pueden dar buenos resultados. Algunos médicos se han formado en esta terapia y se la ofrecen a sus pacientes como una terapia complementaria al cuidado médico tradicional.

Se considera que el uso de remedios homeopáticos durante el embarazo es bastante seguro. Puede aliviar muchas de las molestias típicas, como las náuseas matutinas, además de agilizar la recuperación después del parto. Algunos de los remedios se pueden comprar en la farmacia, pero puede ser complicado elegir el que necesita. Por este motivo, es mejor que consulte a un homeópata.

ACUDIR A LA CONSULTA DE UN HOMEÓPATA

El homeópata preparará un historial médico completo durante la primera sesión, que puede durar hasta dos horas. A menudo, la gente se sorprende por el número y el tipo de preguntas que hace el homeópata. Sin embargo, el especialista tiene que crear una imagen integral de sus hábitos y preferencias además de su estado mental, físico y emocional. Esta información le permite evaluar cuál es su tipo de "constitución".

Los homeópatas tienen en cuenta tanto la constitución como los síntomas del paciente al elegir entre los más de 2000 remedios de los que disponen. El especialista le dará instrucciones sobre el modo en el que tiene que usar los remedios y también le ofrecerá asesoramiento sobre su estilo de vida y su dieta. Se suele dejar pedida una cita para una revisión de seguimiento y determinados pacientes necesitan varias sesiones posteriores.

LA HOMEOPATÍA EFICAZ

- Debe acudir a la consulta de un homeópata que tenga experiencia tratando a mujeres embarazadas. Tiene que informarle si está embarazada o si está intentando concebir.
- Debe seguir las instrucciones del homeópata al tomar el remedio. La menta, el café y el té pueden anular el efecto del remedio. Es mejor que no coma ni beba nada durante 15 minutos después de tomar el remedio.
- Debe ponerse en contacto con el homeópata si los síntomas empeoran (puede tratarse de una parte del proceso curativo).
- Debe informar al médico sobre los remedios que esté tomando y sobre cualquier síntoma que no sea habitual.

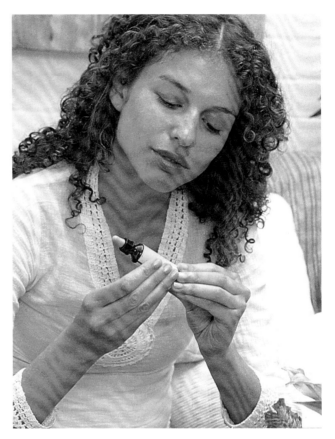

Los remedios a base de flores son una forma eficaz de "cura instantánea" y pueden ayudar cuando el problema está relacionado con emociones complicadas, como cuando duda de sí misma, siente ansiedad o se siente desanimada.

REMEDIOS DE LAS FLORES

Los remedios de las flores son remedios homeopáticos que se conservan en alcohol de uva. Son remedios basados en plantas, diseñados para ayudar a combatir los sentimientos o estados mentales negativos. El más popular es el remedio rescate, que se utiliza para casos de pánico, necesidad de echarse a llorar o conmoción. Los remedios se pueden comprar en tiendas especializadas en vida sana y en las farmacias. Normalmente no es necesario llevar receta.

Para tomar un remedio de flores debe colocar unas gotas en un recipiente cóncavo de cristal y beber a sorbos. Puede beber varias veces a lo largo del día si está experimentando problemas con las emociones. Los remedios de flores se conservan en alcohol, pero sólo se bebe una pequeña cantidad de cada vez, por lo que se permite su uso durante el embarazo. Si tiene dudas es mejor que consulte con el médico para saber si puede usar estos remedios o no.

Aromaterapia.

Los especialistas en aromaterapia utilizan aceites aromáticos extraídos de hierbas y flores para mejorar el bienestar de la persona. Determinados aceites tienen un efecto muy relajante, que resulta muy útil durante el embarazo. Otros pueden aliviar algunas de las típicas molestias del embarazo, como la indigestión, o hacen que la futura madre tenga más energía durante el parto.

Los aceites de aromaterapia tienen maravillosos aromas y es un placer utilizarlos. Pueden ser un modo suave y eficaz para mejorar el estado general de la salud y tratar algunas molestias.

No sabemos con certeza cómo funcionan los aceites esenciales pero se cree que los aromas desencadenan una reacción en los receptores olfativos de las fosas nasales, que envían mensajes al cerebro. Cuando se usan los aceites en un masaje, también penetran en la piel y tienen un efecto directo sobre las terminaciones nerviosas.

Se ha demostrado que algunos aceites tienen propiedades medicinales, como por ejemplo el de té verde, que es antiséptico, antifúngico y antibacteriano; el aceite de camomila tiene propiedades antiespasmódicas y antidepresivas. El aceite de lavanda es uno de los más versátiles, alivia la tensión, el insomnio, las migrañas y los dolores de cabeza. Además, fomenta el proceso de curación después de sufrir una quemadura.

BENEFICIOS DE LA AROMATERAPIA

Se cree que la aromaterapia puede ser muy útil a la hora de tratar problemas a largo plazo o enfermedades recurrentes. Los especialistas afirman que alivian la tensión y los problemas relacionados con el estrés, incluida la depresión, los dolores de cabeza y el insomnio. También puede aliviar el dolor de enfermedades que persisten a largo plazo, como la artritis y pueden servir para tratar determinadas enfermedades cutáneas como el eccema.

La mayoría de las personas consideran que el principal beneficio de la aromaterapia es la relajación. Puede también inducir una sensación general de bienestar, reducir la fatiga y aliviar el dolor de espalda.

Durante el embarazo se pueden usar aceites esenciales para mejorar la circulación y con ello reducir

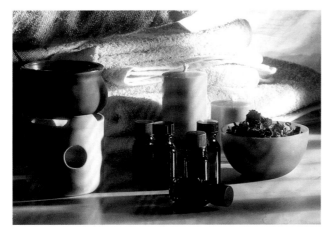

Una buena manera de utilizar los aceites esenciales es calentarlos dentro de un vaporizador. El aroma que se desprende llenará la habitación y tendrá un efecto relajante que le dará energía a todo aquel que lo perciba.

ACEITES QUE ES MEJOR EVITAR DURANTE EL EMBARAZO

- Albahaca
- Cedro del Atlas
- Canela
- Salvia romana
- Ciprés
- Hinojo
- Hisopo
- Junípero
- Mejorana
- Mirra
- Nuez moscada
- Orégano
- Perejil
- Menta
- Romero
- Salvia
- Ajedrea
- Tomillo

la posibilidad de tener varices y hemorroides. Los masajes con aromaterapia ayudan a mantener la elasticidad de la piel, con lo que se evita que aparezcan estrías. Los aceites esenciales también pueden aliviar molestias menores como el estreñimiento y el ardor de estómago.

Sin embargo, muchos aceites esenciales no se pueden utilizar durante el embarazo porque pueden estimular el útero, con lo que podrían causar un aborto. No debe utilizar aceites esenciales si no ha consultado previamente con un especialista que le haya asegurado que es seguro usarlos durante el embarazo. Es mejor que evite usar todos los aceites que aparecen en el recuadro de esta página. La opción más segura es no utilizar ningún aceite esencial durante el primer trimestre. Puede consultar la página 124 para saber qué aceites esenciales son adecuados para el segundo trimestre.

ACUDIR A LA CONSULTA DE UN ESPECIALISTA EN AROMATERAPIA

Los especialistas en aromaterapia normalmente son masajistas preparados. Durante la primera sesión le preguntará sobre su historial médico y sobre cualquier problema que esté experimentando en ese momento. Debe informarle si está intentando concebir o si ya está embarazada. Si este fuera el caso, lo mejor será que consulte con un especialista que tenga experiencia trabajando con mujeres embarazadas.

El terapeuta seleccionará los aceites que va a utilizar y le pedirá que los huela para comprobar que le gustan los aromas. Se puede usar un máximo de cinco aceites, que se mezclarán con un aceite base, que puede ser aceite de almendra. El terapeuta le pedirá que se desvista y se tumbe en la camilla o mesa de masaje y luego le dará un masaje en todo el cuerpo, aplicando los aceites sobre su piel. El masaje suele durar una hora y al final le dará unos minutos para que descanse. El terapeuta puede asesorarle sobre cómo usar los aceites en casa.

AROMATERAPIA EN CASA

Es fácil adquirir aceites esenciales y utilizarlos en casa para mejorar la sensación de bienestar. Para tratar un problema concreto (junto con los tratamientos médicos convencionales) es mejor consultar con un terapeuta. Los siguientes métodos se pueden usar en casa.

BAÑOS

Los baños con aromaterapia son una excelente manera de relajarse y liberar tensión, aliviar el dolor de espalda y el dolor muscular. Un baño con agua templada y un aceite relajante como la camomila romana antes de acostarse pueden mejorar el sueño. Los aceites medicinales como el aceite de sándalo y el de lavanda se pueden usar para aliviar la cistitis y el afta (si está embarazada, es mejor que nos los use hasta que no lleve seis meses de embarazo).

Tiene que mezclar seis gotas de aceites esenciales con un aceite base o leche entera y luego tiene que añadir la mezcla al agua del baño (una vez que la bañera está llena, nunca mientras el agua sigue corriendo). Debe tumbarse en la bañera y respirar profundamente durante 10-15 minutos.

BAÑOS DE PIES O MANOS

Un baño de pies con aromaterapia puede ser el broche final perfecto y relajante del día. También puede utilizar esta opción si tiene dolores o molestias en zonas localizadas del cuerpo, problemas en los pies o nota que tiene hinchazón.

Mezcle entre ocho y diez gotas de aceite esencial con un aceite base y añada la mezcla a un amplio cuenco de agua templada. Sumerja los pies o las manos durante 10-15 minutos. Es recomendable tener un termo con agua hervida cerca por si necesita más agua caliente. Luego debe secarse con cuidado. Aplique los aceites por la piel y luego envuelva los pies o las manos en una toalla durante 15 minutos para hidratar la piel en profundidad.

MASAJE

Darse un masaje es una de las mejores maneras de usar los aceites esenciales y puede aliviar las molestias relacionadas con el estrés, los problemas de piel y la retención de líquidos. Se recomienda al final del embarazo para evitar las estrías. Hay que diluir muy bien el aceite esencial en un aceite base vegetal como el aceite de jojoba, el de sésamo o el de almendra. Se diluye una gota en 5 ml de aceite base (o en 10 ml si está embarazada).

COMPRESAS

Las compresas de aromaterapia se pueden utilizar para tratar hematomas, varices, hemorroides, esguinces,

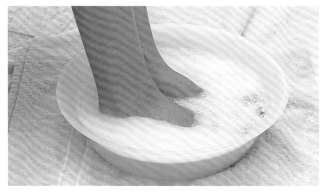

Un baño de pies es un premio al final del día. Añada el aceite esencial favorito a un recipiente con agua templada. El aceite de jengibre y el de mandarina son una combinación para entrar en calor y recuperar la energía.

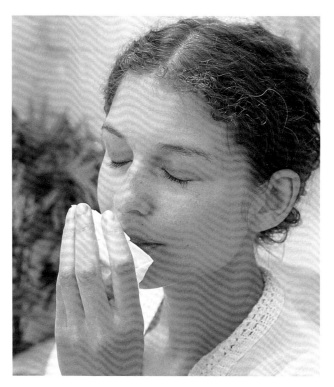

Si busca alivio inmediato, puede poner un par de gotas de aceite esencial en un pañuelo y luego sólo tiene que inhalar. El aceite de té es bueno para aliviar los síntomas del resfriado, el aceite de sándalo alivia la ansiedad.

quemaduras y escaldaduras. El aceite de lavanda suele ser una buen opción en estos casos. Puede colocar una compresa caliente cuando note molestias o dolor, y una fría si nota ardor o si la zona se inflama. Debe diluir aproximadamente ocho gotas de aceite esencial en un aceite base y luego añadir la mezcla a un recipiente con agua templada o helada. Coloque una toalla o trozo de tela dentro del recipiente y deje que se empape durante unos minutos. Luego sitúe la compresa sobre la zona afectada.

INHALACIÓN

Otra opción para tratar el estrés, el insomnio y los resfriados es la inhalación. Ponga dos gotas de aceite esencial en un pañuelo e inhale. Coloque un pañuelo con camomila romana encima o bajo la almohada por la noche si no duerme bien. Si quiere inhalar vapor, ponga cinco gotas de aceite esencial en un cuenco con agua caliente. Cúbrase la cabeza y respire (con los ojos cerrados).

USAR LA AROMATERAPIA DE FORMA SEGURA

- No debe aplicar un aceite esencial directamente sobre la piel, siempre debe diluirlo en aceite base. Puede usar una gota por cada 5 ml de aceite, o una gota por cada 10 ml si está embarazada.
- Sólo debe utilizar aceites que conozca o que sepa que son seguros. Si tiene dudas es mejor que consulte con un terapeuta profesional.
- Es mejor hacer una prueba en una zona de la piel antes de usarlo en todo el cuerpo y esperar 24 horas. Si no se produce ninguna reacción, el aceite se puede usar. Las mujeres suelen tener la piel más sensible durante el embarazo, de modo que es recomendable hacer la prueba hasta con los aceites que ya ha utilizado antes.

Masajes.

El tacto se ha utilizado para mejorar la salud desde hace miles de años, y es un modo importante de proporcionar comodidad y aliviar el dolor. Instintivamente abrazamos a un amigo que sufre o frotamos un miembro que nos duele. El masaje es una terapia centrada en el tacto que puede ser especialmente útil a la hora de aliviar el dolor durante el parto.

El término "masaje" cubre quizás demasiadas terapias. Por una parte, está el masaje occidental puramente físico, que se centra en los músculos. Por otra, existen distintos tipos de masajes orientales basados en la presión, cuyo objetivo es mejorar el flujo de la energía a lo largo de los canales invisibles del cuerpo. Entre estos tipos de masajes, se incluyen el shiatsu y la acupresión. Las técnicas de masaje también son un elemento importante dentro de otras terapias, como por ejemplo de la osteopatía, la aromaterapia y la reflexología.

EL MASAJE SUECO
En Occidente la mayoría de los terapeutas practican las técnicas del masaje sueco. Este sistema lo diseñó un gimnasta de Suecia llamado Per Henrik Ling a finales del siglo XVIII. Esta técnica incluye:
- **Acariciar** (*effleurage*) para relajar la zona. Se utilizan movimientos más firmes para estimular la circulación y liberar la tensión de los músculos.
- **Amasar** (*petrissage*) que suaviza los músculos tensos y aumenta el flujo sanguíneo en determinadas áreas. Se puede usar para relajar los músculos profundos, como los de los hombros.
- **Fricción** en movimientos pequeños y circulares que se realizan con las yemas de los pulgares. Se utiliza para deshacer los nudos musculares que dan lugar a los espasmos.
- **Percusión** con movimientos rítmicos y rápidos que se realizan con los laterales de las manos en las zonas donde hay más carne del cuerpo. Es mejor evitar recibir estos movimientos durante el embarazo.

RECIBIR UN MASAJE
Para recibir un masaje sueco debe desvestirse y tumbarse en un camilla especial de masaje. Sin embargo, puede quedarse en ropa interior si lo prefiere. Se colocarán toallas sobre las zonas del cuerpo que no van a recibir el masaje. El terapeuta normalmente masajea todo el cuerpo, pero es posible que le dedique más tiempo a determinadas zonas y deje otras para otro momento. El terapeuta puede utilizar aceite o crema para así evitar la posibilidad de que arrastre la piel. Habitualmente las sesiones duran una hora y al terminar le suelen dar unos minutos para que se relaje.

Los beneficios de un masaje sueco
Se han llevado a cabo varios estudios sobre el masaje y la mayoría de los médicos están de acuerdo con que fomenta un estado general de buena salud. Durante el embarazo, es útil sobre todo para aliviar el dolor de espalda y el dolor de las articulaciones, y sus efectos relajantes pueden calmar problemas de ansiedad, depresión, hipertensión y problemas digestivos, así como las molestias relacionadas con el estrés como los dolores de cabeza y el insomnio. Masajear la parte inferior de la espalda durante el parto puede ayudar a aliviar el dolor y mejora la relajación.

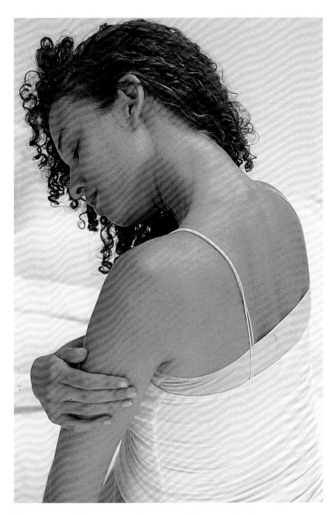

Tocar la piel hace que el cuerpo libere endorfinas, que son agentes químicos naturales que alivian el dolor. Las endorfinas inducen sensaciones de alegría y bienestar y son uno de los motivos por los que el masaje puede ser muy beneficioso en el parto.

Un masaje eficaz durante el embarazo
Debe consultar con el médico o la comadrona antes de recibir un masaje si está embarazada. Es mejor buscar un terapeuta con experiencia con mujeres embarazadas.
- Tiene que informar al terapeuta de que está embarazada.
- No se debe aplicar presión en profundidad en la zona del abdomen ni tampoco en la parte inferior de la espalda.
- No se deben masajear aquellas zonas donde tenga varices, hematomas o bultos.
- No debe recibir un masaje si tiene una infección, fiebre o si se siente mal.
- Debe beber mucha agua y evitar realizar actividades agotadoras después del masaje. Si es posible, es mejor que se quede descansando.

Shiatsu.

El término Shiatsu en japonés significa "presión con los dedos". Los terapeutas estimulan los puntos de presión asociados con los órganos vitales, para así fomentar el flujo adecuado del chi (la energía) por todo el cuerpo y mejorar el estado de salud. Se utiliza durante el embarazo para aliviar el dolor de espalda, la hipertensión y para aliviar el dolor del parto.

Muchos japoneses se someten a sesiones regulares de shiatsu, a menudo con una frecuencia de una sesión por semana. Consideran que les ayuda a tanto prevenir las enfermedades como a detectarlas, y tratar cualquier síntoma a tiempo. El shiatsu es un sistema integral de curación, lo que quiere decir que toda la persona, su mente, su cuerpo y su espíritu, reciben tratamiento al mismo tiempo. Sin embargo, también se puede utilizar para tratar problemas específicos como el dolor de espalda, los problemas digestivos, el insomnio, la depresión, las migrañas y los dolores de muelas, y además sirve para reforzar el sistema inmunológico.

El shiatsu normalmente es sencillo y no se centra en puntos específicos durante los tres primeros meses del embarazo, cuando se están desarrollando todos los sistemas de los órganos principales del bebé. Para no correr riesgos, es mejor que acuda a un terapeuta que tenga experiencia tratando a mujeres embarazadas. Un terapeuta de shiatsu puede asistir al parto para ayudar a la hora de aliviar el dolor, o bien, puede enseñar las técnicas para aliviar el dolor al padre o a la persona que vaya a acompañar a la madre en el momento de dar a luz.

ACUDIR A UN TERAPEUTA

En la primera consulta, el terapeuta debe preparar un historial médico completo y pedir datos sobre su estilo de vida. Luego se le toma el estado del pulso. Hay seis puntos en cada muñeca, cada uno asociado a un órgano vital. El terapeuta puede palpar el abdomen, esto puede darle una pista de otros problemas que esté sufriendo. También estudiará el sonido de su voz, su aspecto físico y la postura que adopta.

Para recibir tratamiento debe tumbarse, vestida, en una alfombra o esterilla que esté colocada sobre el suelo. El terapeuta aplica presión en puntos por todo el cuerpo usando una variedad de técnicas. A veces utiliza la base de los pulgares, otras la yema de los dedos y en ocasiones usa la palma o la base de la mano. También es posible que use el codo o el antebrazo o incluso una rodilla. El terapeuta también puede realizar movimientos que estiren una zona o que estimulen dicha zona.

La fuerza con la que el terapeuta presiona un punto depende de muchas cosas, incluyendo la zona del cuerpo sobre la que está trabajando, el modo en el que usted reacciona y si necesita dar energía o relajar la zona. La presión se aplica durante algunos segundos y luego se repite la misma acción sobre cada punto varias veces.

Puede aprender cómo aplicar presión con los dedos en casa después de aprender las técnicas que le haya enseñado un terapeuta de shiatsu cualificado.

Foto de la parte superior de la página: Los terapeutas de shiatsu a menudo aplican la presión con los dedos para activar un punto de energía, pero también pueden utilizar toda la mano, el antebrazo (foto de la parte inferior), los codos o los pies.

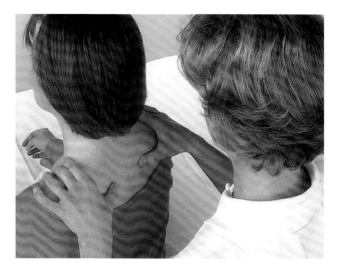

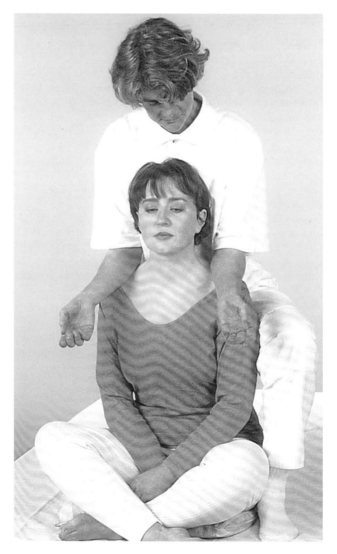

Acupuntura.
Se ha practicado durante siglos en China como un medio para fomentar la buena salud y tratar enfermedades. En la actualidad, la acupuntura se conoce en el mundo occidental y muchos médicos aceptan los efectos positivos de esta terapia. La acupuntura puede ayudar con los problemas de fertilidad y con algunas de las molestias relacionadas con el embarazo.

La acupuntura se basa en la idea de que la chi (energía) fluye por canales invisibles, llamados meridianos, por todo el cuerpo. Cuando la energía fluye libremente, se conserva un buen estado de salud y bienestar. Las enfermedades y los problemas de tipo emocional son el resultado de obstrucciones o desequilibrios en la circulación de esta energía.

En la acupuntura se insertan finas agujas en determinados puntos de los meridianos para corregir los desequilibrios y mejorar el flujo del chi. Normalmente se utiliza la acupuntura de forma integral, de tal manera que su objetivo final sea lograr que el cuerpo recupere su estado natural de equilibrio. Sin embargo, se puede utilizar para tratar molestias concretas, como el dolor de espalda o los problemas digestivos.

EL EMBARAZO Y LA ACUPUNTURA
La acupuntura puede aliviar muchas de las molestias propias del embarazo, incluyendo las náuseas matutinas, el estreñimiento y la mala circulación. También puede ser útil en caso de problemas de fertilidad o si se sufren abortos de manera continúa. Es muy importante informar al terapeuta si está embarazada o intentando concebir, puesto que, en ese caso, es mejor no estimular algunos puntos. Por este motivo, es mejor elegir un terapeuta que tenga experiencia tratando a mujeres embarazadas.

ACUDIR A LA CONSULTA DE UN ACUPUNTURISTA
En la primera visita, se preparará un historial médico completo y la historia personal del paciente, por lo que el terapeuta le hará varias preguntas sobre, por ejemplo, el apetito, si va al aseo con regularidad, su patrón de sueño y su nivel de energía. Se toma el estado del pulso y se comprueba cómo está la lengua. El terapeuta puede fijarse en otros detalles, como el sonido de su voz y el tono de su piel.

Debe tumbarse en una camilla de masaje para recibir el tratamiento. El acupunturista insertará agujas en diferentes

LOS MERIDIANOS EN LA ACUPUNTURA

Existen 14 meridianos principales en el cuerpo y la mayor parte de ellos están relacionados con órganos específicos. Se pueden utilizar los puntos en los meridianos para tratar problemas en las distintas partes del cuerpo. Por ejemplo, los meridianos del riñón, el estómago o el bazo nutren al útero y al bebé durante el embarazo.

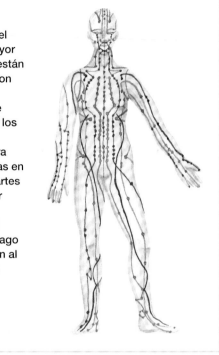

puntos del cuerpo, lo que hace de forma rápida y no es doloroso. A menudo, las agujas se dejan en el punto durante varios minutos.

Al principio, la mayoría de las personas reciben una sesión a la semana o cada dos semanas, pero una vez que el tratamiento se ha establecido sólo es necesario asistir a una sesión cada cierto tiempo.

OTRAS TÉCNICAS DE ACUPUNTURA
Se puede emplear la presión ejercida con los dedos en lugar de con agujas para estimular los puntos de presión. La acupresión es menos invasiva que el uso de agujas y se puede realizar en casa. Algunos acupunturistas enseñan los puntos que hay que presionar durante el parto.

Otra técnica es la moxibustión, en la que se quema la hierba moxa (artemisa) encima de los puntos de energía. Esto puede crear un efecto que calme en profundidad.

Puede sentir un cierto cosquilleo cuando se inserta la aguja de la acupuntura, pero no debería resultarle doloroso.

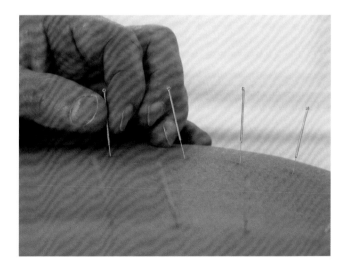

Reflexología.
Los terapeutas de la reflexología creen que cada parte del cuerpo está relacionada con un canal de energía que termina en un punto específico en el pie. Ejerciendo presión con los dedos en el pie se pueden detectar y tratar los problemas de salud y una amplia variedad de las molestias típicas del embarazo, desde el dolor de espalda hasta las molestias en la zona púbica antes del parto.

La reflexología es una terapia útil que da lugar a una sensación de bienestar y relajación. También se puede usar para aliviar ciertas molestias como el dolor de espalda, los problemas digestivos y el estreñimiento. Algunas comadronas usan estas técnicas para fomentar las contracciones regulares y aliviar el dolor durante el parto. Un estudio descubrió que la reflexología puede reducir la necesidad de una mujer de recibir fármacos para aliviar el dolor y puede reducir la duración del parto casi hasta la mitad de tiempo. Muchas mujeres disfrutan de la reflexología durante el embarazo, pero no se debe utilizar hasta que no ha pasado la semana 12 de embarazo. Algunas áreas, los talones, el tendón de Aquiles y los tobillos, no se deben tocar porque hacerlo puede inducir a que empiecen las contracciones. Es importante consultar con un terapeuta que tenga experiencia trabajando con las necesidades de las mujeres embarazadas.

ACUDIR A LA CONSULTA DE UN ESPECIALISTA EN REFLEXOLOGÍA
En la primera visita el terapeuta le preguntará sobre su historia médica, los síntomas que tiene, la dieta, el estilo de vida y cualquier otra terapia que esté recibiendo. Le pedirá que se quite el calzado y que se siente en una silla o sofá. El terapeuta le masajeará los pies para relajarlos, lo que puede ser muy agradable. Después del primer masaje, se aplica presión en cada área del pie y luego se masajea.

Algunas zonas pueden ser más sensibles, esta es una señal de desequilibrio. Los puntos más delicados recibirán más masaje para así poder estimular el flujo de la energía

LA OPINIÓN DEL MÉDICO
Muchos médicos aceptan que la reflexología puede tener un efecto profundamente relajante. Esto puede deberse a la aplicación de presión en las terminaciones nerviosas y tenemos más de 7000 terminaciones nerviosas en los pies. Además, el masaje ayuda a estimular la circulación sanguínea, lo que mejora la aportación de oxígeno y nutrientes a las diferentes zonas del cuerpo.

Si está recibiendo un tratamiento de reflexología debe informar sobre esto al médico de familia. Es importante que siga informando al médico sobre cualquier síntoma fuera de lo normal.

en la zona correspondiente del cuerpo. A menudo esto puede resultar doloroso, pero las molestias se van aliviando a medida que continúa el masaje. El terapeuta debe adaptar la presión dependiendo de lo sensible que tenga el pie.

El terapeuta puede enseñarle algunas de las técnicas que puede practicar en casa. Las manos también contienen un "mapa" del cuerpo, y a menudo se recomienda aplicar presión en las manos si estamos llevando a cabo la técnica nosotros mismos y además resulta más fácil tratar las molestias de este modo.

Igual que sucede con otras terapias complementarias, los terapeutas de la reflexología pretenden que sea el propio cuerpo el que se cure a sí mismo. A menudo se recomienda acudir a varias sesiones.

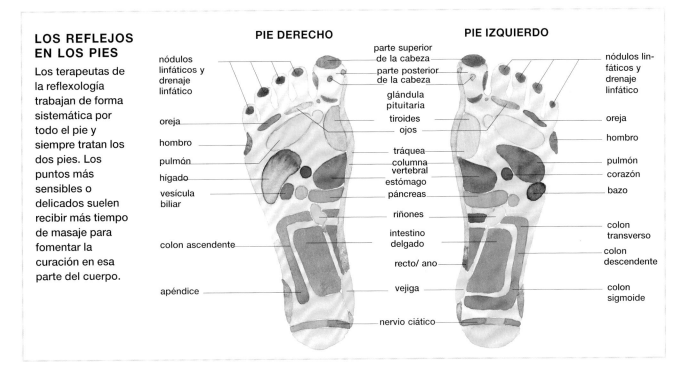

LOS REFLEJOS EN LOS PIES
Los terapeutas de la reflexología trabajan de forma sistemática por todo el pie y siempre tratan los dos pies. Los puntos más sensibles o delicados suelen recibir más tiempo de masaje para fomentar la curación en esa parte del cuerpo.

PIE DERECHO

nódulos linfáticos y drenaje linfático
oreja
hombro
pulmón
hígado
vesícula biliar
colon ascendente
apéndice

PIE IZQUIERDO

parte superior de la cabeza
parte posterior de la cabeza
glándula pituitaria
tiroides
ojos
tráquea
columna vertebral
estómago
páncreas
riñones
intestino delgado
recto/ ano
vejiga
nervio ciático

nódulos linfáticos y drenaje linfático
oreja
hombro
pulmón
corazón
bazo
colon transverso
colon descendente
colon sigmoide

Osteopatía.

Los osteópatas creen que un buen estado de salud depende del correcto funcionamiento de los músculos y las articulaciones. Utilizan las manos y los masajes para corregir los desequilibrios causados por las lesiones, las malas posturas y el estrés. Su enfoque es especialmente útil para solucionar los problemas digestivos que se suelen experimentar durante el embarazo.

La mayoría de las personas visitan a un osteópata por problemas de espalda, pero la terapia puede aliviar otras molestias físicas, como los dolores de cabeza, los problemas digestivos y la dificultad para respirar. Usar la osteopatía en el embarazo es seguro, pero es mejor elegir un osteópata que tenga experiencia tratando a mujeres embarazadas, puesto que las técnicas de la osteopatía pueden resultar peligrosas si no las lleva a cabo un especialista bien preparado.

Debe informar al osteópata de que está embarazada o que está intentando concebir, y también debe decirle al médico de familia que está recibiendo este tipo de tratamiento. Algunos médicos pueden recomendarle un osteópata de confianza.

ACUDIR A LA CONSULTA DE UN OSTEÓPATA

En la primera visita el osteópata preparará un historial médico completo y le hará preguntas sobre su estilo de vida, además de realizar un reconocimiento físico. Lo normal es que le pida que se quede sólo con la ropa interior, para así poder observar cómo están dispuestos los músculos en su cuerpo.

El terapeuta utiliza un toque suave, es decir, palpa para detectar cualquier zona débil, una torcedura o un esguince que pueda tener en el cuerpo. Es posible que le pida que realice algunos ejercicios sencillos mientras permancece de pie, sentada o tumbada en la camilla para así poder comprobar la postura, el tono muscular y la técnica de respiración. También llevará a cabo algunas pruebas médicas, así como un análisis de sangre para completar el diagnóstico.

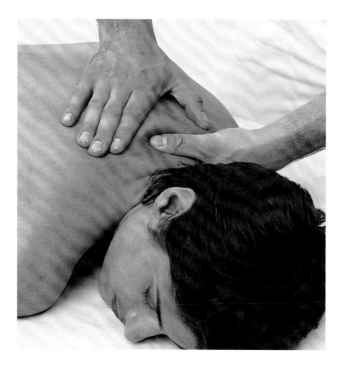

OSTEOPATÍA CRANEAL

Algunos osteópatas practican la osteopatía craneal. Esta suave técnica consiste en ejercer un toque delicado de los huesos del cráneo con el objetivo de mejorar la circulación de la sangre y de los fluidos en la cabeza. Se cree que alivia las mismas molestias que la osteopatía convencional y a menudo se utiliza con los bebés que tienen problemas para conciliar el sueño, sufren cólicos o trauma después del parto.

En la terapia craneo-sacra se aplica una sutil presión en la cabeza y en la base de la columna vertebral. El objetivo de los terapeutas es regular el flujo del fluido cerebroespinal que afecta a todo el sistema nervioso y, por tanto, al funcionamiento del cuerpo. Muchas personas consideran que esta terapia es muy relajante y que puede aliviar molestias como el insomnio, el dolor de espalda y los dolores de cabeza.

Los médicos tienden a ser más escépticos con estas técnicas suaves que con la osteopatía convencional. Sin embargo, muchos pacientes han tenido buenos resultados. Es posible que algunos especialistas de la terapia craneo-sacra no hayan recibido la misma rigurosa formación que un osteópata. Es mejor buscar un terapeuta cualificado o un quiropráctico con experiencia tratando a mujeres embarazadas y bebés.

Debe tumbarse en la camilla o mesa de masaje para recibir el tratamiento. El osteópata utilizará las manos con movimientos especialmente diseñados para hacer frente a sus necesidades concretas. Las técnicas utilizadas incluyen el masaje, los estiramientos de los miembros y empujar con fuerza ciertas zonas. Puede oír el sonido que le indica cuándo la articulación vuelve a colocarse en su sitio, pero no debería sentir dolor.

La primera sesión puede durar una hora pero los siguientes tratamientos normalmente sólo duran entre 20-30 minutos. La mayoría de las personas necesitan varias sesiones y el terapeuta puede dar instrucciones para que realicen ejercicios en casa.

A menudo se le recomienda a las mujeres embarazadas acudan a sesiones regulares para que se adapten mejor a los cambios en la postura a medida que el bebé va creciendo. Este es un buen método para evitar y tratar el dolor en la zona inferior de la espalda. Algunos osteópatas afirman que el tratamiento regular durante el embarazo puede hacer que el parto sea más fácil.

Muchas personas se ponen nerviosas al oír el ruido que hace el cuerpo cuando el osteópata coloca una articulación de nuevo en su sitio. Sin embargo, esto no debería ser doloroso. El tratamiento también incluye un masaje suave y estiramientos, que resultan muy relajantes.

Quiroprácticos.

Los quiroprácticos utilizan las manos para trabajar en la zona de la columna vertebral puesto que creen que una columna bien alineada es fundamental para mantener un buen estado de salud dado que es la que soporta el resto del cuerpo y alberga el sistema nervioso central. Es especialmente útil para las embarazadas porque alivia los dolores de espalda que se ocasionan al tener que cargar el peso del bebé que está creciendo.

La técnica de los quiroprácticos se utiliza sobre todo para aliviar problemas de espalda y cuello. Se lleva a cabo una suave manipulación de la columna vertebral para mejorar la postura y para intentar corregir cualquier trauma causado por una lesión o el estrés. Las sesiones regulares con el quiropráctico pueden ayudar a las embarazadas a adaptar su postura corporal para que soporten mejor la carga del peso del bebé que está creciendo. También puede aliviar las molestias en la pelvis y hacer que el parto sea más fácil.

Los quiroprácticos afirman que trabajar con la zona de la columna también puede ayudar a aliviar problemas que aparentemente no están relacionados. Esto se debe a que las rutas de los nervios nacen de la columna en diferentes niveles y viajan por todo el cuerpo. Una mala postura de la columna puede afectar a la función nerviosa y por tanto puede ser la causa de los problemas que siente en otra zona del cuerpo. La fatiga, los problemas digestivos, el estreñimiento y los dolores de cabeza pueden aliviarse con el tratamiento del quiropráctico.

ACUDIR A LA CONSULTA DE UN QUIROPRÁCTICO

En la primera sesión, el quiropráctico se centrará en el diagnóstico del problema. Se preparará una historia médica completa y se le preguntará sobre su trabajo, estilo de vida, la dieta y el tipo de ejercicio que realiza.

El quiropráctico le pedirá que se quede sólo con la ropa interior para que pueda observar el cuerpo de cerca. Si siente vergüenza puede ponerse una bata de hospital. El quiropráctico comprobará qué postura adopta al sentarse,

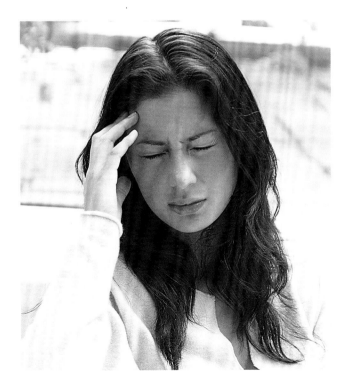

EL PUNTO DE VISTA ORTODOXO

La técnica de los quiroprácticos está ampliamente reconocida como un tratamiento eficaz para aliviar muchos problemas de espalda. Sin embargo, muchos médicos son escépticos en lo que respecta a las afirmaciones de que esta técnica alivia otro tipo de problemas, como por ejemplo, los digestivos.

OTROS TIPOS DE TERAPIA

Los terapeutas de McTimoney o McTimoney-Corley utilizan muchas de las técnicas de los quiroprácticos convencionales pero suelen usarlas de una manera más suave y delicada.

Los terapeutas de McTimoney están de acuerdo en que las malas posturas de la columna son la causa principal de la mala salud pero creen que también hay que tratar otras articulaciones. Examinan y trabajan con todo el sistema músculo-esquelético en cada sesión de tratamiento. Los terapeutas de McTimoney-Corley tienen, a su vez, un enfoque diferente. Los terapeutas manipulan las vértebras usando las yemas de los dedos y no realizan las técnicas que requieran una gran fuerza. Este tipo de terapeutas hacen mucho hincapié en la importancia de los ejercicios que cada uno hace en casa.

al ponerse de pie y al tumbarse, además le pedirá que realice algunos ejercicios sencillos. El quiropráctico puede comprobar la movilidad de las articulaciones. Para esto, le pedirá que realice algunos estiramientos. Luego examinará la columna para detectar si hay algo que no esté alineado o si hay zonas rígidas, además de para ver cuáles son las fuentes del dolor que siente. También realizará otras pruebas, le tomará la tensión y comprobará los reflejos.

Le pedirá que se tumbe en la camilla de masaje para recibir el tratamiento. El quiropráctico utiliza una serie de técnicas para realinear las vértebras, entre las que se incluyen estiramientos, zonas en las que empuja con movimientos precisos, y el masaje. Puede sentir algunas molestias o cierta rigidez después del tratamiento pero no debería dolerle.

La mayoría de las personas necesitan varias sesiones con el quiropráctico. Sin embargo, también deben ser capaces de notar mejoría desde el primer día en que se ha comenzado el tratamiento.

Los quiroprácticos pueden tratar más problemas que los de espalda. Por ejemplo, los dolores de cabeza regulares o los ataques de indigestión se pueden aliviar si se libera la tensión acumulada en la columna.

La técnica Alexander.

En esta terapia se enseñan ejercicios suaves que mejoran la postura y se muestra el modo correcto en el que hay que sentarse, ponerse de pie y moverse. Esto libera parte de la presión de los músculos y articulaciones y se cree que alivia varios tipos de problemas mentales y físicos. Es beneficiosa para las embarazadas porque ayuda a soportar la pesada "carga" del bebé.

Cuando somos niños adoptamos una postura correcta de forma natural. Sin embargo, a medida que crecemos tendemos a desarrollar malos hábitos, nos encorvamos o cruzamos las piernas al sentarnos, nos quedamos de pie haciendo que sólo una pierna soporte todo el peso y retorcemos la espalda al levantar cosas. Nuestro estado mental también puede tener una influencia sobre la postura. Si estamos estresados, tendemos a levantar los hombros y mantenerlos en un estado de tensión y este problema puede empeorar si a esto añadimos una mala postura al sentarnos, sobre todo si trabajamos delante de un ordenador.

Más tarde o más temprano, estos hábitos, conocidos como "patrones incorrectos", se arraigan. La mala postura se convierte en la norma y dejamos de darnos cuenta de que estamos cargando tensión sobre el cuerpo. Con el tiempo, la mala postura causa daños en los músculos y en las articulaciones y también puede afectar a los sistemas digestivo, respiratorio y circulatorio.

CÓMO FUNCIONA LA TÉCNICA ALEXANDER

La técnica Alexander es un modo a través del que se enseña a la gente cómo darse cuenta de sus malos hábitos posturales, para que empiecen a moverse de forma natural y con una postura correcta. Se centra sobre todo en alinear la cabeza con la columna, de modo que el cuello no acumule tensión. La técnica se enseña en sesiones individuales. Durante la primera sesión, el terapeuta le pide que realice varios movimientos sencillos, mientras toma nota del modo en el que usted se sienta, se pone de pie y se mueve.

Luego le pedirá que se tumbe en la camilla y el terapeuta realizará sutiles ajustes en los miembros, la cabeza, la pelvis, etc., gracias a los que será capaz de adoptar una postura correcta.

Durante las clases, el profesor le enseña a realizar una serie de tareas diarias siguiendo la técnica Alexander, como

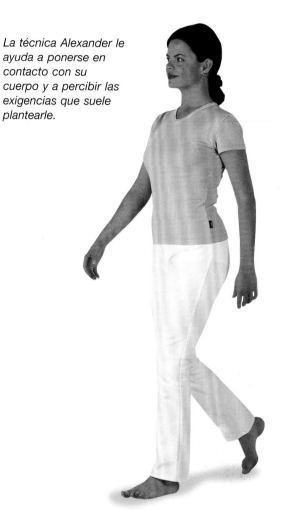

La técnica Alexander le ayuda a ponerse en contacto con su cuerpo y a percibir las exigencias que suele plantearle.

por ejemplo, el modo en el que atiende el teléfono, se levanta y se sienta en una silla, escribe una carta, lleva las bolsas y camina. Las lecciones combinan toques suaves con instrucciones. El objetivo es hacer que se dé cuenta de cuál es la forma correcta de moverse, lo que recibe el nombre del "pensamiento en acción". Finalmente, será capaz de adoptar una buena postura.

Las sesiones normalmente se realizan una o dos veces por semana durante varios meses. Después, es posible que necesite una sesión de seguimiento de vez en cuando.

CÓMO NOS AYUDA ESTA TÉCNICA

Se ha reconocido que la técnica Alexander es un modo eficaz para tratar muchos problemas que afectan a la zona de la espalda y el cuello. Los terapeutas afirman que trabajar para mejorar la postura puede hacer que las personas resistan mejor el estrés. Esta técnica también puede aliviar otras molestias como la depresión, la ansiedad, los dolores de cabeza, hipertensión, infertilidad, problemas respiratorios, fatiga, artritis, dolor de espalda y problemas digestivos.

EL EMBARAZO Y LA TÉCNICA ALEXANDER

La técnica Alexander puede ayudar a las mujeres embarazadas a adaptar su postura a medida que su cuerpo cambia por el bebé que está creciendo. Esto puede evitar el dolor de espalda que suele darse durante el embarazo.

Esta técnica también puede ayudar a la futura madre a prepararse para el parto. La técnica Alexander enseña a las mujeres el modo en el que tienen que colocarse mientras dan a luz, en la postura en cuclillas, para que así la gravedad pueda ayudar al bebé. Un profesor de esta técnica puede ayudar a la mujer para que aprenda a soportar las contracciones sin cargar los músculos con tensión. Esto puede hacer que el parto sea más fácil dado que la tensión acumulada aumenta el dolor.

Pilates.

Ésta es una forma eficaz de preparar el cuerpo, que además nos permite desarrollar una conciencia mental y una técnica de respiración adecuadas. Algunos de los ejercicios de Pilates se parecen a las posturas de yoga, pero se repiten para crear una secuencia que fluya. Igual que el yoga, Pilates puede aliviar el dolor de espalda y otras molestias típicas del embarazo.

El objetivo del Pilates es alinear el cuerpo de modo que vuelva a su estado natural. Los ejercicios fomentan que trabaje al máximo de su capacidad, sin colocar ninguna carga adicional sobre el cuerpo. El resultado es que con la práctica regular, mejorará la postura y la flexibilidad, y además logrará tonificar los músculos. El Pilates es especialmente útil para desarrollar fuerza "central" en la parte inferior de la espalda y el abdomen. El objetivo es trabajar con la mente a la vez que con el cuerpo, y muchas de las personas que practican estos ejercicios consideran que son muy relajantes.

Pilates se desarrolló por primera vez durante la primera guerra mundial como un medio para lograr que los soldados heridos pudieran recuperar la movilidad. A menudo se recomienda su práctica como una forma de rehabilitación. Los profesores de Pilates afirman que casi cualquier persona puede practicar estos ejercicios puesto que los movimientos se pueden adaptar para las necesidades concretas de cada persona.

Pilates es una terapia segura para las embarazadas porque utiliza movimientos cuidadosamente controlados y fomenta el trabajo dentro de las limitaciones de cada persona. Los defensores de esta técnica aseguran que reduce el dolor de espalda, facilita el parto y agiliza la recuperación de la madre después de dar a luz. Sin embargo, es importante realizar los ejercicios de forma correcta. Por eso debe buscar a un especialista cualificado que trabaje habitualmente con mujeres embarazadas.

APRENDER PILATES

Existen varios libros sobre Pilates, pero es mejor aprender los ejercicios con un instructor cualificado y con experiencia. Se puede aprender en clases particulares o en sesiones de grupo.

Algunos ejercicios se practican sobre una esterilla o alfombrilla y otros se llevan a cabo con aparatos especializados. El instructor muestra cómo se realizan los ejercicios y luego guía a los alumnos a través de cada una de las series de movimientos. Debe recibir atención individual, incluso si acude a una clase de grupo, y tienen que enseñarle cómo puede adaptar el ejercicio a su caso siempre que sea necesario. Se pueden utilizar bloques y soportes para realizar los ejercicios.

Las clases normalmente duran una hora. Sin embargo,

ELEGIR EL INSTRUCTOR

Casi cualquiera puede decir que es instructor de Pilates, incluso si sólo lleva un par de días de formación. Es importante comprobar que el instructor ha finalizado un curso de formación reconocido y que lleva varios años enseñando esta técnica. Todos los instructores de Pilates deben contratar un seguro.

una vez que haya aprendido las técnicas, puede realizar los ejercicios sobre la esterilla en casa. Los profesores de Pilates afirman que es importante que practique los ejercicios tres o cuatro veces a la semana para poder obtener más beneficios con esta terapia.

CÓMO PRACTICAR PILATES DE FORMA SEGURA

- Si está embarazada y empieza con las primeras clases es mejor que espere hasta el segundo trimestre. Puede buscar clases de Pilates especiales para embarazadas. Por otra parte, puede recibir clases particulares con un profesor con experiencia en estos casos.
- No debe esforzarse más de lo que le resulte cómodo, irá aumentando la flexibilidad y fuerza poco a poco.
- Si no se siente cómoda en algún ejercicio, es mejor que se detenga y descanse.
- No debe realizar ningún ejercicio que requiera que se tumbe boca arriba después de la semana 30 del embarazo.
- Vaya poco a poco, le llevará tiempo aumentar su flexibilidad y fuerza.

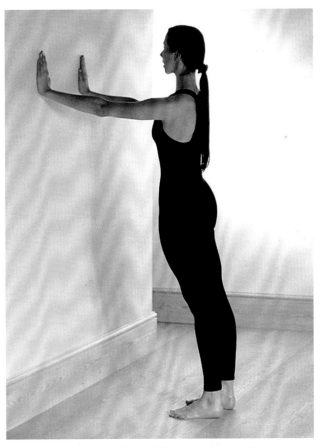

Muchos de los ejercicios de Pilates parecen estiramientos sencillos como el de la imagen. Pero si se realizan de forma correcta, pueden mejorar la fuerza y el tono muscular de forma rápida.

Yoga.
En la actualidad es común que los médicos y las comadronas recomienden la práctica del yoga a las mujeres embarazadas. Esta técnica milenaria de ejercicio ayuda a conseguir un buen estado de salud y mejora la postura y la flexibilidad. También puede ayudar a prevenir y aliviar algunas molestias, como el dolor de espalda, el estreñimiento y los dolores de cabeza.

Se ha demostrado que el yoga ayuda a relajar el cuerpo, lo que es muy beneficioso para las mujeres embarazadas y las que intentan concebir. La relajación mejora el flujo sanguíneo y aumenta el suministro de oxígeno y nutrientes que recibe el bebé. Las técnicas de relajación y respiración del yoga pueden ser muy útiles durante el parto. Practicar yoga de forma regular puede reforzar el cuerpo y liberar la zona de la pelvis, preparando así a la madre para el parto. También es recomendable practicar yoga para recuperarse después de dar a luz.

El yoga se ha practicado en la India desde hace miles de años y ahora se practica en todo el mundo occidental. La mayoría de las clases de yoga en Occidente se centran en la técnica del Hatha Yoga. Esta técnica se basa en que las personas que la practican adoptan posturas físicas (asanas) y desarrollan técnicas de control de la respiración, meditación y relajación. Las clases generales se anuncian como yoga Hatha. Existen clases más especializadas, como las de Lyengar, que se centra más en alinear de forma precisa todo el cuerpo.

Es mejor evitar determinadas posturas del yoga durante el embarazo, como los giros de columna y ponerse boca abajo. Es mejor acudir a clases de yoga especiales para embarazadas. Existen muchas clases de yoga de preparto pensadas para las mujeres que ya están en el segundo y en el tercer trimestre del embarazo.

Si está embarazada y quiere empezar a practicar yoga es mejor que espere hasta la semana 12 antes de ir a las clases. Si ya practica yoga de forma regular y tiene una rutina de yoga establecida antes del embarazo puede seguir con el ejercicio durante el primer trimestre, siempre que no realice movimientos bruscos y evite las posturas que puedan ser peligrosas. Sin embargo, tiene que informar al instructor de que está usted embarazada, para que le ayude a adaptar las posturas de forma segura.

ELEGIR EL INSTRUCTOR
Casi cualquiera puede dar una clase de yoga y los niveles son muy diversos. Antes de inscribirse en una clase debe preguntar al instructor sobre su formación y experiencia. Los instructores profesionales no suelen tener problemas a la hora de responder a estas preguntas. El instructor debe tener un seguro. Las mujeres embarazadas deben acudir a clases de "yoga para embarazadas".

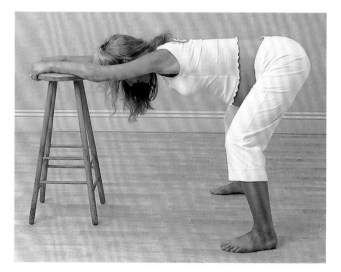

Muchas asanas (posturas) de yoga tienen que adaptarse si está embarazada. En la imagen vemos la postura del perro adaptada, puesto que la posición normal podría aplicar presión sobre la zona del útero.

PRACTICAR YOGA
En el yoga todo el mundo trabaja dentro de sus propios límites. De modo que en una clase se muestra un ejercicio y cada alumno lo realiza de forma diferente. Algunas personas son más flexibles y pueden adoptar posturas avanzadas con más facilidad, mientras que otras no son tan flexibles y tienen que empezar con una versión simplificada de la postura.

Es importante que no se esfuerce en exceso y no sobrepase sus propios límites. Con la práctica, el cuerpo se irá haciendo cada vez más fuerte y flexible. Muchas clases disponen de equipamiento especializado para ayudarle con las posturas.

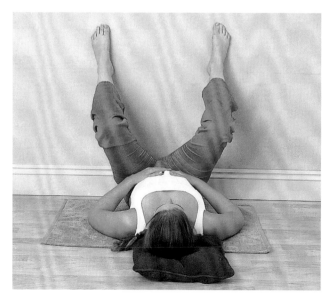

Ésta es una versión de una postura con los hombros que sí puede usarse durante el embarazo. Esta postura permite que la sangre baje de las piernas y puede evitar la aparición de varices si se practica a diario.

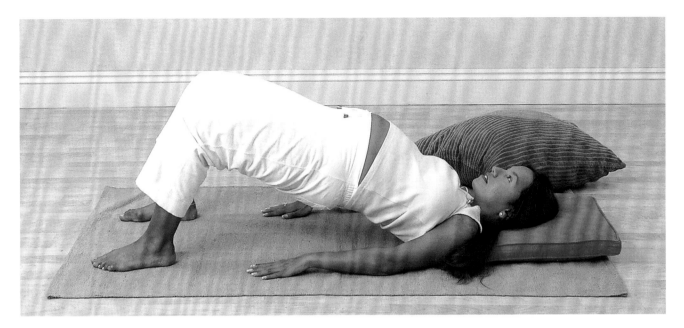

LA CLASE DE YOGA

Las clases de yoga pueden variar considerablemente, dependiendo del modo en el que se enseñan las técnicas, y de la formación y los intereses de cada instructor. Normalmente duran una hora u hora y media. Se suele empezar con posturas sencillas, que sirven a modo de calentamiento y luego se pasa a las posturas avanzadas. Lo normal es que se practique las posturas de pie, sentada, reclinándose y en algunos casos boca abajo (posturas que hay que adaptar si está embarazada).

El instructor muestra cada postura y luego explica a la clase la serie de movimientos que hay que hacer para lograr esa postura. Mostrará y explicará versiones simplificadas de las posturas siempre que sea necesario. Puede recibir atención individualizada y, en ocasiones, el instructor realizará modificaciones suaves sobre su cuerpo, recolocando algún miembro para que consiga la postura y

Elevar con suavidad partes del cuerpo puede ayudarle a estirar la columna vertebral y liberar la tensión que se acumula en la parte inferior de la espalda. Debe colocar un cojín plano o un cojín mullido debajo de la cabeza para que le proporcione un soporte.

mejore la alineación. Debe realizar todas las posturas sobre una esterilla o alfombrilla que no se resbale.

La clase terminará con ejercicios de respiración y relajación. Es muy importante que intente relajarse dado que estos ejercicios le permiten al cuerpo descansar después del esfuerzo. También es útil para calmar la mente. A muchas personas les gusta taparse con una manta ligera al final de la clase.

El yoga es mucho más eficaz si lo practica de manera regular. El instructor le indicará qué posturas puede usar en su casa.

SACAR EL MÁXIMO PARTIDO DEL YOGA

- Tiene que informar al instructor de que está embarazada. Mencione cualquier problema de salud que tenga.
- No debe comer ni beber demasiada agua una hora antes de la clase. Es mejor no comer mucho durante las tres horas anteriores a la clase.
- Es mejor llevar ropa suelta y cómoda. Lo ideal es llevar una camiseta y unos pantalones de chándal que no pesen demasiado. Hay que practicar las posturas con los pies descalzos, pero durante la relajación se puede poner unos calcetines.
- Si está practicando yoga en casa debe asegurarse de que las posturas son adecuadas para las embarazadas. No debe realizar ninguna postura que suponga estar tumbada sobre la espalda después de la semana 30 de embarazo.
- No debe sobrecargar el cuerpo ni esforzarse en exceso.
- Debe respirar de forma relajada y libre, no contenga la respiración mientras cambia de postura.
- Si siente que se marea o no está cómoda, es mejor que detenga el ejercicio y descanse apoyada en el costado izquierdo durante unos minutos.
- Siempre debe terminar una sesión de yoga con un mínimo de diez minutos de relajación.

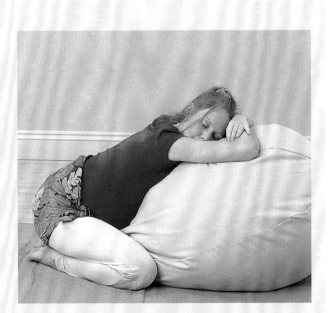

Tendrá que adaptar la postura de relajación durante los últimos meses del embarazo, cuando ya no pueda tumbarse boca arriba. Es mejor que se apoye sobre un costado o que coloque un sofá delante.

T'ai chi.

La delicadeza del ejercicio del t´ai chi hace que su práctica sea ideal durante el embarazo. Se trata de una forma estilizada de arte marcial, que se lleva a cabo de un modo controlado de tal manera que parece que está bailando a cámara lenta. La práctica regular fomenta un buen estado de salud, mejora la fuerza, la flexibilidad, el equilibrio y controla la respiración, todo lo que es fundamental para hacer que el parto sea más fácil.

El t'ai chi se basa en la idea de que nuestro bienestar depende de la circulación de energía por los canales invisibles (meridianos) que recorren el cuerpo; la misma teoría que sirve de base a la acupuntura. Los movimientos combinados con las técnicas de respiración mejoran el flujo de energía.

Cualquier persona puede practicar t'ai chi. Mejora la postura y el equilibrio y hace que las articulaciones adquieran mayor flexibilidad. Los investigadores han descubierto que puede reducir la tensión arterial y mejorar la respiración. Una vez que se ha aprendido, resulta muy relajante y es un método eficaz para liberar estrés.

La práctica del t'ai chi puede ser beneficiosa para las mujeres que están intentando concebir o que ya están embarazadas, sobre todo por su influencia calmante y por ser un tipo de ejercicio que es muy suave y reposado. Puede aliviar molestias como el dolor de espalda, los problemas digestivos y el estreñimiento. Su capacidad para desarrollar control físico y mental puede ser muy útil en el parto. Debe buscar un instructor de t'ai chi que tenga experiencia trabajando con mujeres embarazadas, puesto que algunas posturas no son adecuadas durante el embarazo.

APRENDER EL T'AI CHI

Hay varios aspectos dentro del t'ai chi, de modo que es difícil aprender las bases con un libro o un vídeo. Se enseña en clases de 30 personas como máximo, pero puede contratar clases particulares. Hay varios tipos de t'ai chi. El que se suele enseñar en Occidente es el estilo Yang, que es la forma abreviada. Se compone de 24 movimientos relacionados entre sí, que se llevan a cabo en unos cinco minutos.

Aprender a realizar los movimientos de forma correcta lleva tiempo, puede necesitar una clase entera para aprender uno o dos. El instructor le mostrará cada movimiento, explicará cómo hacerlo y corregirá la postura de los alumnos. Hay que tener varias cosas en mente, desde la colocación de las manos, los movimientos de las piernas, la postura y la respiración.

Sólo cuando se ha practicado cada movimiento varias veces es posible empezar a sincronizar todos los distintos elementos. Los instructores de t'ai chi aseguran que se tardan años en realizar los movimientos a la perfección. Los movimientos se encadenan unos con otros hasta que se crea una secuencia única que fluye. Hay que practicar la misma secuencia cada día. El elemento de repetición permite que centremos la mente y el cuerpo en el ejercicio y hace que el t'ai chi sea muy relajante, de modo que a menudo se describe como "meditación en movimiento".

Una clase de t'ai chi normalmente dura una hora. Es mejor vestir ropa cómoda que no restrinja los movimientos. Lo ideal es llevar calzado plano con suelas flexibles (se pueden comprar zapatillas para el t'ai chi en las tiendas de productos chinos) pero también se pueden practicar los ejercicios sin usar calzado ninguno. La mayoría de los instructores recomiendan practicar en casa además de en clase. Una sesión diaria aporta grandes beneficios.

El t´ai chi entrena tanto la mente como el cuerpo. Tiene que concentrarse en la postura para que los movimientos sean uniformes y estén coordinados.

PRACTICAR T´AI CHI DE FORMA SEGURA

Es muy poco frecuente que alguien sufra un efecto negativo al practicar t´ai chi. Sin embargo, es importante informar al instructor si está embarazada y mencionar si tiene algún problema de salud.

Un problema que se asocia a la práctica de t´ai chi son molestias en las rodillas, provocadas por una mala postura. Par evitar que esto pase es mejor que no adelante la rodilla más allá de la línea que marcan los dedos de los pies, tampoco debe dejar que cargue el peso hacia fuera o hacia dentro.

Meditación.

Esta es una forma de ejercicio mental que puede aportar un gran sentimiento de armonía interna y conciencia de nuestro propio cuerpo, lo que hace que sea el modo ideal de relajar la tensión y aliviar los problemas de estrés propios de los periodos en los que una pareja intenta concebir, o que se dan durante el embarazo. Se ha desarrollado como una práctica espiritual, pero no es necesario que acepte una filosofía especial para disfrutar de sus beneficios.

Muchos médicos creen que la relajación es una parte importante del cuidado del estado general de la salud y recomiendan la meditación a sus pacientes. Los estudios han demostrado que la meditación regular puede contrarrestar los efectos negativos del estrés y ayuda a aliviar molestias como el insomnio y los problemas digestivos.

La meditación calma las emociones y ayuda a la gente a que logre ver una perspectiva más amplia de las cosas. Dedicar unos minutos cada día a la contemplación en silencio puede ayudar a una mujer a superar las decepciones que forman parte del periodo en el que intenta concebir, y también ayuda a la hora de superar los retos que plantean el embarazo y la maternidad.

PRACTICAR LA MEDITACIÓN

Los métodos para practicar la meditación varían pero muchas veces incluyen ejercicios en los que tenemos que concentrarnos en un objeto. El modo más sencillo para practicar la meditación es centrarse en un objeto físico, como una flor o la llama de una vela, o en un sonido que se repita una y otra vez (llamado mantra). Estas prácticas de concentración nos ayudan a limpiar la mente y tienen un efecto relajante en el cuerpo.

APRENDER A MEDITAR

Puede aprender las técnicas básicas de la meditación con un libro o una cinta. Aquí se ofrecen algunos ejercicios sencillos que puede probar en casa. La mayoría de las personas suelen aprender y concentrarse más al estar dentro de un grupo. Un instructor con experiencia puede responder a las preguntas que tenga.

Las clases pueden ser muy diferentes y es importante que elija una en la que se sienta realmente cómoda. Puede hablar con el instructor con antelación para saber de qué trata la clase.

MEDITAR DE FORMA SEGURA

Es mejor que hable con el médico antes de empezar sesiones de meditación si ha tenido en el pasado algún tipo de enfermedad psiquiátrica. En algunas ocasiones, la meditación trae a la mente recuerdos, pensamientos e imágenes que pueden resultarle inquietantes.

VISUALIZACIÓN

Esta es una forma de meditación en la que imaginamos un objeto, un momento feliz en nuestras vidas o un paisaje hermoso y relajante. Es una técnica de valor reconocido en la auto-ayuda y que los deportistas utilizan con frecuencia cuando se entrenan con un objetivo en mente.

La visualización puede fomentar el bienestar, durante el embarazo puede ser útil para reducir la ansiedad y mejorar la creación de vínculos familiares. Por ejemplo, puede imaginarse cómo se está desarrollando el bebé de forma sana y fuerte, o puede imaginar que una luz rosa o dorada con propiedades curativas rodea su cuerpo y el del bebé. También es útil a la hora de prepararse para el parto, porque puede imaginar cómo se dilata el canal del parto.

Aprender a meditar lleva tiempo, es como aprender a tocar un instrumento musical. Sin embargo, las personas que defienden esta terapia aseguran que ser perseverante aporta beneficios que duran toda la vida. Algunas personas prefieren meditar mientras realizan movimientos físicos, como por ejemplo si practican posturas de yoga o movimientos de t'ai chi.

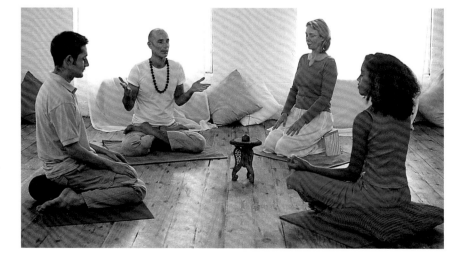

Es más fácil aprender a meditar si acude a una clase con un terapeuta que tenga experiencia. Las clases pueden ser de distintos tipos, algunas se basan en la filosofía budista, otras en el hinduismo, el cristianismo o el movimiento New Age. También hay clases que sólo se centran en la relajación en general.

Hipnoterapia.
Los especialistas en hipnoterapia trabajan induciendo un estado de relajación similar a un trance, un estado en el que la persona se encuentra muy receptiva a cualquier sugerencia, incluidas las sugerencias de auto-curación. Es una terapia especialmente útil a la hora de tratar con las esperanzas y los miedos que rodean la concepción y el parto.

Los especialistas afirman que la hipnosis se puede utilizar para ayudar a una persona a que supere una adicción, para combatir la ansiedad, disipar una fobia o deshacerse de los estados mentales negativos, como por ejemplo la falta de confianza. Funciona a la hora de ofrecer sugerencias positivas que ayuden a la persona a que cambie los modos de pensar, o los patrones de comportamiento que están aumentando sus dificultades.

La hipnosis puede ser un modo eficaz para aliviar el dolor crónico y los síntomas del estrés. La terapia suele dar mejores resultados si la persona aprende a usar las técnicas para practicar la auto-hipnosis y así será capaz de controlar los síntomas.

La hipnoterapia es relajante y puede ayudar a algunas mujeres que intentan concebir. Los terapeutas afirman que puede ayudar a las mujeres a prepararse para el parto, sobre todo si sienten miedo o angustia. Algunos terapeutas pueden estar presentes en el parto para ayudar a la hora de aliviar el dolor.

La hipnoterapia no funciona con todas las personas, pero nueve de cada diez logran un estado similar al trance. Los terapeutas aseguran que es imposible hipnotizar a una persona que no quiere ser hipnotizada, puesto que la mente puede repeler cualquier sugerencia hipnótica si quiere, aunque muchas personas no están de acuerdo con estas afirmaciones. Es importante encontrar un terapeuta con experiencia y buenas referencias. Es posible que el médico de familia le pueda recomendar a algún especialista.

ACUDIR A LA CONSULTA DE UN ESPECIALISTA EN HIPNOTERAPIA
La hipnoterapia normalmente necesita que la persona acuda a varias sesiones antes de dar un resultado. Durante la primera sesión, el especialista le preguntará cuál es la razón por la que quiere recibir el tratamiento y preparará una historia médica completa, incluyendo datos sobre cualquier síntoma de una enfermedad mental o física que esté experimentando. Tendrá la oportunidad de preguntarle el modo en el que funciona la hipnoterapia y así sabrá qué efectos puede tener en su caso.

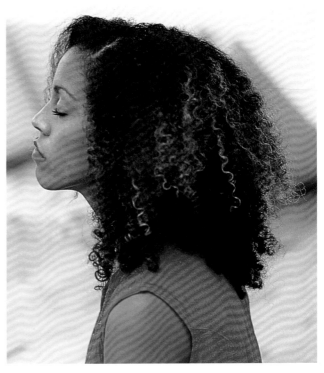

La auto-hipnosis es una técnica suave de curación que puede ayudarle a hacer frente a la ansiedad y a los síntomas relacionados con el estrés. Algunas mujeres consideran que esta técnica es útil cuando se están preparando para el parto.

LA HIPNOSIS DE FORMA SEGURA
Se han realizado varios estudios sobre la hipnoterapia y muchos médicos creen que puede ser útil. Sin embargo, los médicos suelen recalcar que se debe utilizar como una terapia complementaria a un tratamiento médico convencional, no como un substituto.

Es mejor elegir un terapeuta profesional y cualificado en el que pueda confiar, y compruebe que pertenece a una asociación de profesionales de la hipnosis. No debe someterse a este tratamiento si sufre epilepsia o si ha tenido depresiones en el pasado.

Puede seguir la sesión sentada en una silla cómoda o bien tumbada en una camilla. El terapeuta induce un trance hablando lentamente y con un tono calmante. Es posible que le pida que centre la vista en un péndulo o en un punto en la pared para que se relaje. A menudo se usan la imaginación y la visualización: por ejemplo, le puede pedir que se imagine bajando por unas escaleras. Cuando las personas entran en trance se sienten muy relajadas, pero siguen siendo conscientes de lo que pasa a su alrededor.

El terapeuta le preguntará varias cosas para descubrir el origen del problema, a veces se descubren las ansiedades y miedos más ocultos. El terapeuta procederá entonces a ofrecerle pensamientos e instrucciones positivas que puedan ayudarle a utilizar el poder de la mente, para que sea capaz de enfrentarse al problema.

Al final de la sesión volverá a recuperar poco a poco la conciencia total de su entorno. Lo normal es que disponga de unos minutos para que hable con el terapeuta sobre lo que ha pasado en la sesión. Muchos especialistas le ofrecerán asesoramiento para que utilice la auto-hipnosis y es muy posible que también le pedirán que practique las técnicas en casa entre sesión y sesión.

Reiki.

Este método de curación que emplea las manos lo desarrolló un profesor japonés llamado Mikao Usui. Se basa en la idea de que existe une energía de fuerza vital a la que tenemos acceso para curar: *Rei* significa "universal" y *Ki* (como *chi*) significa "fuerza vital". Esta terapia suave se suele utilizar para aliviar los casos de depresión leve durante y después del embarazo.

Los terapeutas de reiki afirman que pueden actuar como canales para la energía curativa (ki/chi) que fluye a través del universo y en todas las cosas. Durante el tratamiento colocan las manos sobre el cuerpo, de modo que la energía se dirija allí donde es necesaria. Ni el terapeuta ni el paciente necesitan saber exactamente cuál es el origen del problema para poder poner en marcha el proceso curativo.

BENEFICIOS

A muchas personas les parece que el reiki es muy relajante y que alivia el estrés, la ansiedad, la depresión y molestias como el dolor de espalda y el estreñimiento. Muchos médicos se muestran escépticos ante este tipo de afirmaciones, pero no consideran que sea peligroso probar esta terapia siempre que no sustituya al tratamiento médico convencional. Es un tratamiento seguro durante el embarazo.

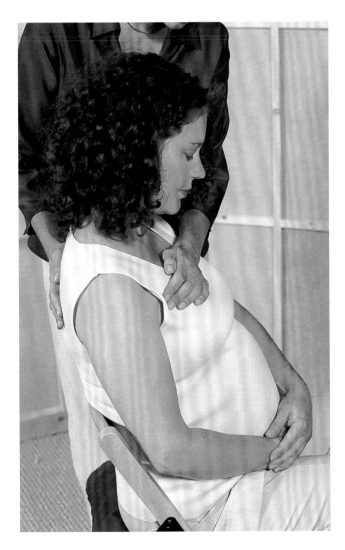

LA TERAPIA REIKI SIN CORRER RIESGOS
- Hay que elegir un terapeuta cualificado.
- Es mejor no acudir a los terapeutas que prometen curas milagrosas o transformaciones dramáticas.
- Debe informar al médico de familia sobre cualquier síntoma.

RECIBIR UN TRATAMIENTO DE REIKI

Las sesiones de reiki suelen durar una hora. Tiene que tumbarse vestida en una camilla de masaje. Si está embarazada puede ser que le resulte más cómodo sentarse en una silla cómoda. En todo caso, no debe tumbarse boca arriba a partir de la semana 30 de embarazo.

El terapeuta colocará las manos sobre diferentes zonas del cuerpo durante varios minutos. Se utilizan doce posiciones: cuatro en la cabeza, cuatro en la espalda y cuatro en la parte delantera del cuerpo. Se cree que cada una está relacionada con uno de los distintos centros de energía en el cuerpo.

Puede sentir un poco de cosquilleo o calor que emana de las manos del terapeuta. Se considera que esto es un signo de que su cuerpo está recibiendo la energía curativa y suele ser una sensación placentera. Después del tratamiento, algunas personas se sienten muy relajadas o tienen sueño, mientras que otras se sienten llenas de energía. Los terapeutas recomiendan que se vaya a casa a descansar. Es mejor asistir a sesiones regulares para mantener la sensación de bienestar.

AUTO-TRATAMIENTO Y CLASES

Los terapeutas de reiki creen que todo el mundo tiene la capacidad de acceder a la energía de la fuerza vital y usarla para curar. Puede aprender la técnica básica del reiki en un fin de semana. El curso normalmente incluye formación sobre el modo en el que usan las manos para curar, las directrices éticas y la iniciación (*attunement*), que es una ceremonia en la que se limpian los canales curativos. Después del curso, puede practicar la auto-curación y también será capaz de curar a sus amigos y familiares.

Los terapeutas normalmente han recibido más formación. Sin embargo, esta terapia no está muy regulada y un terapeuta puede haber asistido a un taller de un fin de semana. Cualquiera puede ofrecer sus servicios como terapeuta de reiki, por eso es mejor acudir a un especialista que haya realizado una formación más intensiva y que además tenga la acreditación de maestro de reiki.

Durante una sesión de reiki la energía curativa se transmite a través de las manos del terapeuta y llegan al recipiente que es el paciente. Se trata de una terapia no invasiva en la que no es necesario desvestirse para recibir tratamiento.

Feng shui.

El arte chino del feng shui se basa en la idea de que existe una fuerza vital dentro de todas las cosas y que los edificios y las habitaciones también contienen esa fuerza. El objetivo del feng shui es dirigir esa energía para que nos aporte beneficios espirituales y materiales. Los futuros padres pueden usar esta técnica y crear una habitación para el bebé llena de armonía.

El feng shui es el arte de organizar la casa de tal manera que pueda aprovechar la energía positiva y utilizarla para mejorar su salud, sus relaciones, su carrera profesional, su fertilidad y cualquier otro aspecto de su vida.

Hay diferentes escuelas de feng shui. La tradicional incorpora la astrología china y el uso de una brújula especial (el *Lo pan*). Algunos especialistas usan una herramienta llamada *bagua* para determinar qué zonas de la casa están relacionadas con cada uno de los aspectos de su vida. Muchos especialistas occidentales trabajan de forma intuitiva, prefieren sentir cuáles son las zonas de la casa donde falta *chi* (energía).

Algunos de los aspectos del feng shui se pueden utilizar en las técnicas de auto-ayuda. Sin embargo, gran parte de la teoría es complicada y es mejor contratar a un especialista si quiere asegurarse de que la casa se organiza de acuerdo con los principios del feng shui.

Es una buena idea hablar por teléfono con el especialista antes de concertar una cita. Del mismo modo que sucede con otras terapias complementarias, debe elegir a un especialista con el que se sienta cómoda para así poder beneficiarse totalmente de su asesoramiento.

UNA CITA CON EL ESPECIALISTA

Un especialista en feng shui suele visitar la casa en cuestión, pero hay algunos que prefieren trabajar a distancia con planos del piso o la casa. Debe comentarle todas las dificultades que esté experimentando desde que vive en esa casa, ya sean de pareja o relacionadas con la fertilidad.

Durante la visita, el especialista evalúa el entorno para ver cuáles son las influencias negativas, por ejemplo, si hay un árbol grande que da sombra a la casa o si hay una cárcel o un hospital cerca.

Se evalúa cada habitación para determinar si tiene una influencia positiva o negativa sobre su vida. Algunos aspectos del feng shui pueden parecer extraños, como que se considera que trae mala suerte colocar la cama

¿ESTO FUNCIONA?
Los expertos en feng shui creen que el entorno es una de las cosas que influyen en la vida, mientras que la fecha, el lugar de nacimiento y el carácter personal son las otras. No hay pruebas que demuestren que el feng shui funcione, pero se practica en muchas partes de China e incluye algunas ideas que son fruto del sentido común y que pueden mejorar el ambiente en su casa.

de manera que sus pies apunten a la puerta. Otros aspectos parecen propios del sentido común, como que el feng shui dice que no debe tener muchos trastos en casa.

El especialista puede sugerir que organice algunas habitaciones de forma diferente, a veces se recomienda que el dormitorio esté en otra habitación. Le aconsejará sobre cómo debe colocar los muebles, la decoración, la iluminación y la colocación de cualquier ornamento e imagen. Se suele enviar un informe por escrito, de modo que puede estudiar las recomendaciones con calma.

CÓMO APLICAR LAS TÉCNICAS FENG SHUI EN CASA
- Hay que mantener las puertas y los pasos que dan al exterior libres de obstáculos, para invitar al *chi* a que entre en casa. Limpie las ventanas con regularidad.
- Repare o deseche todos los elementos rotos o dañados.
- Retire todos los trastos para que el *chi* pueda circular libremente.
- Debe dejar espacio libre entre los muebles y no debe guardar cosas debajo.
- Es bueno iluminar las esquinas y los rincones oscuros con una lámpara o una fotografía llena de colorido.

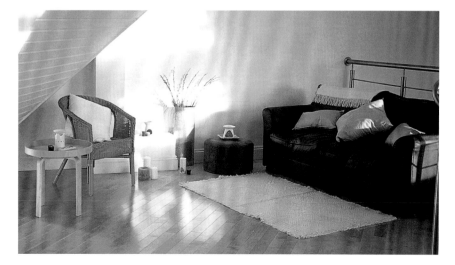

Se cree que una habitación amplia, bien ventilada y luminosa como la de la imagen está llena de chi positivo. Sin embargo, la esquina tan marcada del techo puede ser desfavorable. Un especialista en feng shui recomendaría algunas "curas" para contrarrestar la posible mala suerte que esta esquina puede traer a la casa.

La cromoterapia y el uso terapéutico de los cristales.

Los terapeutas afirman que los colores y el uso de los cristales pueden aportar vibraciones positivas que tienen un efecto beneficioso para la mente y el cuerpo. Para los futuros padres puede ofrecer un modo agradable de hacer frente a los cambios de humor y fomenta un estado de bienestar y calma.

LA CROMOTERAPIA

Los especialistas en cromoterapia pueden tener técnicas y filosofías muy diferentes, algunos se basan en el enfoque psicológico occidental, otros en el misticismo oriental. Todos creen que los colores transmiten vibraciones curativas y que estas vibraciones se pueden utilizar para tratar las enfermedades y mejorar el bienestar. El color es un aspecto importante en el feng shui y algunos terapeutas usan la cromoterapia dentro de sus tratamientos.

La mayoría de los médicos se muestran escépticos cuando los terapeutas de la cromoterapia afirman sus propiedades curativas, sin embargo, los estudios han demostrado que los colores tienen un poderoso efecto sobre el estado de ánimo. Por ejemplo, el azul puede ser muy calmante, mientras que el amarillo mejora la capacidad de aprendizaje. Puede utilizar las características del color para las técnicas de auto-ayuda, por ejemplo, puede decorar una habitación con un color especial, o puede consultar a un terapeuta sobre un tratamiento específico.

Colores y sus cualidades

- **Rojo:** es el color de la vitalidad, creatividad y la pasión.
- **Amarillo:** levanta el ánimo y fomenta la claridad mental.
- **Naranja:** aumenta el sentido de felicidad y alegría.
- **Verde:** crea armonía, equilibrio y tiene propiedades curativas.
- **Violeta:** se asocia con la auto-estima y con la capacidad de aumentar la fuerza dentro de una persona.
- **Rosa:** puede ser relajante, cariñoso y sirve para dar una sensación de apoyo.
- **Azul:** ayuda a relajar la mente y fomenta el sueño tranquilo.
- **Turquesa:** sirve para limpiar, calmar y purificar.

Acudir a la consulta de un terapeuta de cromoterapia

Los terapeutas trabajan de distintas maneras. Algunos pueden diagnosticar el problema "sintiendo" qué colores necesita, otros piden a sus clientes que lleven a cabo un ejercicio sencillo, como organizar por orden de preferencia una serie de tarjetas de colores.

Es posible que le pida que se tumbe envuelta en sedas de colores o que se siente delante de una maquina que dirige luz de colores hacia usted. El terapeuta puede asesorar sobre técnicas de visualización y meditación y puede ofrecer sugerencias sobre los colores que debe vestir y los alimentos de determinados colores que debe incluir en su dieta.

TERAPIAS COMPLEMENTARIAS DE CURACIÓN

La cromoterapia y el uso terapéutico de los cristales pueden ayudar a mejorar las molestias relacionadas con el estrés y los problemas emocionales. Sin embargo, debe informar al médico sobre cualquier síntoma que experimente. Es mejor no acudir a la consulta de terapeutas que ofrecen curas milagrosas.

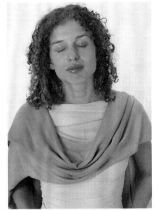

Si sufre ansiedad, un especialista en cromoterapia le recomendará que vista ropa de color azul relajante.

El cristal crisocola puede colocarse sobre el chakra de la garganta para fomentar la buena comunicación, lo que es esencial cuando hay que hacer frente a los distintos retos que plantea el embarazo, el parto y la paternidad.

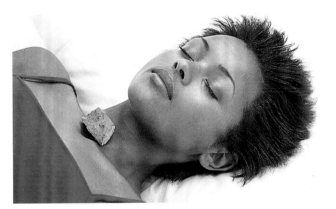

CURACIÓN MEDIANTE EL USO DE CRISTALES

Los cristales se utilizan con frecuencia en el feng shui y los terapeutas afirman que se pueden usar para aliviar varios síntomas y problemas emocionales. Si visita a un terapeuta especializado en el uso de los cristales, éste colocará varios cristales en diferentes partes de su cuerpo, normalmente en los centros de energía del cuerpo (chackras) para fomentar la curación. También es posible que le dé un cristal para que lo lleve encima, en el bolso o lo coloque en casa. Los siguientes son algunos de los cristales que se utilizan normalmente para mejorar el bienestar:

- **Amatista:** fomenta la paz y tranquilidad y ayuda a conciliar el sueño.
- **Cuarzo rosa:** tiene cualidades suaves y da sensación de cariño, puesto que está asociado con el corazón.
- **Jade:** calma las emociones y facilita el equilibrio. Se dice que fomenta la curación y la recuperación.
- **Coral:** es una piedra protectora que se puede usar para alejar la energía negativa.
- **Granate:** sube el ánimo y es una fuente de energía positiva. Está asociado con la sexualidad y la fertilidad.
- **Topacio ahumado:** se dice que es bueno para los cambios de humor.

Le ofrecemos una guía de las terapias que pueden ser útiles para calmar las distintas molestias. Es posible que tenga que probar varias antes de descubrir cuál es la que se adapta mejor a su caso. No olvide que todos los diagnósticos y tratamientos necesarios debe recibirlos en la consulta del médico.

Terapias

Molestias

Molestia	Herbalismo pág. 228	Homeopatía pág. 229	Aromaterapia págs. 230–231	Masaje pág. 232	Shiatsu pág. 233	Acupuntura pág. 234	Reflexología pág. 235	Osteopatía pág. 236	Quiroprácticos pág. 237	Técnica Alexander pág. 238	Pilates pág. 239	Yoga págs. 240–241	T'ai Chi pág. 242	Meditación pág. 243	Hipnoterapia pág. 244	Reiki pág. 245
Ansiedad/estrés	•	•	•	•	•	•				•	•	•	•	•		•
Dolor de espalda			•	•	•	•	•	•	•	•	•	•	•			•
Encías sangrantes	•	•														
Problemas al dar el pecho	•	•				•										•
Falta de aliento						•		•	•	•	•	•	•			
Dificultades para concebir	•	•	•			•	•							•		•
Estreñimiento	•	•	•	•	•	•	•	•			•	•	•			
Calambres	•	•	•	•	•						•	•				
Cistitis	•	•				•	•									
Mareos	•	•		•	•	•		•	•		•	•	•			
Fatiga	•	•	•	•	•	•	•			•	•	•	•	•	•	•
Flatulencia	•	•	•	•	•		•					•				
Hemorroides	•	•	•	•	•	•	•									
Ardor de estómago	•	•				•	•	•					•			
Incontinencia urinaria	•	•				•					•					
Insomnio	•	•	•	•	•	•				•	•		•	•		•
Parto	•	•	•	•		•	•				•				•	
Producción insuficiente de leche	•	•		•												
Náuseas matutinas	•	•			•	•					•		•	•	•	
Edema	•	•		•	•	•					•					
Molestias en la pelvis			•			•		•	•	•	•					
Molestias en el perineo (posparto)	•	•	•													
Depresión posparto	•	•	•	•		•	•				•					
Estrías	•	•	•	•												
Sudoración	•	•		•							•					
Afta	•	•	•			•										
Necesidad de orinar (frecuencia)	•										•					
Varices	•	•	•			•					•					

Glosario

Aborto. Este es el término (no médico) para indicar la pérdida espontánea del bebé. Un gran porcentaje de embarazos se pierden, a menudo sin motivo aparente, a veces antes de que la mujer sepa que está embarazada. El término médico exacto es aborto espontáneo.

Amniocentesis. Es una prueba especializada en la que se extrae fluido de la cavidad amniótica (amnios). El amnios es el saco interno que rodea al bebé dentro del útero. Las células que forman parte del fluido se pueden analizar y se puede realizar un cultivo de tejido. Los resultados de estos análisis proporcionan información sobre defectos cromosómicos, el sexo del bebé, enfermedades hereditarias y defectos del tubo neural. *Consulte páginas 114 a 147.*

AIH. Son las siglas en inglés de la inseminación artificial con el semen del esposo o pareja, es el proceso por el que se insemina con una jeringuilla a la mujer con el esperma de su pareja mientras ella está ovulando. *Consulte páginas 62 a 77*

Asesoramiento genético. La genética es la ciencia que estudia la herencia que pasa de padres a hijos. Se suele ofrecer asesoramiento genético a las parejas que no son capaces de concebir, que han sufrido varios abortos o que tienen enfermedades genéticas en el historial médico familiar.

Bebé nacido muerto. La muerte del bebé se produce antes o durante el parto después de 24 semanas de embarazo. El término muerte perinatal, que a menudo usan los médicos, incluye tanto a los bebés que nacen muertos como a los bebés que mueren durante la primera semana de vida.

Bloqueo del nervio pudendo. Es un tipo de anestésico local que se inyecta durante el parto, se encarga de anestesiar la zona del perineo, la vagina y la vulva antes de los procedimientos cortos de la segunda etapa del parto, como son el uso de fórceps o de una ventosa.

Cesárea. Una cesárea se lleva a cabo mediante una incisión en la línea del bikini para abrir la zona del abdomen y extraer al bebé. Es un tipo de intervención quirúrgica que puede realizarse con anestesia general o con epidural. Una **cesárea de emergencia** se lleva a cabo cuando el personal médico comprueba que el bebé no puede nacer de forma natural y es necesario que el bebe nazca de forma rápida. Una **cesárea voluntaria** es cuando se decide con antelación que se va a llevar a cabo este tipo de intervención.

Calostro. Es un fluido lechoso rico en proteínas, minerales, vitaminas y nitrógeno que precede el flujo de leche materna durante dos o tres días después del parto. El colostro también contiene anticuerpos que refuerzan el sistema inmunológico del bebé, ayudándole a combatir las infecciones.

Prenatal. Significa previo al parto.

Contracciones de Braxton-Hicks. Son contracciones del útero que no causan dolor y que se producen a lo largo del embarazo y sobre todo en el último trimestre, cuando es

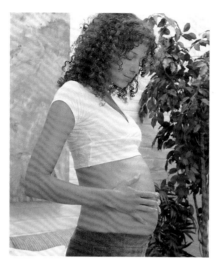

posible confundirlas con las contracciones que indican el inicio del parto.

Depresión posparto. Es frecuente que las madres sientan cierta melancolía. Puede darse a los cinco días del parto y muchas mujeres se recuperan rápidamente de este bajón hormonal. La depresión posparto normalmente se da más adelante, incluso varios meses después del parto. La tristeza, el miedo y al rabia que puede llegar a sentir la madre pueden ir dirigidos contra su persona, el bebé o contra los dos. Algunos síntomas característicos son la irritabilidad, fatiga y dificultad para conciliar el sueño. Se requiere ayuda profesional. *Consultar también páginas 208 a 225.*

Dilatar. El cuello del útero se abre de forma gradual (se dilata) para permitir que la cabeza del bebé pase por el canal del parto y salga al mundo.

Donación de óvulos. *Consultar páginas 62 a 77.*

Eclampsia. *Consultar* **preeclampsia.**

Ecografía. Nos permite ver al feto dentro del útero, proporciona información útil sobre la salud y el desarrollo del bebé en las diferentes etapas desde la semana siete del embarazo.

Embarazo ectópico. El óvulo fertilizado no se implanta en el útero sino en cualquier otra zona del abdomen o en las trompas de Falopio. Entre los síntomas se incluye que la mujer sangre o sufra dolor abdominal en ocasiones intenso.

Embrión. El óvulo fertilizado, que finalmente se convierte en el bebé que se va a desarrollar, recibe el nombre de embrión durante las primeras ocho semanas de vida. Después de este periodo, recibe el nombre de feto hasta el momento del parto.

Encajar. La cabeza del bebé se encaja en la parte superior de la pelvis de la mujer. Esto normalmente tiene lugar después de la semana 36 de embarazo. La presión ejercida por la cabeza del bebé es uno de los factores que hace que la mujer tenga que orinar con tanta frecuencia durante el embarazo.

Epidural. Es un tipo de anestesia local que se inyecta en el espacio epidural entre la médula espinal y la columna vertebral en la zona lumbar, para proporcionar alivio total del dolor durante el parto y/o durante una cesárea. Al usar la epidural hay menos probabilidades de que esto afecte al bebé que si se utiliza petidina o anestesia general.

Episiotomía. Es una incisión quirúrgica que se realiza en el perineo (entre la vagina y el ano) que se lleva a cabo hacia el final de la segunda etapa del parto antes de que nazca el bebé. El corte se realiza para aliviar la presión en el músculo del perineo, para evitar que se desgarre el músculo, ayudar a que el bebé salga y en los casos en los que se van a utilizar fórceps o ventosas para que el niño nazca.

Estrógenos. Este término describe una serie de hormonas producidas por los ovarios y la glándula adrenal. Durante el embarazo, la placenta también produce estrógenos. Las hormonas estrógenos son las responsables del desarrollo del pecho y los genitales femeninos durante la adolescencia y también juegan un papel a la hora de controlar el ciclo menstrual. En el embarazo, las hormonas estimulan el crecimiento del útero y del tejido del pecho. *Consultar también* **hormonas para la reproducción.**

Feto. *Consulta* **embrión.**

Fetoscopia. En este procedimiento, se inserta una cámara microscópica dentro del útero a través del abdomen, más o menos con el mismo método que la amniocentesis, para tomar imágenes del feto. También es posible tomar muestras de tejido para así diagnosticar varias enfermedades sanguíneas y cutáneas que la prueba de la amniocentesis no es capaz de determinar. En algunos centros, se pueden tratar algunas de las enfermedades fetales antes de que el niño nazca utilizando la fetoscopia. *Consultar páginas 114 a 147.*

Fluido amniótico. Es el fluido que se encuentra dentro del amnios. *Consulte* **Amniocentesis.**

Fórceps. Un par de fórceps tiene el mismo aspecto que un de pinzas o de cucharas para servir. Si se produce un retraso en la segunda etapa del parto, se utilizan para introducirlas dentro de la vagina y luego se aplican con suavidad en cada uno de los laterales de la cabeza del bebé, de tal manera que se pueda extraer al bebé tirando lenta y cuidadosamente de su cabeza para que pase el canal del parto y pueda nacer de forma más rápida. Se utilizan cuando el bebé necesita ayuda.

Gas y aire. Es un método para aliviar el dolor durante el parto. La mujer respira óxido nitroso y oxígeno a través de una boquilla.

Hormona folitropina. *Consultar* **hormonas de la reproducción.**

Hormona lutropina. *Consultar* **hormonas para la reproducción.**

Hormonas para la reproducción. Son las encargadas de regular el ciclo menstrual. El cerebro libera la hormona folitropina (FSH) y la lutropina (LH) que se encargan de estimular los ovarios para que produzcan las hormonas sexuales femeninas, el estrógeno y la progesterona.

Incompatibilidad. El cuerpo de algunas mujeres rechaza el esperma de su pareja. Algunos espermatozoides son atacados por anticuerpos producidos o bien por la mujer o por el hombre. Esta incompatibilidad bioquímica se puede solucionar utilizando uno de los métodos de fecundación asistida que se exponen en el capítulo sobre retrasos en la concepción. *Consultar páginas 62 a 77*

Inducir el parto. Se puede inducir el parto de forma artificial en el hospital si resulta obvio que el bebé necesita nacer de forma inmediata pero no han empezado las contracciones del parto. Los tres posibles métodos de inducción incluyen romper las membranas, administrar fármacos por vía vaginal o con un gotero.

Inseminación de un donante. *Consultar páginas 62 a 77.*

Inseminación intrauterina. *Consultar páginas 62 a 77.*

Inyección intracitoplasmática de espermatozoides (ICSI). *Consultar páginas 62 a 77.*

Laparoscopia. Una laparoscopia es un procedimiento en el que un estrecho tubo con un sistema óptico o lente telescópica se inserta a través del corte en el abdomen de la madre. El cable transmite luz que pasa hasta la apertura superior del tubo, lo que le permite al médico que realiza la intervención ver el abdomen e identificar cualquier problema o anomalía que pueda estar complicando o retrasando la concepción. El procedimiento se lleva a cabo con anestesia general.

Marca. Es lo primero que nos indica que se ha iniciado el parto, es la aparición del tapón de mucosa a través de la vagina. Se expulsa mucosidad que a menudo está manchada con sangre, lo que le da un tono rosado. Después de esto, la mujer rompe aguas y tiene que ser ingresada en el hospital o debe reposar en cama.

Motilidad. El esperma gana la capacidad para moverse (llamada motilidad) mediante un proceso que aún no se comprende por entero. Los espermatozoides no pueden nadar. Son transportados por contracciones musculares a través del sistema reproductor masculino y cuando entran o son lanzados dentro del sistema reproductor de la mujer vuelven a ser transportados.

Meconio. Las heces dentro del recto del bebé; el meconio está compuesto por residuos celulares, vernix y algo de lanugo y tiene un color negro verdoso. Si queda suelto mientras el feto aún está dentro del útero y sufre estrés, el meconio puede cambiar el color del fluido amniótico. Por esto se estudia el color del fluido amniótico cuidadosamente en el momento en el que la madre rompe aguas para así poder detectar cualquier signo de meconio en el fluido. Si lo hubiera, esto puede indicar que el bebé está sufriendo, lo que hace que sea necesario que el bebé nazca de inmediato.

Medición de traslucencia nucal. La ecografía del pliegue nucal también recibe el nombre de prueba del pliegue nucal, prueba de traslucencia nucal o la medición de traslucencia nucal. Se lleva a cabo entre la semana 11 y la 14 de embarazo y se suele usar para detectar casos de síndrome de Down. Es el mismo procedimiento que el de una ecografía rutinaria pero el operador se concentra en obtener una buena imagen del cuello del feto en la pantalla y mide una capa o pliegue de fluido de la parte posterior del cuello. Cuanto más gruesa sea la capa,

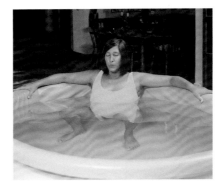

mayor será la probabilidad de que el bebé tenga síndrome de Down. La posibilidad de riesgo se expresa mediante una probabilidad de un caso por cada 10.000 o un caso por cada 100.

Muestras de vellosidad corial. Se trata de una prueba no rutinaria que se realiza para detectar anomalías fetales y que normalmente se lleva a cabo en la semana 9-10 del embarazo. Se pasa un tubo estrecho dentro del útero, ya sea por la vagina o a través del abdomen, hasta que llega al saco externo que rodea al bebé, que recibe el nombre de corión. Se toma una muestra de los filamentos que flotan en el corión, las vellosidades, que se absorben a través del tubo y se analizan para obtener información sobre los genes del bebé. Se utiliza la ecografía durante todo el procedimiento para localizar de forma precisa el corión y las vellosidades. La prueba conlleva un riesgo de sufrir un aborto.

Náuseas matutinas. Las náuseas y los vómitos durante el embarazo suelen ser frecuentes en el primer trimestre y sobre todo por las mañanas, aunque pueden darse en cualquier momento del día o del embarazo. Se deben a los cambios hormonales, que desequilibran el metabolismo normal del cuerpo. También pueden deberse a los cambios vasculares, que dan lugar a cambios en la presión arterial. Otro posible motivo son los problemas del sistema digestivo ante los cambios de las secreciones estomacales y del intestino delgado, así como los cambios psicológicos que pueden producir ataques de ansiedad.

Neonatal. El periodo comprendido por las cuatro primeras semanas después del parto. Un neonato es un bebé recién nacido hasta que cumple cuatro semanas.

Periodo fértil. El periodo fértil de una mujer dura unos pocos días mientras está ovulando. La ovulación propiamente dicha tiene lugar 14 días antes de la siguiente menstruación. Esto no es lo mismo que decir que la mujer ovula 14 días después de cada menstruación porque lo ciclos menstruales de la mujer varían de forma considerable en cuanto a la duración. En ocasiones pueden ser cortos, apenas 21 días, o muy largos, 38 días, en lugar del ciclo normal que son 28 días.

Petidina. Un método para aliviar el dolor que se utiliza en el parto. Es un tipo de anestésico que se inyecta y cuyos efectos duran entre tres y cuatro horas. Es un mejor método de aliviar el dolor que el gas y el aire pero no es tan eficaz como la epidural.

Placenta. La placenta se encuentra dentro del útero y está unida al feto a través del cordón umbilical. Proporciona al feto nutrientes de la madre, elimina los productos de desecho y permite al feto respirar.

Plan para el parto. Con la ayuda de la unidad de maternidad del hospital, puede preparar un plan para el parto, en el que deje

anotado lo que desea que se lleve a cabo durante el parto.

Preeclampsia. Es la precursora de una enfermedad muy grave que se da en el embarazo y que puede dar lugar a convulsiones, llamada eclampsia. Se caracteriza por la hipertensión, la inflamación (especialmente de la cara, tobillos y muñecas) y la aparición de proteína en la orina. Es necesario acudir de inmediato al hospital.

Progesterona. Una de las hormonas femeninas, el cuerpo luteo produce la progesterona dentro del ovario y, en menor medida, también la glándula adrenal, además, durante el embarazo. También la placenta produce progesterona. Es la hormona responsable de crear el endometrio dentro del útero, que alimenta al embrión que se está desarrollando durante los primeros días del embarazo. La progesterona estimula el crecimiento glandular del tejido que produce leche y ayuda a los músculos para que se relajen. *Consultar también* **hormonas para la reproducción.**

Prueba triple de la alfafetoproteína (AFP). Se trata de una prueba sencilla, segura y fiable que se basa en un análisis de sangre que lleva a cabo entre la semana 15 y 18 del embarazo, que proporciona información sobre la salud y desarrollo del bebé. *Consultar páginas 114 a 147.*

Recuento de espermatozoides. Es el número de espermatozoides en una eyaculación de semen. Un recuento bajo de espermatozoides es una causa conocida de infertilidad.

Romper aguas. Las membranas que rodean al bebé dentro del útero se rompen sin causar dolor al inicio del parto, lo que hace que salga un chorro de "agua". Las aguas son el líquido que está contenido dentro de las membranas que rodean al bebé. Una vez que la mujer ha roto aguas debe ingresar en el hospital o reposar en la cama, puesto que el bebé ya no está protegido contra las infecciones ni contra los impactos.

TENS. La neuroestimulación eléctrica transcutánea es un método para aliviar el dolor durante el parto con almohadillas con electrodos que descargan estímulos eléctricos y que se colocan en la espalda de la mujer. La futura madre controla la cantidad de carga eléctrica con un control manual. A algunas mujeres les resulta un método muy eficaz mientras que otras no son de la mismo opinión.

Terminación. Es cuando se termina voluntariamente un embarazo mediante un procedimiento médico o quirúrgico, que puede llevarse a cabo por razones médicas o sociales. Normalmente se conoce con el término aborto.

Succión con ventosa. También conocida como extracción al vacío, es una intervención médica de último minuto en un parto, cuando el bebé tiene dificultades para nacer. Se introduce una pequeña copa en forma de embudo por la vagina y se adhiere por succión a la cabeza del bebé. Se induce la succión a través de una pequeña bomba de mano. Luego se tira con suavidad para ayudar al bebé a pasar por el canal del parto.

Otros títulos recomendados

Pilates

Barbara Marckhgott
  Colección Salud y vida
  Ed. Edimat Libros. España

T´ai Chi

Andreas W. Friedrich
  Colección Salud y vida
  Ed. Edimat Libros. España

Moldea tu cuerpo

Jennifer Wade
  Colección Salud y vida
  Ed. Edimat Libros. España

Ejercicios para la espalda

Achim Schmauderer
  Colección Salud y vida
  Ed. Edimat Libros. España

Meditación

Marie Mannschatz
  Colección Salud y vida
  Ed. Edimat Libros. España

Qigong

Wilhelm Mertens /
  Helmut Oberlack
  Colección Salud y vida
  Ed. Edimat Libros. España

Entrenamiento autógeno

Dr. Delia Grasberger
  Colección Salud y vida
  Ed. Edimat Libros. España

Ejercicios pélvicos en el suelo

Irene Lang-Reeves /
  Dr. Thomas Villinger
  Colección Salud y vida
  Ed. Edimat Libros. España

Kinesiología

Petra Gensler
  Colección Salud y vida
  Ed. Edimat Libros. España

Yoga. Mayor energía y calma

Anna Trökes
  Colección Salud y vida
  Ed. Edimat Libros. España

Relajación muscular

Dr. Friedrich Hainbuch
  Colección Salud y vida
  Ed. Edimat Libros. España

Yoga. Como método de relajación

Anna Trökes
  Colección Salud y vida
  Ed. Edimat Libros. España

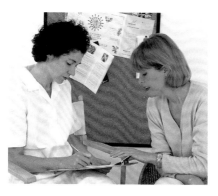

Meditación y relajación

Mariëlle Renssen
  Colección Salud y bienestar
  Ed. Edimat Libros. España

Yoga para embarazadas

Amber Land
  Colección Salud y bienestar
  Ed. Edimat Libros. España

T´ai Chi

Christian F. Hanche
  Colección Salud y bienestar
  Ed. Edimat Libros. España

Masaje

Bernie Rowen
  Colección Salud y bienestar
  Ed. Edimat Libros. España

Yoga

Noa Belling
  Colección Salud y bienestar
  Ed. Edimat Libros. España

Pilates

Patricia Lamond
  Colección Salud y bienestar
  Ed. Edimat Libros. España

Superdelgada gracias al vinagre de manzana

Christina Kempe
  Colección Sentirse bien
  Ed. Edimat Libros. España

Abdomen, piernas, glúteos

Margit Rüdiger
  Colección Sentirse bien
  Ed. Edimat Libros. España

Adiós a la tristeza

Felicitas Holdau
  Colección Sentirse bien
  Ed. Edimat Libros. España

Adelgazando con la semana del ayuno

Christina Kempe
  Colección Sentirse bien
  Ed. Edimat Libros. España

Eliminando grasas

Marion Grillparzer /
Martina Kittler
  Colección Sentirse bien
  Ed. Edimat Libros. España

Quemando grasas

Jennifer Wade
  Colección Sentirse bien
  Ed. Edimat Libros. España

Feng Shui

Günther Sator
  Colección Sentirse bien
  Ed. Edimat Libros. España

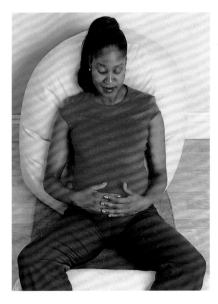

La dieta mágica de la col

Marion Grillparzer
  Colección Sentirse bien
  Ed. Edimat Libros. España

Combuja

Birgit Sesterhenn
  Colección Sentirse bien
  Ed. Edimat Libros. España

Juegos de amor

Silke Amthor
  Colección Sentirse bien
  Ed. Edimat Libros. España

Luna mágica

Felicitas Holdau /
Monika Werner
  Colección Sentirse bien
  Ed. Edimat Libros. España

Supercuerpo con Pilates

Christin Kuhnert
  Colección Sentirse bien
  Ed. Edimat Libros. España

Fuerza a través del Yoga

Anna Trökes
  Colección Sentirse bien
  Ed. Edimat Libros. España

Tés energéticos

Christina Kempe
  Colección Sentirse bien
  Ed. Edimat Libros. España

Un cuerpo en forma caminando

Margit Rüdiger
  Colección Sentirse bien
  Ed. Edimat Libros. España

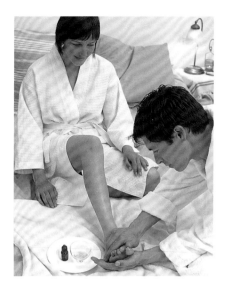

Figura espléndida con la cinta mágica

Jennifer Wade
  Colección Sentirse bien
  Ed. Edimat Libros. España

Espalda fuerte

Achim Schmauderer
  Colección Sentirse bien
  Ed. Edimat Libros. España

Empezar el día con energía

Tushita M. Jeanmaire
  Colección Sentirse bien
  Ed. Edimat Libros. España

Estiramiento muscular

Petra Regelin
  Colección Sentirse bien
  Ed. Edimat Libros. España

Entrenamiento para todo el cuerpo

Schmidt/Helmkamp
  Mack/Winski
  Colección Sentirse bien
  Ed. Edimat Libros. España

La dieta del bikini

Sven-David Müller
  Colección Sentirse bien
  Ed. Edimat Libros. España

Consejos de belleza ultra-rápidos

Elisabeth Hör-Bogacz
  Colección Sentirse bien
  Ed. Edimat Libros. España

Con curvas y en forma

Dörte Kuhn
  Colección Sentirse bien
  Ed. Edimat Libros. España

Entrenamiento perfecto para estar en forma

Marc Günther
  Colección Sentirse bien
  Ed. Edimat Libros. España

Masajes relajantes

Karin Schutt
  Colección Sentirse bien
  Ed. Edimat Libros. España

Eliminando tensiones

Dr. Frank R. Schwebke
  Colección Sentirse bien
  Ed. Edimat Libros. España

Abdomen, brazos y pecho

Thorsten Tschiner
  Colección Sentirse bien
  Ed. Edimat Libros. España

La turbo dieta saludable

Sven-David Müller
  Colección Sentirse bien
  Ed. Edimat Libros. España

Relajación en un minuto

Dr. Jakob Derbolowsky
  Dr. Gudrun Starringer
  Colección Sentirse bien
  Ed. Edimat Libros. España

Ejercicios para la espalda

Achim Schmauderer
  Colección Sentirse bien
  Ed. Edimat Libros. España

AGRADECIMIENTOS

Anne Charlish:
Quiero darle las gracias a Donal Gibb, al profesor Gedis Grudzinskas y a Patricia Roberts por su ayuda durante muchos años con los temas relacionados con el embarazo y el parto. Agradezco a Malcolm Whitehead por la información sobre la menopausia y la menopausia precoz. Finalmente, envío un reconocimiento al Profesor Robert Winston por su investigación incansable y las publicaciones tan informativas que ha llevado a cabo sobre el complejo tema de la fertilidad.

Editor:
Los editores queremos dar las gracias a las siguientes bibliotecas de imágenes por concedernos el permiso para reproducir en este libro las fotografías que aparecen enumeradas a continuación (todas las que no aparecen en esta lista pertenecen a © Anness Publishing Ltd.):
t=top; b=bottom; c=centre; l=left; r=right

Science Photo Library:
p47 tl /BSIP, Chassenet; p62 /BSIP, HARDAS; p69 bl and br /James King-Holmes; p72 br /Alexander Tsiaras; p73 tl /James King-Holmes; p87 tr P. Saada/Eurelios; p106 b /Ruth Jenkinson/MIDIRS; p119 tl /Neil Bromhall; p137 tr /Faye Norman; p142 b /Hank Morgan; p153 t /GE Medical Systems; p169 bl /Ian Hooton; p170 b /Ruth Jenkinson/MIDIRS; p181 tl /Mark Clarke; p183 t /Petit Format; p195 tr /Ruth Jenkinson/MIDIRS; p200 /Tracy Dominey; p201 br /Hank Morgan; p202 tr /Mark de Fraeye; p210 /Simon Fraser; p211 bl /BSIP, Astier; p212 tr /BSIP, Astier; p218 bl /BSIP, Astier; p234 br /Mark Thomas

Corbis:
p45 bl /Larry Williams; p49 /Norbert Schaefer; p51 cr /Royalty-free; p55 tr /Royalty-free; p71 t Corbis only; p109 t /Tom and Dee Ann McCarthy; p115 tr /Angela Wood; p115 br /Larry Williams and Associates; p151 tr /Larry Williams; p179 br /Douglas Kirkland; p186 b /Mug Shots; p199 br /Larry Williams; p208 Corbis only; p211 tr /Ariel Skelley; p221 /Susan Solie Patterson

Los editores también queremos dar las gracias a: MOT Models agency; Pregnant Pause Agency; The Warehouse Studio (encargados de las localizaciones); Bridget Baker por el asesoramiento; Bonieventure Bagalue por ayudar al fotógrafo Alistair Hughes; Sue Duckworth por ayudar con el atrezzo; Born en Bristol por los pañales y los consejos; Chris Bernstein por el índice; Doriel Hall y Françoise Freedman por el uso del material, que hemos adaptado, sobre yoga y masajes (principalmente las páginas 58/9, 100/1, 132/3, 162/3 y 166/7).

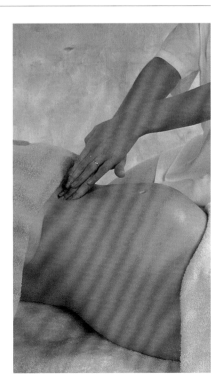

Índice

Aborto, 28, 46
  Causas, 19, 22
  Repetido, 60
  Señales de aviso, 64
  Temprano y tardío, 65
Ácido fólico, 18, 26, 30
Ácidos grasos esenciales,124
Acupresión, 185, 234
Acupuntura, 51, 77, 143, 155
  Durante el parto, 61, 195
  Para la depresión, 221
  Para liberar estrés, 74, 95, 203
  Problemas en el embarazo, 110-11, 144-5, 173
ADN, 54
Agentes químicos, 23, 30, 36
Agua, 23, 30, 31
  Para el estreñimiento, 93, 144
  Para limpiar toxinas, 38
Alcohol, 19, 33, 36, 45, 52-3
Alimentar al bebé, 212-15
Alimentos orgánicos, 30
Alivio
  de la tensión, 94, 129, 158
  del dolor, 61, 179
Amigos, 13, 24, 75
Amniocentesis, 65, 139, 140-1, 143, 147
Análisis
  de sangre, 137
  del semen, 70
Anemia, 35, 49, 68, 110, 139
Anomalías
  cromosómicas, 55
  fetales, 46, 65, 141
Anorexia, 40
Ansiedad, 90, 95, 104, 110, 123, 131, 174, 248
  Ejercicios relajantes, 74, 203
Aromaterapia, 51, 74
  Baños, 39, 65, 88, 125, 196
  Masaje, 51, 74, 195, 232
  Primeros auxilios, 125, 189
Asesoramiento, 25, 56, 69, 71, 73
  genético, 18, 43, Asma, 173
Auxiliar sanitario, 107

Ayunar, 38
Azúcar, 30, 36

Bañar al bebé, 217, 222
Baños, 39, 65, 88, 125, 196
Bebé, 208-25
  Alimentación, 212-15
  Dormir, 56, 76, 88, 94
  Prematuro, 19, 148, 169
  Problemas frecuentes, 222
  Recién nacido, 199, 210
  Síntomas de peligro, 223
  Sujetar y manejar, 211

Cabello,121, 160
Cafeína, 16, 36, 45, 111
Calambre, 99, 172
Calcio, 30, 34, 93, 172
Calostro, 214
Cambios en el cuerpo, 88, 104
Caminar, 35, 39, 41, 51, 56, 220
  Durante el embarazo, 88, 96
Cansancio, 46, 60, 82, 110
Carbohidratos, 29, 50, 184
Cardiopatías, 69
Carne de vacuno y de pollo, 30
Casa, 10, 12, 23, 90, 122, 125
Cesárea, 137, 190, 200
Ciclo menstrual, 14-15, 16, 40, 44, 48, 82
Clamidia, 18, 60, 65, 67
Clases activas para el parto, 170
Cloasma, 121
Cocinar, 102-3
Coeficiente cintura-cadera, 51
Colesterol, 31
Cólico, 222
Comadrona,106, 180, 193
Concepción, 14, 17, 44
  Cuánto tiempo tarda, 44
  Posibilidades de, 16, 44
  Problemas, 48, 52, 66, 248
  Retraso, 44, 64, 75
  Terapias naturales,74
  Y la dieta, 26, 37
  Y la edad,16, 45, 48
  Y las hormonas, 14
Contracciones, 193, 195
  Braxton Hicks, 155, 193, 204
  Inducir las, 202
  Parto inducido, 204
Cordocentesis, 139
Cordón umbilical, 85, 210
Cuello del útero, 14, 16, 65, 68, 88, 99, 120
  Limpiar las toxinas, 22, 23, 26, 31, 36, 52

Dar el pecho, 212-14, 224, 248
Depresión, 174, 220
  posparto, 220, 248
Descanso, 56, 88, 116, 148, 158, 172
Descarga vaginal, 111
Deshidratación, 23, 31, 145

Desintoxicación, 38, 40, 74, 94
Desmayos, 110
Diabetes, 18, 28, 46, 50, 65, 69, 137, 168
  Relacionada con el embarazo, 46, 48
Diarrea, 223
Dieta, 18, 26-41
  Alimentos que es mejor evitar, 30, 36, 41, 94
  Previa a la concepción, 28, 30
  En el embarazo, 88, 92, 111, 121, 144, 172, 184
Dolor
  abdominal, 97
  de espalda, 49, 120
  Aliviar, 99, 120, 144, 149, 166, 173, 202, 248
  en la parte inferior de la espalda, 60, 127, 166
  Evitar, 60, 132
  de cabeza, 98, 110, 125, 129, 145

Eclampsia, 137, 168
Ecografía, 85, 91
  A la mitad del embarazo, 104, 119, 138
  Del pliegue nucal, 107, 108, 138
  Doppler, 108
  Primera, 83, 87, 107
  Pruebas de fertilidad, 68, 70
  Vaginal, 83
Edad, 48-9, 61
  Como factor de riesgo, 46, 47, 48-9
  Madres jóvenes, 49, 65
  Y concepción, 16, 45, 48
  Y fertilidad, 12, 25, 48, 61
Ejercicio, 32, 43, 56,
  En agua, 96, 166
  Estirar
    el pecho, 95
    el perineo, 165
  Véase también ejercicios de estiramiento, 39, 98
  Yoga, 19, 39, 51, 57, 61, 74, 170, 240
Ejercicios de relajación, 159
El oído del bebé, 152, 219
Embarazo,
  Calcular fechas, 83, 87
  Confirmación de, 82, 104
  Duración de, 148
  ectópico, 18, 67, 83
  Factores de riesgo, 46, 60, 109
  múltiple, 87, 109, 148
  Primer trimestre, 80
  Primeros signos, 82
  Segundo trimestre, 114
  Síntomas de emergencia, 7, 145
  Tercer trimestre, 148
Embrión, 14, 72, 84
Emociones, 130
  Al sufrir un aborto, 143

Durante el embarazo, 90, 122, 154, 156
  Problemas en la concepción, 45, 74
  Posparto, 220
Endometriosis, 36, 66
Enfermedad
  inflamatoria de la pelvis, 67
  renal, 50, 69, 77, 137, 168
Enfermedades de transmisión sexual, 18, 45, 67, 69
Epilepsia, 18, 65
Equilibrio cero,143
Equipos de ovulación, 17
Esperma, 14-6, 19, 44, 52
  Dieta, 32
  Donante, 72
  Problemas, 68
Espina bífida, 34, 138, 140
Esterilizar, 215
Estilo de vida, 12, 24, 64, 70
  Factores de riesgo, 47
  Lista de comprobación para el embarazo, 94
  Saludable, 16, 40, 44
Estreñimiento, 31, 93, 130, 144, 223, 248
Estrés, 18, 33, 40, 45, 57, 82
  Liberar estrés, 21, 56, 60, 95, 98, 124, 203
Estrías, 111, 121, 125, 144, 163, 248
Estrógeno, 14, 16, 33, 36
Exfoliación, 38
Exploración, 18
Eyaculación precoz, 71

Factores de riesgo, 46, 60, 109, 181
  relacionados con la edad, 48
Falta de aliento, 150, 154, 173, 248
Familia, 13, 24, 75, 146
Fecundación asistida, 48, 68, 69, 70, 77
Fecha del parto, 82, 138
Feng shui, 187, 246
Fertilidad, 42, 61
  masculina, 32, 50, 68
  Y la dieta, 28, 32, 36, 40
  Y la edad, 12, 25, 48, 61
  Y el estrés, 45, 56
  Y el peso, 28, 50
Fertilización, 15, 85
Feto, 14, 85, 138
  Desarrollo, 86, 116, 150
  Movimientos, 118, 119, 146, 150
  Sexo del, 107
Fetoscopia, 139
Fibra, 66
Fibromas, 68
FIV, 71-3
Frutas y verduras, 81-114
Fumar, 42, 52

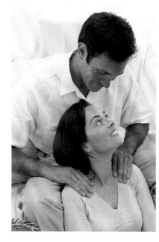

Gatos, 22, 202
Gemelos, 109
Genes, 54, 109
Gonadotropina coriónica
humana, 82
Grasas, 89, 93, 100
Grupos de alimentos, 31
Gusto, 89

Habitación del bebé, 186
Hábitos de alimentación, 32
Hacer dieta, 34
Hemorroides, 145
Herbalismo, 228
Hierbas que es mejor evitar, 228
Hierro, 34-5
Hígado 36-56
Higiene alimentaria, 27
Hipertensión, 46
Y la impotencia, 244
Hipnoterapia, 244
Histerosalpingograma, 68
Histeroscopia, 68
Historial médico, 40, 64
Homeopatía, 229
Remedios naturales, 181
Hormona folitropina, 14
Hormonas
Hormonas del embarazo, 82
Masculinas, 32
Huevos (dieta), 32, 37

Idioma, 219
Implantación, 71
Impotencia, 69, 71
Incompatibilidad del Rh, 46
Incontinencia por estrés, 68, 112
Índice de masa corporal, 29
Indigestión, 53, 92, 130
Inducir, 66
Infecciones urinarias, 46, 145
Infertilidad, 18, 33, 42, 45, 52
Inflamación de
tobillos/pies/piernas, 7, 46
Infusiones, 130
Inhalación, 231
Inseminación
artificial, 48, 69
con donante, 71
Insomnio, 110
Inyección intracitoplasmática de
espermatozoides, 72

La transferencia intratubárica de
gametos (TIG), 72
La vista del bebé, 152
Laringotraqueobronquitis, 223
Latido del corazón del bebé, 83
Leche materna y de fórmula,
186, 212
Línea nigra, 121
Listeriosis
Llanto, 222

Magnesio, 93, 172, 220
Manganeso, 33
Marca, 211
Marcas de nacimiento, 211
Masaje, 54, 74, 195
Abdomen, 163
Aromaterapia, 21, 88
Auto-masaje, 128
Bebé, 222

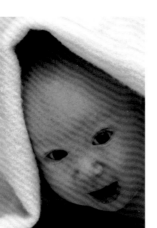

Con la pareja, 20
Cuando es mejor evitarlo, 21
Durante el embarazo, 110
En el perineo, 162
Espalda y hombros, 127
Facial, 128
Linfático, 74
Pecho, 163
Pierna, 129
Profesional, 126
Medicación, 18, 48
Medición de translucencia
nucal, 108
Médico de familia, 106
Cuidado prenatal, 107
Revisiones prenatales, 136
Y problemas de concepción,
168
Meditación, 243
Melancolía, 220
Memoria del bebé, 219
Menopausia, 12, 14, 68
Microcirugía, 70
Miedo, 61, 90
Migrañas, 195, 230
Minerales, 30, 93
en la zona de la pelvis, 83
Molestias, 98, 125, 110-11, 1
44-5, 172-3, 202-3
Monitorización del feto, 195
Moxibustión, 202
Mucosidad cervical, 16
Muerte súbita infantil, 221
Muestra
de sangre del cuero
cabelludo del feto, 152
de sangre fetal, 139
de vellosidad coriónica, 139
Música, 43, 91, 123

Nacimiento y procedimientos
intervencionistas médicos, 70
Natación, 96
Náuseas, 88, 92
Alivio, 228
Embarazo múltiple, 109
Nutrición... véase dieta, 26
Nutrientes y suplementos, 28

Orinar con frecuencia, 89
Osteopatía, 236
craneal, 221
Ovarios poliquísticos, 66
Ovulación, 14, 66
Óvulos, 15

Padre/ futuro padre... véase
también Pareja, 72
Pañales, cambiar, 216
Pareja, 171
Clases de preparto, 171
Comunicación, 20
Crear vínculos, 104
Involucrarse en el embarazo, 91
Estar presente en el parto, 104
Pasar tiempo con, 20
Preocupaciones de, 104
Paritorio, 104
Parto, 97
Alivio del dolor, 61
Etapas del, 193
Inicio del, 175
Postura para, 195
Preparación para, 184
Remedios naturales, 248
Parto
asistido, 200
con fórceps, 200
en casa, 186
Qué va a necesitar, 181
Parto
en el agua, 61, 182
en el hospital, 46
Cita para las revisiones, 106
Ir al hospital, 193
Qué hay que llevar
natural
Pecho, 88, 120
Masaje, 163
Problemas, 82
Peligros medioambientales, 22
Percepción del bebé, 152
Perineo, 162
Periodos... véase ciclo menstrual
Perros, 225
Pescado, 30, 36
Peso, 11
Ganar, 28
Índice de masa corporal, 29
Perder, 28
Pesar poco, 45
Revisiones prenatales, 29
Sobrepeso, 45
Pezones, 88-9
Agrietados, 230
Pies, 121
Pigmentación, 121
Pilates, 61, 95
Píldora anticonceptiva, 33, 36
Placenta, 19, 46, 85
Expulsar la, 199
Plan
domino, 106
para el parto, 82
Pólipos, 68
Posición
del bebé, 190
transversal, 190
Postura, 51, 99
Ejercicios, 95
Y dolor de espalda, 120
Y dolores de cabeza, 145
Preeclampsia, 46
Signos de, 168
Presentación del bebé, 196
Primeros auxilios, 125, 189
Problemas cutáneos, 173
Productos lácteos, 30
Progesterona, 14, 65

Proteína, 29, 92
Prueba de embarazo, 82, 184
Prueba de la alfafetoproteína,
107, 138-9
Pruebas de fertilidad, 69
Pulsos, 30

Radiación, 22
Rayos X, 18
Raza, 47
Recuento bajo de
espermatozoides, 36, 50, 68
Reflexología, 155, 161, 235
Inducir contracciones, 203
Liberar estrés, 74
Problemas en el embarazo, 145
Reiki, 43, 161, 203
Problemas en el embarazo,
111, 144
Relajación, 149
Relajación, aromaterapia, 51, 74,
230
Remedios, 131, 185, 203, 229
naturales, 130, 185, 202
Resfriados y la gripe, 223
Revisiones dentales, 18, 22
Romper aguas, 192, 202
Ropa pre-mamá, 160, 171
Ropa y equipamiento para el
bebé, 188
Rubéola, 19, 46, 65, 140

Sal, 37, 173
Salmonela, 37
Sangrado, 83, 96, 97, 110
Sarpullido por el pañal, 18, 189,
216
Selenio, 33
Sentidos del bebé, 152, 219
Sexo, 14-6, 20, 44, 48, 203
Durante el embarazo, 134, 147,
157
Shiatsu, 51, 95, 161, 233
Silicio, 121, 144
Síndrome de Down, 48, 55
Pruebas, 108, 138, 139-41
Sistema
inmunológico, 22, 51
linfático, 51, 74
reproductor, 14, 28, 66, 70, 116
Sonreír, 218
Sudar, 248
Sueño, 56, 76, 88, 94, 158
Falta de, 221

T'ai chi, 97, 173, 242
Tabla de temperatura corporal, 17
Tacto, 152, 160, 219
Té, 36
Técnica Alexander, 51, 144, 145,
149, 173, 238
de relajación, 74, 173, 203,
de respiración, 75, 97, 110, 203
Durante el parto, 184
Respiración con el abdomen,
158, 173
Teléfonos móviles, 22
Temperatura corporal basal, 15
TENS, 194
Terapia
de danza, 51, 96, 164
de flotación, 144
Terminación, 60, 141, 147

Termómetro basal,17
Tés de hierbas, 32, 130, 185, 213
  para problemas frecuentes,
    110
  que es mejor evitar, 173
Test
  de Apgar, 210
  de Bart, 139
  de Guthrie, 211
Testículos, 15, 69
Testosterona, 70
Tos, 223
Toxinas, 22, 23, 26, 31, 36, 52
Toxoplasmosis, 22, 37, 139
Trabajo, 12, 24, 40, 103, 159
  Dejar el, 25, 113, 159, 184
  Volver al, 113
Transferencia intratubárica de
  zigotos, 72 (TIZ)
Tratamiento termal de
  coagulación, 67
Tratamientos
  con fármacos, 18 4
  de fertilidad, 48, 64, 70
Tratamientos
  faciales, 38, 129, 163
  hormonales, 70
Trombosis venosa profunda, 23
Trompas de Falopio, 14, 67
Tubo neural, 34, 85, 93, 109

Útero, 14, 65, 68, 88, 99, 120

Vacaciones, 41, 103
Vagina, 14, 120
Vaporizadores, 125, 185, 223
Varices, 127, 144, 248
Vasectomía, 69
Vegetarianos y vegetarianos
  estrictos, 35
Vernix, 118
Viajes en avión, 23
Visualización, 75, 123, 184, 195,
  202, 243
Vitaminas, 30, 35, 93, 121
Vómitos, 889, 111, 223

Yoga, 19, 39, 51, 57, 61, 74, 170,
  240
  En el agua, 96, 166
  En el primer trimestre, 100
  Previo a la concepción, 58
  Para problemas del embarazo,
    144
  Prepararse para el parto, 184
  Para el segundo trimestre, 120,
    132
  Para el tercer trimestre, 149,
    164, 172, 202

EDIMAT LIBROS, S. A.
Calle Primavera, 35
Polígono Industrial El Malvar
28500 Arganda del Rey
www.edimat.es
MADRID-ESPAÑA

Copyright © del diseño, texto e imágenes
Anness Publishing Limited, U.K. 2002
Copyright © para lengua castellana
EDIMAT LIBROS, S. A. 2007

ISBN: 978-84-9764-600-0

Título original: *Natural Conception and Pregnancy*
Editora: Joanna Lorenz
Director editorial: Helen Sudell
Equipo editorial: Ann Kay
Editor para esta edición: Kim Davies
Diseñadora: Lisa Tai
Fotografías especiales: Alistair Hughes
Ilustraciones: Sam Elmhurst
Producción: Wanda Burrows
Traducción: SEVEN Servicios integrales S.L.

11/08 2   5/08
1/10   4   10/09
11/12 ⑩ 9/12.
12/14 ⑫ 6/14